DE LA

TEMPÉRATURE

DANS

LES MALADIES

PARIS. — IMP. SIMON RAÇON ET COMP., RUE D'ERFURTH, 1.

DE LA
TEMPÉRATURE
DANS
LES MALADIES

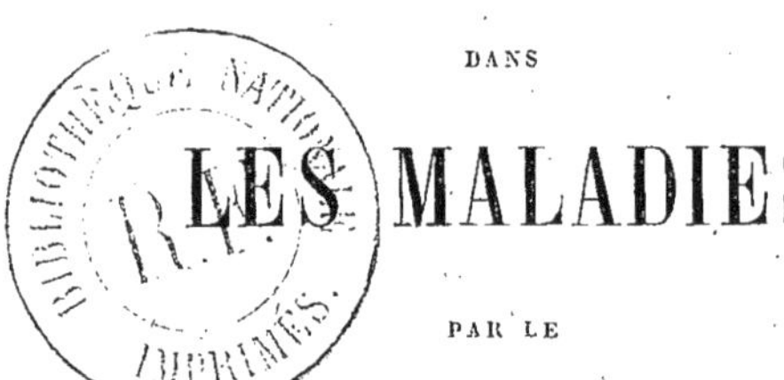

PAR LE
DOCTEUR C.-A. WUNDERLICH
PROFESSEUR DE CLINIQUE MÉDICALE A L'UNIVERSITÉ DE LEIPZIG

TRADUIT DE L'ALLEMAND SUR LA DEUXIÈME ÉDITION

PAR
F. LABADIE-LAGRAVE
INTERNE LAURÉAT DES HÔPITAUX DE PARIS, CHEVALIER DE LA LÉGION D'HONNEUR

PRÉCÉDÉ D'UNE INTRODUCTION

PAR LE Dr JACCOUD
MÉDECIN DE L'HOPITAL LARIBOISIÈRE
PROFESSEUR AGRÉGÉ A LA FACULTÉ DE MÉDECINE DE PARIS

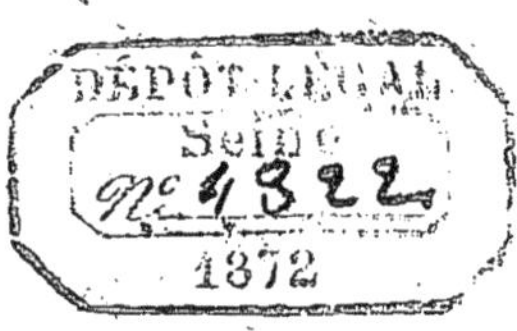

AVEC 40 FIGURES DANS LE TEXTE
ET 7 PLANCHES LITHOGRAPHIÉES

PARIS
F. SAVY, LIBRAIRE-ÉDITEUR
24, RUE HAUTEFEUILLE
1872

INTRODUCTION

Mon cher ami,

Vous avez pensé que mes études de thermoscopie, et mes efforts persévérants pour vulgariser cette méthode d'observation, me créent quelque compétence en la matière, et vous m'avez demandé de présenter au public médical français votre traduction de l'ouvrage de Wunderlich. Cette mission que vous voulez bien m'offrir, je l'accepte, la tenant pour un honneur, et y voyant une occasion de servir la cause du progrès, en affirmant une fois de plus l'admirable puissance de la nouvelle arme clinique.

Une chose pourtant m'afflige, c'est que cette affirmation puisse être jugée nécessaire ; car il y a dans ce fait la preuve trop évidente que le thermomètre n'a pas encore conquis chez les praticiens la place qui lui est due.

Eh bien, je le déclare avec l'inébranlable conviction que donne l'expérience, cette place est marquée à côté du stéthoscope et du plessimètre; au point de vue de la *pratique médicale*, la thermométrie clinique est le plus grand progrès qui ait été réalisé depuis la découverte de l'auscultation et de la percussion. Ces trois méthodes s'adressent à des éléments pathologiques différents, deux d'entre elles éclairant les conditions organiques locales, la troisième, révélant les conditions vitales du malade; elles se complètent donc l'une l'autre sans pouvoir se suppléer : leur réunion, permettez-moi cette image, représente et constitue l'arsenal du clinicien.

Et remarquez, je vous prie, mon cher ami, que par un de ses côtés, la méthode thermoscopique est plus précise, plus impeccable que ses aînées; l'observation des phénomènes physiques, que révèlent la main et l'oreille, est soumise aux oscillations de la perceptivité sensorielle, l'observation des chiffres thermiques ne contient aucune cause d'incertitude, c'est affaire d'une simple lecture; — les faits du premier groupe, une fois constatés, n'acquièrent une valeur utile et vraiment médicale que par un travail d'interprétation, pour lequel le médecin doit faire appel à l'ensemble des symptômes présentés par le malade; car il n'est pas un de ces faits physiques, pas un seul, qui démontre par lui-même et à coup sûr un état univoque ; les chiffres du thermomètre, une fois lus, révèlent par eux-mêmes, avec une précision qui n'a rien d'aléatoire, la mesure de la combustion organique, et partant le bilan du malade et le degré du péril.

Si donc il est vrai de dire que l'auscultation et la percussion ont inauguré le diagnostic physique, il n'est pas moins vrai d'affirmer que l'observation thermoscopique a créé le diagnostic mathématique. On a peine à se figurer aujourd'hui, ou plutôt on se figure avec effroi ce que serait la médecine privée des secours qu'elle doit à Laennec et à Auenbrügger ; mais dans peu d'années, quand la méthode thermique imposée par ses inestimables services aura triomphé de l'inertie et de la routine, on se demandera avec un étonnement empreint d'une pitié rétrospective ce que pouvait être l'observation des malades, alors qu'elle manquait de l'appui de ce guide que son infaillibilité rend précieux entre tous.

Abordez, à votre choix, le terrain de la science ou celui de la pratique, et partout, vous trouverez déjà l'empreinte des progrès réalisés.

L'observation méthodique par le thermomètre a démontré le caractère consomptif de la fièvre; — elle a fixé les caractères des différents cycles fébriles, et partant elle a fourni la preuve d'une des vérités fondamentales de la pathologie, savoir : la pérennité et l'immutabilité des espèces morbides; — elle a fixé la réalité et les règles des crises, rapides ou lentes; elle a établi sur une base solide la doctrine hippocratique, et la *science moderne* a pu confirmer de la sorte, après des milliers d'années, les lois formulées par le *génie antique ;* — cette méthode enfin a fait connaître l'existence de la fièvre dans des maladies réputées apyrétiques.

A ces notions d'ordre scientifique on peut rattacher dès maintenant des progrès pratiques dont l'importance peut à peine être mesurée.

La démonstration du caractère consomptif de toute fièvre, quelle qu'elle soit, devait introduire et a heureusement introduit une réforme complète dans le traitement des maladies aiguës, et bien des malades déjà ont dû la vie à cette révolution thérapeutique.

Le nombre et la conformité des observations particulières ont permis d'établir des lois thermoscopiques pour l'évolution de chacune des maladies fébriles, et la connaissance de ces lois a apporté de nouveaux et précieux éléments au diagnostic différentiel des affections pyrétiques.

L'examen des rapports qui existent entre certains chiffres thermiques et certaines modalités symptomatiques a appris que la plupart, sinon la totalité des formes fébriles dites ataxiques, sont le résultat d'une hyperthermie excessive; cette notion positive, qui a pris la place des conceptions hypothétiques, a indiqué du même coup la seule thérapeutique rationnelle : l'emploi des antithermiques ou antipyrétiques combiné avec celui des stimulants, qu'impose, ici comme toujours, la combustion fébrile.

Que dire maintenant des services particuliers? comment estimer le prix d'une méthode qui, en dehors de toute hypothèse, de toute interprétation, révèle jour par jour, heure par heure, au médecin la situation exacte de son malade, et fournit ainsi à son pronostic et à sa thérapeutique une certitude, qui a été le but suprême mais inaccessible des praticiens de tous les temps?

Pour moi, en présence des résultats indéniables de la thermométrie clinique, si quelque chose peut m'étonner, c'est l'abandon dans lequel elle est encore délaissée par la généralité de nos confrères. Comment! voilà un moyen d'exploration d'une simplicité élémentaire, il fournit pour l'intérêt du malade des indications qu'on demanderait vainement à une autre méthode, il donne à l'appréciation médicale un point de repère dont la solidité est telle que les légitimes angoisses du médecin consciencieux en sont grandement atténuées, et ce moyen n'est pas encore dans les mains de tous! Mais c'est à ne pas croire! et c'est vraiment une abominable chose que l'étreinte étouffante de la routine!

Si un tel état de choses a pu subsister, alors que la

thermométrie en voie d'évolution était réduite à enregistrer les résultats des observations particulières, il doit disparaître aujourd'hui que l'analyse, patiemment poursuivie pendant vingt-cinq années, a fait place à une synthèse féconde dont les fruits sont accessibles à l'universalité des médecins. Du moment que la méthode est démontrée utile pour le malade, de quel droit, je le demande, la restreindrait-on à l'observation hospitalière? Agir de la sorte, en invoquant je ne sais quelles difficultés d'application, serait une faute, pour ne rien dire de plus; il faut que le thermomètre prenne une place définitive dans la pratique générale, et pour cela deux choses seulement sont nécessaires : un procédé convenable d'observation, — un livre qui expose avec clarté les principes et les acquisitions de la méthode.

L'exploration axillaire répond à toutes les exigences de la clinique; les médecins qui veulent s'en tenir à l'exploration cavitaire ont vraisemblablement pour dessein de discréditer la thermométrie ou de la confiner entre leurs mains. — Autre chose en effet est l'expérimentation scientifique, autre chose l'observation médicale pure; pourvu que l'on ait soin d'user toujours du même thermomètre pour le même malade, d'en faire l'application toujours aux mêmes heures et pendant la même durée, tout ce qui est vraiment utile se trouve réalisé.

Le livre, le voici : c'est celui-là même que vous présentez aujourd'hui aux médecins français ; c'est le code de la thermométrie clinique, établi sur des milliers de faits par un observateur attentif et consciencieux que j'ai pu voir à l'œuvre, il y a tantôt dix années, alors que déjà il réunissait les matériaux de cette œuvre, si petite par le volume, si grande par la richesse.

En transportant ce livre dans notre langue, sous la forme élégante et facile qui vous est habituelle, vous supprimez le dernier obstacle à la vulgarisation de la méthode, et vous acquérez un titre sérieux à la reconnaissance de tous les amis du progrès.

Je ne puis vous celer pourtant un danger auquel vous vous êtes exposé : ce travail, qui vous a coûté tant de veilles, vous vaudra peut-être le blâme de quelques critiques superficiels ; on vous reprochera d'avoir accordé l'hospitalité de notre langue universelle à un livre de provenance allemande ; on vous accusera de n'avoir pas compris que nous devons aujourd'hui, plus que jamais, nous suffire à nous-mêmes, et l'on ira peut-être jusqu'à voir dans votre traduction la preuve d'un injuste dédain pour les travaux français.

Ne vous laissez point émouvoir par ces plaintes ou par ces malveillantes insinuations. Il est des attaques qui honorent ceux qui les subissent ; il est des périls que l'on peut affronter sans grande témérité ; permettez en effet à mon expérience de vous éclairer sur ce point. Parmi ces critiques qui portent les questions de science, sur un terrain auquel elles doivent rester étrangères, les uns, c'est le plus grand nombre, sont intéressés dans le procès; car, s'ils prennent le masque du patriotisme, c'est pour dissimuler leur paresse ou pour cacher leur impuissance; pour ceux-là, vous savez la seule réponse qui convient. Quant à ceux qui exprimeraient par hasard une conviction sincère,... la science peut avoir ses Prudhomme... renvoyez-les à ces pages éloquentes qu'a écrites, en tête de la première édition française de l'ouvrage de Niemeyer, un maître dont nous aimons tous à invoquer la légitime autorité, dites-leur de lire et de méditer cette préface de M. le professeur Béhier; ils y verront démontrés, par sa voix persuasive, les dangers de l'isolement, la nécessité d'une pondération constante entre les travaux de toute origine, et la suprématie du progrès sur toutes les autres considérations. Que si, en raison des événements qui ont surgi depuis lors, cette lecture salutaire n'entraîne pas la conversion de ces confrères inquiets, demandez-leur à votre tour quel est le médecin qui sert le mieux son pays, de celui qui l'appauvrit en le privant de propos délibéré d'une classe entière de revenus scientifiques, ou de celui qui consacre ses efforts à ajouter aux richesses indigènes la totalité des acquisitions étrangères.

Posée en ces termes, et c'est ainsi vraiment qu'elle doit être formulée, la question, je pense, est résolue.

Soyez donc sans inquiétude, mon cher ami, restez

fort de l'utilité de votre œuvre, et rappelez-vous que si l'admirable doctrine du poëte

> Homo sum, nihil humani a me alienum puto.

est vraie pour l'homme en général, elle l'est plus encore pour le médecin, dont elle doit être le premier guide.

S. JACCOUD.

Paris, 3 mai 1872

PRÉFACE

Que mes lecteurs veuillent bien me permettre de faire précéder mon travail d'une courte préface.

Depuis seize ans, je n'ai pas cessé de porter mon attention sur les modalités de la température dans les maladies. Chez tous les malades de ma clinique, des mensurations thermométriques sont faites régulièrement deux fois par jour; dans les cas d'affections fébriles, la température est prise quatre ou huit fois dans la journée, et même plus souvent si les circonstances l'exigent.

J'ai acquis aussi la conviction, par de fréquents essais, que cette méthode d'exploration est également applicable aux malades soignés à domicile. J'ai ainsi recueilli peu à peu des millions de mensurations thermométriques et j'ai pu même suivre l'évolution complète de la température dans des milliers de cas morbides. Plus mes observations se sont multipliées, plus je me suis pénétré de la valeur incontestable de ce nouveau moyen d'exploration, qui fournit à la clinique des données à la fois si exactes et si sûres.

Bien des résultats de ces observations ont déjà été publiés, soit par moi-même, soit par mes internes et par les élèves de mon service.

Cédant aux nombreuses et pressantes instances qui m'ont été adressées, je me suis enfin décidé à publier le résultat de mes recherches et à exposer en détail l'ensemble de mes travaux.

Je ne me dissimule pas cependant la difficulté de ma tâche ; car je me vois obligé d'exposer d'une façon claire et rigoureuse un ensemble de faits multiples et variables, et de tirer des conclusions générales et positives d'une série de cas particuliers, dont le nombre est si considérable qu'il serait impossible de les exposer un à un et de les étudier séparément. Je n'ai pu me dispenser de traiter dans cet ouvrage les questions théoriques qui se rattachent à la température humaine, mais mon principal but a été d'écrire un livre essentiellement pratique, et de mettre en relief l'incontestable utilité de l'examen thermométrique.

La connaissance des modifications de la température dans les maladies est non-seulement utile, mais même indispensable au médecin. En effet :

1° Tout phénomène morbide mérite d'être connu et observé ;

2° La température du corps humain peut être appréciée avec précision et exactitude ;

3° Elle ne peut être ni simulée ni dissimulée ;

4° Tout écart brusque de la température permet aussitôt de conclure à l'existence d'un dérangement, d'un trouble morbide quelconque ;

5° Un certain degré d'élévation dans la température est l'indice de l'état fébrile ;

6° L'augmentation thermique est souvent proportionnelle au degré et à la gravité de la maladie ;

7° L'observation thermométrique sert à découvrir et à apprendre les lois qui régissent l'évolution de certaines formes morbides ;

8° En faisant constater la marche régulière et normale de certaines de ces formes morbides, la thermométrie facilite ou soutient le diagnostic en lui donnant plus de précision et de sûreté ;

9° L'examen thermoscopique indique avec autant de promptitude que de précision les écarts survenus dans la marche régulière de la maladie ;

10° Les modalités de la température dans le cours d'une maladie en font aussi connaître les recrudescences ou les amendements ;

11° La thermométrie peut ainsi contrôler les résultats thérapeutiques ;

12° Elle est susceptible d'appeler l'attention sur des influences nocives qui pourraient avoir agi sur les malades dans le cours de leur maladie ;

13° Elle marque la transition d'un stade morbide à un autre, et notamment dans la période de décroissance ;

14° Elle permet de reconnaître le moment où la guérison s'annonce et celui où elle est achevée ;

15° Elle fait découvrir les troubles d'une convalescence irrégulière et imparfaite ;

16° Elle révèle aussi la tendance de la maladie vers une issue léthale ;

17° Elle annonce souvent avec une extrême précision le moment où le malade a perdu toute chance de salut; elle dicte, en un mot, un pronostic fatalement mortel;

18° Elle fournit enfin une preuve certaine de la mort réelle.

J'aurai atteint le but que je me propose dans ce livre si je réussis à convaincre mes lecteurs de l'exactitude de ces conclusions, et si je puis fournir à mes confrères un guide sûr pour l'application des données thermométriques, en un mot un bon manuel de thermométrie pathologique.

Dr WUNDERLICH.

Leipzig, mars 1868.

AVANT-PROPOS

DE LA DEUXIÈME ÉDITION

Dans cette deuxième édition de mon livre, devenue nécessaire, je me suis efforcé de revoir attentivement le texte en comparant de nouveau et avec la plus grande attention les déductions émises et les faits recueillis; j'y ai ajouté en outre un assez grand nombre d'observations nouvelles faites, soit par moi, soit par d'autres.

J'espère ainsi que mon ouvrage n'aura pas seulement été augmenté, mais encore amélioré, et que la nouvelle édition recevra un accueil aussi favorable que celui qui a été fait à la première.

W.

Leipzig, février 1870.

DE LA

TEMPÉRATURE

DANS LES MALADIES

PROPOSITIONS FONDAMENTALES

---

§ 1.

Deux principes fondamentaux et irrécusables justifient la recherche de la chaleur propre des malades et font même un devoir de la constater en établissant la valeur de l'examen thermométrique :

En premier lieu, en effet, à l'état de santé, l'homme possède une température qui reste à peu près constamment égale dans tous les cas, à tous les âges, dans toutes les conditions et sous toutes les influences, pourvu, toutefois que celles-ci ne le rendent pas malade.

Outre ce premier fait de la température constante de l'homme sain, il en est un autre non moins important : c'est la variabilité de la température de l'homme malade ; en d'autres termes la chaleur propre d'un individu malade s'écarte souvent du niveau habituel de la température à l'état de santé.

§ 2.

La température du corps humain, dans ses parties internes ou sur des points de sa surface complétement recouverts et protégés, présente à l'état normal une moyenne qui varie de 37° à 37° 5 (=29°,6—30° R.), suivant l'endroit ou a été pratiquée la mensuration. Ainsi, dans le creux axillaire bien fermé, elle est en général de 37°; dans le rectum et dans le vagin elle atteint quelques dixièmes de degré en sus.

§ 3.

La température normale de l'homme sain peut être considérée comme à peu près invariable et constante, quoique, dans le courant de la journée, elle présente quelques variations spontanées, mais celles-ci dépassent rarement un demi-degré chez le même individu. Certains états anomaux, en tant qu'ils ne constituent pas encore des troubles morbides, aussi bien que les influences extérieures qui n'ont pas immédiatement altéré la santé, peuvent produire des écarts de température un peu plus considérables, mais ils sont toujours insignifiants et ne doivent pas entrer en ligne de compte.

Lorsque la température de la cavité axillaire s'élève au-dessus de 37°,5 (30.R.) ou descend au delà de 36°25 (29°R), ces variations, qu'elles soient survenues spontanément ou qu'elles aient été produites par toute autre influence, n'en sont pas moins toujours très-suspectes. Ce n'est que dans des cas tout à fait exceptionnels que l'on peut considérer comme normal un écart de température plus grand encore.

Une température conservant son niveau normal et se maintenant en équilibre sous les influences diverses est habituellement l'indice d'une bonne santé.

§ 4.

Tout individu présentant une température normale n'est pas nécessairement bien portant, mais celui dont la température dépasse ou n'atteint pas les limites de la normale peut être considéré comme malade.

§ 5.

La température des malades a aussi sa limite définie et infranchissable. — Les différentes températures observées chez l'homme vivant se meuvent dans un cycle de 12 à 13 degrés. C'est-à-dire entre 44°,75 (35°,8 R.), terme extrême exprimant la température la plus haute observée pendant la vie et à peu près 32° (25°,6) comme limite la plus basse, qui, du reste, ne me paraît pas avoir jamais été atteinte.

Mais il est excessivement rare que le niveau thermique dépasse 43° (34°,4 R.) et descende au-dessous de 33° (26°,4 R.).

Ainsi donc, abstraction faite des cas absolument exceptionnels, la température de l'homme vivant n'oscille, même dans les maladies les plus graves qu'entre 35° et 42°,5 (28° — 34°,4 R.).

§ 6.

Les modifications thermiques ont toujours une cause et une signification. — Leur début, leur intensité, leur marche et leur disparition même fournissent de précieux renseignements.

Un certain nombre d'écarts de température peuvent déjà être soumis à des lois rigoureuses (*Thermonomie pathologique*) ; mais celles-ci deviennent parfois méconnaissables, parce que, dans les maladies encore plus que dans l'état de santé, la température est le résultat de facteurs multiples différents et en partie opposés les uns aux autres.

En dehors des processus plus ou moins morbides dont le corps humain peut être le siége, il est en outre des influences accidentelles agissant sur le malade et des circonstances accessoires qui peuvent aussi modifier sa température.

§ 7.

Les influences qui ne troublent en aucune façon la température chez un homme sain peuvent exercer sur elle une action manifeste lorsqu'il existe un état physique morbide, que ce dernier ait ou non produit des modifications thermiques antérieures. La variabilité de la température selon les influences extérieures est donc un signe d'un trouble pathologique.

En constatant des variations thermiques qui dépassent le niveau normal habituel on peut ainsi reconnaître ou confirmer l'existence d'un état morbide souvent encore latent, chez des sujets jouissant en général d'une température moyenne constante.

§ 8.

Les écarts de température peuvent se borner à certaines parties du corps qui sont le siége d'un processus morbide, tandis que la température générale ne subit à peu près aucune modification.

Ces écarts thermiques limités aux parties attaquées n'ont pas une grande signification pratique. Ils consistent tantôt en une élévation très-faible dépassant rarement un degré, tantôt en un léger abaissement de la température d'un endroit plus ou moins circonscrit.

Ces modifications topiques sont sans exception compliquées d'autres phénomènes sur lesquels on peut fonder un jugement à la fois plus sûr et plus rapide et qui sont, par conséquent, d'une valeur plus grande au point de vue pratique.

§ 9.

La température générale du corps (chaleur propre du sang), telle qu'elle est indiquée par le thermomètre appliqué sur des parties superficielles, mais parfaitement abritées et ne présentant aucune lésion locale, cette température générale, dis-je, est l'expression d'un ensemble de processus qui, d'une part, produisent de la chaleur (processus chimiques — oxydations — échanges nutritifs) et qui, d'autre part favorisent la déperdition du calorique (réfrigération par différents appareils, — transformation de la chaleur en mouvement).

Quelque multiples que soient les combinaisons de ces divers processus, quelques variables et changeantes que puissent être leur action et leur intensité, quoiqu'ils soient soumis enfin aux éventualités les plus nombreuses, l'expérience prouve cependant que, non-seulement le résultat final, c'est-à-dire le degré de température reste à peu près au même niveau à l'état sain, mais aussi que les écarts thermiques dans les maladies constituent le moyen relativement le plus sûr pour contrôler et apprécier le degré d'altération de l'organisme.

Les modifications de la température coïncident, il est vrai, avec d'autres troubles fonctionnels et organiques, mais aucun d'eux ne se laisse déterminer et mesurer avec la même précision et la même exactitude que la température.

Aucun ne retrace aussi fidèlement le tableau de la maladie et n'est aussi conforme à son évolution morbide ; il n'en est pas de moins accessible aux influences accidentelles et aux différentes circonstances accessoires qui peuvent survenir ; enfin, les modifications de la température précèdent très-souvent tout autre phénomène et se manifestent avant même que la maladie ne devienne appréciable à l'observation.

§ 10.

La température générale du corps peut rester normale dans les maladies ou bien subir, soit une augmentation, soit un abaissement, et présenter en outre une répartition inégale suivant les différents points.

La température normale ne doit être regardée dans les maladies que comme un signe relatif; elle permet d'exclure d'emblée certaines formes morbides, mais n'autorise jamais à poser un diagnostic précis et définitif.

L'abaissement de la température au-dessous de son degré normal ne se rencontre d'une façon persistante que dans un petit nombre d'états morbides ; mais elle peut se montrer passagèrement dans beaucoup de conditions, soit favorables, soit fâcheuses.

Il en est presque de même pour l'inégale distribution de la température à la surface du corps, quoique cette dernière ait une signification plutôt favorable.

L'augmentation anomale de la température fournit les éléments les plus précieux et les plus importants pour le diagnostic et le pronostic.

§ 11.

Les conditions anomales de la température, pourvu qu'elles ne soient pas trop éphémères, sont ordinairement en connexion intime avec certaines modalités générales de l'organisme.

Une rapide augmentation de la chaleur du tronc coïncidant avec un refroidissement ou une température normale des mains, des pieds, du nez et du front, se rattache habituellement à de vives sensations de froid (*Frisson fébrile*).

Une élevation de température plus ou moins continue et assez considérable pour atteindre ou dépasser 38°,5 (38° R) est le plus souvent compliquée de sensations subjectives de chaleur, de lassitude, de soif, de céphalalgie, puis d'accélération du pouls et, après une durée plus longue, de diminution du poids du corps (*Chaleur fébrile*).

Une diminution considérable de la chaleur des extrémités et du visage ou des autres parties découvertes du corps avec une température du tronc élevée ou même basse est souvent compliquée de petitesse du pouls avec altération des traits, sentiment de faiblesse, tendance à la syncope, sueurs profuses mais localisées de préférence aux parties froides de la peau (*Collapsus*).

§ 12.

La grandeur des écarts de température, leurs connexions et leurs changements dans le cours d'une maladie sont dans bien des cas, déterminés par la nature même de celle-ci, quoiqu'elle soit souvent modifiée par des causes accidentelles.

Ce fait est d'autant plus vrai que les processus morbides sont plus typiques et mieux développés. — A beaucoup de formes spéciales de maladies correspondent des types thermiques fixes. — Telles sont les formes morbides que l'on peut aussi, pour d'autres raisons, appeler *typiques*. Par contre, il en existe d'autres qui sont *atypiques* et dans lesquelles la température manque de régularité.

La limite de la *typicité* et de l'*atypie* n'est cependant pas nette et sans transition: un certain nombre d'affections morbides se tiennent pour ainsi dire sur la limite et sont plus ou moins approximativement typiques.

Nous rangeons dans les *formes morbides sûrement typiques*, c'est-à-dire parmi celles où le type caractéristique est facile à reconnaître dans presque tous les cas et ne présente aucune déviation importante : le typhus abdominal, le typhus exanthématique, la fièvre récurrente, la variole, la rougeole et la scarlatine, la pneumonie primitive croupale et lobaire et les fièvres paludéennes au début.

Le groupe des *formes morbides approximativement typiques* se laisse moins exactement délimiter : on peut encore, il est vrai, en abstraire des types caractéristiques, mais ceux-ci sont déjà en partie effacés et déformés et leur régularité n'est parfaite que dans certains stades de la maladie. Cependant nous citerons : la varicelle, la roséole, la fièvre éphémère, la pyémie et la septicémie, l'érysipèle de la face, les inflammations catarrhales aiguës, l'angine tonsillaire, le rhumatisme polyarticulaire aigu, l'ostéomyélite, la méningite de la base et de la convexité, la méningite cérébro-spinale, les oreillons, la pleurésie, la tuberculose aiguë, les névroses à issue fatale, dans leur dernière stade, et la trichinose.

Un troisième groupe comprend les maladies qui, sous d'autres rapports, montrent, il est vrai, un *type déterminé*, mais qui ont d'ordinaire une *marche apyrétique* et dans lesquelles cependant la *fièvre* quand elle survient, suit habituellement un cours régulier; ici se placent en premier lieu : le choléra, l'empoisonnement aigu par le phosphore, la stéatose aiguë généralisée, la syphilis.

Dans les maladies généralement *atypiques*, il peut y avoir de temps en temps ou dans des cas spéciaux, quelques analogies passagères avec les formes typiques. C'est ce qui se voit dans la diphthérite, la dysenterie, la péricardite et la péritonite, ainsi que dans les cas de suppuration aiguës et chroniques, et de phthisie.

§ 13.

Quelques formes morbides spéciales ne montrent d'ordinaire qu'un seul et unique type de température : ce sont les *formes monotypiques*. D'autres présentent plusieurs types subordonnés à leur intensité et à certaines conditions particulières : *formes polytypiques* ou *pléotypiques*. Grâce à la thermométrie, il est aisé de reconnaître et d'apprécier plus exactement qu'à l'aide de tout autre moyen d'observation, le type des formes morbides [quand il existe isolé] et de mieux analyser les cas où le type est multiple et complexe.

Les maladies pléotypiques franches, avec accentuation bien marquée de chacun de leurs types, sont : la variole, le typhus abdominal, la scarlatine, la pneumonie, les fièvres intermittentes paludéennes.

Un pléotypisme plus étendu encore, mais avec des formes plus effacées, se rencontre dans les maladies dont la marche n'est elle-même qu'approximativement typique.

§ 14.

Toute forme morbide, quelque fixes que soient les types, peut présenter dans certains cas des écarts et des irrégularités qui dépendent de conditions individuelles durables ou temporaires, d'influences extérieures accidentelles ou thérapeutiques pouvant exercer une action favorable ou nuisible, ou bien enfin de complications intercurrentes. Ces irrégularités ne sont pas illimitées et leur caractère aussi bien que leur étendue peuvent toujours être déterminés. C'est par la thermométrie qu'il est permis de les juger, de les préciser nettement et de les rapporter à leurs véritables causes.

C'est encore par son utile intervention qu'il est possible de déterminer le moment précis où un état morbide devenu passagèrement irrégulier reprend son cours normal et son caractère propre.

§ 15.

L'observation isolée et unique d'une élévation de température anomale (quelque grand que soit l'écart entre celle-ci et la température ordinaire de l'homme sain) ne suffit pas à elle seule pour faire reconnaître la nature d'une maladie ; elle indique seulement :

1° Que l'individu est malade ;

2° Qu'il a de la fièvre, si l'élévation de la température est notable ;

3° Que sa vie est en danger, si les températures sont extrêmes.

On peut attribuer aux températures isolées (prises dans l'aisselle) la signification suivante, tout en ne la considérant que comme purement conventionnelle :

A. Températures très-basses et de beaucoup au-dessous de la normale. — *Températures de collapsus* (au-dessous de 36° (28°,8 R.) :

a. Collapsus profond, léthal, très-algide, au-dessous de 33°,5 (26°,8 R.) ;

b. Collapsus algide, — de 33°,5 à 35° (26°,8 à 28° R.). Dans ce cas, le péril est extrême, mais la vie peut être conservée ;

c. Collapsus modéré, — de 35° à 36° (28° à 28°,8 R.). Celui-ci n'offre pas en lui-même de danger.

B. *Températures normales ou presque normales :*

a. Température sous-normale, = de 36° à 36°,5 (28°,8 à 29°,2 R.).

b. Température normale confirmée, = de 36°,6 à 37°,4 (29°,3 à 29°,9 R.).

c. Température sous-fébrile, = de 37°,5 à 38° (= 30° à 30°,4 R.).

C. *Températures fébriles :*

a. Léger mouvement fébrile : 38°— 38°,4 (= 30°,4 — 30°,7 R.).

b. Fièvre modérée : 38°,5 — 39° (= 30°,8 — 31°,2 R.), le matin et jusqu'à 39°,5 (= 31°,6 R.) le soir.

c. *Fièvre forte :* Jusqu'à 39°,5 (31°,6 R.) le matin et jusqu'à 40°,5 (=32°,4 R.) le soir.

D. *Températures hyperpyrétiques* = 42° et au-dessus (=33°,6 R.).

Dans tous les cas connus jusqu'à ce jour, à l'exception du typhus récurrent, elles atteignent une issue fatale[1].

§ 16.

Une seule mensuration thermométrique faite sur un malade permet déjà de déterminer la nature de sa maladie si l'on a soin de constater les autres phénomènes qu'il présente, ou bien de conclure à l'absence des formes morbides supposées d'ailleurs.

En tenant compte du diagnostic de la maladie obtenu par une autre voie, la seule constatation de la température du malade peut déjà décider de la légèreté ou de la gravité de sa maladie alors même que le degré marqué par le thermomètre n'est pas extrême et, partant, n'implique pas encore un danger immédiat.

§ 17.

La température dans les maladies est soumise à des variations comme elle en offre aussi à l'état normal dans le courant du nychthémère. — Les fluctuations thermiques diurnes sont d'ordinaire beaucoup plus marquées chez les malades que chez les individus sains. Elles suivent habituellement des règles qui, d'une part, sont applicables d'une façon générale à toutes les maladies fébriles et, d'autre part, sont déterminées par la forme, la période et le degré de la maladie ; et varient suivant son augment, son déclin ou sa crise. — Toutefois, le cycle de la température quotidienne peut faire quelques infractions à ces règles. — Ces écarts dépendent tantôt de conditions individuelles ou de l'irrégularité dans la marche de la maladie, tantôt de complications intercurrentes ou d'exacerbations subites, tantôt enfin de tout autre phénomène : de la constipation, de la diarrhée, de la diurèse, de pertes de sang

[1] Avec une extrême probabilité.

spontanées ou artificielles, de sueurs profuses, d'excès ou de fatigues physiques, d'excitations psychiques, du sommeil, ou bien d'écarts de régime, d'influences thermiques et, en dernier lieu, de l'action des médicaments ou de tout autre agent thérapeutique.

§ 18.

La fluctuation thermique du nychthémère peut être simplement descendante ou ascendante ou, plus souvent, présenter un tracé à une ou plusieurs ascensions avec des abaissements intercalaires (*exacerbations et rémissions quotidiennes*).

L'intervalle compris entre le maximum et le minimum quotidien constitue la *différence quotidienne*. — Les tracés à petites différences quotidiennes sont *continus*, les tracés à grandes différences quotidiennes sont *discontinus*, *à rémissions*.

Le point intermédiaire entre le maximum et le minimum est la *moyenne quotidienne*. C'est de l'élévation de cette dernière que dépend principalement l'intensité de la fièvre.

Les formes typiques des maladies présentent le plus souvent, lorsque l'affection est arrivée à son état de complet développement, une certaine étendue de la température moyenne. — A ce moment aussi le minimum thermique a des limites au-dessous desquelles la température ne descend pas, ou du moins, qu'il ne franchit que passagèrement; il en est de même des limites du maximum qui ne sont guère dépassées qu'au moment de l'agonie.

§ 19.

L'examen continu et répété plusieurs fois par jour de l'évolution de la température durant tout le cours d'une maladie ou pendant un assez long stade, fournit de précieux points de repère pour l'observation d'un cas pathologique, en tant que ce dernier est accompagné de modifications notables dans la température.

Cette exploration thermométrique, en nous traçant la marche naturelle et régulière des maladies fébriles, nous fournit ainsi la base fondamentale pour l'étude isolée de ces cas.

Elle peut à elle seule permettre de poser un diagnostic certain de la forme morbide.

Elle complète dans tous les cas d'une façon extrêmement précieuse les éléments du diagnostic et donne fréquemment un important moyen, peut-être même unique, d'affirmer un diagnostic qui restait auparavant douteux.

Elle fait reconnaître les périodes et les stades d'une maladie et en indique les différents points de transition.

Elle précise le degré de la maladie, ses rémissions, ses exacerbations, en un mot, toutes ses modalités; les irrégularités de sa marche, produites, soit par des circonstances accidentelles, soit par l'action des agents thérapeutiques, ou résultant de complications imprévues. — Elle fournit ainsi le critérium des modifications de la maladie et le contrôle de la thérapeutique.

L'observation thermométrique nous montre avec exactitude le temps nécessaire à l'évolution complète d'un processus morbide et suivant la façon dont la maladie se comporte, nous pouvons souvent en déduire sa nature et son espèce, son degré de simplicité ou de complication et prévoir même à l'avance quelle en sera l'issue, quelles en seront les conséquences.

Soit seule, soit appuyée par l'examen des autres symptômes, elle marque les approches de la terminaison funeste.

Grâce à elle enfin, il est aisé de surveiller la convalescence, de constater si celle-ci marche d'un pas égal et continu ou si elle se dévie dans son cours.

§ 20.

D'après la marche que suit la température dans les maladies fébriles, on peut distinguer plusieurs périodes, à savoir :

A. *Périodes qui précèdent la crise :*

1. La période du début : *stade pyrogénétique* ou *période initiale*, qui est d'une durée variable et se termine par le développement des localisations morbides. — Sa fin est marquée par un abaissement extrême de la température moyenne quotidienne qui caractérise la forme morbide ;

2. La période de complet développement de la maladie (l'*acmé*, le *fastigium*) pendant laquelle la fièvre se maintient à la hauteur moyenne caractéristique;

3. La période qui survient ordinairement dans les maladies graves et manque le plus souvent dans les affections légères, c'est-à-dire la période d'hésitation (*stade amphibole*) qui présente des irrégularités nombreuses et plus ou moins considérables.

B. *Périodes dans les cas de décroissance :*

1. La période de perturbation critique (*perturbatio critica*) ou de décroissance certaine, mais encore insuffisante (*stadium decrementi*);

2. La période du retour à la température normale (*stade de défervescence*);

3. La *période épicritique* et la *convalescence* pendant lesquelles la température est normale ou anomale et quelquefois aussi est un peu au-dessus de la norme.

C. *Périodes dans les cas de mort :*

1. La *période proagonique* indiquant la tendance léthale par une configuration plus ou moins particulière de la courbe thermique ou par d'autres phénomènes spéciaux;

2. L'*agonie;*

3. La *mort* et les modifications thermiques qui l'accompagnent.

Fréquemment, certaines de ces périodes sont très-courtes, échappent à l'observation ou font même complétement défaut.

§ 21.

La *période initiale* présente un début très-caractéristique dans quelques formes de maladies (les maladies fébriles infectieuses, par exemple); elle est parfois si courte qu'elle se soustrait ainsi assez souvent à l'observation.

Ce qu'il y a de caractéristique, c'est que, dans certaines formes morbides, l'élévation de la température atteint avec une extrême rapidité des degrés considérables; d'autres fois, au contraire, ce n'est qu'au bout de plusieurs jours que la température arrive à son maximum.

Le type peut s'effacer et s'obscurcir, si la maladie vient à frapper un individu déjà malade et surtout fébricitant. Ce n'est que dans les cas d'une violence exceptionnelle que l'intensité des phénomènes initiaux décide de l'intensité et de la gravité de la maladie.

§ 22.

Le *fastigium* fournit par l'élévation des températures, par leurs divers changements et par sa durée, des points de repère caractéristiques pour l'appréciation de la forme nosologique. L'intensité et la gravité de la maladie sont indiquées par des températures extrêmement hautes et se maintenant longtemps à ces degrés extrêmes d'élévation, et, d'un autre côté aussi, par des déviations du type normal (irrégularités du tracé thermique).

En revanche, une élévation générale modérée, un maximum thermique de courte durée et des rémissions précoces sont des signes favorables pour la bénignité de la maladie.

Les irrégularités, alors même qu'elles consisteraient en un abaissement de température sont en général fâcheuses et ne peuvent être considérées, sauf dans des cas bien déterminés, comme des signes particulièrement favorables.

L'apparition des complications dans la période d'acmé se révèle souvent par des élévations tardives de la température.

§ 23.

Le *stade amphibole* manque rarement dans les cas qui, sans aboutir à une issue funeste et rapide, prennent cependant un caractère fâcheux. — Il est d'autant plus accentué que le fastigium a été plus irrégulier dans son cours.

Ce stade amphibole est la période des exacerbations et des rémissions variables souvent sans motifs apparents ; c'est surtout pendant ce stade que les complications se présentent. Elles s'annoncent d'habitude par des élévations prolongées de la température. Le stade amphibole est toujours un indice de la gravité de la maladie et pendant toute sa durée, qui varie de quelques jours à plusieurs semaines, tout pronostic sûrement favorable doit être proscrit; mais il faut aussi se tenir en garde contre les trompeuses apparences d'un extrême danger.

Les élévations thermiques isolées atteignant même des hauteurs considérables de même que des abaissements analogues ont bien moins de signification dans cette période, et ce n'est que la répétition ou la persistance de phénomènes qui rendent probables l'aggravation ou l'amendement de la maladie.

§ 24.

Vers la fin du fastigium ou de la période amphibole, souvent il apparaît avant la crise favorable une dernière élévation de température dépassant plus ou moins le niveau de la température antérieure. — Cette augmentation thermique ne dure parfois qu'une demi-journée et est accompagnée d'une légère rémission matinale; dans d'autres cas, elle se prolonge deux ou trois jours. Cette exacerbation, jointe à d'autres phénomènes correspondants produit sous tous les rapports l'impression décevante d'une aggravation ou même d'un péril imminent (*perturbatio critica*). Cependant on peut tirer un signe favorable du moment et des conditions de son apparition. — La durée et l'enchaînement des phénomènes qui la caractérisent permettront de conclure sûrement à une amélioration prompte et certaine.

§ 25.

Le *stadium decrementi*, la période de l'amélioration préparatoire, fait défaut dans beaucoup de cas où l'issue est favorable; la défervescence succède alors à l'acmé ou à la période amphibole, soit immédiatement, soit à la suite d'une perturbation critique.

Le *stadium decrementi* est caractérisé tout d'abord par des abaissements de température qui ne sont pas suivis d'élévations thermiques, mais qui, eux-mêmes ne font pas de progrès bien rapides, Ces premiers abaissements thermiques se montrent tantôt seulement à la place des exacerbations vespérines, tantôt dans les températures matutinales, soit enfin à ces deux moments de la journée. Pendant ce stade, il n'est pas rare de constater une température descendant même au-dessous de 36°,5 (= 29°,2 R.) et compliquée de tous les phénomènes du collapsus.

Ces abaissements thermiques extrêmes peuvent ne se produire qu'une seule fois; après quoi la température reprend son niveau primitif; ou bien ils se répètent tous les jours, tandis que les exacerbations intercalaires ne montrent encore aucune tendance manifeste à l'amoindrissement décisif.

§ 26.

La *défervescence*, tantôt se relie immédiatement au fastigium ou au stade amphibole et tantôt succède à une perturbation critique ou à la période de ralentissement préparatoire.

Dans ce stade la température revient à la norme. — Il offre deux types principaux et bien accusés, mais il peut aussi présenter quelques nuances intermédiaires :

1° La *défervescence rapide* qui s'effectue en une nuit ou tout au plus en 36 heures (*crisis*) ;

2° La *défervescence lente* qui reste traînante pendant plusieurs jours (*lysis*).

Elle s'accomplit : tantôt sous forme de descente continue avec ralentissement de sa marche dans l'après-midi, si elle dure plus de douze heures;

Tantôt d'une façon rémittente, c'est-à-dire avec quelques retours ascensionnels vespéraux.

Souvent la défervescence est accompagnée de phénomènes de collapsus avec diminution considérable de la température pouvant faire craindre un danger extrême; mais ces phénomènes sont passagers [quoiqu'ils puissent se prolonger pendant plusieurs jours] et n'entravent pas la marche favorable de la maladie.

§ 27.

La *période épicritique* se distingue d'une façon d'autant plus tranchée du stade de défervescence que l'évolution de celui-ci a été plus rapide et plus complet.

Dans cette période, la température est alors devenue complétement normale et présente les variations quotidiennes de l'état de santé; mais, le plus souvent, elle reste encore un peu mobile, incertaine et instable. Parfois elle persiste à un degré inférieur au niveau normal; dans d'autres cas (le fait est constant dans certaines maladies, surtout dans le rhumatisme polyarticulaire aigu) elle se maintient un peu au-dessus de la moyenne normale.

Il peut encore y avoir dans le stade épicritique des accroissements thermiques isolés et éphémères, souvent très-considérables (de 2°, 3° et même plus) qui surviennent sous l'influence de causes légères, parfois même sans motif apparent.

La persistance de pareilles élévations révèle, d'habitude, l'apparition des vraies rechutes ou des maladies secondaires.

La durée et la terminaison du stade épicritique est impossible à déterminer par le seul examen de la température, car la convalescence véritable succède à ce stade sans modification thermique appréciable.

§ 28.

Si la *convalescence* est complète, régulière et indemne de lésion persistante et de toute complication, la température est la même qu'à l'état hygide.

Tout changement thermique, élévation ou abaissement, qui dépasse les limites du cycle normal est un signe certain d'une convalescence incomplète et trompeuse.

§ 29.

Dans les cas morbides graves à tendance mortelle, apparaît souvent un *stade proagonique* qui succède d'ordinaire au fastigium ou à la période amphibole et peut même se montrer inopinément dans le cours des stades de déclin. Dans ce stade proagonique qui diffère de l'agonie proprement dite, la température s'élève ou s'abaisse, tantôt reste stationnaire, tantôt présente de nombreuses irrégularités. — Ce n'est que par la coexistence d'autres phénomènes et principalement par l'état du pouls que l'on peut apprécier la signification de ce stade.

§ 30.

Pendant l'*agonie*, la température peut offrir les modalités suivantes :

1° Tantôt elle ne présente aucun changement appréciable ;

2° Tantôt elle s'abaisse notablement et tombe au-dessous de la normale (comme dans la mort par inanition) ;

3° En dernier lieu, enfin, elle peut s'élever rapidement à des hauteurs plus ou moins considérables qu'elle n'avait jamais approchées ni atteintes dans tout le cours de la maladie.

§ 31.

Au moment de la mort la température baisse souvent ; mais fréquemment aussi, elle monte, surtout dans les cas où l'agonie a donné lieu à de rapides augmentations. Jusqu'au dernier soupir, parfois quelques minutes, et même pendant plus d'une heure après la mort, elle continue à s'élever.

Dans les cas d'abaissement, la température tombe vite après le décès ; dans ceux d'élévation thermique, le refroidissement s'opère souvent avec une telle lenteur, que, douze heures même après la mort, la température cadavérique peut être encore de beaucoup plus élevée que celle de l'état hygide.

§ 32.

Les *maladies pyrétiques* considérées au point de vue de leur marche, de la durée et de la succession des phénomènes fébriles, se divisent en cinq groupes principaux :

1° Les *accès de fièvre de courte durée* (fébricule, fièvre éphémère et terminale) ;

2° Les *fièvres essentiellement continues :* ne présentant dans leur fastigium que de légères différences quotidiennes et à défervescence habituellement rapide ;

3° Les *fièvres aiguës essentiellement rémittentes :* offrant de grandes différences quotidiennes (le plus souvent des exacerbations vespérines et des rémissions matinales) tant que leur intensité n'est pas du moins trop considérable, souvent aussi pendant l'acmé, mais en tout cas durant la période de déclin.

Ces fièvres ne perdent leur caractère de rémittence que dans les cas désespérés ou lorsqu'il survient des complications.

Leur défervescence s'accomplit aussi le plus souvent suivant le type rémittent et par gradations lentes ;

4° Les *fièvres intermittentes et à rechutes ;*

5° Les *pyrexies à forme chronique* qui traînent pendant plusieurs semaines ou plusieurs mois, tantôt d'une façon interrompue, le plus souvent avec le type intermittent et rémittent, tantôt aussi avec des interruptions temporaires assez longues.

§ 33.

La *fébricule* et la *fièvre éphémère* sont caractérisées par des accès fébriles, légers et de courte durée, se terminant promptement par la guérison.

a. La température dans ces cas peut monter avec ou sans stade de frisson jusqu'à 40°, 40°,5 (= 32° — 32°,4 R.) et même plus ; elle ne se maintient que peu de temps à cette hauteur et descend ensuite rapidement, tout au plus avec de très-courts temps d'arrêt.

L'accès fébrile dure parfois moins d'un jour, jusqu'à quarante-huit heures et rarement dépasse trois jours.

Cette forme pyrétique se rencontre dans la fièvre traumatique, comme accès éphémère dans les couches, dans la convalescence, dans les catarrhes légers, les lésions organiques peu intenses et dans beaucoup d'autres conditions plus ou moins appréciables.

— Les accès isolés de fièvre intermittente affectent le même type.

b. La température peut d'abord ne s'élever que modérément et revenir au bout de peu de temps à son point de départ ou bien monter progressivement après deux à cinq jours de durée, à son maximum qui dépasse rarement 40° (32° R.) et tourner ensuite, après un très-court temps d'arrêt, à une défervescence rapide.

Cette évolution thermique peut se présenter dans les conditions pathologiques que nous avons précédemment énumérées, à l'exception cependant de la fièvre intermittente ; mais en revanche, elle se montre dans beaucoup d'autres maladies infectieuses s'arrêtant à leurs premières phases et restant incomplètes dans leur développement.

§ 34.

Les *fièvres terminales* qui, il est vrai, ont une toute autre signification pathologique que les formes fébriles précédentes, offrent cependant avec elles, au moins à leur début, une grande analogie.

Dans la période proagonique des maladies restées jusqu'à ce moment apyrétiques, ou même à l'agonie seulement, la température augmente rapidement, et quand elle a atteint son point culminant ou subi dans les dernières minutes une légère diminution, la mort arrive.

Cette forme se présente à la période ultime des névroses mortelles, dans les lésions traumatiques de la moelle cervicale, dans quelques empoisonnements ou dans les maladies que l'on peut assimiler aux intoxications.

Dans tous ces cas, la température peut atteindre les degrés les plus élevés qui aient été observés chez le vivant.

§ 35.

Les *fièvres avec accroissement continu de la température* débutent ordinairement par une période initiale rapide, marquée fréquemment par un violent accès de frisson. — Pendant le fastigium, la température moyenne varie, selon l'intensité des cas, entre 39°

et 40° (31°,2 — 32°R.), rarement plus, rarement moins; les différences entre le maximum et le minimum quotidiens atteignent exceptionnellement 1° (0°,8 R.) et le plus souvent un demi-degré seulement. — Le fastigium dure à peine une semaine. — La défervescence est prompte, ou du moins relativement rapide.

Le type le plus parfait de ce groupe est la pneumonie lobaire primitive, croupale simple (quoiqu'elle puisse quelquefois affecter d'autres types). — On peut ranger parmi les maladies qui suivent une marche analogue : la fièvre d'éruption de la variole, la scarlatine (celle-ci a cependant une défervescence plus lente), l'angine tonsillaire parenchymateuse, la méningite de la convexité, le typhus exanthématique (la durée de la fièvre est dans ce cas plus longue), l'érysipèle de la face au début, enfin, souvent aussi toutes les maladies fébriles intenses dans lesquelles la marche de la température auparavant irrégulière suit un cours ascendant continu proportionnel aux progrès de la maladie.

§ 36.

Dans les fièvres à température rémittente, la période initiale peut être courte ou prolongée : la moyenne thermique quotidienne est très-variable parce que les cas légers aussi bien que les formes graves peuvent revêtir le type rémittent. — Ainsi elle peut descendre au-dessous de 38°,5 (= 30°,8 R.) et monter jusqu'à 40°,5 (= 32°,4 R.) et au-dessus. — Dans ce dernier cas, il n'y a plus à vrai dire que des exacerbations et non pas de véritables rémissions ; car les températures minima restent toujours dans ce cas excessivement fébriles. La durée de l'évolution rémittente de la température fébrile est moins limitée que celle de la température fébrile continue : elle persiste parfois pendant plusieurs semaines. La défervescence est ordinairement lytique et rémittente.

Le type le plus saillant de ce groupe est représenté par le typhus abdominal. Le caractère rémittent se rencontre en outre dans les inflammations catarrhales fébriles ; la grippe, la pneumonie catarrhale; dans les affections rhumatismales fébriles et aussi dans la rougeole, au début de la méningite basilaire, dans la tuberculose aiguë, assez souvent dans la phthisie aiguë, et enfin dans la trichinose fébrile, etc.

§ 37.

Les *types intermittents et à rechutes* ont cela de caractéristique que, entre les accès de fièvre isolés, le plus souvent très-courts ou du moins peu prolongés, se placent des intervalles pendant lesquels la température est complétement normale.

Dans les *formes intermittentes*, les paroxysmes sont courts et atteignent rarement la durée d'un jour; la température s'élève plus haut que dans les autres maladies de pareille inocuité. Elle monte ordinairement jusqu'à 41° ou 41°,5 (= 32°,8 — 33°,2 R.) et même encore à 1 ou 2 dixièmes de degré en sus. — L'apyrexie, également courte, peut varier entre quelques heures et plusieurs jours; d'ailleurs, les paroxysmes et les périodes intercalaires alternent avec plus ou moins de régularité.

Dans les *formes à rechutes*, la durée de l'accès est moins limitée et la température plus variable; l'apyrexie est plus longue et les accès ne se répètent qu'une ou deux fois, très-rarement plusieurs fois. L'exemple le plus frappant du type intermittent est la fièvre palustre, celui du type à rechute est la fièvre récurrente.

Mais un certain nombre de maladies se rapprochent plus ou moins de l'un de ces deux types. Notamment, la pyoémie, l'érysipèle, la variole, quelques cas de pneumonie lobaire, assez souvent la tuberculose aiguë, la méningite basilaire et la phthisie aiguë.

§ 38.

Les *formes fébriles chroniques*, aussi appelées *fièvres hectiques*, se distinguent d'abord par leur longue durée; il y a, en effet, des cas où la fièvre persiste presque uniformément pendant plusieurs années. Avec cela, leur marche est parfois très-irrégulière, mais elles affectent le plus souvent un certain type qui, malgré certaines variations dans le cours de la maladie, se maintient cependant pendant assez longtemps, avec une régularité quelquefois parfaite.

Ce type est le plus souvent rémittent avec une ou deux exacerbations quotidiennes offrant tous les caractères fébriles plus ou moins accusés. — Ces exacerbations atteignent chaque jour à peu près les mêmes maxima, tandis que les rémissions se rapprochent d'habitude de la température normale qu'elles peuvent atteindre ou même dépasser. — Il est plus rare d'observer un type intermittent avec des intervalles apyrétiques de deux ou plusieurs jours. — A l'approche de la mort ou dans le cas de complications intercurrentes, le type rémittent se transforme souvent en type continu.

Ce processus thermique se montre de la façon la plus frappante dans toutes ces inflammations chroniques des poumons et des bronches que l'on comprend sous le nom générique de phthisie; mais il se rencontre aussi : dans les ulcérations intestinales chroniques, dans les suppurations prolongées, dans les inflammations lentes des séreuses; en outre, dans les cas où le sang est altéré par l'apport incessant de détritus emboliques ou infectieux.

§ 39.

L'*élévation de température* considérée en elle-même, en dehors de toute condition pathologique, exerce une influence incontestable sur les fonctions générales et en particulier sur la nutrition des tissus et sur les sécrétions.

Pour les augmentations thermiques modérées, on n'est pas encore parvenu jusqu'ici à démontrer avec un certain degré d'approximation cette influence dans chaque cas isolé.

Les élévations thermiques considérables ont pour résultat le plus sûr une diminution du poids du corps. — Une température très-haute produit en outre une augmentation de la fréquence du pouls et de la respiration, une perturbation fonctionnelle du cerveau. Elle accroît la sécrétion cutanée et la proportion de matières extractives de l'urine; elle produit également des stases sanguines avec leurs conséquences ; peut-être amène-t-elle aussi, à la longue, une dégénérescence graisseuse rapide et la destruction des tissus. — Mais toutes ces conséquences ne sont nullement proportionnées au degré d'élévation de la température, à sa durée ni à sa rapidité; du reste, la persistance de ces troubles et de ces lésions consécutives est très-exceptionnelle. Il arrive un moment où la température est élevée à un degré si extrême que l'accomplissement des fonctions de la vie devient impossible, sans que l'on puisse encore donner la raison de cette incompatibilité.

§ 40.

Les modifications thermiques brusques et rapides peuvent exercer une influence sur les fonctions de l'organisme.

Dans les élévations très-rapides, surtout quand la chaleur du tronc précède de beaucoup celle des extrémités, le frisson fébrile avec ou sans mouvements convulsifs est un phénomène habituel.

Dans l'abaissement rapide d'une température auparavant très-haute, on observe souvent des troubles généraux graves, la dyspnée, le délire, ainsi que des phénomènes de collapsus.

§ 41.

Les *cas morbides* qui ne se caractérisent pas par une température élevée, mais au contraire par *une diminution anomale de chaleur*, ne présentent jamais rien de régulier ni de constant dans leur évolution thermique.

Il faut placer ici plusieurs cas d'inanition, de sclérème, d'intoxication chronique, de cancer et d'aliénation mentale grave.

Dans beaucoup d'autres cas, et ce sont les plus fréquents, on n'observe qu'un abaissement passager de la température. C'est ce qui se rencontre parfois dans les rémissions des fièvres rémittentes à la suite des hémorrhagies ou d'évacuations abondantes, sous forme de diminution thermique excessive dans le stade de défervescence et quelquefois dans l'agonie.

Un abaissement anomal de la température peut avoir aussi une influence perturbatrice sur les fonctions et, quand il devient extrême, rendre impossible la continuation de la vie.

I

HISTORIQUE DE LA THERMOMÉTRIE MÉDICALE

1. Dès les temps les plus reculés de la médecine, on a reconnu la valeur de la température du corps comme symptôme morbide.

Pour Hippocrate et pour tous les médecins de l'antiquité et du moyen âge, même jusqu'au commencement des temps modernes, la température a été regardée comme le signe le meilleur et le plus important dans les maladies aiguës. — La plupart considéraient l'augmentation de chaleur comme le symptôme pathognomonique de la fièvre qui, par sa dénomination tant grecque que latine, indique déjà l'élévation thermique comme le point le plus essentiel.

L'augmentation de la température générale du corps ayant été reconnue sans conteste, pendant près de deux mille ans, comme signe caractéristique et essentiel de la fièvre, il est surprenant que sa signification pathologique ait été écartée ou méconnue précisément à une époque où il devenait possible de la constater exactement à l'aide d'un instrument de précision, et que l'exploration thermique ait joui d'un moindre crédit dans une école qui a vu naître les applications de la physique à la pathologie et au sein de laquelle aussi le thermomètre a été recommandé et expérimenté dans la clinique. Ce fait n'a pourtant rien d'inexplicable : car c'est précisément par suite de tendances iatro-mécaniciennes que l'attention s'est tournée, dans la fièvre, vers les phénomènes de mouvement qui frappaient d'abord les esprits, c'est-à-dire sur les troubles circulatoires, qui s'adaptaient merveilleusement à la nouvelle théorie régnante. En outre, les aspirations de cette école nouvelle, qui sentait le besoin d'une observation plus exacte, la détournaient de l'étude des phénomènes généraux, plus difficiles à préciser, pour porter son attention sur les lésions locales négligées auparavant.

L'invention de nombreux instruments nouveaux et perfectionnés destinés à explorer ces modifications locales, parut fournir au diagnostic un si solide appui que, satisfait de cette précieuse acquisition, chacun négligea de combler les lacunes que laissait après elle l'observation incomplète des phénomènes généraux.

Aussi advint-il qu'au moment où l'examen thermoscopique eût pu acquérir une extrême précision à l'aide des nouveaux moyens de mensuration, on n'en profita que dans des cas rares et isolés. Ainsi la thermométrie tomba presque dans l'oubli ; mais il était réservé à l'époque la plus récente de l'en retirer.

2. Le premier qui fit usage d'un instrument thermométrique, inventé et construit d'ailleurs par lui-même, pour la détermination de la température humaine, fut le précurseur de l'École iatro-mécanicienne, Sanctorius (1638). Il n'est pas sans intérêt de faire remarquer que Sanctorius avait déjà compris toute l'importance de la mensuration et de l'élévation thermique, comme principal criterium des modifications générales de l'organisme.

Mais ce ne fut qu'un siècle après lui que la thermométrie renaquit, pour ainsi dire, avec les perfectionnements apportés à la technique instrumentale.

C'est au grand Boerhaave qu'en revient le mérite. Quoiqu'il cherchât le caractère essentiel de la fièvre dans les conditions de la circulation et qu'il ait dit, par exemple, dans son 581e aphorisme : « Velocior cordis contractio, cum aucta resistentia ad capillaria, febris omnis acutæ ideam absolvit, » il fait cependant observer dans le 673e aphorisme : « Calor febrilis thermoscopio externus, sensu ægri et rubore urinæ internus cognoscitur. »

Son élève, van Swieten, a été encore plus explicite ; bien qu'à son tour, il redise dans ses *Commentaires des Aphorismes* de Boerhaave (Lyon, 1745, t. II, p. 26) : « Signum pathognomonicum omnis febris est pulsus aucta velocitas », il ajoute toutefois à cet aphorisme :

L'appréciation de la température par la main est incertaine. « Omnium certissima mensura habetur per thermoscopia, qualia hodie pulcherrima habentur et portatilia quidem, Fahrenheitiana dicta a primo inventore : accuratissima imprimis illa sunt, quæ argentum vivum loco alterius cujuscunque liquidi continent. Tali thermometro prius mensuratur calor hominis sani et plerumque in indice affixo ille gradus notatus est ; deinde hoc cognito, si idem thermometrum a febricitante ægro manu teneatur, vel bulbus ejus ori immittatur, vel nudo pectori aut sub axillis applicetur per aliquot minuta horæ, apparebit pro varia altitudine ascendentis argenti vivi, quantum calor febrilis excedat naturalem et sanum calorem. » Il ajoute aussi dans son commentaire, au § 476 : « Datur in corpore hominis sani caloris gradus, thermometris mensurandus, a quo nec liquidis, nec solidis aliquid noxæ accidit. Raro etiam in fortissimis hominibus calor ille nonagesimum sextum gradum thermometri Fahrenheitiani excedit. Ubi vero ultra centesimum gradum in morbis ascendit, incipit sanguis ejusque serum ad coagulationem disponi ; si autem centesimum et vigesimum gradum æquat calor, serum sanguinis coagulatur. »

Un autre élève illustre de Boerhaave et en même temps collègue de van Swieten, le premier clinicien de Vienne et de l'Allemagne, le célèbre de Haën, ne s'est pas contenté de ces données théoriques incomplètes, mais a fait une application très-étendue de la thermométrie clinique. — Il est vrai que lui aussi a défini la fièvre : Une maladie caractérisée par l'accélération anomale du pouls ; mais avec cela il a utilisé dans une vaste mesure la thermométrie à l'observation des fébricitants.

L'emploi de ses instruments thermométriques était très-défectueux puisqu'il avait l'habitude de laisser le thermomètre appliqué pendant 7 minutes 1/2 et d'ajouter encore 1° ou 2° Fahrenheit au chiffre primitivement constaté, parce qu'il avait remarqué que la colonne de mercure s'élevait encore à peu près à cette hauteur après ce laps de temps. — Malgré l'imperfection de ce procédé, le thermomètre lui fournissait des résultats très-précieux, que l'époque actuelle a confirmés ou plutôt qu'elle a été obligée de découvrir de nouveau.

Les observations prises par de Haën sont dispersées dans les quinze volumes de son traité : *Ratio medendi*. Les plus importantes sont consignées dans le t. II, chap. x : *De supputando calore corporis humani*; t. III, chap. III : *De sanguine humano ejusdemque calore*; t. IV, chap. VI : *De sanguine et calore humano*; t. VII, chap. v. : *Varia*, § 3 ; t. X, chap. I : *De febribus intermittentibus*; chap. II : *De morbis acutis*, t. XII, chap. II : *Historia pulsus*, etc...

De Haën en pratiquant ses expériences thermométriques sur un certain nombre d'individus à l'état de santé et de différents âges, a parfaitement reconnu la loi qui régit l'évolution normale de la température. « Non autem semel deciesve, sed pluries ipsissima experimenta iterata sunt et semper idem docuerunt. » Déjà il avait constaté cette curieuse particularité de l'élévation de la température chez les vieillards. — Partout dans ses ouvrages on peut reconnaître les importantes inductions pathologiques que de Haën puisait dans l'examen thermométrique. Il connaissait les rémissions matinales et les exacerbations vespérines de la température chez les fébricitants, l'augmentation thermique pendant le stade algide « tempore frigoris homini intolerabilis cum pulsu contractiore minore thermometrum signat octo gradus ultra calorem naturalem » (t. II, p. 142) ; il n'ignorait pas les paroxysmes thermiques de la fièvre intermittente, en apparence guérie, et ne présentant en réalité aucun autre symptôme morbide. — Il avait également remarqué le désaccord qui existe chez certains malades entre le pouls et la température, et le contraste fréquent entre la sensation subjective de chaleur et l'élévation objective de la température ; les modifications thermiques lui servirent à contrôler les résultats de ses médications et il considéra le retour de la température à son degré normal comme une preuve de complet rétablissement. — Il s'est aussi beaucoup occupé de la théorie de la chaleur propre et a combattu son origine mécanique (t. II, p. 163).

Malgré l'autorité du célèbre professeur de Vienne, ses contemporains semblent avoir dédaigné la thermométrie médicale.

3. En revanche, en Angleterre, dès 1740, Ch. Martin publia les premières observations thermométriques exactes sur la tem-

pérature de l'homme et des animaux à l'état hygide : *De animalium calore*. L'école de Haller a dirigé aussi son attention vers l'étude des phénomènes thermiques (Haller-Marcard, *Dissertatio de generatione caloris et usu in corpore humano*. 1741, Gött.). — Röderer. *Dissertatio de animalium calore, observ.* 1758, Gött.). — On peut citer également une dissertation de Pickel (*Experimenta med. physica de electricitate et calore animali*. 1778, Würzb.), dans laquelle il serait fait mention d'expériences relatives à l'influence des bains de rivière sur la température.

Un des faits les plus importants et les plus remarquables de thermophysiologie fut néanmoins établi dès 1774 : Blagden (*Philosophical Transactions*, p. 3, 1775) prouva que l'homme sain conservait une température invariable dans un milieu chauffé jusqu'à 100°, et Dobson (*ibid.*, p. 466) fit la même remarque dans des cas où la chaleur était portée encore bien plus haut.

Ces faits engagèrent l'illustre physiologiste J. Hunter à publier ses expériences, commencées déjà en 1766 (*Philosophical Transactions*, 1775-78). Ce célèbre médecin montra que les animaux pouvaient supporter le froid extérieur, par la raison qu'ils produisaient en eux-mêmes assez de chaleur pour rétablir l'équilibre thermique.

J. Hunter observa le premier l'augmentation de la température dans les inflammations (il signala pour la première fois ce fait à la suite d'une opération d'hydrocèle — *Works*, édit. 1837, vol. III, p. 338) et combattit l'opinion qui tendait à considérer la chaleur propre comme le résultat du mouvement du sang. « Vraisemblablement, dit-il, la chaleur dépend d'un autre principe intimement uni à la vie et indépendant de la circulation aussi bien que de la sensation et de la volonté, et ce principe même est une force qui soutient et règle la machine. » Il ne peut cependant réussir à déterminer le siége de cette force et il tend à la placer dans l'estomac.

Peu de temps après, parut en France le remarquable travail sur la chaleur de Lavoisier, l'inventeur de l'oxygène et le réformateur de la chimie (*Mémoires de l'Académie*, 1780). Il chercha avec Laplace les causes de la chaleur animale, et cet illustre auteur l'attribua aux combinaisons chimiques de l'oxygène avec l'hydrogène et le carbone dans la respiration. Voici comment il s'exprime :

« La machine animale est gouvernée par trois grands régulateurs : la respiration qui consume l'oxygène et le carbone et produit la chaleur ; la transpiration qui, selon les besoins, diminue et soustrait le calorique, et la digestion qui restitue au sang ce que la respiration et la transpiration lui ont fait perdre. » Bien que Lavoisier considère la combustion de l'oxygène et du carbone comme cause de la chaleur propre, il n'exclut pas pour cela les autres processus chimiques thermogènes. — Pour lui, le siége de la formation de la chaleur doit être placé dans les poumons.

En Angleterre, également, Crawfort (*De colori animali*, 1779. *Experiments and Observations an animal heat*, 1786, et 2e édit., 1788) cherche les sources de la chaleur animale dans les actes chimiques de la respiration ; il suppose qu'il se dégage du calorique parce que la chaleur spécifique de l'air est plus grande que celle de l'acide carbonique. Il dirige en outre son attention sur quelques écarts pathologiques de la chaleur propre, en particulier sur la température de quelques parties enflammées et cherche à interpréter ses expériences en faveur de sa théorie.

4. Vers la fin du siècle dernier parut un ouvrage qui, tout en restant à l'écart des hypothèses et des discussions théoriques, présente une éminente signification pratique ; cet ouvrage met à profit, pour la première fois depuis de Haën, les observations thermométriques pour la médecine elle-même, notamment pour les indications thérapeutiques et pour le contrôle des médications : c'est le travail de James Currie (*Medical Reports on the effects of water cold and warm as aremedy in fever and other diseases*). — Presque partout dans cet ouvrage, les mensurations thermométriques accompagnent les observations des maladies et la thermométrie pénètre toute la pratique de Currie. C'est d'après les altérations de la chaleur propre des malades qu'il examine les effets de l'eau tant froide que chaude, de la digitale, de l'opium, de l'alcool, de la diète. — Il regarde la perspiration cutanée comme le régulateur de la température (p. 620).

La valeur seméiologique accordée par Currie à la température dans les fièvres ressort clairement du passage suivant (que le traducteur allemand Hegewisch aurait voulu, d'après ce qu'il dit lui-même, supprimer, s'il n'avait jugé utile de le conserver comme un curieux document du triste état de la médecine en Angleterre) : « Though I am far from thinking that fever, properly so called, consists merely of a series of phaenomena originating in a morbid accumulation of heat in the system, yet this symptom evidently occurs more or less early in that disease » (p. 624). Il dit plus loin : « That some advantages are to be obtained from a strict attention to the state of the heat in fever and to the proper function of the perspiration, this volume affords, if I do not deceive myself, important proofs. A careful attention to the changes of the animal heat and to the state of those functions, on which it depends and by which it is regulated, though more requisite in febrile diseases perhaps than in others is however of importance throughout the vhole circle of diseases » (p. 621). Quoique l'ouvrage de Currie ait eu plusieurs éditions en Angleterre et ait été très-favorablement accueilli par la critique, il n'a cependant pas exercé à cette époque de notable influence dans le monde médical britannique. — En Allemagne il fut moins apprécié encore. La traduction de la première partie de ce traité, faite par Michaelis, fut à peine remarquée, et le traducteur du second volume, Hegewisch, déplore que la première partie ne semblât même pas être connue des Allemands. — Sa part de traduction paraît avoir eu le même sort dans le principe et ce ne fut que quinze ans après que Hufeland tira momentanément de l'oubli l'ouvrage de Currie.

5. Tandis que les praticiens de tous les pays, à l'exception toutefois de Hufeland, négligèrent l'étude de la température dans les maladies, les physiologistes persistèrent à considérer les phénomènes chimiques de la respiration comme la source de la chaleur animale et la théorie de Lavoisier, universellement adoptée, trouva à peine quelques contradicteurs : (Vacca Berlinghieri [*Esame della teoria di Crawfort*], Buntzen et quelques autres). Cependant, les recherches de Coleman (*Diss. on suspended respiration*, 1791) et le travail de Saissy (*Recherche sur la physique des animaux hibernants*, 1808) fournirent quelques faits intéressants qui semblaient en opposition avec cette théorie.

A cette époque, B.-C. Brodie, en Angleterre, s'éleva contre la doctrine qui faisait provenir la chaleur animale des processus chimiques de la respiration (*Some Physiological researches respecting the influence of the brain on the action of the heat and on generation of animal heat.* [*Philosophic. Transactions*, p. 36, 1810] et *Further experiments and observations on the influence of the brain in the generation of animal heat*, 1812, p. 378). Il avait constaté, dans ses expériences, que chez les animaux décapités après la ligature préalable des vaisseaux du cou, quand on entretenait artificiellement la respiration et la circulation pendant plusieurs heures, la température, malgré la transformation incessante du sang veineux en sang artériel, s'abaissait plus vite que chez les animaux auxquels la respiration artificielle n'avait pas été faite après leur décollation. Il conclut de là que la transformation du sang veineux en sang artériel dans l'acte respiratoire ne produit pas de chaleur et il cherche la source thermique dans le système nerveux.

Cette assertion, en provoquant une polémique très-vive, suscita des recherches ultérieures sur les conditions thermogéniques. — Dalton et surtout John Davy (*Philosophic. Transactions*, 1814, p. 590) combattirent avec ardeur la théorie de Brodie ; ce dernier entreprit des recherches sur la chaleur spécifique du sang artériel et du sang veineux et examina comparativement les qualités de ces deux liquides. — Parmi les adversaires de Brodie, il faut citer en outre : Hale (mémoire publié dans les *Archives de Meckel*, t. III, p. 429) et Legallois (*ibid.*, p. 436).

D'un autre côté, Nasse, le traducteur allemand de l'ouvrage de Brodie, se rangea résolûment du côté de celui-ci (*Archives de Reil et d'Autenrieth*, 1815, vol. XII, p. 404-446). — Earle crut même pouvoir appuyer l'opinion de Brodie sur des observations pathologiques (*Medico-chirurgic. Transactions*, t. VII, p. 173). — Chossat, se fondant sur ses nombreuses expériences physiologiques, assura que la source de la chaleur animale se trouvait dans le sympathique (mémoire *Sur l'influence du système nerveux sur la chaleur animale*. Thèse de Paris, 1820). A la suite de ces discussions, l'Académie de Paris mit au concours la question des origines de la chaleur animale. — Deux mémoires furent présentés : celui de Dulong (lu en décembre 1822) et celui de Despretz (lu en janvier 1823). Tous les deux se prononcèrent en faveur de la théorie de Lavoisier. — Ces auteurs, en déterminant chez les animaux la quantité de l'oxygène inspiré, et de l'acide carbonique exhalé par la respiration, mirent l'excédant d'oxygène sur le compte de la formation d'eau. — Puis ils calculèrent la quantité de chaleur que devaient produire la combinaison de l'oxygène absorbé avec le carbone de l'acide carbonique exhalé et la combinaison supposée de l'oxygène en excès avec une quantité correspondante d'hydrogène, et ils comparèrent ensuite ces résultats avec la quantité de chaleur constatée sur les animaux par le procédé calorimétrique (dont ils ont été les promoteurs dans les recherches physiologiques). — Mais, ayant trouvé par cette voie de comparaison un excédant de chaleur produite, ils furent conduits à admettre l'existence d'autres sources de chaleurs dans l'organisme animal en dehors des processus thermogènes de la respiration.

6. Au moment où ces discussions théoriques étaient soulevées, les observations directes sur la température humaine devinrent très-rares.

Gentil étudia cependant les différences thermiques produites par l'âge, le tempérament, le sexe et les différentes heures de la journée (*De la chaleur animale.* — Diss. inaugurale. Paris, 1815; citée par Deyeux dans les *Annales de chimie*, t. XCVI, p. 45).

Thomson fit un travail sur la chaleur produite dans les parties enflammées (reproduit dans les *Archives de Meckel.* Voy. p. 405).

Peu de temps après parurent en Allemagne deux travaux d'une certaine valeur pratique qui se rattachent à celui de Currie. En effet, Hufeland avait, en 1821, mis au concours l'examen des expériences de Currie sur l'action de l'eau dans les maladies fébriles ; la deuxième partie du programme renfermait les propositions suivantes : « Faire une série d'expériences individuelles, dans le but de modérer l'intensité de la chaleur fébrile par l'usage externe de l'eau, selon la méthode de Currie. — L'emploi du thermomètre, avant et après l'application de l'eau, et l'indication du chiffre des pulsations paraissent devoir être exigées à cet effet. »

Des trois mémoires couronnés et imprimés dans le volume supplémentaire du journal de Hufeland (année 1822), le troisième (celui de Pitschaft) est sans valeur. En revanche, ceux d'Antoine

Frölich (de Vienne) et de Reuss (d'Aschaffenbourg) renferment d'utiles et remarquables contributions à la thermométrie pathologique.

On peut trouver quelques mensurations thermiques dans la thèse de Lucas (*Experimenta circa famem*, 1824).

Bailly a écrit un mémoire sur l'altération de la chaleur animale dans les fièvres algides (*Revue médicale*, 1825, V. p. 384).

Everard Home (*On the influence of nerves and ganglions in producing animal heat, in Philosophic. Transactions*, 1825, p. 257) a contesté les résultats thermiques exagérés que Grainville prétendait avoir observés sur un utérus gravide dont la température aurait, selon cet auteur, atteint une élévation vraiment incroyable (118° F.).

Edwards (*De l'influence des agents physiques sur la vie*, 1824) a exposé l'ensemble des faits connus jusqu'à cette époque relativement à la chaleur animale.

7. Dans les dix années qui suivirent 1830, il ne parut également que très-peu d'observations complètes et méthodiques sur les modalités thermiques dans l'état de santé et dans les maladies.

Il faut ranger dans cette catégorie les excellentes recherches de Breschet et Becquerel (1835. *Annales des sciences naturelles*, 2me série, *Zoologie*, t. III, IV et IX) qui, il est vrai, n'ont accordé qu'une faible attention aux conditions pathologiques. A l'aide d'un appareil thermo-électrique d'une extrême sensibilité, ces auteurs ont examiné les différences de température dans les diverses parties du corps; ils ont aussi constaté une certaine augmentation thermique dans les parties enflammées.

Le travail presque exclusivement zoophysiologique de Berger, et ayant trait à peine à la pathologie, embrasse l'étude de la température des différentes espèces d'animaux (faits relatifs à la construction d'une échelle de degrés de la chaleur animale dans les mémoires de la *Société de physique* et d'*Histoire naturelle de Genève*, t. VI, 2me partie, p. 257, et 1836, t. VII, p. 1).

Edwards a écrit un article analytique dans l'*Encyclopédie* de Todd (vol. II, p. 648, 1836-39).

Les publications purement médicales de cette époque sont d'un bien moindre intérêt.

Collard de Martigny fit paraître, en 1832, dans le *Journal complémentaire* (t. XLIII, p. 268) un travail sur l'influence de la circulation générale et pulmonaire sur la chaleur du sang et de celle de ce fluide sur la chaleur animale.

L'article sur la chaleur animale inséré dans le *Dictionnaire en 30 volumes* (1834, t. VII, p. 175) est divisé en deux parties : la première, purement physiologique, est écrite par P. H. Bérard, tandis que la seconde, consacrée aux applications pathologiques, est signée par Chomel, le premier clinicien de France à cette époque. Chomel, il est vrai, attache un grand prix à la température, mais il pense que la main suffit à la déterminer et que le thermomètre ne peut donner qu'une idée imparfaite de l'élévation thermique et n'indique nullement les autres modifications de la température humaine.

En revanche, Bouillaud, dans sa *Clinique médicale* (t. I, p. 294; t. III, p. 426), assure avoir pris plus de trois cents observations thermiques.

Donné (*Arch. génér. de médec.*, 2me série, t. IX, p. 129) a examiné la température chez un très-grand nombre de malades, en comparant ses variations avec la fréquence du pouls et de la respiration.

Piorry (*Traité du diagnostic*, t. III, p. 28, 1838) reconnaît la nécessité de la mensuration de la température cutanée dans plusieurs cas morbides et cite à ce sujet le passage suivant de Biot : « Lorsqu'on voit tant de résultats obtenus par le seul secours d'un peu de mercure enfermé dans un tube de verre et qu'on songe qu'un morceau de fer suspendu sur un pivot a fait découvrir le nouveau monde, on conçoit que rien de ce qui peut agrandir et perfectionner les sens de l'homme ne doit être pris en légère considération. »

Piorry a adapté un thermomètre à son stéthoscope et a fait ressortir avec éloquence toute la valeur de la thermométrie ; mais les précautions qu'il recommande de prendre pour la mensuration sont à la fois si nombreuses et si pénibles qu'elles suffiraient presque à éloigner de ce moyen d'investigation.

Malgré les conditions minutieuses prescrites par lui, ses propres observations sont toutes inexactes et improbables. Il a trouvé à l'état de santé des températures axillaires s'élevant à 32° R. et au-dessus ; chez un certain nombre de malades, il a noté des élévations thermiques de 34°, 36° et même 38° R. (cette dernière température se rapporte à un cas de fièvre typhoïde) ; dans un prurigo apyrétique, il a constaté à l'aisselle 34° et à l'épigastre 35°. Il a pratiqué en outre des mensurations isolées chez 91 individus, sur différents points du corps, mais on conçoit l'impossibilité de mettre à profit des observations aussi inexactes.

B. Brodie rapporta, en 1837, ses expériences sur l'élévation de la température après la section de la moelle épinière et son cas d'hémorrhagie traumatique dans la portion supérieure de la moelle accompagné d'une énorme augmentation thermique (*Path. and surgical observations relating to injuries of the spinal cord*, — in *Medico-chirurgic. translations*, t. XX, p. 118).

En 1837, parut à Dorpat, une dissertation insignifiante de Wistinghausen (*De calore animali quadam*) ayant trait aux causes de la chaleur animale et de sa constance.

Fricke (de Hambourg) (*Zeitschrift für d. gesammte Med.* 1838. — Heft 3) a fait des recherches comparatives sur la température axillaire et vaginale avant et pendant la menstruation et a trouvé dans ce dernier cas une légère élévation thermique.

Frédéric Hasse a publié en 1839 (*Untersuchungen zur Physiologie und Pathologie von Friedrich und Hermann Nasse.* — Bd II, Heft I, p. 115) de nouvelles recherches sur la relation de la chaleur animale avec le système nerveux et Hermann Nasse (*Ibid.*, 190) a communiqué dans le même travail des expériences sur l'influence thermogène du cerveau et de la moelle.

Gavarret (journal *l'Expérience*, 1839) confirma le fait déjà trouvé par de Haën, mais resté jusque-là dans l'oubli, que la température du tronc présente pendant le frisson fébrile des élévations aussi considérables que dans le stade de chaleur.

La thermométrie normale a surtout été enrichie à cette époque par les travaux de John Davy qui a consigné et réuni dans ses recherches physiologiques et anatomiques (1839) toutes ses publications antérieures. En résumé, les travaux sur la chaleur animale sont restés épars et clair-semés dans cette période décennale. — Aussi, Nasse, a-t-il très-bien peint la situation en disant : Dans ces dix dernières années l'étude de la chaleur animale a été beaucoup plus négligée qu'auparavant ; elle est même resté presque complétement stationnaire.

8. Entre 1840 et 1850 commence une série continue de recherches de plus en plus sérieuses et exactes sur la température du corps, tant à l'état sain que dans les maladies.

A dater seulement de cette époque, les faits de thermométrie normale et pathologique furent recueillis en plus grand nombre et avec plus de méthode.

Au point de vue de l'observation clinique et abstraction faite de toute hypothèse théorique, quelques auteurs avaient déjà reconnu l'importance de la mensuration thermique pour apprécier la gravité d'une maladie, son amélioration ou ses progrès ; d'autres avaient fixé leur attention sur l'élévation de la température morbide considérée en elle-même ou dans ses rapports avec quelques symptômes particuliers (pouls, etc...) ; mais personne (depuis Currie) n'avait tenté de soumettre à une loi régulière l'évolution morbide de la température ; l'existence de la thermonomie pathologique n'avait pas même été soupçonnée !

Andral que nous retrouvons partout et toujours à la tête du vrai progrès de son temps, a aussi été le premier à reconnaître la valeur clinique de la thermométrie et, en 1841, dans son cours de pathologie générale, il a formulé un certain nombre de lois positives sur l'augmentation de la température dans les maladies.

En réponse à la question posée par la Faculté de Halle : *Quænam sit ratio caloris organici partium inflammatione laborantium, investigetur experimentis accuratius faciendis.* — Gierse fit paraître, en 1842, une remarquable dissertation qu'il compléta ultérieurement par des mensurations soigneuses. — Il ne s'était pas contenté d'examiner la température de la peau et des muqueuses, artificiellement ou spontanément enflammées, mais il avait aussi observé la marche de la température chez les fébricitants (dans plusieurs cas, de fièvre intermittente, de scarlatine, de rougeole et d'autres pyrexies). Il avait également examiné la température du vagin pendant la menstruation et pendant la grossesse, et pris sur lui-même des observations thermométriques aux différentes heures de la journée. — Enfin il a ajouté encore à ces précieux travaux des recherches sur les plantes. Les résultats de Gierse ont été pendant longtemps regardés et cités comme les plus importants sur la matière et ils conservent encore aujourd'hui une valeur considérable.

Les mensurations thermiques pratiquées par Hallmann et intercalées dans son travail sur le *traitement rationnel de la fièvre typhoïde* (1844), quoique peu appréciés pendant assez longtemps, n'en sont pas moins très-intéressantes. — Pénétré de l'utilité de la thermométrie médicale et de sa valeur clinique, Hallmann s'est appuyé de préférence sur les résultats fournis par l'observation de la température dans la fièvre typhoïde pour préconiser contre cette maladie le traitement hydrothérapique. Il a en outre fait un certain nombre d'expériences sur les variations thermiques chez les individus sains soumis à diverses influences.

En France, vers 1843, furent publiées les recherches expérimentales de Chossat sur l'inanition (*Mém. de l'Académie royale des sciences*, t. VIII, p. 438) qui, du reste, avaient été déjà déposées à l'Académie depuis 1838.

Dans la deuxième partie de son travail (à partir de la page 532), Chossat étudie les effets de l'inanition sur la chaleur animale, et à ce sujet il discute avec soin les variations quotidiennes de la température à l'état normal. Il considère les écarts entre la température du jour et celle de la nuit comme une preuve « que les combinaisons d'où résultent les dégagements de la chaleur animale se font essentiellement sous l'influence nerveuse » (p. 554). Il examine ensuite l'abaissement thermique dans l'abstinence complète, ainsi que dans les cas d'alimentation insuffisante et indique les minima que la température peut présenter dans la mort par inanition.

Les recherches de H. Roger sur la température chez les enfants à l'état physiologique et pathologique, publiées à partir de 1844, dans les *Archives générales de médecine* (série IV., t. IV-IX), sont très-intéressantes, quoique exécutées sur un plan trop restreint et dépourvues en partie des précautions qui garantissent la certitude des résultats. — Après avoir traité la question de la technique thermométrique, Roger consacre une partie de son travail à l'étude de la température physiologique des nouveau-nés (depuis la naissance jusqu'à la première semaine et même plus tard), puis il examine les modifications thermiques que produisent chez les enfants la fièvre éphémère, la fièvre typhoïde, les fièvres intermittentes, la variole, la scarlatine, la rougeole, l'érysipèle, le rhumatisme, la péricardite et l'hypertrophie du cœur, la stomatite, l'entérite, la dysenterie, la méningite, l'encéphalite, la laryngite, la bronchite, la pleurésie, la pneumonie, la tuberculose, la coqueluche, la chorée, les hydropisies, le rachitisme et la paralysie ; il termine par l'étude de la température dans la gangrène de la bouche et dans l'œdème des nouveau-nés.

Il résume à la fin de son travail le résultat de ses recherches, au point de vue pratique, c'est-à-dire sous le rapport de leur application au diagnostic et au pronostic. — Personne avant cet auteur n'avait réuni encore un ensemble aussi considérable de faits thermométriques et il a su parfaitement apprécier la valeur clinique de ses recherches.

Si, malgré son étendue, son travail ne fait pas suffisamment ressortir toute l'importance de la thermométrie pathologique, il faut en chercher la raison dans ce fait que Roger avait trop rarement répété ses mensurations dans chaque cas isolé. Il n'avait pratiqué en général qu'une seule mensuration, car il avait plus de tendance à comparer les degrés d'élévation dans différentes maladies et à fixer la limite inférieure extrême que la température pouvait atteindre, qu'à étudier l'évolution thermique propre à chaque maladie, ce qui, cependant, constituait le point essentiel. Néanmoins, les conclusions de son travail plein d'observations exactes sont encore aujourd'hui du plus grand intérêt.

Demarquay a publié un mémoire de pathologie expérimentale dans lequel il examine l'influence de la douleur, de l'hémorrhagie, de la ligature des vaisseaux, des inflammations traumatiques, des étranglements intestinaux, de l'action des différents agents toxiques sur la température des animaux (*Recherches expérimentales sur la température.* — Dissert., 1847). L'année suivante il a entrepris avec Duméril des expériences relatives à l'influence dépressive de l'éther et du chloroforme sur la température (1848. *Archiv. génér. de médec.*, t. XVI ; 4me série, p. 189).

A la même époque, G. Zimmermann, chirurgien militaire à Hamm, commençait à faire de nombreuses observations sur la température. Ses premiers travaux, publiés en Prusse dans le *Medic. d. Vereins für Heilkunde* (1846, n° 30 et 40), furent peu de temps après suivis de nombreuses recherches insérées dans le même journal (1847, n° 19-20 et 35-36), dans le *Prager med. Viertel.*, 1847, B. IV, p. 1, dans les *Archives de Chimie et de Micrographie*, (184) et dans son traité *Sur l'analyse du sang.* — Avec l'année

1850, commence une nouvelle série de publications faites par ce médecin : en premier lieu, dans les *Archiv für physiologisch. Heilkunde* (1850, p. 283), dans la première livraison d'une Revue scientifique dont il était lui-même le rédacteur (*Archiv für Pathologie und Therapie*, 1850), dans *Deutsche Klinik*, 1851, n° 36, et 1852, n° 9 ; dans le journal médical trimestriel de Prague (*Prager medicin. Vierteljahrschrift*, 1852, B. IV, S. 97) dans la *Gazette médicale de la Santé* (*Med. Zeitung der Vereins für Heilkunde in Preussen*, 1852) ; surtout dans une brochure spéciale : *Recherches cliniques sur la fièvre, l'inflammation et les crises*, 1854. — Zimmermann a eu le grand et incontestable mérite de poursuivre avec une rare persévérance ses observations de thermométrie clinique à une époque où l'importance de cette étude était méconnue de tous. Aussi peut-on lui pardonner ses paroles violentes et acerbes contre ses antagonistes, qui mettaient en doute la valeur de ce nouveau mode d'observation.

Zimmermann nous a laissé un nombre très-imposant de publications sérieuses. Mais leur abondance et leur étendue ont, il est vrai, peu encouragé les auteurs à le suivre dans cette voie. Sans parler de la quantité considérable de faits importants qu'ils renferment, ses travaux ont en outre l'avantage d'avoir posé d'une façon claire et précise l'indépendance absolue des élévations thermiques anomales dans les processus inflammatoires locaux, et l'augmentation de chaleur des parties phlogosées.

Grâce sans doute à l'heureuse influence de Nasse qui, à cette époque, paraissait être le seul clinicien de l'Allemagne et qui s'intéressait vivement à l'étude de la thermométrie, parut à Bonn la dissertation inaugurale de J. Peter Schmitz : *De calore in morbo*, accompagnée de près de trois cents mensurations thermiques prises dans différentes maladies (1849).

A ces travaux pratiques se rattachent les recherches de John Davy que nous avons précédemment mentionnées et qui renferment un certain nombre de faits simplement observés, sans déductions théoriques, mais qui peuvent être utiles par leur synthèse et leur généralisation.

John Davy, depuis 1844 jusqu'à 1850, a publié un certain nombre de travaux d'une importance de plus en plus grande, qu'il a réunis en 1863 dans ses *Physiological Researches*. Ils ont trait à la température chez les vieillards, à l'influence de la température du milieu ambiant sur la chaleur animale, aux fluctuations quotidiennes de la température, à l'influence thermique des saisons, des mouvements actifs, de la contention d'esprit, de la diète, du mal de mer. Ces études faites aussi bien dans les pays froids que dans les climats tropicaux, renferment encore quelques autres considérations de moindre importance.

Quoique ces recherches ne puissent en tous points prétendre à une exactitude complète, elles n'en renferment pas moins une série de notions élémentaires d'une grande valeur.

Quelques autres physiologistes se sont appliqués à l'étude de certains points de la chaleur animale. Fourcault, Flourens, et surtout Magendie ont fourni des contributions expérimentales à la physiologie thermique.

Bergmann a fait paraître en 1845 dans les *Archives de Müller* (1840) un travail critique sur la chaleur animale, et en 1847 (*Göttinger Studien*, p. 595) un mémoire sur le rapport qui existe entre le volume des animaux et leur économie thermique.

Helmholtz publia en 1846 un article de fond très-complet sur la chaleur dans le *Dictionnaire encyclopédique des sciences médicales de Berlin* (livr. XXV, p. 323), et ce célèbre physiologiste fournissait en 1848 la preuve du développement de chaleur produit par l'action musculaire.

Un traité de Donders traduit du hollandais parut en 1847 ; il avait pour titre *la Nutrition comme source de chaleur dans les plantes et chez les animaux*. A ces travaux physiologiques nous devons rattacher encore le traité de Frédéric Nasse intitulé *Combustion et respiration* (1846).

9. C'est surtout à partir de 1850 que la théorie de la chaleur en général et de la chaleur animale en particulier a fait les plus grands progrès. Des principes nouveaux qui, au début, paraissaient insignifiants, vont maintenant dominer toute la doctrine de la thermologie.

Il faut mentionner en premier lieu l'opinion de Liebig sur l'origine de la chaleur animale, fondée moins sur des expériences directes que sur des conceptions judicieuses et habiles. Elle réside, selon lui, dans les échanges réciproques entre les parties constituantes des aliments et l'oxygène répandu dans le corps par l'intermédiaire de la circulation. (*De la chimie organique et de ses applications à la physiologie et à la pathologie*, 1842). — Les hypothèses émises par Liebig dans ce traité ne sont pas toutes soutenables : ainsi, il est difficile de maintenir dans toute sa rigueur la distinction qu'il établit entre les aliments plastiques et les aliments respiratoires thermogènes ; sa digression dans le domaine de la pathologie n'est pas précisément heureuse. Quoi qu'il en soit, les conclusions faisant dériver la chaleur animale des processus chimiques et en particulier des oxydations interstitielles, persistent dans toute leur intégrité et dans leur plus complète signification. L'édifice dont Lavoisier avait posé les premiers fondements, étayé et accru par Liebig, recevait ainsi son couronnement, et la théorie de l'illustre savant français se trouvait désormais à l'abri de toute attaque.

Mais la connaissance plus approfondie de la nature singulière des agents dits impondérables, des forces chimiques et du mouvement devait bientôt conduire à une conception toute nouvelle qui ramenait tous les processus physiques et chimiques à une force unique. Celle-ci pouvait se présenter sous forme de lumière, comme celle du soleil, foyer inépuisable de lumière, tantôt comme différence chimique se transformant bientôt en chaleur ; ou bien en tant qu'effet mécanique (mouvement) se changeant en électricité.

Dans toutes ces modalités, dans toutes ces transformations, cette force reste toujours constante dans la nature inorganique aussi bien qu'organique.

Cette idée sublime destinée à faire époque appartient au docteur J. R. Mayer, médecin à Heilbronn, et se trouve pour la première fois émise dans son court travail sur les forces de la nature inanimée (*Annales de Wöhler et Liebig*, mai 1842), puis développée dans son opuscule sur *le mouvement organique et ses rapports avec la nutrition* (1845). Sa théorie du mouvement considéré comme équivalent mécanique de la chaleur, au début très-incomplète, après avoir progressivement acquis toute son extension et sa véritable portée est devenue la base des doctrines modernes ayant trait à la nature de la chaleur, aux forces naturelles en général, à leur conservation et à leurs transformations mutuelles; lorsque dix ans plus tard Helmholtz appliqua ces mêmes idées à la science en général, leur influence sur l'étude de la chaleur entreprise sur ces bases nouvelles est devenue décisive et radicale. Aussi encore aujourd'hui en tous lieux chacun s'accorde à proclamer que Mayer est le véritable inventeur de la théorie mécanique des forces naturelles.

« *Ex nihilo nil fit : nil fit ad nihilum,* » dit Mayer (*le Mouvement organique*, p. 5). L'effet est semblable à la cause, l'effet d'une force est à son tour une force. Il n'y a donc en réalité qu'une seule et même force qui, dans son éternelle transformation agit incessamment aussi bien chez les êtres vivants que dans la nature inanimée. Toujours quand elle entre en jeu cette force se transforme (p. 6). La chaleur est une force : elle se change en effet mécanique (p. 10). La combinaison chimique est une force, sa transformation en chaleur produit la combustion (p. 35). Dans tous les actes physiques et chimiques la susdite force conserve la même intensité : c'est une CONSTANTE mathématique (p. 32). L'unique source de la chaleur animale est un processus chimique, et dans l'espèce c'est un processus d'oxydation (p. 46). La force chimique renfermée dans les aliments ingérés et dans l'oxygène absorbé par la respiration est la cause productrice des deux manifestations dynamiques du mouvement et de la chaleur, et la somme des forces physiques produites dans un être vivant est égale à l'intensité des processus chimiques qui se sont opérés dans le même temps (p. 45).

Ces données qui ont déjà été si fructueusement utilisées en physique et en physiologie, ne peuvent manquer de s'étendre tôt ou tard à la pathologie, quoique dans ce cas leur application soit rendue extrêmement difficile par la multiplicité des conditions morbides si obscures et si complexes.

Mayer, dans son célèbre travail, n'a pas seulement, par sa théorie, jeté un jour tout nouveau sur beaucoup d'actes physiologiques, mais il a encore éclairé de la façon la plus ingénieuse quelques points de pathologie. Dans son travail sur la fièvre sont consignées des applications pathologiques plus complètes et plus étendues de sa théorie (*Archiv der Heilkunde*, 1862, page 385).

Peu de temps après Mayer, Joule (de Manchester) a démontré expérimentalement le rapport invariable qui existe entre la chaleur et la force mécanique, en établissant que une quantité donnée de force produit une quantité déterminée de chaleur, et que, d'autre part, la quantité de chaleur qui accroît d'un degré la température d'une certaine masse d'eau est capable de produire une action mécanique d'une intensité proportionnelle. — C'est de là qu'ont pris naissance la notion et le terme de kilogrammètre pour désigner la force mécanique nécessaire et suffisante pour élever un kilogramme d'eau à la hauteur d'un mètre (ou ún gramme à la hauteur d'un kilomètre). On a ainsi trouvé que la chaleur qui peut augmenter d'un degré la température d'un kilogramme d'eau, élevé à un mètre, est 424 kilogrammes, et inversement que cette même force mécanique qui produit cette dernière action, fait croître d'un degré la température d'un kilogramme d'eau ; en d'autres termes que l'équivalent mécanique de la chaleur (la quantité de chaleur nécessaire pour échauffer d'un degré un kilogramme d'eau, étant prise pour unité) = 424 kilogrammètres.

Hirn (de Colmar), s'appuyant sur des expériences directes, a prouvé que la production de chaleur dans le travail ne correspondait pas à la quantité d'oxygène consumé et qu'elle se transformait elle-même en partie en travail. Tandis que dans le repos absolu, il se consume dans une heure 30 grammes d'oxygène et il se produit 155 calories ; pour un travail de 27,450 kilogrammètres à l'heure, la consommation d'oxygène est de 132, et la chaleur produite atteint à peine 251 calories ; en comparant ces résultats, on voit que la dépense d'oxygène dans le second cas est 4 fois $\frac{1}{2}$ plus grande, tandis que la chaleur produite est à peine augmentée de 1 fois $\frac{2}{3}$. Par conséquent, la différence a dû servir d'aliment au travail.

Il faudrait, pour approfondir ces travaux, entrer dans de plus amples détails ; qu'il nous suffise de montrer ainsi l'impulsion nouvelle que l'initiative de Mayer a imprimée à l'étude de la chaleur.

10. Dans ces dix dernières années, la thermométrie est entrée dans une nouvelle voie toute pratique et a ainsi atteint son plus complet développement.

Deux médecins allemands avaient déjà, depuis 1850 et 1851,

publié d'importantes observations au point de vue de la thermométrie clinique c'étaient : Bærensprung et Traube.

La question de priorité entre ces deux auteurs reste encore douteuse.

Traube avait déjà publié avant Bærensprung ses premières mensurations thermiques dans son mémoire sur l'action de la digitale envisagée surtout au point de vue de son influence sur la température dans les maladies fébriles (*Annales de la Charité*, 1850, p. 622) ; mais, dans d'autres publications faites la même année (en mars et en juin), il avoue qu'il n'a pas encore appliqué le thermomètre sur les pneumoniques. Son premier cas renfermant des tracés thermiques est une fièvre typhoïde observée le 18 juin 1850.

Le travail de Bærensprung intitulé *Recherches sur la température du fœtus et de l'adulte à l'état physiologique et morbide*, parut en 1851 dans les *Archives* de Müller ; par conséquent, bien après la première publication de Traube. Mais l'abondance des matériaux réunis dans cet ouvrage permettent de supposer que ses recherches ont été antérieures à celles de Traube.

Ainsi donc il importe fort peu de juger la question de priorité entre ces deux éminents observateurs qui ont travaillé simultanément le même sujet à l'insu l'un de l'autre, et alors même que l'un d'eux aurait eu le mérite de l'initiative, la valeur de l'autre n'en serait nullement amoindrie.

Le travail de Bærensprung est un ouvrage vraiment classique : il pose en effet tous les principes fondamentaux de la thermométrie, il étudie la température dans ses innombrables modalités, et les résultats de toutes ses recherches sont d'une telle exactitude qu'ils ont servi de base aux observations ultérieures. Les faits qui jusque-là n'était qu'imparfaitement connus ou incomplétement tracés dans quelques écrits douteux, se trouvent maintenant, grâce aux travaux de Bærensprung, généralisés, répandus, approfondis, rassemblés enfin et constituent, en un mot, un corps de doctrine. Si, malgré cela, son œuvre n'a pas exercé sur les praticiens l'influence qu'elle aurait pu avoir et à laquelle son mérite lui donnait le droit de prétendre, il faut en chercher la cause dans les précautions minutieuses dont il a entouré sa méthode d'investigation. Mais cette exactitude même n'est-elle pas une garantie nouvelle pour un observateur consciencieux ? Il est vrai que les doubles décimales que Bærensprung avait cru devoir ajouter à l'échelle thermométrique, l'importance qu'il ajoutait à des différences de $\frac{1}{10}$ de degré (et même moins), l'obligation qu'il imposait de laisser le thermomètre appliqué pendant une demi-heure pour chaque mensuration, devaient rendre la thermométrie fort peu séduisante pour la pratique et pouvaient même la faire paraître incommode et impraticable dans la clientèle privée et exceptionnellement possible dans la pratique nosocomiale.

Les recherches thermométriques de Traube, au contraire, tout en portant l'empreinte d'un esprit éminemment observateur, et entreprises dans le but d'élucider des questions à la fois théoriques et classiques (action de la digitale, crises, jours critiques) ont démontré qu'il existe un moyen d'éclaircir les points les plus obscurs et les plus controversés de la pathologie : ce précieux et incomparable instrument est le thermomètre.

11. J'ai moi-même commencé, sous l'instigation de Traube lui-même, des mensurations thermiques à partir du mois d'octobre 1851. L'emploi du thermomètre, réservé au début à certains cas particuliers, acquit peu à peu une plus grande extension dans ma clinique et fut continué avec beaucoup de soins et de persévérance. Depuis dix-sept ans, il n'entre pas un seul malade dans mon service dont la température ne soit prise régulièrement. Tandis qu'au début je me contentais de deux mensurations par jour, depuis près de douze ans, la température des fébricitants est prise quatre à six fois par jour et quelquefois même plus souvent encore s'il y a lieu. Le nombre des observations recueillies dans ma clinique et accompagnées de tracés thermométriques s'élève à plus de 25,000 et j'évalue à plusieurs millions le chiffre des mensurations isolées.

Je me suis proposé tout d'abord l'étude aussi complète que possible de l'évolution de la température dans les maladies, abstraction faite de toutes considérations théoriques et, sans me laisser égarer au début par la recherche de quelques faits isolés ou de questions posées à l'avance, voulant surtout annihiler l'influence des cas fortuits par le nombre même des observations rassemblées.

Comme mes observations se comptent par centaines de mille, elles me semblent constituer une donnée suffisante pour répondre à la question, à mon sens, la plus importante, la plus sérieuse et qui domine toutes les autres ; c'est-à-dire celle de savoir s'il existe une loi qui régisse le cours régulier de certaines formes morbides, et s'il nous est permis de la connaître et de la préciser d'après la marche de la température ?

La réponse affirmative à cette question pourrait déjà nous être donnée par l'examen d'une maladie aiguë la plus grave : la fièvre typhoïde, et par celui d'une épidémie de typhus exanthématique, il est vrai légère et de courte durée, que j'ai très-attentivement observée à Leipzig.

Une observation attentive et un examen scrupuleux m'ont fait également reconnaître la régularité du cours des autres formes morbides. — Je me suis ainsi fermement convaincu de la valeur incalculable de la thermométrie. Je suis si profondément pénétré de son utilité pratique, que personne auparavant n'avait soupçonnée, que je voudrais faire partager aux autres ma ferme et inébranlable conviction.

Je crois avoir fait des recherches d'un certain intérêt et les avoir corroborées, vérifiées, et confirmées complétement. — Sans parler des communications faites par mon ancien interne (M. Thierfelder) sur la fièvre typhoïde, ni de mes propres publications relatives au typhus exanthématique et de mes considérations générales sur l'évolution thermique dans certaines maladies, insérées dans mon *Traité de pathologie et de thérapeutique* (deuxième édition) ; déjà six ou sept ans après avoir entrepris mes premières mensurations dans ma clinique, j'avais établi les points les plus importants et les données les plus utiles de la thermométrie ; plus tard, j'ai recherché, d'après de nouveaux cas, les différentes applications de cette méthode à la pathologie et les éléments nombreux qu'elle pouvait fournir au diagnostic.

[Voir mes travaux dans les *Archives de médecine physiologique* (*Arch. für physiol. Heilkunde*, 1857 et 58) et dans les *Archives de médecine* (*Arch. für Heilkunde*, 1860-69).] Néanmoins, la réunion des immenses matériaux que j'avais déjà à ma disposition, et qui m'ont permis d'établir des principes généraux et de déterminer le cours normal et régulier des formes morbides, m'eût semblé une œuvre au-dessus de mes forces, si je n'avais été aidé dans ma tâche par un certain nombre de collaborateurs intelligents et dévoués qui ont bien voulu travailler, nuit et jour, à la révision et au classement de mes observations. La plupart d'entre eux ont déjà traité, dans des publications spéciales, un certain nombre de questions relatives à la thermométrie, en s'appuyant d'une part sur leurs propres expériences, et en puisant d'autre part les éléments de leurs travaux dans les archives de ma clinique recueillies depuis seize ans.

J'éprouve le besoin de citer les noms de mes collaborateurs et de mes anciens élèves, et de leur renouveler ici tous mes remercîments. Ce sont : MM. les docteurs Thierfelder (depuis professeur de clinique à Bostock), Uhle (d'abord professeur de clinique à Dorpat, puis à Iéna), Friedmann (médecin praticien), Rosser, Nakonz, Geissler (aide de clinique et professeur), Wolf, Blass, Thomas (professeur et directeur de la Polyclinique), Siegel (médecin à Leipzig), Schenkel, Treibmann, Friedländer, Heinze ; mes internes actuels, les docteurs Heubner, Stecher et Hankel, enfin la plupart de mes anciens élèves, qui ont aussi publié d'intéressantes études de thermométrie, en particulier MM. les docteurs Seume, Michael et Hübler, etc.

Je dois, il est vrai, reconnaître que ma tâche n'est pas restée infructueuse.

Les mensurations thermiques dont on avait osé sourire après les premières communications que j'en avais faites dans ma clinique et qu'un critique français avait regardées comme des tentatives infructueuses, tout au plus applicables dans les petits hospices allemands où le nombre des malades est à peu près égal à celui des médecins, ces mensurations, dis-je, se sont généralisées aussi bien dans tous les établissements cliniques de l'Allemagne que dans la plupart des hôpitaux, sont même devenues usuelles dans la pratique civile et sont aujourd'hui considérées comme une partie essentielle de l'étude des fièvres.

Que l'on compare l'état de la thermométrie, il y a dix ans, avec le développement qu'elle a acquis aujourd'hui, et l'on verra qu'il est peu de doctrines scientifiques qui aient fait de plus grands et de plus rapides progrès. C'est principalement sur les modalités de la température que l'attention a été le plus vivement attirée.

R. Litchenfels et R. Fröhlich ont étudié, à plusieurs points de vue, les conditions de température à l'état hygide ainsi que ses modifications et ses changements (Observations sur les lois de la fréquence du pouls et de la température à l'état physiologique et sous l'influence de certaines causes. — in *Denkschr. der Wiener Academie*, 1852, *Math. naturwissenschaft. Classe*, Bd. III, Abth. 2, p. 113). Parmi les travaux qui se rattachent à ce sujet, nous devons citer ici ceux de : Damrosch (*Sur les fluctuations quotidiennes de la température de l'homme à l'état de santé*, in *Deutsche Klinik*, 1853, p. 313) ; Knauthe (*Tracés de la température physiologique prise toutes les demi-heures et tous les quarts d'heure*, in *Zeitschrift für Medicin*, 1865, Heft 8) ; W. Ogle (*On the diurnal variations in the temp. of the human body* in *Saint-Georges hospit. reports*, 1866, I, 221) ; Jürgensen (*Sur la marche typique de la température quotidienne chez l'homme bien portant*, in *Deutsches Arch. für klinisch. Medicin*, 1867, t. III, p. 166).

Les modifications imprimées à la température par la grossesse, par la parturition et les couches, aussi bien que les modalités thermiques des nouveau-nés ont été l'objet de recherches consciencieuses qui, du reste, ont été confirmées plus tard. — L'état de la température après les traumatismes a été aussi étudié avec le plus grand soin, notamment par Billroth et par O. Weber. Grâce à leurs travaux, la thermométrie est entrée dans la pratique chirurgicale.

Quant aux maladies internes, elles ont été le sujet d'un très-grand nombre d'observations thermométriques. — Les faits rapportés par Bærensprung, Traube et ceux de ma clinique me semblent déjà considérables par eux-mêmes, et l'on doit encore y ajouter toutes les observations ultérieures qui ont servi à confirmer les principes déjà établis ou à élucider quelques points spéciaux. Nous aurons occasion de les citer à propos de chaque maladie en particulier. — Les travaux d'ensemble ont été entrepris par Jenni (*Observations sur la température dans les maladies*, 1860), Wolf (*Aperçu général des observations thermométriques faites jusqu'à ce jour*, in *Archiv des Vereins für wissenschaft. Heilkunde*, 1864, neue Folge, t. I, p. 561) et l'on peut trouver un bon résumé analytique dans le *Traité de pathologie générale* de Uhle et Wagner (3 Aufl., p. 537-560).

L'emploi du thermomètre dans les maladies a exercé une influence incontestable sur l'administration plus rationnelle des bains froids dans la fièvre typhoïde et dans quelques autres maladies. A cet égard, Brand (de Stettin) a frayé la voie nouvelle, bientôt suivie par Bartels et Jürgensen, Liebermeister, Ziemssen, Obernier, Wahl, Barth, Mosler, Immermann, qui, tous, ont plus ou moins préconisé le traitement hydrothérapique dans les maladies fébriles.

De toutes parts, à l'étranger, en Hollande, en Russie, en France, en Italie, en Angleterre et jusqu'aux États-Unis, la thérmométrie médicale est entrée dans la pratique, et quoique j'ai trouvé mes travaux ou ceux de mes élèves et de mes internes fidèlement reproduits (parfois sans que mon nom soit même mentionné) dans les nombreuses publications étrangères, elles n'en renferment pas moins parfois d'intéressantes recherches personnelles. — Nous devons citer en premier lieu les importants travaux de thermométrie publiés en Russie par des médecins qui, pour la plupart, sont d'origne allemande. — En Hollande, van Fokker a fait paraître, en 1863, un résumé général des éléments de la thermométrie : *Over de Temperatuur van den Mensch in gezandenen zieken tœstand.* — En France, non-seulement on trouve de très-nombreuses dissertations sur ce sujet (thèses de Maurice, Spielmann, Fouque, Aronssohn, Hardy, Duclos, etc...) ; mais encore plusieurs médecins distingués, connaissant la littérature allemande, ont fait ressortir toute l'importance de la thermométrie clinique ; au premier rang doivent se placer Charcot (dans plusieurs mémoires et travaux), et Jaccoud (*Leçons de clinique médicale*, 1867, et *Traité de pathologie interne*, 1869, p. 72-92).

A Genève, Ladé a fait un bon travail sur la température du corps dans les maladies (1866), ainsi que Ladame, à Neufchâtel : *Le thermomètre au lit du malade ; recherches physiologiques et pathologiques sur la température de l'homme* in *Bulletins de la société des sciences naturelles de Neufchâtel.*

En Amérique, Bennet Dowler (de New-Orléans), aurait, d'après Lewick (*Pennsylv. Hosp. Reports*, 1868, t. I, p. 382), déjà bien avant 1851, entrepris un certain nombre d'expériences (*Researches in to animal heat in the living and dead body*), publiées beaucoup plus tard (1856) dans le *New-York medical Gazette* (juillet) et dans le *New-Orleans med. and surgical Journal.* — Seguin

(*Medical record*, 1866 ; t. I, p. 516) a surtout fait connaître nos travaux en Amérique, et, grâce à lui, la thermométrie s'est ainsi répandue et vulgarisée. — En Angleterre, John Simon et puis surtout Sidney Ringer (*On the temperature of the body as a means of diagnosis in phthisis and tuberculosis*, 1865) et Aitkin (cet auteur dans son traité intitulé : *Science and practice of medicine*, a publié mes observations sur chaque maladie fébrile en particulier ainsi que la plupart de mes tracés thermiques) ; ces trois derniers ont, par leurs travaux, fait ressortir d'une façon saisissante la valeur de la thermométrie et ont réussi à convaincre leurs compatriotes des précieux avantages de ce nouveau mode d'investigation.

Plusieurs médecins distingués de l'Angleterre ont imprimé tout récemment à la thermométrie pathologique une impulsion à laquelle sans nul doute les derniers travaux allemands, en particulier ceux de Weber et de Baumler, ne sont certainement pas restés étrangers. Voyez les articles de Compton (dans *Dublin Journal*, août 1866), de Grimshaw (*ibid.*, mai, 1867), de Warter (*St-Bartholom. Hospit. Reports*, 1866), M'Cormak (*Med. Times and Gazet.*, 1866), Gibson (*British med. Journal*, 1866), Smith (*Edinb. med. Journal*, 1866), et bien d'autres encore.

12. Tandis que les observations directes de la température chez les malades se multipliaient et que la thermométrie pathologique se trouvait ainsi constituée, dans ces dernières années apparaissaient en même temps les recherches et les discussions théoriques.

Nous devons en premier lieu signaler les traités généraux, les mémoires et les travaux sur la chaleur en général et sur la chaleur animale en particulier.

F. Nasse : *Chaleur animale* (Rud. Wagner's *Handwörterbuch der Physiologie*, 1853 ; Bd. IV, p. 1).

Gavarret : *De la chaleur produite par les êtres vivants* (1855).

A. Fick : *Physique médicale* (1856, p. 162).

G.-A. Hirn : *Recherches sur l'équivalent mécanique de la chaleur* (Colmar, 1858 ; 2me édit., 1865).

G. Zeuner : *Essais sur la théorie mécanique de la chaleur avec des considérations spéciales sur l'évaporation* (1860) ; deuxième édition complétement revue et corrigée (1866).

C. Ludwig : *Traité de Physiologie humaine*; 2me édit. 1861 (t. II, p. 719-758).

R. Clausius : *Mémoire sur la théorie mécanique de la chaleur* (1864).

John Tyndall : *La chaleur considérée comme un mode de mouvement* (traduit de l'anglais par l'abbé Moigno, 1864).

Bertelot : *Sur la chaleur animale* dans le *Journal de l'anatomie et de la physiologie normale et pathologique*, de Robin (t. II, p. 652) et dans la *Gazette médicale de Paris* (c. XX, p. 474 ; 1865).

Onimus : *De la théorie dynamique de la chaleur* (1866) dans les *Comptes rendus de la société de biologie*.

R. Mayer : *Mécanique de la chaleur*, 1867 (résumé de ses publications antérieures). Voyez aussi les chapitres spéciaux dans les récents dictionnaires de physique et de physiologie.

Les nombreuses recherches expérimentales et les discussions théoriques qui s'y rattachent sont également du plus haut intérêt au point de vue de l'interprétation des faits pathologiques et de l'explication des causes de la chaleur fébrile. — Les expériences entreprises par Cl. Bernard, depuis 1852, n'ont pas peu contribué à démontrer l'influence que les nerfs vasculaires exercent sur la température.

Un grand nombre de physiologistes distingués se sont occupés de cette intéressante question. — Les travaux de Liebermeister (1859) sur la répartition de la chaleur dans le corps des animaux ont fait le sujet de nouvelles recherches. La théorie de la fièvre, émise par Traube (1863), qui se demandait si la chaleur fébrile était le résultat d'une déperdition moindre ou d'une production exagérée, a soulevé de très-vives discussions. — En même temps, Billroth et O. Weber recherchaient par voie expérimentale l'étiologie de la fièvre, et leur méthode a trouvé depuis un très-grand nombre d'imitateurs.

Nous aurons l'occasion de citer dans le courant de notre ouvrage les travaux spéciaux qui se rattachent à notre sujet.

II

BUT ET UTILITÉ PRATIQUE DE LA THERMOMÉTRIE MÉDICALE

1. C'est à juste titre que la médecine nouvelle ajoute la plus grande importance aux phénomènes objectifs et en particulier aux signes physiques.

Or la température d'un malade fait partie des signes physiques et objectifs de la maladie : la thermométrie se rattache donc au même ordre de moyens de diagnostic que la percussion, l'auscultation, etc..., et, par conséquent, tous les avantages attribués à ces précieuses méthodes d'investigation sont également applicables à la thermométrie.

Mais la thermométrie surpasse même tous ces procédés, en ce qu'elle fournit des signes pour ainsi dire pondérables, qui peuvent être exprimés et évalués en chiffres, et, partant, un élément diagnostic indiscutable, indépendant de l'observateur aussi bien que de l'exercice et de la finesse de ses sens, et qui possède en un mot une exactitude mathématique. — De tous les phénomènes morbides dont le corps humain peut être le siége, il en est peu qui puissent se prêter à un examen aussi vrai et aussi sûr.

Les résultats obtenus par le thermomètre ont encore un second avantage sur ceux que fournissent les autres procédés d'exploration. Tandis que ceux-ci ne nous révèlent que des modifications locales fixes et invariables ou à peine susceptibles de modifications lentes, la mensuration de la température nous permet de constater des états éphémères et changeants, dont les oscillations normales sont, il est vrai, peu considérables, mais qui, dans les maladies, présentent des écarts et des variations relativement énormes, indices de perturbations profondes dans l'organisme.

La température est donc une sorte d'échelle graduée, non-seulement nette, mais sensible, servant à mesurer l'intensité des processus morbides qui ne se manifestent encore par aucun symptôme, ou du moins ne se révèlent qu'avec lenteur et très-tardivement.

Outre ces précieux avantages, la thermométrie en possède encore un autre qui lui permet de revendiquer une place spéciale parmi les procédés physiques d'observation. Ceux-ci, en effet, ne s'appliquent qu'à la recherche de la lésion locale, tandis que la thermométrie complète ces données insuffisantes en appréciant un phénomène du ressort de l'état général de l'organisme.

Ainsi, grâce aux nombreux matériaux fournis par une mensuration exacte, la thermométrie ouvre aux médecins une voie nouvelle et inaccessible à toute autre méthode d'investigation, c'est-à-dire l'étude pathologique de la vie. — Elle permet, en effet, d'apprécier les perturbations survenues dans l'état général de l'organisme vivant et l'importance de cette étude est d'autant plus grande dans les maladies que les troubles généraux ont une signification plus essentielle et plus décisive.

La thermométrie chez les malades est donc une méthode objective d'examen physique qui fournit des données d'une exactitude mathématique et pouvant être appréciées et évaluées par des chiffres numériques et des signes assez sensibles pour suivre, pas à pas, les progrès des altérations de l'organisme. Elle donne encore un précieux élément à l'observateur en lui permettant d'analyser un phénomène résultant de l'ensemble des processus généraux de l'économie.

2. La détermination de la température d'un malade, en tant que moyen de diagnostic de l'état pathologique, peut être examinée à trois points de vue différents :

a. Elle paraît nécessaire parce que tout dérangement de la santé est un élément morbide digne d'être connu ; ce trouble pathologique l'est d'autant plus qu'il peut être déterminé avec précision et par un moyen physique.

b. La température est un phénomène assez uniformément répandu sur tout le corps et résulte manifestement des processus auxquels participe l'organisme tout entier. — Les modifications thermiques étant donc le symptôme d'un trouble général, doivent être examinées avec d'autant plus d'attention que, jusqu'ici, elles sont la seule manifestation pathologique que l'on puisse préciser avec exactitude et poursuivre jusque dans ses moindres modalités.

c. Puisque les changements de température sont l'indice d'un trouble général dans la santé et peuvent être constatés avec promptitude et à toute heure, il est possible, en suivant l'évolution thermique dans les cas nombreux d'une même forme morbide, de décider la question suivante : Y a-t-il des formes pathologiques dans lesquelles le trouble général de l'économie est soumis à une loi ? A ce sujet se rattache l'étude des infractions faites à cette loi et des causes qui les provoquent.

On ne doit pas négliger ce triple point de vue, si l'on veut connaître la valeur pratique de la thermométrie et le rôle qu'elle joue dans la clinique.

Le corps humain possède une température à peu près indépendante du milieu ambiant. Un procédé facile et sûr fait constater cette température et ses différentes modalités dans certaines conditions physiologiques ou morbides. Dans l'état de santé la température reste la même dans presque toutes les circonstances ; tandis que dans les maladies, elle présente des écarts qui, cependant, ne peuvent pas dépasser certaines limites.

Ce premier fait n'est-il pas déjà de la plus haute importance et du plus grand intérêt? Quand nous voyons la température humaine ne subir ni élévation ni abaissement considérables sans un trouble préalable ou concomitant de la santé, cette particularité ne doit-elle pas nous suggérer de sérieuses réflexions ? Cette chaleur propre du corps humain à l'état hygide, oscille à peine de quelques dixièmes de degrés, quels que soient le genre et la nature de l'alimentation, quelle que soit l'intensité du fonctionnement des muscles et de l'activité cérébrale, quelle que soit la quantité des recettes ou des déperditions organiques chez tous les sujets, à tous les âges, dans tous les tempéraments et toutes les constitutions, enfin sous les différentes influences externes, à la condition toutefois qu'elles ne soient pas de nature à déranger la santé. D'un autre côté, n'est-il pas tout aussi merveilleux que, dans les diverses formes de maladie, la température du corps subisse tôt ou tard des écarts considérables, et que l'existence d'un trouble morbide produise toujours, sinon une modification de température, du moins une certaine tendance à des variations thermiques, sous l'influence de la moindre cause?

S'il est une condition organique digne d'attention, certes, c'est bien ce contraste frappant qui existe entre les températures physiologique et morbide.

Alors même que ce curieux phénomène resterait sans applications pour la médecine, pourrait-on rester indifférent en présence d'une propriété aussi singulière?

Mais il faut le reconnaître, l'importance pratique de la thermométrie est immense.

Elle ressort clairement de la relation intime des phénomènes thermiques avec les divers processus dont le corps humain est le siége.

En admettant l'exactitude de l'hypothèse qui attribue une importance capitale à l'état de l'organisme et de la nutrition générale dans les maladies, on voit de quelle précieuse ressource doit être, pour l'observation d'un cas morbide, la possibilité d'obtenir, à l'aide d'un simple phénomène physique dont les moindres nuances peuvent être appréciées et rigoureusement exprimées par des chiffres exacts, une sorte d'échelle graduée des processus qui autrement passeraient inaperçus.

Il est vrai que ce signe peut paraître d'une valeur tout à fait illusoire pour apprécier l'état de la nutrition, quand on songe que l'élévation de la température n'est nullement proportionnelle à la quantité de chaleur produite dans le corps par les combustions organiques; on ne peut donc tirer à cet égard de conclusions exactes qu'en faisant entrer en ligne de compte la déperdition de chaleur.

L'élévation de la température est le produit de facteurs multiples et en partie divergents; aussi l'application théorique immédiate des conditions thermiques à la pathologie est presque nulle, et tous les efforts tentés dans cette voie sont restés infructueux. D'après cela il semblerait qu'un écart de température ne pourrait indiquer en général qu'un désordre quelconque dans l'organisme, et que toute déduction tirée de l'élévation thermique serait fausse ou prématurée.

Or l'expérience démontre le contraire.

Le résultat le plus important des observations thermométriques n'est donc atteint qu'au moment où l'on réussit à découvrir par la voie expérimentale, que les modifications de la température dans les maladies sont fondées sur une loi. La valeur de la thermométrie pathologique ne devient considérable que lorsque des expériences innombrables montrent d'une façon irréfutable que ces modifications petites et en apparence insignifiantes du phénomène isolé sont subordonnées à des règles rigoureuses.

Car le fait suivant, à savoir que le corps d'un homme malade est plus chaud ou plus froid, à l'état de santé, a une signification beaucoup plus importante que celle qui résulte de l'observation qu'un individu pèse plus ou moins, qu'il se sent fort ou faible, qu'il tousse fréquemment ou à de rares intervalles, qu'il a le sommeil long ou court, qu'il se plaint de douleurs plus ou moins vives ; sous beaucoup de rapports, la déviation de la température est dans une connexion étroite avec des processus très-répandus dans l'organisme.

En découvrant ces lois et ces rapports de corrélation, la thermométrie ouvre à la pathologie un nouveau champ dans lequel on avait vainement cherché à pénétrer par d'autres voies et qui avait été généralement considéré par les uns comme inaccessible et que d'autres, après tant d'inutiles efforts et de tentatives infructueuses, avaient regardé comme chimérique : nous voulons parler du domaine des *normes morbides* ou pour mieux dire de la *thermonomie pathologique*.

Mais il se présente une difficulté dès que l'on veut abstraire les règles de la thermonomie pathologique et les appliquer à l'étude d'un cas isolé ; c'est la suivante :

Dans les états pathologiques, les écarts de la température résultent souvent du processus morbide seul ; d'autres fois des effets momentanés et accidentels viennent s'y joindre dans l'organisme malade. Cette difficulté, qui peut prendre de grandes proportions, est vaincue par la multiplicité des observations et par un examen judicieux et approfondi.

Une fois ces obstacles surmontés, la thermométrie peut mener à des théories toutes nouvelles sur un grand nombre de maladies et entraîner ainsi une rénovation radicale de la pathologie tout entière.

3. Les considérations qui précèdent font clairement ressortir quel doit être l'objet de la thermométrie :

Elle constitue un élément essentiel et primordial de l'observation clinique.

Elle est nécessaire toutes les fois qu'il existe des variations de température, indispensable dans beaucoup de cas douteux ; c'est enfin dans presque toutes les maladies un précieux adjuvant.

Le médecin qui veut soigner des fébricitants sans avoir connaissance des premiers linéaments de la thermométrie et sans mesurer la température de ses malades, est pareil à l'aveugle qui chercherait à s'orienter sans guide dans sa route.

Avec beaucoup d'exercice et un grand jugement, il finira peut-être aussi par retrouver son chemin, mais il se trompera le plus souvent et, en tous les cas, ce ne sera qu'après de longs efforts qu'il parviendra à atteindre incomplétement ce qui se révèle d'emblée à tout autre.

Mais la thermométrie ne doit pas s'en tenir là. Il faut qu'elle indique les lois qui régissent l'évolution des maladies, et ce n'est qu'après avoir rempli cette tâche, après s'être ainsi transformée en thermonomie, qu'elle pourra résoudre, si faire se peut, le premier problème qui est d'abord purement pratique.

4. Après avoir jusqu'ici essayé de montrer la signification de la thermométrie, telle qu'elle ressort de la nature des choses, il n'est peut-être pas superflu de rappeler maintenant quelques applications immédiates et pratiques de cette méthode de recherches.

a. La température normale du corps humain n'est pas en elle-même le signe certain de la santé, mais si cette température se maintient normale sous différentes influences, c'est-à-dire la température normale constante peut être considérée comme la preuve d'une constitution saine.

Qu'un individu sain se nourrisse bien ou mal, qu'il ait faim ou qu'il digère, qu'il boive de l'eau ou des boissons excitantes, que ses intestins soient à l'état de réplétion ou de vacuité, qu'il reste en repos ou qu'il fasse des mouvements, de l'exercice, des efforts; que son esprit soit inactif ou occupé, etc... sa température restera à peu près la même, tant que les conditions précédemment énumérées n'entraînent pas de dérangement de sa santé.

L'administration d'un médicament, la saignée elle-même n'exercent pas d'influence appréciable sur la température, tant que la santé n'est pas altérée. — En pareils cas, on n'observe que de très-légères variations de quelques dixièmes de degré. — Par conséquent, plus la température normale d'un individu reste constante et invariable, dans les conditions les plus différentes de la vie et sous les influences les plus diverses, moins on doit s'inquiéter de l'état de sa santé.

b. En pratique, il se présente maintes fois des circonstances où il est utile et nécessaire même de s'assurer si un individu est réellement malade ou tout au moins indisposé. — Or l'examen thermométrique, en révélant un certain écart de la température, prouve plus vite que tout autre mode d'exploration l'existence d'un dérangement.

Par ce moyen, nous possédons un signe objectif, facile à percevoir et d'une valeur sans égale dans certaines circonstances.

Un malade se plaint-il de douleurs vagues, de malaises indéfinissables; si l'on trouve chez lui une température anormale, on sait déjà *a priori* que ses souffrances ne sont ni simulées ni exagérées et que son état doit appeler l'attention du médecin.

Si, d'autre part, on constate un écart de température chez des hommes qui prétendent et affirment énergiquement n'être plus malades ou qui, au déclin de leur maladie, se considèrent comme guéris complétement, on peut positivement assurer qu'il existe encore chez eux un trouble de la santé ou que le rétablissement n'est pas encore radical et parfait. — Il n'y a pas seulement que le médecin qui puisse se laisser guider par ce signe, mais le malade lui-même comprendra ainsi que les soins lui sont encore nécessaires.

c. Dans bien des cas, il ne s'agit pas seulement de savoir s'il existe un trouble morbide et quelle est sa nature, mais en même temps quels sont le degré et l'importance de la maladie.

Très-fréquemment, l'observation thermique fournit en pareille circonstance un moyen qui surpasse en précision tous les autres. Trouve-t-on une température normale, on peut être rassuré sur la gravité du cas, abstraction faite, bien entendu, d'une affection purement locale.

Si, au contraire, l'écart thermique est considérable, on doit tenir le cas pour sérieux. De cette façon, le thermomètre devient un moyen aussi sûr que précieux de juger le degré de gravité ou de bénignité de la maladie. Pour ne citer qu'un exemple :

Dans les maladies des jeunes enfants qui donnent souvent lieu à des interprétations différentes, le médecin, tantôt cédant à de pressantes instances, a recours à une médication inutile, tantôt néglige d'intervenir en temps opportun ou, du moins, manque d'appliquer la méthode abortive si nécessaire au début des maladies graves. Le thermomètre peut aussi bien indiquer que le cas est bénin qu'il peut annoncer la prochaine invasion d'une maladie grave. Confié aux mains de parents intelligents, cet instrument peut servir d'utile criterium pour savoir s'il est nécessaire d'appeler immédiatement un médecin ou si sa visite peut encore être remise.

Souvent c'est la température qui, à elle seule, révèle des troubles latents sérieux ou légers. — Une indisposition qui s'accompagne d'une élévation considérable de température n'est jamais à négliger, car elle masque d'ordinaire le début d'une maladie grave.

d. Quand la maladie est assez développée, parfois même dès les premiers jours, l'observation thermométrique suffit, à elle seule, dans beaucoup de cas, pour faire diagnostiquer avec certitude le genre de la maladie. Plus fréquemment encore, elle permet d'exclure avec une rigoureuse certitude des formes morbides indiquées par les autres symptômes, ou bien elle peut servir à éclaircir des cas douteux. Il n'y a point de moyen de diagnostic plus riche en données positives ; il n'en est pas de meilleur pour rectifier les erreurs commises.

Si l'on a sous les yeux le tracé graphique de l'évolution thermique de la maladie, on peut encore déterminer avec la plus grande précision l'espèce morbide dans la plupart des affections fébriles, en suivant ainsi sur le papier la marche de la maladie. — Nous verrons dans la suite combien la thermométrie contribue puissamment à résoudre les questions en litige et comment, d'un seul coup d'œil jeté sur un tracé thermométrique, on peut poser un diagnostic.

e. Mais ce n'est pas seulement au diagnostic nosologique que doit s'arrêter le clinicien. Il est encore une foule de modalités pathologiques dont il doit tenir compte, telles que : la transition d'un stade à un autre, le moment des exacerbations et des rémissions, l'apparition des complications, l'intensité de la maladie, l'imminence du danger; toutes questions non moins importantes à résoudre.

La thermométrie est, en pareil cas, le guide le plus prompt et le plus sûr.

f. Tant que dans le cours d'une maladie qui est en elle-même susceptible de guérison, la marche de la température correspond au type morbide, le médecin peut compter presque sûrement sur une issue favorable et s'épargner ainsi beaucoup d'autres recherches ; au contraire, dès qu'il se présente un écart extraordinaire dans la température, c'est un avertissement important et souvent le premier indice, il exige une recherche soigneuse des causes de l'irrégularité et aide souvent à découvrir des troubles qu'on n'aurait pas soupçonnés sans lui.

g. A la période de décroissance, la marche de la température est aussi le plus sûr moyen de distinguer une amélioration réelle d'un amendement trompeur et de reconnaître la guérison sous les dehors d'une aggravation apparente. — Si tous les phénomènes s'amendent sans que la température subisse de notables abaissements, la guérison est encore bien lointaine. D'un autre côté, les approches d'une solution favorable sont parfois accompagnées de symptômes si alarmants, et l'on serait tenté de croire à cette impression décevante si les indications précises fournies par la température ne venaient annoncer d'une façon formelle le début de la onvalescence.

h. Les observations de température sont de la plus grande valeur pour contrôler l'intervention thérapeutique. Il est extrêmement difficile de rendre manifeste l'utilité d'une médication dans les maladies aiguës qui, si souvent, guérissent spontanément ; or la température est le meilleur critérium de l'utilité ou de l'inefficacité des agents thérapeutiques mis en usage. — Elle peut faire reconnaître qu'une médication a eu un commencement d'effet salutaire, alors même que l'issue de la maladie aurait été fatale. — On ne peut juger et apprécier sainement la valeur des méthodes de traitement des maladies fébriles qu'en les faisant contrôler par la thermométrie.

Ces exemples doivent nous suffire ; il serait aisé, du reste, de les multiplier ; mais en entrant ultérieurement dans les détails des différentes conditions on verra ressortir, sur tous les points et de la façon la plus lucide, l'utilité pratique de cette nouvelle méthode d'examen.

i. Il faut avouer cependant que beaucoup d'entre ceux qui conviennent volontiers de l'utilité de la thermométrie dans la clinique et dans la pratique nosocomiale, sont d'avis qu'elle est extrêmement difficile ou même absolument inapplicable dans la clientèle privée.

Le nombre des sceptiques a considérablement diminué dans ces derniers temps, à la suite des nombreux essais entrepris par des praticiens autorisés qui ont ainsi prouvé que la thermométrie était praticable même dans la clientèle privée. Tous, aujourd'hui, s'accordent à reconnaître que les mensurations ne présentent aucune difficulté, et que la dépense pour les instruments est tout à fait insignifiante.

Nous montrerons dans le chapitre suivant, à propos de la technique thermométrique, que le temps consacré à ces recherches peut être tellement diminué que le médecin même le plus occupé pourra y avoir recours. — Il n'est pas nécessaire que le médecin mesure lui-même la température à chaque visite qu'il fait à ses malades. Jusqu'à un certain point même, la thermométrie lui fera plutôt économiser du temps, en lui fournissant, à l'aide d'un seul signe, des données qui pourraient à peine être acquises par un long examen et des recherches plus étendues. Il est même permis de dire que si la percussion et l'auscultation pratiquées avec soin peuvent, dans beaucoup de cas, dispenser de tout autre moyen d'exploration ; de même le médecin, qui aura acquis une grande expérience de la thermométrie, pourra bien souvent déduire des conclusions qui auraient complétement échappé à celui qui n'est pas versé dans cette matière.

Les difficultés inhérentes aux malades, que plusieurs médecins se complaisent à invoquer, sont sans fondement. N'a-t-on pas jadis adressé la même objection à l'auscultation et à la percussion ? Aujourd'hui on sait bien que la grande majorité des malades sont mécontents si l'on n'applique pas ces moyens d'exploration, tant le public est convaincu de leur nécessité.

Aussi, les malades s'intéressent-ils vivement à la thermométrie qui ne présente à leurs yeux aucun inconvénient, et ne peut en aucune façon blesser leur pudeur. — Ils puisent même de la confiance dans l'exactitude des résultats qu'elle fournit et de l'espoir dans les chances favorables que la décroissance thermique leur fait présager. Partout où le thermomètre est entré dans la pratique médicale, il est promptement devenu populaire et n'a jamais trouvé dans son application aucune résistance de la part du public.

Toutefois, pour que la thermométrie soit réellement utile, il faut commencer par examiner les procédés auxquels on doit avoir recours pour obtenir, en clinique, des résultats positifs, certains et authentiques ; en outre, on doit connaître auparavant les données fournies par l'examen des conditions de la température à l'état hygide.

III

TECHNIQUE DE LA THERMOMÉTRIE MÉDICALE

1. Les méthodes et les procédés employés à la recherche de la température humaine sont multiples. Pour arriver à des résultats positifs et pour pouvoir en apprécier l'exactitude, il faut connaître les diverses causes d'erreurs qui peuvent être commises dans l'observation thermique et les moyens propres à les éviter.

Il n'y a pas d'exactitude ni de sûreté absolues dans l'exploration de la température et, pût-on l'atteindre, elle serait inutile et même impropre à la tâche que se pose la thermométrie médicale, car cette précision même nécessiterait un appareil compliqué et des précautions longues et minutieuses qui enlèveraient à sa méthode toute sa portée pratique. Il est indubitable qu'on ne peut arriver à des résultats utiles que par des observations rigoureuses; mais il serait absurde d'exiger dans tous les cas l'application d'une méthode minutieusement exacte.

Avec la précision qu'exigent les recherches, il ne faut pas non plus perdre de vue le but que l'on poursuit dans tel cas isolé; car une méthode n'est pas également valable dans toutes les circonstances; il faut donc commencer par se rendre compte du degré d'exactitude que réclame le cas échéant.

Dans bien des cas, des observations multipliées, fussent-elles même approximativement faites, peuvent être plus précieuses que quelques rares mensurations isolées et dont l'exactitude ne laisserait rien à désirer.

Au point de vue pratique, une recherche précipitée, quoique imparfaite, peut être plus utile qu'une observation longue et minutieuse dans laquelle on aurait soigneusement évité toute cause d'erreur.

L'abus des précautions techniques entrave l'application de la méthode, car en voulant donner aux résultats une extrême précision, les observations sont rendues plus longues et, partant, plus rares et ne fournissent ainsi qu'une base trop étroite pour l'expérience. — La déduction des faits généraux devient alors impossible.

Un examen superficiel peut suffire s'il ne s'agit que de savoir promptement si un individu est atteint de fièvre, si celle-ci est intense ou modérée, et lorsqu'on ne veut obtenir ce résultat que pour y puiser soit un surcroît de confiance, soit au contraire un encouragement à redoubler de précautions et de soins.

Dans la pratique ordinaire, c'est-à-dire pour l'appréciation de l'état et de la marche d'une maladie, au point de vue du diagnostic et du pronostic, de plus grandes précautions sont nécessaires; mais là aussi l'examen thermométrique relativement à la multiplicité et à l'exactitude des mensurations est soumis aux exigences spéciales du cas.

Tant que l'état du malade reste conforme aux résultats fournis par l'expérience dans des formes morbides analogues, tant qu'il ne se présente aucun phénomène anomal ou suspect, tant que le diagnostic n'est pas douteux et que la marche de la maladie est régulière, il suffira d'une mensuration thermique approximative et peu fréquente.

Des erreurs qui ne dépassent pas un quart de degré sont, dans ce cas, le plus souvent sans importance et si l'on a soin d'appliquer le thermomètre aux mêmes heures, on ne devra faire que deux mensurations par jour et quelquefois même une seule.

Une plus grande exactitude jointe à des mensurations réitérées deviendra nécessaire dès qu'il s'agira de résoudre un problème difficile de diagnostic ou de pronostic, ou de contrôler les effets d'une médication. — Mais là encore des erreurs d'un ou de deux dixièmes de degré seront insignifiantes dans la plupart des cas.

Ce n'est que pour les températures extrêmement élevées (au-dessus de 41°) que même un dixième de degré peut acquérir une grande signification pratique et décider du pronostic.

Les observations devront être encore plus rigoureuses quand il s'agira d'en abstraire des faits généraux ou d'analyser les résultats obtenus. — Dans des questions de cette nature, ceux dont les mensurations ne seront ni assez sûres ni assez réitérées devront garder le silence. — La répétition des observations thermométriques est plus nécessaire encore que leur extrême exactitude. Des erreurs de un, deux dixièmes de degré et quelquefois même plus, perdent de leur importance quand on peut réunir et mettre à profit un grand nombre de mensurations faites dans des états morbides analogues ou dans des conditions à peu près semblables ; pourvu toutefois que l'observation ait eu pour but de déterminer la marche de la température et non son élévation absolue. Par contre, des mensurations trop fréquentes ne donnent le plus souvent que des idées confuses et inexactes sur la marche de la température dans un cas morbide.

Enfin il reste encore des questions d'un intérêt purement scientifique qui, pour leur solution, exigent une rigoureuse exactitude dans les mensurations, car, en pareil cas, les écarts thermiques les plus minimes peuvent avoir leur importance.

Mais, nous le répétons, la précision absolue n'existe pas et c'est dans les observations pratiques qu'on doit le moins la demander. Du reste, il ne faut pas tenter l'impossible et, comme en toutes choses, se contenter de ce qu'il est permis d'obtenir.

2. Les moyens propres à déterminer la température ont une portée très-différente, mais chacun d'eux peut, selon les circonstances, trouver son application.

L'appréciation de la chaleur par la main est une méthode très-infidèle. Celui qui n'a pas déjà pratiqué des mensurations thermométriques ou qui n'en a fait qu'un très-petit nombre s'expose par un tel procédé à de nombreux mécomptes. Même après un long exercice, l'erreur est encore fréquente et il est très-difficile d'arriver à distinguer des fractions de degré. Si la main est froide, la sensibilité thermique est émoussée ou fautive, et dans ces cas, les médecins même les plus exercés peuvent commettre des erreurs d'évaluation de plus d'un demi-degré et quelquefois même de plusieurs degrés.

Néanmoins, en appliquant la main sur la peau d'un malade, on peut avoir la notion approximative de sa température et puiser ainsi une utile indication de l'opportunité d'une mensuration plus exacte.

Jamais on ne doit se borner à la simple palpation des mains et de la face, mais il faut aussi toucher les parties couvertes, parce que ce n'est que sur elles que l'on peut avoir une notion relativement fondée de l'élévation de la température.

3. La mensuration pratiquée à l'aide des instruments peut seule fournir des résultats positifs.

a. Dans la pratique médicale, on se sert habituellement d'un thermomètre à mercure, instrument il est vrai paresseux et tardif, mais qui peut répondre à toutes les exigences, à la condition toutefois d'être employé avec justesse et dans les cas où la température ne subit pas de modifications trop rapides. — Néanmoins, il est préférable au thermomètre à alcool, qui n'est pas assez sûr dans les élévations dont il s'agit.

Le récipient destiné à renfermer le mercure ne doit être ni trop grand, ni trop petit; car s'il est trop vaste, le thermomètre est moins sensible, s'il est trop exigu, il ne s'adapte pas exactement sur les parties. — Un diamètre d'environ $\frac{1}{2}$ à $\frac{3}{4}$ de centimètre nous paraît être le plus convenable. La forme globulaire est meilleure que la cylindrique pour les mensurations axillaires, ou du moins, si le réservoir est cylindrique, il doit avoir un diamètre longitudinal très-petit afin de se rapprocher de la forme globulaire. — Si l'on veut pratiquer des mensurations dans le rectum et dans le vagin, il vaut mieux se servir d'un récipient conique se rétrécissant en bas. — Pour rechercher la température des surfaces cutanées, on a recommandé un récipient de forme hémisphérique à base plane qui, à la vérité, est d'une application facile, mais dont les résultats sont inexacts et douteux — Le verre du réservoir, ne doit pas être trop mince, car il serait alors trop fragile, ni trop épais pour que la sensibilité du thermomètre n'en soit pas amoindrie.

Le tube de l'instrument doit avoir, autant que possible, un calibre uniforme et être assez étroit pour que l'œil puisse aisément diviser par moitié et même par quarts les distances comprises entre deux dixièmes de degré. La longueur du tube doit être assez grande pour que les degrés qui nous intéressent soient éloignés d'au moins 12 centimètres du récipient et qu'on puisse ainsi facilement lire sur l'instrument appliqué le degré marqué par le mercure.

Toutefois, un tube trop long rendrait l'instrument peu portatif. Il suffit que sa longueur corresponde à la limite extrême des élévations thermiques observées chez l'homme. — Le zéro de l'échelle peut donc parfaitement tomber dans le réservoir et, d'un autre côté, il ne faut pas que le tube soit assez long pour que le mercure puisse arriver jusqu'au point d'ébullition de l'eau; il suffit, au contraire, que les degrés compris entre 32°,5 et 45° (= 26° à 36° R.) correspondent au tube, de telle sorte que le 35e degré (28° R.) soit éloigné de 12 centimètres du récipient (ce thermomètre, mis en usage pour les bains, doit être gradué à partir du 24e degré).

Les degrés indiqués ci-dessus devront seuls être marqués sur l'échelle du thermomètre. Il est tout à fait indifférent de se servir des divisions de Réaumur ou de Celsius; quant à celles de Fahrenheit, auparavant les plus usitées, elles sont à peu près complétement abandonnées sur le continent.

La graduation de l'échelle en cinquièmes de degrés est très-suffisante dans les conditions habituelles. — Les lignes indiquant les divisions des degrés et des fractions de degrés doivent être nettes et distinctes. — Les degrés seront marqués par des traits plus longs que les lignes fractionnelles.—Les thermomètres *a maxima*, très-employés en Angleterre (H. Weber) et en France (Niederkorn), sont d'une grande utilité dans bien des cas, quoique un peu plus coûteux. — La colonne de mercure y est séparée par une petite couche d'air en deux parties inégales : une inférieure plus grande qui communique en même temps avec le réservoir, l'autre, supérieure, plus petite, ne mesurant que quelques lignes, dont la limite suprême indique le maximum de l'élévation. En s'échauffant, le mercure monte comme dans un thermomètre ordinaire, tandis que par la réfrigération, il n'y a que la colonne mercurielle inférieure qui descende, la supérieure, restant en place et séparée de l'autre par la couche d'air dilatée; de cette façon, la limite supérieure du mercure indique d'une façon durable l'ascension antérieure, et l'on peut, à un moment quelconque après la mensuration, lire encore l'élévation de la température. — Si l'on veut se servir de nouveau de l'instrument, il faut avoir soin de rapprocher, par un léger choc, la partie supérieure du mercure de la colonne inférieure.

On conçoit que toute recherche positive suppose l'exactitude de l'instrument ; or, l'uniformité de calibre du tube importe plus pour la justesse du thermomètre que sa graduation. Il est évidemment très-utile que celle-ci soit également exacte, mais les imperfections de cette dernière sont plus faciles à corriger ; il suffit pour cela de plonger l'instrument dans de l'eau chaude et de comparer le degré de température qu'il indique à celui marqué par un autre thermomètre servant d'étalon et parfaitement gradué. — On tiendra compte de l'écart constaté pour faire la correction.

La différence entre le thermomètre étalon et celui que l'on expérimente est-elle la même pour tous les degrés de l'échelle, sait-on, par conséquent, une fois pour toutes, combien il faut ajouter au degré de l'instrument ou ce qu'on doit en soustraire, il est facile alors d'obtenir avec celui-ci des résultats aussi satisfaisants que si l'on se servait du thermomètre étalon lui-même.

Il devient ainsi possible d'employer des instruments à meilleur marché, et la mensuration est rendue accessible à tout le monde. Cette circonstance est d'autant plus importante qu'il est bien plus avantageux dans la pratique de disposer d'un grand nombre de thermomètres que d'en posséder de parfaits, mais en bien moindre quantité. — Il faut seulement que l'observateur retienne avec soin la réduction que nécessite chaque instrument afin d'éloigner ainsi toute cause d'erreur.

Si, au contraire, le tube est mal calibré ou si la graduation est si défectueuse que les écarts diffèrent à chaque degré, l'usage d'un tel instrument est vicieux et doit être rejeté.

D'ailleurs, l'instrument le meilleur et le plus correctement gradué a besoin d'être plusieurs fois mis à l'épreuve dans les premières années qui suivent sa fabrication ; si l'on vient à en faire usage, au point de vue médical, il est bon d'en contrôler de temps en temps la justesse. — Car, avant d'arriver à la stabilité, si toutefois elle est jamais complète, le verre éprouve pendant un certain temps des changements dans l'état d'agrégation de ses molécules. Ainsi le calibre du tube et surtout celui du récipient subissent de notables variations ; il peut se faire qu'un thermomètre dont la graduation était très-exacte à l'origine, diffère de plusieurs dixièmes de degré six mois après. Peut-être les manipulations fréquentes, la compression sur ce globe mince de cristal ou toutes autres causes contribuent-elles aussi, à la longue, à rétrécir le calibre du réservoir. Voilà pourquoi les thermomètres dont on se sert en clinique doivent être d'autant plus souvent contrôlés qu'on en fait un plus fréquent usage.

Lorsqu'en pratiquant une mensuration on obtient un degré anomal et que rien ne semble justifier, on doit aussitôt procéder à un examen de l'instrument pour s'assurer s'il n'a pas subi quelque avarie restée inaperçue qui pourrait donner la raison de cet étrange phénomène.

Il va sans dire qu'on devra tout d'abord s'assurer si le thermomètre a conservé son intégrité et si la colonne de mercure n'est pas brisée.

On doit, autant que possible, se servir du même instrument chez le même malade et indiquer dans chaque observation le numéro du thermomètre mis en usage.

Il est toujours nécessaire d'avoir à sa disposition un grand nombre de thermomètres reconnaissables à leurs numéros.

Dans la clientèle privée on dépose un de ces instruments chez les malades dont on veut prendre la température pendant tout le cours de leur maladie. A l'hôpital, les observations de ce genre sont extrêmement facilitées si l'on possède assez d'instruments pour pouvoir les appliquer simultanément sur tous les malades d'une salle.

Si un seul thermomètre étalon suffit pour le contrôle, il ne faut pourtant pas négliger de le comparer de temps en temps à d'autres thermomètres normaux (celui d'un cabinet de physique, par exemple, ou d'un observatoire météorologique).

Dans certaines circonstances, il peut être utile ou même nécessaire de posséder un ou plusieurs instruments qui marquent jusqu'aux centièmes de degré. Dans la pratique, une pareille graduation est superflue, et même, pour toutes les questions purement cliniques, le besoin ne s'en est pas encore fait sentir.

b. On arrive à une exactitude extrême, mais inutile dans la pratique privée, à l'aide du *thermomètre métastatique de Walferdin*. Dans cet instrument perfectionné, le réservoir du mercure est très-petit ; le tube extrêmement étroit se divise à volonté en sections également distantes. A l'extrémité du tube opposée au récipient, c'est-à-dire au bout supérieur de ce thermomètre est adapté un renflement globuleux dans lequel pénètre, en s'amincissant peu à peu, le tube capillaire. Le calibre de l'instrument est si faible que, dans un écart de trois à quatre degrés, le mercure parcourt toute la longueur du tube. La quantité de mercure que renferme l'instrument doit être calculée de façon qu'à la température la plus basse que l'on veuille examiner, le réservoir, le tube entier et encore une partie du globe supérieur soient remplis par le métal et, qu'arrivé à un ou deux degrés au-dessus de la température à laquelle on s'attend, tout l'appareil et le globe supérieur en entier soient pleins de mercure.

S'agit-il maintenant de mesurer des températures inférieures à 42°, on chauffe l'instrument jusqu'au-dessus de 42°, le mercure remplit alors tout le tube et une grande partie du renflement supérieur. On le place ensuite dans un bain à 42° et on l'y laisse jusqu'à ce que le mercure ait subi la dilatation correspondante à ce degré. L'instrument est alors retiré et on lui imprime une forte secousse. — Par ce choc, la colonne de mercure se brise au point le plus étroit du thermomètre. La partie que renferme le tube descend au fur et à mesure du refroidissement, tandis que la partie antérieurement montée dans le globe supérieur y reste enfermée. Il faudrait arriver de nouveau à une température de 42° pour que le mercure du tube se réunisse avec celui du renflement.

L'instrument est de cette façon préparé pour toutes les observations de températures inférieures à 42° ; il ne reste plus qu'à marquer sur l'instrument placé dans le bain, les degrés de chaleur en les comparant avec ceux d'un thermomètre étalon. L'avantage de ce thermomètre est la grande distance comprise entre chaque degré.

Walferdin a ainsi construit, relativement à peu de frais, des thermomètres métastatiques dans lesquels la longueur d'un degré centigrade correspondait à 10 centimètres. Comme on peut aisément distinguer à l'œil nu la dimension d'un demi-millimètre, il sera facile de lire sur l'instrument $\frac{1}{200}$ de degré, à simple vue, et $\frac{1}{1000}$ de degré, à l'aide d'une bonne loupe. — Des différences thermiques aussi minimes n'ont aucune signification pratique chez les malades, et il est douteux que de semblables approximations puissent même avoir quelque portée dans les questions théoriques.

c. Dans certaines recherches, les *appareils thermo-électriques* présentent des avantages tout particuliers. — Voici sur quel principe ils sont fondés : Dans un anneau formé de deux métaux soudés ensemble, il se développe un courant électrique aussitôt que les soudures diffèrent de température, la différence fût-elle très-minime, et ce courant peut être rendu visible et appréciable à l'aide d'aiguilles aimantées. Becquerel, le premier, a construit un semblable appareil pour faire des recherches physiologiques, notamment pour déterminer la différence de température entre diverses parties du corps, et Dutrochet y a apporté des perfectionnements.

Ces deux savants ne s'étaient servis que d'un seul élément (fer et cuivre), tandis qu'Helmholtz (*Archives de Müller*, 1848, p. 147) en a réuni trois (fer et cuivre blanc). Les appareils thermo-électriques sont extrêmement sensibles. Lombard (*Arch. de physiologie normale et pathologique*, t. I, p. 198) donne la description (peu explicite à la vérité) d'un appareil à l'aide duquel il prétend avoir constaté des différences de température allant jusqu'à 0,00025°. — Si les soudures se terminent en pointe, on peut déterminer, au moyen de l'appareil thermo-électrique, la différence de température de deux points de la peau avec une précision qu'on ne saurait jamais atteindre avec le thermomètre à mercure ; ne serait-ce que par la raison que, pour l'application de ce dernier instrument, la peau doit être recouverte et protégée contre le refroidissement, ce qui modifie toujours les conditions de l'expérience et peut même conduire à des résultats fautifs.

Gavarret a recommandé, pour la recherche de la différence de température des surfaces, au lieu des soudures pointues, de minces plaques métalliques, composées de deux feuilles soudées ensemble, l'une de cuivre et l'autre de bismuth.

Les appareils thermo-électriques sont superflus au point de vue pratique, mais ils servent à indiquer des modifications thermiques légères et rapides ; ils sont, en outre, très-propres à la mensuration de la température des parties isolées de la peau et à la détermination de celle des organes inaccessibles aux thermomètres ordinaires, mais qui peuvent être explorés par les soudures pointues de l'appareil thermo-électrique.

d. Marey a inventé un instrument destiné aux observations thermiques continues, et qui retrace et enregistre pour ainsi dire lui-même les modifications de température des parties, c'est le *thermographe* (Le thermographe, appareil enregistreur des températures, 1865. *Journal de l'anatomie et de la physiologie normale et pathologique de Robin*, t. II, p. 182). Il est constitué par un thermomètre à air dont le réservoir de cuivre est surmonté d'un tube capillaire de même métal (d'un tiers de millimètre de diamètre) fixé sur un tube en U et qui se porte à l'appareil enregistreur. L'extrémité de ce tube capillaire vient s'ouvrir dans un tube de verre, fermé à la lampe par une de ses extrémités, recourbé en demi-cercle et fixé sur une roue de cuivre. Ce tube de verre contient une petite quantité de mercure servant d'index. — Dès que l'air du réservoir thermométrique est échauffé, il se dilate et fait aussitôt mouvoir l'index métallique, mais par son propre poids, cet index tend à occuper la partie inférieure de ce système équilibré; il en résultera une rotation du tube de verre autour de son axe de suspension et, en réalité, le mercure restera immobile pendant que l'appareil tournera. Une longue aiguille placée perpendiculairement sur l'axe, amplifiera en raison de sa longueur la rotation imprimée à cette partie de l'appareil et pourra, par sa pointe, tracer sur une glace enfumée qui chemine à côté d'elle, les oscillations qu'elle décrit. L'utilité de cet appareil enregistreur n'a pas encore été jusqu'à présent éprouvée chez les malades. Il est douteux qu'il puisse être utilisé dans la pratique, et l'on doit craindre qu'une application imparfaite du thermomètre sur un point du corps n'empêche l'instrument de bien fonctionner et n'enlève ainsi à l'observation thermographique toute sa valeur.

Les thermomètres électriques enregistreurs, tels que ceux de Zecchi et du général Morin, destinés à l'étude des modifications de la température, n'ont pas encore été introduits dans la pratique.

4. En dehors de la mensuration des degrés de température, il faut mentionner la *détermination des calories* ou *unités de chaleur ;* c'est-à-dire de la quantité de chaleur nécessaire pour élever d'un degré la température d'une certaine masse d'eau distillée (1 gramme ou 1 kilogramme, suivant la proportion qui en aura été fixée). En évaluant l'augmentation de chaleur qu'éprouve, dans un temps donné l'eau d'un bain après que l'on y a plongé un corps vivant, on voit la perte de calorique qu'a subie ce corps pendant le même temps (ou pour mieux dire, une partie de cette perte), et l'on essaye, en comparant l'élévation de la température au commencement et à la fin de l'expérience, de calculer la quantité de chaleur qui se produit dans le corps pendant le même laps de temps. Ces recherches calorimétriques ont été très-souvent faites par Liebermeister, Kernig, de Wahl, Leyden et Rembold. — Mais quelque importantes que soient ces expériences pour la solution de certaines questions théoriques, elles laissent cependant beaucoup à désirer au point de vue de la précision et, pour le moment, ne peuvent par conséquent être utilisées en pratique.

5. L'endroit le plus propice *pour l'application* de l'instrument n'est nullement le même dans tous les cas et diffère suivant le but que l'on se propose. Quand on désire déterminer la température d'une partie restreinte, il va sans dire que c'est en ce point que l'on pratique la mensuration. S'il s'agit d'une surface extérieure, les résultats obtenus à l'aide du thermomètre à mercure seront toujours incertains, car, si l'instrument reste à découvert, il est refroidi par l'air extérieur et, si on le recouvre, on modifie ainsi l'état thermique de la partie enveloppée.

L'appareil thermo-électrique est donc préférable dans ce cas.

Si l'on veut, comme cela a généralement lieu, connaître la température générale du corps, le thermomètre à mercure est le plus pratique. Mais on doit le placer dans un endroit abrité et recouvert par les parties voisines. — Plusieurs points peuvent être choisis à cet effet ; mais chacun d'eux présente des avantages et des inconvénients dont on tiendra compte suivant les circonstances.

L'application de l'instrument *dans l'aisselle* bien fermée paraît le procédé le plus propre et le plus facile dans la majorité des cas ; l'examen n'y est pas importun et n'a rien d'indécent ; il est vrai que chez les malades très-amaigris et très-agités, la mensuration, en ce point, n'est pas sûre ; la température axillaire est en outre inférieure à celle de plusieurs autres endroits également accessibles ; et les variations thermiques y sont enfin moins sensibles que dans les cavités muqueuses. Si ces imperfections peuvent être réelles dans certains cas et nécessiter un autre lieu d'application, elles ne portent néanmoins aucun préjudice à l'usage des mensurations axillaires en général.

L'introduction du thermomètre dans la *cavité buccale* donne des résultats peu positifs ; l'air expiré produit souvent des réfrigérations de l'instrument, spécialement dans le choléra. Les chiffres observés sont plus faibles qu'en tout autre point d'application. Cependant, on doit recourir à l'application du thermomètre dans la bouche quand on ne peut pas faire autrement (par exemple, au bain, chez les individus emmaillottés, etc.).

La mensuration thermique pratiquée *dans le rectum* donne des résultats plus prompts et en général plus sûrs que celle des cavités axillaire et buccale. C'est surtout chez les nouveau-nés, sur les individus arrivés au dernier degré du marasme, chez les malades turbulents et agités, ou bien chez ceux qui sont plongés dans un état de collapsus ou qui ont été longtemps exposés au froid extérieur, que l'on doit examiner la température rectale.

Ce mode d'exploration est généralement préférable, quand le malade n'y oppose pas de résistance, comme cela a lieu d'ordinaire dans la pratique privée. Nous devons, d'un autre côté, reconnaître que la mensuration rectale est incontestablement désagréable, ne peut pas se renouveler aussi fréquemment dans bien des cas et provoque éventuellement des évacuations alvines. — Elle peut en outre donner de faux résultats, le thermomètre pénétrant quelquefois dans de grandes masses fécales. — D'après Billroth, les fortes contractions du rectum qui succèdent parfois à l'intromission de l'instrument pourraient aussi altérer la température. — Il est tout à fait pratique de procéder à la mensuration rectale dans les périodes où l'exactitude est nécessaire, et de revenir à la mensuration axillaire quand l'importance du cas décroît. Il faut seulement avoir soin d'indiquer toujours dans l'observation le lieu d'application de l'instrument.

L'introduction du thermomètre *dans le vagin*, bien qu'incontestablement plus sûre que la mensuration axillaire, est cependant beaucoup plus rarement mise en usage. Ce mode d'examen est excellent dans les cas de choléra. On conçoit la nécessité absolue de l'exploration vaginale quand il s'agit de déterminer la température locale des parties sexuelles internes.

Levier a pratiqué, dans des cas spéciaux, la mensuration dans le *pli de l'aine*, mais ce procédé n'est pas plus recommandable, en général, que celui de Montegazza qui consiste à prendre la température de l'*urine* au moment de son émission.

L'application du thermomètre dans le *poing fermé* ne mérite aucune confiance au point de vue de la détermination de la température générale ; mais elle peut avoir une certaine valeur quand il s'agit de comparer la température des deux moitiés du corps.

6. Le *mode d'application* de l'instrument peut beaucoup contribuer à assurer le résultat ou à le rendre inefficace.

Pour la mensuration axillaire, il faut suivre les préceptes suivants :

On doit d'abord déterger la partie des sueurs qui la couvrent et l'essuyer soigneusement ; puis, il est bon de laisser la cavité fermée avant d'appliquer le thermomètre. — Liebermeister a très-justement appelé l'attention sur ce point ; il a démontré que, grâce à cette précaution, le temps que met le mercure à atteindre son point maximum se réduit à 4 ou 6 minutes (*Prager Viertelj.*, LXXXV, p. 13). Il est vrai que l'occlusion préalable du creux de l'aisselle demande aussi un certain temps.

On commence par échauffer dans la main le thermomètre, puis on l'introduit dans la cavité axillaire que l'on ferme en mettant le bras dans l'adduction complète et en le faisant reposer sur le thorax.

Si ce moyen ne suffit pas pour fixer le thermomètre, ou si le malade est inquiet, récalcitrant, indifférent ou engourdi, ou s'il est d'une extrême maigreur, il est nécessaire que le bras du patient et le thermomètre soient maintenus par l'observateur. En tout cas, il faut s'assurer ensuite si l'instrument est bien appliqué et s'il n'a pas subi de déplacement. On peut déjà juger *a priori*, d'après l'ascension plus ou moins rapide de la colonne mercurielle, si elle atteindra ou non une grande hauteur ; par conséquent, il est possible dès les premières heures de se faire une idée approximative de l'existence et du degré de la fièvre.

Le point auquel le mercure s'arrête est rarement atteint avant dix minutes, le plus souvent en quinze, quelquefois même après vingt minutes et plus, lorsque le thermomètre est placé dans la cavité axillaire, à moins que celle-ci ait été fermée assez longtemps auparavant. — Il ne faut pas oublier que le mercure monte beaucoup plus rapidement au commencement que plus tard, et, qu'arrivé aux derniers dixièmes, son ascension se ralentit pendant plusieurs minutes d'un dixième à l'autre.

Pour que l'observation soit exacte, il faut donc laisser le thermomètre quelques minutes après avoir aperçu l'ascension du mercure. Cependant, il ne faut pas que son application soit trop longue, car il paraît que, chez certains malades très-sensibles, le mercure, après être resté stationnaire, peut encore subir une légère élévation, par suite de la position incommode et continue du bras et peut-être aussi à cause de la contraction prolongée des muscles ; or, cette élévation est donc indépendante de la maladie elle-même.

En outre, il ne faut pas négliger dans les examens minutieux l'instabilité elle-même du mercure dans les cas pathologiques. — Dans ces circonstances, il faut donc noter les valeurs changeantes d'après les minutes. En général, on peut arrêter l'observation quand il ne se présente pas, durant cinq minutes, de modifications notables dans le niveau du mercure. Dans la pratique ordinaire, il suffit même d'un arrêt de deux ou trois minutes. Il semble superflu de noter que l'élévation doit se lire sur l'instrument encore en place, à moins que l'on ne se soit servi d'un thermomètre *a maxima*.

On peut considérablement abréger l'examen, au détriment, il est vrai, de la certitude des résultats, en chauffant l'instrument, avant de l'appliquer, à quelques degrés au-dessus de la température probable ; néanmoins on ne gagne pas ainsi beaucoup de temps, puisque le mercure, comme Liebermeister l'a déjà indiqué, tombe d'abord, à cause de la chaleur insuffisante de la cavité axillaire, au-dessous du degré de la température du corps et ne commence à remonter qu'ensuite ; à moins que la cavité axillaire n'ait été préalablement fermée.

Dans les températures très-élevées, cet inconvénient n'est cependant pas si considérable, et l'on peut toujours recommander ce procédé pour des mensurations dans lesquelles une exactitude extrême n'est pas urgente ; tandis que pour des températures moyennes, ce moyen est contre-indiqué, à moins que l'on n'ait pris soin de maintenir auparavant la cavité axillaire fermée.

En procédant à la mensuration thermique dans la cavité buccale, il faut placer l'instrument au-dessous de la langue, engager le malade à fermer la bouche et à respirer par le nez.

Pour les mensurations rectales et vaginales, il faut introduire le réservoir du mercure, bien huilé, assez profondément (à peu près à 6 centimètres).

Thomas (*Jahrber. für Kinderheilk.*, N. F., t. II, p. 239) donne le conseil pratique de chauffer le thermomètre à 1° ou 2° au-dessus du degré prévu et de l'introduire aussitôt après. Par ce moyen, on arrive à des résultats parfaitement suffisants en pratique, au bout de quinze secondes ou en une demi-minute. Il va sans dire qu'il faut s'assurer de la solidité de l'instrument pour ne pas le briser pendant son application et causer ainsi des accidents au malade.

7. Il faut encore mentionner quelques précautions nécessaires dans la mensuration. Y a-t-il eu des influences anomales exercées sur le malade immédiatement ou du moins peu de temps avant la mensuration ? A-t-il eu une évacuation, une hémorrhagie, des vomissements ? A-t-il fait un repas copieux ? A-t-il pris des boissons excitantes ou rafraîchissantes en quantité considérable ? Est-il couvert de sueurs profuses ? Toutes ces considérations doivent entrer d'autant plus en ligne de compte qu'elles peuvent modifier notablement la température.

La température ambiante au moment de la mensuration est ordinairement de peu d'importance, puisque la plupart des observations se font à la température à peu près constante des salles ou des chambres de malades (15° à 20° C.) ; ce n'est que dans les cas où la température extérieure est très-élevée, comme dans les étés extrêmement chauds, qu'il peut être utile de ne pas la négliger.

De même, il n'est pas essentiel de prendre en considération l'état du baromètre pour les observations ordinaires de la température morbide.

En revanche, il faut noter, outre les jours du mois, les heures quotidiennes de la mensuration, car, sans ces dernières, l'observation serait presque sans valeur.

8. Quant au moment ou à la répétition plus ou moins fréquente des mensurations, ce sont les circonstances particulières du cas et les points de vue sur lesquels est fondé l'examen qui devront en décider.

Dans les conditions ordinaires, il est bon de prendre la température autant que possible exactement à la même heure pendant tout le cours de la maladie, et au point de vue de la pratique médicale deux mensurations par jour seront ordinairement suffisantes.

Le moment le plus favorable pour pratiquer la mensuration est le matin entre 7 heures et 9 heures (correspondant en général aux températures les plus basses) et le soir entre 4 heures et 6 heures (correspondant ordinairement aux températures les plus élevées).

Si l'on trouve que le cas observé présente des rémissions et des exacerbations fébriles à d'autres heures, c'est à ces heures-là qu'il faut pratiquer la mensuration. S'il s'agit d'une maladie très-intéressante ou d'une question spéciale, on pourra répéter les mensurations toutes les deux heures ; ainsi, par exemple, dans les cas aigus et graves, principalement au début, afin de pouvoir constater l'heure des rémissions et des exacerbations. Il en sera de même si le diagnostic est encore douteux ou si la maladie offre des déviations dans l'évolution thermique habituelle. On devra généralement répéter les mensurations chaque fois que le malade accusera un phénomène particulier et anomal.

Pour reconnaître réellement et avec exactitude la marche de la température dans une maladie, deux observations par jour ne suffisent pas, il faut en faire au moins quatre ou six, et même plus.

Les heures les plus propices sont celles de 7 à 8 heures, de 9 à 10 heures du matin : de midi à 1 heure, de 3 à 4 heures, de 6 à 7 heures de l'après-midi, de 10 à 11 heures du soir. Il faut encore y ajouter une mensuration faite de grand matin, lorsque les conditions de la fièvre sont graves ou que sa marche présente de grandes variations.

Quand il se produit des modifications rapides dans la température d'un malade (par exemple, dans une crise à marche rapide, dans un accès de fièvre intermittente), des mensurations pratiquées d'heure en heure ou toutes les demi-heures, et même des observations continues et permanentes sont seules en état de rendre le processus manifeste. De pareilles exigences concernent rarement la pratique privée, mais elles deviennent nécessaires lorsqu'il s'agit de rechercher les lois qui régissent la marche d'une maladie.

9. La question de savoir qui doit procéder à la mensuration n'est pas sans importance.

Bien que la mensuration pratiquée par le médecin traitant ou par son interne paraisse être la seule garantie de l'exactitude des résultats, on peut cependant adresser plus d'une objection aux exigences d'un tel moyen. En admettant, en effet, que le médecin procède lui-même à la mensuration thermique, le temps qu'il devra y consacrer enlève à la thermométrie clinique toute son utilité et la rend presque matériellement impraticable. Tant qu'il ne faut faire dans les cas graves qu'une ou deux observations thermiques par jour, l'objection tirée de la perte de temps que ces manœuvres nécessitent, a moins de portée, car tout médecin a généralement assez de temps disponible pour pouvoir consacrer chaque jour quelques quarts d'heure à des cas aigus et graves, heureusement peu nombreux dans la pratique privée. Si le temps lui fait défaut, il ne doit pas se charger du traitement de pareils malades. Le prétexte de la perte de temps n'est pas plus acceptable ici que dans le cas où un accoucheur ne voudrait pas, pour le même motif, attendre la fin d'un accouchement dont il se serait chargé. D'un autre côté, il est certain qu'aucun praticien occupé ne peut procéder à six ou huit mensurations par jour chez le même malade (si ce n'est dans des cas tout à fait exceptionnels) ; ni même appliquer le thermomètre matin et soir dans les cas légers.

Mais cela n'est pas nécessaire.

Il faut seulement qu'il sache par qui et comment est faite la mensuration thermique et qu'il connaisse assez bien la thermonomie pathologique pour contrôler les résultats obtenus.

Tout individu sûr, sincère, intelligent, ayant la vue bonne, peut apprendre en très-peu de temps à faire des mensurations suffisamment exactes. La tâche du médecin ne réside pas dans la technique elle-même, mais bien dans la surveillance de l'application du thermomètre, dans le contrôle et l'utilisation des résultats obtenus. — La lecture des degrés marqués par le thermomètre ne fait pas plus le diagnostic que l'administration des médicaments ne constitue la thérapeutique.

Dans les observatoires astronomiques et météorologiques, les mensurations thermométriques et maintes autres sont faites également par des gens qui n'ont pas un intérêt direct à leur application. Un homme sûr, plein d'attention et de bonne volonté, consciencieux et dépourvu de connaissances médicales, commettra bien moins d'erreurs dans ses mensurations que plus d'un médecin ; car il n'est pas dominé par des idées préconçues qui font apercevoir à certains médecins les faits tels qu'ils conviennent à leurs théories. A l'hôpital, des infirmiers sûrs et bien enseignés, et, dans la pratique civile, des parents intelligents du malade, peuvent donc être de très-bons et très-utiles auxiliaires pour la thermométrie médicale.

J'ai souvent constaté que les parents s'apercevaient bien vite de l'importance de ce mode d'observation ; ils procèdent presque toujours avec un soin minutieux à la mensuration thermique et n'ont, pour la plupart, que trop de tendance à tourmenter leurs malades par une trop fréquente application de l'instrument ; mais certes, tous ceux à qui l'on confie la mensuration doivent être bien instruits et très-attentivement surveillés ; la moindre négligence de leur part est un signe de leur impéritie, et il faut que le médecin soit assez versé dans la thermométrie pathologique pour savoir à l'avance le degré approximatif de température auquel il doit s'attendre ; et tout écart imprévu doit lui paraître suspect et l'engager à renouveler la mensuration. Il va sans dire qu'il ne faut pas attribuer à ces observations, suffisantes dans la pratique privée, une exactitude assez grande pour pouvoir en abstraire des données générales.

Lorsque les observations thermométriques paraissent être en contradiction avec les résultats obtenus à l'aide de meilleurs procédés, il faut au moins attendre, avant de juger le cas, jusqu'à ce que l'on ait acquis la conviction qu'une pareille infraction aux règles habituelles se reproduit fréquemment, ou bien que cet écart thermique concorde avec d'autres particularités du cas.

10. La méthode mise en usage pour arriver promptement à des résultats utiles dépend des circonstances dans lesquelles on se trouve et du but que l'on poursuit.

Dans la pratique privée, on aura le plus souvent recours aux mensurations axillaires. Aussitôt arrivé chez son client, le médecin, après avoir préalablement échauffé le thermomètre dans sa main, applique celui-ci dans le creux de l'aisselle, qu'il a soin d'essuyer auparavant, s'il est humide de sueurs ; ou bien il le fait appliquer par les parents un quart d'heure avant son arrivée.—Le thermomètre mis en place n'empêche pas le médecin d'interroger son malade, d'examiner le pouls, la langue, les déjections. S'il a lui-même introduit l'instrument dans la cavité axillaire, il regardera, après deux minutes d'intervalle, si la colonne de mercure a monté rapidement et si le thermomètre est resté bien appliqué. Il est bon de jeter un coup d'œil de temps en temps, et si le mercure a cessé de s'élever pendant 3 ou 5 minutes, l'instrument est enlevé et l'observation finie. Dans la pratique privée, il importe d'ailleurs rarement de connaître l'élévation absolue et complète de la température; on peut donc, sans grand inconvénient, clore l'observation avant que l'élévation thermique ne soit marquée en toute certitude.

Si l'on pouvait s'attendre encore à une ascension d'un ou de deux dixièmes de degré, cela modifierait peu l'opinion du médecin sur la maladie. De même que, pour la fréquence du pouls, il il est presque toujours indifférent en pratique de compter chez un malade 80 ou 84, 100 ou 104, 140 ou 150 pulsations à la minute, de même pour la température, une différence de quelques dixièmes peut être considérée comme à peu près nulle. C'est au médecin d'apprécier dans quelles circonstances il importe de tenir compte de ces différences. Dans certains cas, on peut même abréger encore plus la durée de la mensuration. Dans la pratique privée on peut parfaitement procéder à la caléfaction préalable de l'instrument à l'aide d'une allumette enflammée, et laisser descendre ensuite le mercure au degré de la température du corps. Grâce à ce moyen on abrége la mensuration, qui peut ainsi se faire en quelques minutes. Les résultats obtenus de la sorte ne sont pas, il est vrai, très-exacts, mais ils suffisent le plus souvent dans la pratique privée.

Lorsqu'il paraît nécessaire de répéter plus souvent les mensurations, ce que le médecin ne peut pas faire dans la pratique privée : par exemple, dans toutes les fièvres graves ou intermittentes, même quelquefois dans les pyrexies chroniques ; il doit en confier le soin à un parent intelligent du malade, en lui faisant comprendre l'importance de l'observation thermométrique pour l'appréciation de l'état morbide ; puis, après l'avoir familiarisé à l'usage de l'instrument, le médecin lui fait répéter plusieurs fois sous ses yeux la manœuvre du thermomètre ; il pourra ensuite se fier à lui pour les mensurations ultérieures, tout en ayant soin d'exercer un contrôle d'autant plus attentif sur les résultats, que les chiffres indiqués lui sembleront plus extraordinaires. Outre le nombre de degrés et de dixièmes constatés à chaque mensuration, l'heure et la durée de l'application du thermomètre devront également être soigneusement indiquées. — Ces observations n'eussent-elles d'autre avantage que d'indiquer le moment précis des exacerbations et des rémissions, seraient déjà fort précieuses, car elles fourniraient au médecin des indications extrêmement utiles en lui permettant de régler l'heure de ses visites et celles des mensurations ultérieures. Mais on peut encore déduire avec une certaine probabilité de ces données thermométriques des conclusions beaucoup plus importantes. — Elles éveillent, en effet, l'attention sur des changements brusques opérés dans le cours de la maladie, qu'il est très-urgent de connaître en temps opportun, car ils échappent, dans leur début, à tous les autres procédés d'investigation.

Il est à peine nécessaire de mentionner qu'en pareil cas il faut laisser en permanence chez le malade un bon thermomètre mis à l'épreuve et bien contrôlé.

Dans les grands services nosocomiaux, l'emploi du thermomètre méthodiquement appliqué donne une économie de temps qui le rend plus précieux que dans la pratique privée. Les mensurations régulières doivent être faites avec exactitude, tous les jours aux mêmes heures. — Avant que le médecin entre dans les salles, il faut que l'instrument soit posé sur tous les malades. — Dans une tournée rapide, il s'assure que les thermomètres sont bien appliqués, et il les replace s'il y a lieu. — Pendant qu'il procède à l'examen clinique des malades, il peut de temps en temps contrôler l'application des thermomètres et la position des bras, etc. Chez les malades qui ne tiennent pas l'instrument assez étroitement appliqué dans le creux de l'aisselle, ou qui se remuent et s'agitent, il faut faire maintenir par un infirmier leur bras solidement accolé contre les parois de la poitrine (ce cas se présente d'autant plus rarement chez les malades qui ont toute leur connaissance, qu'ils ont eux-mêmes le plus grand intérêt à ce que la mensuration soit exacte). — Après vingt minutes environ, on fait lire et noter rapidement, par un élève ou un infirmier intelligent, les chiffres marqués par les divers thermomètres. On laisse cependant ces instruments en place, jusqu'à ce que, après cinq minutes, le médecin les ait de nouveau contrôlés. Si, à ce dernier examen, les résultats diffèrent de la première notation, il faut encore laisser l'instrument jusqu'à ce que l'ascension soit complétement achevée. De cette façon, la mensuration thermométrique peut être terminée chez tous les malades, d'une salle de vingt lits, dans l'espace d'une demi-heure, et ce laps de temps pourra être consacré à l'examen des autres phénomènes morbides et ne sera donc pas perdu. — Dans un service d'hôpital bien organisé, on trouvera bien vite des infirmiers assez intelligents et assez consciencieux pour prendre les températures, et l'on s'en servira pour les cas où la maladie ne présentera rien d'anomal, surtout en dehors des heures de visite. Il ne faut jamais perdre de vue qu'un médecin versé dans les expériences thermométriques n'est pas facilement trompé par de fausses indications et par des mensurations inexactes. Mais c'est un écueil et un danger pour les commençants en matière de thermométrie, que de se faire remplacer par d'autres dans leurs mensurations. Il reste naturellement un certain nombre de malades dont l'observation thermique exige plus de temps, soit parce que le résultat obtenu est suspect pour une raison quelconque, soit que la nature même de leur affection implique une exactitude plus rigoureuse dans les résultats. En pareil cas, on ne devra pas reculer devant une dépense de temps nécessaire, ni hésiter à entrer dans tous les détails de l'observation. N'est-on pas forcé, pour d'autres conditions pathologiques, d'accorder à certains malades plus de temps et un examen plus circonstancié ? Celui qui connaît l'importance de la thermométrie ne croira pas perdre ainsi ni son temps ni sa peine.

Dans toute espèce d'observation thermométrique, qu'elle se rapporte à des points de vue pratiques ou théoriques, il est indispensable de noter les degrés obtenus en série continue ; ils ne deviennent pour ainsi dire perceptibles, et la marche thermique n'est vraiment saisissable, qu'autant qu'ils sont représentés dans un tableau sous forme de *courbe* ou de *tracé*. — Pour les rendre plus intelligibles, on peut noter sur la même courbe les degrés Réaumur aussi bien que les degrés centigrades. Il est, en outre, utile d'indiquer à l'encre rouge sur le même tableau, le tracé de la fréquence du pouls et de la respiration ; on peut aussi ajouter d'autres détails, les accidents importants, les médications mises en usage, etc. (*Voy.* Tabl. I). Par ce moyen, on peut embrasser d'un seul coup d'œil toute la marche de la maladie avec ses variations, ses recrudescences et ses différentes modalités.

La mémoire la plus fidèle, le récit le plus frappant et le plus détaillé ne pourront jamais retracer un tableau plus saisissant de la maladie que cette simple courbe. — La comparaison d'un grand nombre de ces tracés entre eux fait ressortir les points communs des évolutions thermiques et la loi qui les régit. Les écarts, les irrégularités de la température et l'influence exercée sur elle par les agents thérapeutiques, y sont reproduits d'une façon si frappante que tout homme, à l'abri de préventions injustes, ne saurait résister à un pareil moyen de contrôle et d'épreuve.

IV

TEMPÉRATURE DE L'HOMME SAIN

1. L'étude des modalités de la température de l'homme à l'état de santé est la base la plus sûre pour apprécier les résultats de la thermométrie pathologique. Quoique des observations thermiques multipliées aient été faites sur l'homme sain, elles ne sont pas encore assez nombreuses ni assez certaines pour éclaircir tous les points douteux.

Ces observations ne portent, en général, que sur quelques dixièmes de degré ; avec des différences aussi minimes, on ne saurait exclure l'influence du hasard, même en évitant soigneusement des erreurs d'observation ; souvent même des doutes peuvent naître sur la question de savoir si les individus soumis aux expériences ont été jugés sains à bon droit et notamment dans les cas où la température de l'individu sain a dû être examinée sous l'influence des différents agents, dans des conditions qui ne lui étaient pas habituelles ; il est très-difficile de décider si ces diverses circonstances n'ont pas déjà pu exercer quelque action morbigène sur les individus ainsi examinés ; soit que les agents aient été trop intenses en eux-mêmes, soit que les sujets n'aient pas eu une santé assez robuste pour résister à l'action nocive d'un régime inaccoutumé, de bains prolongés et autres épreuves analogues. Il est, en effet, des séries d'auto-observations qui ont perdu la majeure partie de leur valeur par suite d'une maladie survenue ultérieurement chez l'expérimentateur (tel est le fait de Gierse); et dans bien d'autres cas, l'extrême divergence entre les résultats consignés dans les observations nouvelles et ceux que l'on a obtenus autrefois, permet de soupçonner que les individus examinés n'étaient pas en parfaite santé. C'est ainsi que les nombreuses données relatives aux conditions de la température à l'état hygide restent encore incertaines, et l'exactitude la plus scrupuleuse de l'observation isolée est impuissante à combler une pareille lacune.

Plusieurs de ces observations ont été faites avec peu de soin et dans beaucoup de recherches sur la température de l'homme sain, on n'a pas satisfait aux conditions que l'on exige à bon droit de la thermométrie pathologique, dont les résultats sont utilisés scientifiquomont.

Mais il est surtout fâcheux que l'on pose les fondements de la thermométrie physiologique avec des matériaux insuffisants. Si l'on possédait des observations en grand nombre sur chaque cas particulier, bien des erreurs isolées pourraient ainsi s'annihiler.

Au lieu de cela, on a essayé de résoudre une foule de questions avec des données très-restreintes, même à l'aide d'observations isolées ou faites sur quelques rares individus, et, par conséquent, il n'est pas permis d'en déduire, sans autres preuves, des lois générales. On conçoit aisément qu'en présence des résultats si minimes fournis par les différences thermiques de l'homme sain, on trouve rarement assez de persévérance pour examiner les mêmes points pendant un grand nombre d'années et pour renouveler sans cesse les mêmes observations, comme cela est indispensable dans la thermométrie pathologique, lorsqu'on veut arriver à des résultats utiles et vrais. — Le plus souvent les problèmes physiologiques doivent se résoudre très-promptement, car la durée des phénomènes est très-éphémère; et, par conséquent, ces solutions ne s'appuient que sur des chiffres si faibles qu'on n'oserait pas en tirer une conclusion quelconque en thermométrie pathologique.

Il faut ajouter, en outre, que le nombre des individus en parfait état de santé est relativement assez restreint, et pourrait-on même les réunir, il serait plus difficile de les soustraire aux diverses influences nocives que les malades couchés dans un lit d'hôpital.

Pour remédier au petit nombre d'individus sains servant aux

recherches thermométriques, on a eu recours aux expériences sur les animaux ; mais cet expédient est également sujet à caution.

Les animaux, en général, et notamment ceux qui sont ordinairement utilisés pour les expériences (lapins, chiens, etc...) ne présentent pas une température constante, et leur cycle thermique, à l'état hygide, est beaucoup plus restreint que chez l'homme, aussi les résultats obtenus par cette voie ne sont pas directement applicables à l'espèce humaine.

Les données de la thermométrie physiologique sont donc bien moins nombreuses et bien moins certaines que les faits révélés par la mensuration thermique chez les malades, dans le cours des vingt dernières années.

2. Si l'on avait rempli toutes les exigences de l'observation, on pourrait bien fixer les limites du cycle normal de la température physiologique, mais il serait encore impossible de le déterminer complétement.

Tant qu'il n'y a pas d'autres symptômes de la maladie, il semblera arbitraire de désigner tels degrés de température, comme encore normaux, et tels autres comme morbides. Cette démarcation est extrêmement difficile et ne peut guère être tentée que dans les cas où l'on a placé les hommes ou les animaux en expérience, dans des conditions anormales, ou qu'on a laissé agir sur eux des influences très-actives. — Ici même, un effet encore physiologique peut toucher immédiatement un acte déjà pathologique, et l'on ne saurait, bien souvent, décider si la compensation de chaleur subit aussi dans le corps sain de grands troubles sous l'influence d'un agent extérieur énergique ou, s'il faut considérer l'insuffisance de cette compensation de chaleur comme le signe d'un trouble pathologique artificiellement produit. On pourra considérer cet état thermique comme appartenant au cycle normal si, aussitôt après que l'influence nocive a cessé d'agir, la température redevient normale et s'il ne se déclare aucun trouble fonctionnel ou organique.

Le même phénomène se produit spontanément dans certains états physiologiques qui ne comptent pas encore parmi les maladies, tels, par exemple, que : la fatigue, la menstruation, la grossesse, les couches, et il apparaît d'autant plus vite que la santé générale du sujet est plus chancelante et moins forte.

3. L'incertitude des observations thermiques chez l'homme sain et la difficulté de constater l'existence des troubles légers ou graves, mais occultes, des individus en expérience; d'autre part, enfin, l'impossibilité de séparer nettement les phénomènes morbides des effets physiologiques, toutes ces conditions fâcheuses sont autant d'obstacles à la constatation précise des limites dans lesquelles se meut le cycle normal de la température humaine.

Cependant, on arriverait presque à la vérité, notamment après les observations infiniment plus considérables que l'on a si souvent l'occasion de faire sur les convalescents, en adoptant comme limite de la température axillaire normale : de 36° 25 à 37°5 (29° à 30° R.) et comme moyenne normale, au même point, 37° (29°, 6 R.). — Toutes les températures dépassant ces limites, en haut ou en bas, sont suspectes, ou ne peuvent être considérées comme normales que dans des conditions spéciales et sous des influences particulières.

La température de l'homme étant le résultat de recettes et de dépenses variables, il faut regarder comme un fait tout particulier que de ces actions multiples, de ces processus incessamment variables, il puisse résulter, dans l'état physiologique, un total toujours aussi uniforme et, qu'en un mot, les variations de la température générale du corps ne dépassent pas l'étendue d'un degré.

Ce que Lavoisier a dit du poids du corps peut se dire avec plus de vérité de la température : « Quelle quantité d'aliments qu'il prenne, le même individu revient tous les jours après la révolution des 24 heures, au même poids à peu près qu'il avait la veille, pourvu qu'il soit d'une forte santé, que sa digestion se fasse bien, qu'il ne s'engraisse pas, qu'il ne soit pas dans un état de croissance et qu'il évite les excès. »

Tant que le corps reste sain, la température se maintient à peu près au même niveau, ou y revient toujours ; même quand elle a subi, sous certaines influences, un écart plus considérable, l'état normal se rétablit bientôt, pourvu que la santé n'ait pas été affectée ; et même après les maladies et tous les écarts thermiques qu'elles ont provoqués, la température redevient, aussitôt après la guérison, la même qu'elle a été avant l'invasion de la maladie.

L'homme se rapproche beaucoup, à cet égard, d'une foule d'autres êtres et, en particulier, de ceux qui le suivent de près dans la série zoologique.

La chaleur animale, en général, est une propriété essentielle de tout organisme vivant. Tous les êtres vivants, quoique soumis aux lois de la chaleur rayonnante, possèdent la propriété suivante : pendant toute la durée de leur existence, il n'est pas nécessaire qu'ils soient en équilibre de température avec celle des corps qui les avoisinent, avec la chaleur du milieu ambiant liquide ou gazeux.

Ils possèdent tous, à l'état normal, une température supérieure à celle du milieu qui les environne, et si la température de celui-ci dépasse exceptionnellement 40° ou 42°, ils ne la suivent pas dans cette ascension. En outre, les mammifères et les oiseaux présentent en particulier une température plus ou moins constante ; c'est-à-dire que leur température est indépendante, ou du moins presque indépendante de la chaleur du milieu ambiant, tandis que les autres animaux sont très-manifestement influencés par ce milieu ; les expressions : d'animaux à sang chaud ou à sang froid, servent précisément à désigner cette différence. — Il est néanmoins plus exact d'établir la distinction entre les animaux à température constante et les animaux à température variable, quoique la constance thermique des premiers ne soit pas absolue ; il en est même qui, avec une température ordinairement constante, présentent dans certaines circonstances une variation considérable de leur chaleur propre, tels que les animaux hibernants chez lesquels, durant le sommeil d'hiver, la température se rapproche beaucoup de celle du milieu ambiant.

L'homme appartient à la catégorie des êtres chez lesquels la constance de la température est la plus parfaite, bien que chez lui aussi, elle ne soit pas complétement absolue ; elle est, par exemple, toujours soumise chez tout homme à de légères oscillations et dans certaines circonstances, sous l'influence d'agents extérieurs énergiques, elle subit de grandes variations qui peuvent atteindre une hauteur considérable, notamment dans les maladies.

4. Ce phénomène de la stabilité de la température est le résultat d'une part de la production continuelle de chaleur qui s'opère pendant la vie, sur presque tous les points du corps, et, d'autre part, des pertes thermiques qui se produisent aussi sans interruption.

Le fait de la production de chaleur dans le corps humain et chez tous les êtres vivants en général, n'est pas difficile à comprendre. Il n'y a certainement pas d'autre source de chaleur spontanée dans l'organisme que les processus chimiques d'oxydation.

Le corps vivant ne crée pas plus la chaleur qu'il ne crée la matière ; il n'y a dans l'organisme qu'une transformation de forces.

Les forces qui, à l'intérieur du corps, se transforment en chaleur, sont les affinités de sa propre substance et des matières venues du dehors. A chaque processus dans lequel des affinités se saturent plus qu'il ne s'en est saturé auparavant, une force est mise en liberté (chaleur, mouvement).

En formant de nouvelles combinaisons chimiques qui ne possèdent plus de force de tension (chimique), les ingesta oxydables et l'oxygène inspiré, ayant été transformés en acide carbonique et en excrétions oxydées et évacuées, les affinités inhérentes aux éléments organiques du corps et aux matières qu'on y a introduites se transforment en chaleur et en mouvement. Les nombreux processus chimiques de l'organisme, en particulier l'absorption des produits assimilables et, à un plus faible degré, la combinaison des éléments organiques des tissus avec l'oxygène inhalé, c'est-à-dire les oxydations interstitielles, en un mot la combustion sourde et latente, mais continue, du sang et de tous les matériaux oxydables introduits dans le corps et assimilés dans la nutrition ; telles sont les sources fécondes et incessantes de la chaleur animale.

Par sa propriété d'absorber l'oxygène, le sang est l'intermédiaire obligé de la thermopoïèse. Il possède, en outre, grâce à sa circulation même, le moyen d'égaliser la température des différentes parties du corps et de la rendre ainsi uniforme. — Il importe peu, pour le moment, de savoir si le sang est le principal milieu dans lequel s'élaborent les processus thermogènes, ou si cette transformation des affinités chimiques en chaleur ne s'opère pas dans la trame des tissus eux-mêmes et quelle en est l'intensité. — Mayer dit « que c'est à peine si la centième partie du processus de combustion se fait en dehors des parois vasculaires » et la physiologie a commencé à lui donner en partie raison.

Il est généralement admis que toutes les parties du corps, sauf les tissus cornés, prennent part au processus thermogène, par l'assimilation et la désassimilation de leur substance : les glandes, les viscères abdominaux et les muscles passent pour être les principaux foyers de la thermopoïèse, sans qu'il soit possible cependant de calculer exactement la part qui revient à chacun de ces organes dans la production thermique générale.

La somme de chaleur produite dans un temps donné par un individu à l'état normal (c'est-à-dire la quantité de calories qui se forment dans l'organisme humain pendant ce même temps), ne peut pas être exprimée en chiffres précis, parce qu'on ne saurait ni évaluer ni empêcher la perte de chaleur qui se fait simultanément et qu'en outre, on rencontre des obstacles insurmontables en essayant de constater la somme de chaleur produite, soit par les produits de désassimilation, soit par la quantité de combustible que fournissent les aliments ingérés (c'est-à-dire la quantité de chaleur qu'ils dégagent par leur combustion).

Enfin de nouvelles difficultés surgissent encore : l'oxygène dépensé ne donne pas la mesure de la chaleur produite ; car les matières oxydables ne présentent pas dans leur combustion le même degré de chaleur et qu'enfin toute la force mise en liberté par l'oxydation ne se présente pas seulement sous forme de chaleur, mais se transforme en partie en mouvement (*travail utile*).

Toutes les évaluations numériques relatives à la quantité de chaleur produite chez l'homme, dans un temps donné, ne sont fondées que sur des approximations plus ou moins arbitraires. — Nous prendrons pour exemple les calculs d'Helmholtz (Dictionnaire encyclopédique de Berlin : *Berl. encycl. Wörterbuch*, XXXV, p. 555). D'après cet auteur, la production thermique quotidienne d'un individu pesant 82 kilogrammes, s'élèverait à 2,732,472 calories (les calories sont, dans ce cas, rapportées au gramme et représentent la quantité de chaleur nécessaire pour élever de 1° C. la température de 1 gramme d'eau distillée) ; en d'autres termes, chaque gramme du corps de cet homme produit dans un jour autant de chaleur qu'il en faudrait pour élever de 1° 38 $\frac{1}{2}$

grammes d'eau distillée et, dans une heure, le calorique nécessaire pour augmenter de 1°,6 la température de 1 gramme d'eau.

5. De même qu'il s'opère dans le corps une production continue de chaleur, il s'y fait aussi une déperdition incessante de calorique:

Par rayonnement (à la surface);

Par diffusion ;

Par évaporation des liquides sécrétés.

Finalement par le travail mécanique (transformation de la chaleur en mouvement).

Le siége principal de la déperdition thermique est la surface du corps. — Le refroidissement s'y fait non-seulement par le rayonnement, mais aussi par émission et diffusion dans des milieux plus froids et enfin par l'évaporation cutanée.

La quantité de ces pertes thermiques dépend, en premier lieu, des conditions des parties circonvoisines (degré de froid, faculté de transmission du calorique), en second lieu, de la disposition même des organes (le nez, les oreilles, les doigts se refroidissent plus rapidement). Le degré du refroidissement dépend encore de l'épaisseur et de la consistance de la couche épidermique, de l'état de la circulation capillaire sous-cutanée, mais principalement de l'humidité de la peau et de l'intensité de l'évaporation. — Mais il existe aussi, dans les voies respiratoires, une déperdition de chaleur produite par l'air inspiré et par l'évaporation pulmonaire ; mais comme ces organes sont en même temps des foyers de calorification, il en résulte que la dépense de chaleur est immédiatement neutralisée par une production nouvelle de calorique.

Il se fait aussi, mais à un bien moindre degré, des pertes de chaleur dans l'estomac (après l'ingestion d'aliments froids et en proportion de la masse ingérée) et dans le gros intestin (masses fécales). Enfin, les muscles en action transforment en mouvement une partie de la chaleur (effet mécanique). Mais là aussi il y a compensation produite par la contraction musculaire elle-même. — On a calculé la part numérique qui revient à chacun des agents précédemment énumérés dans la déperdition de chaleur, et les résultats obtenus ont été les suivants : 60 à 75 pour 100 pour le rayonnement et la diffusion du calorique à la surface du corps ;

20 à 30 pour 100 sur le compte de l'évaporation ; 4 à 8 pour 100 absorbés par l'air inspiré ; 1 à 2 pour 100 réservés à l'excrétion tant urinaire que fécale, et 2 pour 100 produits par l'ingestion d'aliments froids. — La somme totale de pertes thermiques dans un temps déterminé est aussi impossible à préciser que la quantité de chaleur produite. Tout ce que nous savons, c'est qu'à l'état de santé, la dépense est égale au gain.

6. Bien que les conditions thermogéniques et les origines de la déperdition du calorique nous soient connues, nous sommes encore bien peu éclairés sur les causes du maintien de la température à un niveau fixe, ou pour mieux dire, celles qui président à la régulation thermique.

En tout cas, on conçoit aisément que la production de chaleur se règle sur l'augmentation ou la diminution accidentelle des pertes thermiques ; l'individu, obéissant à son propre instinct, s'efforce de restreindre cette déperdition quand elle devient excessive (à l'aide de vêtements plus chauds) et de remplacer la chaleur perdue par un surcroît de production (nourriture plus abondante); par contre, lorsque sa calorification est trop considérable, il essaye de recourir à des moyens destinés à lui soustraire de la chaleur (boissons, ablutions froides, bains, etc...). Il existe, en outre dans l'organisme une série d'appareils qui viennent en aide à son instinct. Lorsque la production thermique est accrue, la circulation est accélérée, la peau se vascularise et la perte de chaleur à sa surface est encore augmentée par la sécrétion sudorale ; la respiration devient en même temps plus fréquente et, partant, la réfrigération produite par l'air froid inspiré est également accrue ; on conçoit également que, dans le cas contraire, c'est-à-dire quand la calorification est ralentie, les vaisseaux de la peau se rétrécissent, et grâce à cette ischémie passagère, la déperdition du calorique à la surface cutanée se trouve ainsi diminuée.

Une modification partielle dans la production ou dans la dépense de chaleur entraîne aussitôt un changement dans l'élévation de la température. Mais si, dans le cas de modification de la production thermique, les appareils de calorification conservent leur intégrité ou bien dans le cas de perte de chaleur, si les matériaux de production ne font pas défaut, si les processus thermogènes ne sont pas enrayés et que, en un mot, l'organisme soit dans des conditions normales, les conséquences de ces modifications se neutralisent si rapidement que l'équilibre thermique est bientôt rétabli. — L'augmentation partielle de chaleur est suivie d'une déperdition disproportionnée et une perte extraordinaire est amplement compensée par une production exagérée ; de façon qu'après une ascension ou une diminution de la température, il s'ensuit toujours, en premier lieu, une oscillation en sens contraire avant le rétablissement complet de l'équilibre. Mais tout cela n'explique pas pourquoi la température à l'état hygide, conserve constamment un certain niveau, pourquoi elle se tient chez l'homme aux environs de 37°, tandis que chez d'autres animaux pourvus des mêmes organes thermo-poïétiques et sujets aux mêmes causes de déperdition de calorique, la température reste moins fixe. — Cet équilibre thermique résultant de facteurs multiples, est fondée sur l'enchaînement délicat de nombreux appareils dont le concours simultané, immédiat et précis est nécessaire pour conserver, c'est-à dire pour régulariser la température.

Aussi, Ludwig (*Physiologie*, t. II, p. 754) en cherchant à approfondir les moyens de conservation du degré thermique normal, avoue-t-il que, malgré la connaissance imparfaite que nous possédons des conditions organiques qui président aux rapports entre la dépense et la recette thermiques, le mécanisme intime de ces rapports est cependant encore loin d'être découvert.

Il est vraiment singulier et surprenant que des facteurs si multiples et si variables puissent toujours donner, à l'état de santé, un résultat sans cesse identique, c'est-à-dire une température régulière, uniforme, presque constante et ne dépassant jamais certaines limites quelles que soient les différences de production ou de perte thermique?

N'est-il pas plus étonnant encore que cette régularisation thermique ne se révèle complétement qu'à l'état de santé et que des écarts plus ou moins étendus se manifestent dès l'apparition du moindre trouble morbide?

Il est vrai que cette propriété singulière de l'organisme est aussi inexplicable que celle qui préside à l'uniformité de composition du sang, à l'état de santé, malgré toutes les variations de dépenses et de recette, et ne trouve-t-on pas en physiologie des problèmes aussi insolubles : tels, par exemple, que les conditions sur lesquelles reposent tous les résultats ultimes de la vie organique, l'emploi des éléments pour la constitution des formes définies de la matière, l'équilibre de la nature vivante tout entière, la conservation de l'individu, de la proportion numérique des sexes, des espèces, malgré les luttes, les accidents et les causes de destruction de tout genre.

C'est précisément en cela que consiste l'ordre et l'harmonie dans l'organisme. Tout excès, tout surcroît, partiel et unilatéral, est compensé tant que l'organisme se maintient à l'état de santé.

Il est nécessaire, pour que la vie suive son cours régulier, que les recettes et les dépenses organiques soient en parfait équilibre. — Il en est de même de la force, et c'est sur cet équilibre thermique que repose la santé.

On n'a besoin pour cela d'imaginer aucun appareil ou organe régulateur spécial ni d'invoquer son influence mystique sur les processus chimiques. — L'organisme n'est en aucune façon régi par l'une ou l'autre de ses parties constituantes. C'est, au contraire, le maintien de l'état normal qui implique l'intégrité complète ou tout au moins relative des fonctions nutritives ; la machine humaine est construite avec une telle perfection que le fonctionnement même insuffisant d'une de ses parties ne trouble pas l'harmonie de l'ensemble. — Mais aussi bien qu'à d'autres points de vue, les organes isolés ne sont pas d'une importance également grande; de même pour la conservation de l'équilibre thermique, l'intégrité de certains organes est plus importante que celle de certains autres.

Il est vrai que si les compensations sont empêchées par des conditions anomales, spontanées ou artificiellement produites, si le fonctionnement de certains organes essentiels est sérieusement troublé, il peut se produire des désordres notables dans le bilan des productions et des pertes, et par conséquent, des écarts de la température normale. Le médecin appréciera selon l'étendue et la durée de ces écarts, s'ils doivent ou non être rangés dans le cycle thermique normal. Mais il est certain que des écarts considérables ou persistants de la température sont bientôt suivis d'autres symptômes de perturbation. — Il va sans dire que ces dérangements de l'harmonie générale peuvent avoir leur point de départ dans les processus les plus divers.

Mais, en prenant en considération l'influence à la fois si complexe et si puissante du système nerveux sur tous les organes, on conçoit également que des anomalies dans l'action nerveuse puissent avoir aussi leur part dans ces désordres. Il est vrai qu'on n'est pas autorisé pour cela à attribuer au système nerveux ou à certaines de ses parties isolées, une action régulatrice sur la température animale. — Le système nerveux participe à cette régularisation thermique, en tant que faisant partie de l'ensemble de l'organisme. Il y prend, il est vrai, une part majeure, parce que ses rapports avec les autres parties sont plus intimes, plus nombreux et plus importants. Il participe d'autant plus fréquemment au dérangement de l'équilibre qu'en premier lieu, ses troubles même légers ont un plus grand retentissement que ceux des autres parties constituantes du corps et que, d'autre part, les modifications dans le calibre des petits vaisseaux sont sous la dépendance du système nerveux, qui répartit ainsi la quantité de sang dans tous les organes.

7. Quelque constante que soit, en somme, la hauteur de la température physiologique, elle se meut cependant dans un cycle d'une certaine étendue. L'étude attentive des faits permet de découvrir les causes qui entraînent les oscillations légères de la température comprises dans ce cycle normal.

Tous les points du corps n'ont pas, à un moment donné, la même température :

La température locale d'une partie dépend :

1° De la quantité de chaleur introduite ;

2° De la chaleur produite *in situ* ;

3° Des pertes locales de calorique.

Ces conditions n'étant pas les mêmes pour les différentes parties du corps, l'afflux du sang chaud pouvant être plus ou moins abondant, la production locale de chaleur plus ou moins intense, le refroidissement plus ou moins considérable, la température présentera des degrés différents sur les divers points du corps.

Le sang lui-même n'a pas partout la même température dans les voies circulatoires.

Le sang des veines cutanées est ordinairement plus froid que le sang artériel des extrémités ; en revanche, le sang veineux des reins et du foie est plus chaud que celui qui pénètre dans ces organes. — On a constaté que le sang des artères intestinales est tantôt plus chaud, tantôt plus froid que celui de la veine porte ; il en est de même du sang des veines salivaires et musculaires par rapport au sang artériel correspondant. — Le sang des veines jugulaires a été trouvé plus chaud que celui de la carotide.

Le sang de la veine cave inférieure est plus chaud que celui de la supérieure et des cavités droites. Ce dernier est à son tour plus chaud que celui des veines des extrémités. Le sang du ventricule droit est plus chaud que celui du ventricule gauche.

Il est clair que dans les organes où se produit beaucoup de chaleur, le sang veineux qui en sort est plus chaud que le sang artériel qui y arrive ; dans les parties où il y a dépense de chaleur, c'est le contraire qui a lieu. Le sang des artères se refroidit dans les extrémités, tandis que celui qui traverse les viscères abdominaux en revient plus chaud et communique sa chaleur à la veine cave inférieure dont le sang se trouve ainsi plus chaud que celui de la veine cave supérieure et même que le sang artériel en général. Bien que ces faits n'aient encore aucune valeur pratique immédiate, ils indiquent cependant les foyers de la production de chaleur et les lieux de réfrigération ; ils peuvent servir aussi parfois de termes de comparaison dans un cas pathologique.

Parmi les nombreuses recherches relatives à la température du sang dans les différents vaisseaux, les plus importantes sont celles de Becquerel (Gavarret, *De la chaleur*, p. 107) ; de G. Liebig (*Sur les différences de température du sang veineux et du sang artériel*. — Dissertation. Giessen, 1852) ; de Cl. Bernard (*Comptes rendus de l'Académie des sciences*, t. XL, p. 531 et 561. — *Leçons sur les propriétés physiologiques et les altérations pathologiques des liquides de l'organisme*, 1859, t. I, p. 54) ; de Savory (*Lancet*, Avr. 1857) ; de Wurlitzer (*Dissertat.* Greifswald, 1858).

Relativement au sang du cœur, Colin, en faisant usage des thermomètres *a maxima* (du plus petit calibre) de Walferdin, est arrivé à des résultats un peu différents : sur 93 mensurations comparatives des deux moitiés du cœur chez les chevaux, les ruminants et chez les chiens, il a trouvé 21 fois égalité de température pour les deux côtés, 45 fois la chaleur plus grande dans les cavités droites, 27 fois dans les cavités gauches.

Colin explique ce dernier phénomène par la formation de chaleur dans le poumon. — D'ailleurs, il suppose que la température du cœur ne dépend pas seulement du sang afférent, mais aussi de l'état thermique variable de l'estomac et des intestins (*Annales des sciences*, *Zoologie*, t. VII, p. 83-103).

Pour ce qui est des organes internes, on conçoit que toutes les expériences qui s'y rapportent, manquent chez l'individu sain.

On leur suppose à peu près la même température que celle des parties accessibles, mais protégées. — Jacobson et Bernhard (*Centralblatt.* 1868, p. 645) ont trouvé dans 15 cas le cœur gauche de 0°,12 à 0°,42 (C.) plus chaud que le cœur droit. — Dans deux cas seulement, la température des deux était égale. Ils ont trouvé aussi les cavités pleurales à l'état normal, de 0°,01 à 0°,02 plus froides que la cavité abdominale, et de 0°,02 à 0°,05 moins chaudes que le cœur gauche.

Les différences de température dans les parties servant de préférence à l'examen pratique sont assez insignifiantes quand la mensuration est faite avec soin. Parmi ces endroits, c'est le vagin et le rectum exempt de masses fécales, qui présentent la température la plus élevée ; de 1 à 4 dixièmes plus élevée que celle de la cavité axillaire. — La température de la cavité buccale tient le milieu, pourvu qu'il n'y ait pas eu de causes perturbatrices.

La température moyenne dans la cavité axillaire d'un individu sain étant de 37°, on peut aisément supposer que celle de la cavité buccale sera de 37°,1 à 37°,2, et celle du rectum vide et du vagin de 37°,3 à 37°,5. Mais les données des divers observateurs diffèrent un peu. — Comparez L. Fick (*Topographie thermique de l'organisme* — dans les *Archives de Müller*. 1853, p. 408).

Winckel (*Monatschrift für Geburtskunde und Frauenkrankheiten*, 1862, t. XX, p. 413) ; Ziemssen (*Pleurésie et pneumonie des enfants*, 1862, p. 10) ; Schrœder (*Archives* de Virchow, XXXV, p. 253).

Les différences sont beaucoup plus accusées dans les parties imparfaitement protégées de la peau extérieure. Le refroidissement étant ici considérable et changeant, les différences indiquées par le thermomètre n'ont presque aucune valeur. En revanche, les résultats obtenus à l'aide des appareils thermo-électriques dans la mensuration de points isolés, montrent qu'il y a des changements presque incessants de température dans ces parties, mais renfermés cependant dans un cycle restreint et subordonnés aux influences les plus diverses ; toutefois, les fluctuations continuelles de l'ondée sanguine n'y restent pas étrangères. Lombard (*Experiments on the relation of heat to mental Works*, analysé par Brown-Séquard dans les *Archives de physiologie normale et pathologique*. 1868, t. I, p. 670) a constaté que de semblables variations, par exemple à la peau de l'occiput, peuvent être produites sous la seule influence d'une activité psychique modérée.

8. Les différences de température des individus sains, dans diverses conditions sont toujours insignifiantes et ne dépassent pas quelques dixièmes de degré.

A de très-rares exceptions près, la température axillaire physiologique varie sous les influences et dans les conditions les plus diverses entre 362°, et 38°, ou du moins ne franchit que très-passagèrement ces limites.

W. Ogle (*On the diurnal variations in the temperature of the human body.* — *St-George's hospital reports*. 1866, t. II, p, 221) a indiqué une température minima un peu plus basse et une température maxima un peu plus élevée, mais il a trouvé le minimum de 36°,1 pendant une matinée d'hiver et le maximum de 38°,1 dans un bain turc.

Chez certains individus, d'ailleurs bien portants, mais d'une extrême irritabilité, notamment chez les enfants et chez les femmes, la mobilité de la température est un peu plus grande et dans des conditions analogues, les limites, précédemment indiquées, peuvent être franchies. Toutes les fois qu'un écart thermique est constaté, il faut se souvenir qu'on ne peut jamais garantir une santé réellement parfaite chez tous les individus jugés bien portants. De très-nombreuses recherches ont été faites sur les modalités de la température physiologique. Une énumération complète de toutes ces observations présenterait de grands inconvénients, ne serait-ce qu'à cause de leur valeur différente. Nous nous contenterons de mettre en relief les faits les plus importants.

9. Influence de l'age. — La température du fœtus dépasse à peine celle du vagin et de l'utérus de la mère (Bärensprung). Cette

différence, si minime qu'elle soit, a son importance en théorie : elle indique non-seulement que le fœtus possède des sources thermiques qui lui sont propres, mais aussi que les causes de réfrigération sont chez lui de toute autre nature ; le résultat final est cependant égal à celui de l'organisme maternel.

A la naissance, les enfants présentent en moyenne, selon Bärensprung (dans le rectum), une température de 37°,55 (30°,2 R.). — Sur 37 nouveau-nés, elle dépassait 37°,5 chez 26 et chez un seul elle descendait au-dessous de 36°,75. — Schäfer (*Dissertation*. Greifswald, 1863) a trouvé chez les nouveau-nés, avant la section du cordon ombilical, une température rectale supérieure à la température vaginale de la mère, 16 fois sur 23 cas ; deux fois elle lui était inférieure : la température moyenne du vagin étant de 37°,5, et dans le premier cas, la moyenne thermique atteignant 37°,8. On peut comparer à ce sujet les travaux de Wurster (*Berliner klinische Wochenschrift*. 1869, n° 37).

Immédiatement après la naissance, et surtout après le premier bain, les enfants perdent en moyenne 0°,7 à 0°,8. Leur moyenne est de 37°. Sur 22 enfants, il n'y en avait que 3 qui restassent au-dessus de 37°,5 et 8 qui descendissent au-dessous de 36°,75 (Bärensprung).

Dans les dix jours suivants, la température rectale remonte légèrement, et s'arrête en général entre 37°,5 et 37°,6 ; c'est-à-dire à un niveau un peu plus élevé que chez l'adulte. — Du sixième au huitième jour après la naissance, on observe souvent une nouvelle petite élévation. — Voir également Förster (*Journal für Kinder Krankh.* 1862).

Du reste, les différences entre les observations isolées sont beaucoup plus grandes chez les nouveau-nés que dans un âge plus avancé ; chez eux en effet, le moindre vagissement peut déjà provoquer une augmentation thermique. Dans la soirée, ils présentent également une élévation qui peut atteindre un demi-degré et qui est plus grande encore vers midi.

Chez des nouveau-nés, en apparence très-bien portants, on observe, assez exceptionnellement, il est vrai, des écarts de température allant jusqu'à deux degrés qui ne se montrent pas, dans les mêmes conditions, chez l'adulte.

Ce fait peut s'expliquer de deux façons : ou bien les nouveau-nés ont en général une température moins constante et moins uniforme, ou bien ils sont sujets à des troubles morbides plus faciles à méconnaître que chez les adultes. — Cette particularité se retrouve dans les premières années de la vie.

Finlayson (*The normal temperature in children*. 1869) a constaté que les fluctuations quotidiennes sont plus grandes chez les enfants que chez les adultes.

Chez les enfants bien portants, on n'observe pas de différences notables avec les progrès de l'âge. Tout au plus, peut-on dire que la température moyenne tombe de 1 à 2 dixièmes de la première enfance à la puberté ; à partir de cette époque de la vie jusqu'à la cinquantaine, et même jusqu'à soixante ans, elle diminue encore du même chiffre et remonte un peu à partir de la soixantaine pour se rapprocher, notamment chez les octogénaires, de la température moyenne du premier âge. — Cette température, relativement élevée chez les vieillards, semble un phénomène extrêmement curieux quand on songe aux différences considérables dans la respiration, la nutrition et l'exhalation de l'acide carbonique, et si l'on réfléchit aux idées traditionnelles émises sur l'activité vitale à cet âge. — Peut-être cette élévation thermique se rattache-t-elle à la perspiration cutanée, amoindrie par suite de l'état d'anémie de la peau.

Consultez, sur la température sénile, John Davy (*Philosophical Transactions*. 1844, p. 59).

10. Influence du sexe. — Quant au sexe, il n'y a pas à noter de différences notables dans la température. — Elle est peut-être légèrement plus élevée chez les femmes adultes que chez les hommes du même âge. Cependant, les observations ne sont pas assez nombreuses pour nous permettre d'établir, à cet égard, une règle fixe et générale. — Davy est arrivé à un résultat contraire ; il est vrai que ses recherches sont insuffisantes (*Medical Times*. 24 septembre 1864).

11. Influence des races, des professions, du genre de vie. — Livingstone (*Travels in south Africa*, p. 509) affirme avoir observé que la température des Africains était inférieure de deux degrés à la sienne. D'un autre côté, la température des Islandais serait,

d'après Thomsen (*Ueber Krankheiten und Krankheits-Verhältnisse auf Island und den Paröerinseln*, p. 24) un peu plus élevée que la sienne (en moyenne = 37°,27 sous la langue).

Jusqu'ici, nous ne possédons encore aucun fait qui nous autorise à admettre une différence même fort minime de température selon la position sociale, c'est-à-dire entre les pauvres et les riches, malgré la différence qui existe dans l'alimentation.

Les professions, pourvu qu'elles ne soient pas insalubres, ne paraissent exercer aucune influence.

Il faut donc nécessairement admettre que la production thermique, bien que sans doute très-variable, trouve, à l'état hygide, sa compensation dans une élévation correspondante de la dépense thermique.

12. Différences individuelles. — Abstraction faite de l'âge, du sexe, de la race, du genre de vie et des influences accidentelles, la température moyenne n'est pas la même chez tous les individus à l'état de santé. Il est vrai que, sur ce point, nous ne possédons pas un grand nombre d'expériences faites sur des sujets dont la santé n'a jamais été altérée ; mais, s'il est permis de tirer une conclusion de recherches faites sur d'anciens malades rétablis, ayant vécu dans les mêmes conditions, comme, par exemple, dans la même salle d'un hôpital et soumis au même régime, on peut admettre que la température de ces différents individus n'est pas absolument la même et qu'elle oscille entre 36°,5 et 37°,8.

Je n'ai trouvé chez eux aucune condition physique qui put rendre compte de ces différences individuelles, cependant assez tranchées. Il importe de prendre ces faits en considération, afin de ne pas regarder comme pathologiques certaines températures normales. Chez les animaux soumis aux expériences physiologiques, on a également constaté des différences individuelles encore plus accusées.

13. Fluctuation quotidienne de la température physiologique. — Chez les individus à l'état de santé, la température présente de légères variations quotidiennes, suivant le moment de la journée.

Un certain nombre d'observateurs ont fixé leur attention sur ce point.

D'après Lichtenfels et Fröhlich (*loco citato*), les écarts quotidiens de la température physiologique atteignent à peine une moyenne de un demi-degré. — Suivant ces auteurs, la température la plus basse se montre de 10 heures du soir à une heure de la nuit et, dans la matinée, entre 6 heures et 8 heures; la plus haute dans l'après-midi, entre 4 et 5 heures. — Selon Damrosch (*Deutsche Klinik*. 1853, p. 317), la température s'élève d'environ $\frac{1}{2}$° entre 7 heures et 10 heures du matin, descend de 0°,$\frac{2}{10}$ à 0°,$\frac{2}{10}$ entre 10 heures et une heure, remonte jusqu'à 5 heures du soir de $\frac{2}{10}$ à $\frac{3}{10}$ pour redescendre de $\frac{3}{10}$ à $\frac{5}{10}$ jusqu'à 7 heures du soir. La rémission de midi fait souvent défaut. L'élévation la plus constante a lieu de 7 heures à 10 heures du matin et l'abaissement thermique de 5 heures à 7 heures du soir. La température à 7 heures du soir est fréquemment égale à celle de 7 heures du matin, mais souvent aussi elle est plus basse.

Suivant Ogle (*St-George's hospital reports*. 1866, t. I, 221), la température la plus basse est celle de 6 heures du matin, puis commence l'ascension qui se prolonge bien avant dans la journée. — Cette élévation et cette descente sont indépendantes du sommeil.

Jürgenten (*Deutsche Archiv für klin. Med.* 1867, t. III, p. 165) place le maximum diurne entre 4 heures et 9 heures du soir, le minimum, entre 2 heures et 8 heures du matin.

14. Influence de la menstruation, de la grossesse et des couches. — La menstruation normale chez la femme bien portante reste ordinairement sans effet sur la température du corps : ainsi que l'affirment tous les observateurs dignes de foi et comme je l'ai moi-même constaté. En revanche, il y a parfois des ascensions de la température pendant les règles que l'on doit positivement considérer comme fébriles et qui, tantôt, sont accompagnées d'autres troubles fonctionnels, tantôt constituent le seul phénomène pathologique.

La grossesse n'exerce à peu près aucune influence sur la température. Dans les deux derniers mois seulement, la température du vagin semble un peu plus élevée. Dans la matinée, la moyenne est de 38°,15 (minimum = 37°,9 ; — maximum, 38°,35) et le soir de 38°,22 (minimum = 38°,1 ; — maximum, 38°,65).

Selon Schröder (Virchow's *Archiv*, t. XXXV, p. 253), l'utérus gravide présente une température qui dépasse de 0,3 celle de l'aisselle, de 0,15 celle du vagin. Cette élévation est sans doute produite par la température du fœtus.

Immédiatement avant l'ACCOUCHEMENT, on n'observe pas d'ascension. Pendant le travail, on constate une augmentation de quelques dixièmes (0,20 à 0,25). Le thermomètre s'élève un peu au moment des douleurs expultrices et redescend ensuite quand elles ont cessé.

Les fluctuations quotidiennes physiologiques ne sont pas essentiellement modifiées. Pendant la parturition, la température moyenne du matin est plus élevée de 0,18, celle du soir de 0,25 qu'avant cet acte : elle serait également plus haute de 0,07 dans la deuxième période de l'accouchement que dans la première. — Selon Hecker, la température monte d'autant plus que les douleurs expulsives sont plus intenses et plus rapprochées ; mais les observations de cet auteur ne sont pas suffisamment nombreuses pour établir la réalité du fait. — Schröder a trouvé chez les accouchées une plus grande différence entre la température de l'aisselle et du vagin et celle de l'utérus que chez les femmes enceintes : (la température de l'utérus chez les premières dépasse de 0,83 celle de l'aisselle et de 0,175 celle du vagin). — Dans son récent ouvrage, il considère comme très-variable et très-inconstante la température des accouchées et suppose que chez elles la plus ou moins grande dépense de chaleur serait d'une importance majeure.

Immédiatement après l'accouchement, Bärensprung a noté un abaissement thermique pouvant aller jusqu'à 36°,2 et en moyenne de 37°,1 (le minimum se présente dans le cas où l'accouchement a lieu entre minuit et midi). Winckel n'a observé cette diminution thermique que dans le cas où la parturition avait lieu pendant la rémission diurne. — Schröder a trouvé les plus basses températures chez les femmes qui étaient accouchées à 11 heures du matin. — Winckel a constaté une légère élévation dans les 12 premières heures après l'accouchement et un abaissement correspondant dans les 12 heures suivantes.

Grünewald estime à 37° le minimum moyen de la température axillaire pendant les couches régulières : sur 57 accouchées, la température la plus basse était : chez 3, de 36°,6 ; chez 9, de 36°,8 ; chez 45, de 37° et au delà. Les températures maxima dépassaient plusieurs fois 38°, surtout dans les cas où il y avait de la constipation avec une sécrétion lactée excessive. Cet observateur considère comme suspecte chez les accouchées toute température qui dépasse 37°,8 (30°,2 R.). Schröder a même démontré que les accouchées qui tombent malades dans la première semaine de leurs couches, peuvent présenter, au début, un état thermique complétement normal. Il fait remarquer en outre que la température puerpérale présente deux facteurs : 1° des fluctuations quotidiennes régulières (ascension jusqu'à 5 heures du soir, diminution jusqu'à 1 heure du matin) ; 2° une augmentation dans les premières 24 heures et une rémission dans les 12 heures suivantes. — Par conséquent, l'état thermique varie un peu suivant l'heure de l'accouchement. — La température peut atteindre le maximum entre 5 heures et 8 heures du soir environ, si l'accouchement a eu lieu dans la matinée, le minimum (vers minuit) s'il a eu lieu dans les premières heures de la matinée, parce qu'il y a coïncidence dans le premier cas entre l'ascension quotidienne et la première élévation thermique produite par les couches ; dans le deuxième, l'abaissement quotidien coïncide avec la première diminution thermique post-puerpérale.

Winckel assure qu'après les quatre premières heures d'abaissement, la température commence à remonter peu à peu ; en outre, la température quotidienne vespérine est ordinairement plus élevée que celle du matin, mais la fluctuation diurne est faible. Le degré de la température est, en général, proportionnel à la sécrétion lactée. Cette dernière est-elle abondante et régulière, la température s'accroît avec elle pendant trois ou cinq jours ; et si la sécrétion lactée est tarie comme chez les femmes qui ne nourrissent pas, on observe, dans ce cas, une diminution progressive de la température.

Winckel dit, en outre, que les primipares aussi bien que les multipares, qu'elles allaitent ou non, ne présentent aucune différence au point de vue de la température ; que les suites de couches régulières restent aussi sans effet sous ce rapport ; enfin que la température moyenne des accouchées est un peu plus élevée que la moyenne normale physiologique.

Faut-il cependant admettre une plus grande mobilité de la température pendant les couches? C'est un point que nous discuterons dans notre partie pathologique.

D'ailleurs, suivant Winckel, les différences entre les températures axillaires et vaginales restent presque tout à fait parallèles chez les accouchées, même dans les cas de maladie du vagin ou de l'utérus. Schröder a trouvé que, chez les accouchées, la différence entre la température utérine et les températures axillaire et vaginale, diminuait et que, dans l'utérus, elle ne dépassait que de 0°,28 celle de la cavité axillaire et de 0°,11 celle du vagin.

Consultez, pour les modalités de la température pendant la grossesse et l'accouchement, et dans les couches normales : Hecker in *Annalen des Charité Krankenhauser*. 1854, p. 333; Winckel : *Temperatur-Studien bei der Geburt und im Wochenbett* in *Monatschrift für Geburtskunde*. 1862. Bd. XX, p. 409, et 1863, Bd. XXII, p. 321 ; Grünewald : *Ueber die Eigenwärme gesunder und Kranker Wöcherinnen* in *Petersburger medic. Zeitung*. 1863, Bd. V, p. 1 ; Oscar Wolf : *Beitr. zur Kenntniss der Eigenwärme im Wochenbett : Marb. dissert.* 1866 ; Baumfelder : *Beiträge zu den Beobachtungen der Körperwärme, der Puls- und Respirations frequenz im Wochenbett : Leipzig. Dissert.* 1867 ; Schröder (*loco citato* et in *Schwangerschaft, Geburt und Wochenbett*. 1867, page 177) ; Squire (*Lancet*. 1867, n° 10).

15. Influence du repos, de la contraction musculaire et du travail. — Le contraste entre le repos et le mouvement est difficile à expliquer au point de vue de son action sur la température qui ne peut être éclaircie par le simple examen des faits.

Helmholtz a montré que la contraction d'un muscle est accompagnée d'une augmentation de la température. Plus récemment encore, Solger, Heidenhain, Meierstein et Thiry, ont entrepris d'importantes recherches sur ce sujet. Ces auteurs ont constaté entre autres phénomènes que, dans le premier moment de son excitation, le muscle se refroidissait légèrement (cette *oscillation thermique négative* a été vérifiée plus tard par Heidenhain), puis il se réchauffait ; mais cette caléfaction n'était nullement proportionnée au travail mécanique ; qu'en outre, le muscle développait plus de chaleur à l'excitation, si on l'empêche de se contracter que dans le cas opposé ; qu'avec un poids égal et une fatigue progressive, la chaleur développée par la contraction diminuait plus promptement que l'exercice mécanique ; qu'avec un fardeau croissant, la chaleur augmentait jusqu'à une certaine limite et décroissait ensuite.

Conformément à la théorie de J. R. Mayer, il faut supposer qu'à l'état de repos, les forces de tension chimiques qui sont mises en liberté par la combinaison de la substance oxydable avec l'oxygène, se transforment complétement en chaleur ; tandis que, dans le cas de mouvement, une partie de ces forces se changerait, à l'aide des muscles, en travail mécanique. D'où il résulte que la production thermique doit être plus grande, à l'état de repos. Il faut encore noter que le refroidissement par la respiration et la transpiration est moindre pendant le repos. D'après une citation de Mayer (*Die organische Bewegung*, p. 95), Dauville a, en effet, trouvé 40°,2 sur un nègre couché au soleil dans la plus parfaite immobilité, et seulement 39°,75 chez le même individu pendant qu'il travaillait au soleil.

Mais, tandis que dans le corps en activité, une partie de la force dégagée par les processus chimiques est perdue pour la production thermique, parce qu'elle est consacrée au travail mécanique et qu'elle se transforme en mouvement ; en revanche, l'échange des matériaux nutritifs est simultanément exagéré par le travail, la quantité d'oxygène absorbé est accrue par la fréquence même de la respiration, la circulation est plus active et, partant, le nombre des globules rouges soumis à l'action de l'oxygène devient aussi plus considérable dans un temps donné, l'action chimique d'où résulte la production de chaleur devient donc plus étendue et plus rapide. Mais l'emploi d'une partie des forces au fonctionnement mécanique ne compense pas complétement l'excès de leur production. La force produite dans l'activité musculaire par l'action chimique accrue qui l'accompagne est ordinairement bien plus grande qu'il ne le faudrait pour sa transformation en travail. — Déduction faite du fonctionnement mécanique, il reste encore un excédant de chaleur.

Le cerveau, à l'état de repos, produit 155 calories par heure et 251 pendant le même temps dans l'activité psychique. Ce surcroît de chaleur est éliminé du corps de l'individu sain par une série d'actes tels que : respiration accélérée, circulation périphérique plus active, et par conséquent, refroidissement cutané plus rapide par la transpiration, par les sueurs, etc.... Il en résulte que les conditions opposées s'équilibrent et se compensent, à savoir : d'un côté, la dépense de force produite par le fonctionnement mécanique et par une réfrigération plus active et, d'autre part, l'excès de production déterminé par l'augmentation des processus chimiques ; de sorte, qu'en réalité, la différence entre la température dans l'état de repos et celle qui se produit pendant le travail est presque insignifiante.

John Davy a étudié l'influence qu'exerce les mouvements du corps sur la température. Voici les résultats auxquels il est arrivé en se plaçant dans diverses conditions : la température sublinguale variait après un mouvement actif entre 98°,7 et 99°,4 Fahrenheit (=37° — 37°,5 C.), dans une promenade en voiture, elle était de 97° à 97°,7 F. (=36° — 36°,5 C.). — Dans les régions tropicales, la température montait plus encore pendant un mouvement actif, tandis que le minimum observé dans une promenade en voiture était presque aussi bas que dans les climats tempérés (dans un cas seulement, le maximum atteignait 99°,7 (=37°,6 C.).

Breschet et Becquerel (*loc. cit.*) ont constaté, à l'aide de la mensuration thermo-électrique, une augmentation thermique de 1° dans un muscle qui se contractait depuis cinq minutes.

Les expériences de Speck (1863. *Archiv der Vereins für wissenschaftl. Heilk.*) ont démontré que, pendant les efforts violents, la température s'élevait un peu. A en juger d'après l'exhalation considérable d'acide carbonique, on aurait dû s'attendre à une production bien plus grande de chaleur dans le corps. L'abaissement de la température, aussitôt après la cessation des efforts, prouva, en outre, que les forces régulatrices de la température agissaient avec autant de promptitude que d'intensité. Le corps n'avait, pour ainsi dire, été que surpris pendant un moment, par cette augmentation thermique temporaire et peu après, le refroidissement avait développé une action assez puissante pour que la température normale fût rétablie ou qu'elle descendît même au-dessous du degré habituel. D'ailleurs, dans les quelques expériences où les efforts n'avaient pas amené la transpiration, il n'y avait pas eu augmentation de température et l'élévation thermique la plus forte correspondait aux cas où les sueurs avaient été les plus abondantes.

D'après Kernig (*Experiment. Beiträge*, p. 41), le décubitus détermine une diminution de quelques dixièmes de degré dans la température de la cavité axillaire comparée à celle que produit la position verticale ou assise.

Récemment, Obernier (*De l'insolation*, p. 80) a recherché l'influence des mouvements sur la température. Des marches de 30 à 35 minutes firent monter la température d'un demi-degré et au delà (la fréquence du pouls fut accrue bien davantage : de 20 à 44 pulsations ; à l'exception d'un cas où elle resta stationnaire). Une marche forcée d'une heure et demie, éleva la température de 1° à 1°,2 (le pouls, de 30 à 48 pulsations).

Le fait bien connu d'un coureur chez lequel on constata 39°,6 après une course d'une heure, ne doit pas être rangé au nombre des effets de la fatigue musculaire à l'état de santé, car le sujet présentait de nombreux symptômes morbides.

D'après la théorie de Mayer, la production thermique, résultat des échanges nutritifs, n'est employée dans la contraction musculaire qu'autant que cette dernière est appliquée à une fonction mécanique réelle.

L'observation directe de Béclard confirme cette thèse ingénieuse. Il a trouvé (*De la contraction musculaire dans ses rapports avec la température normale. — Arch. génér.* 1861, t. XVII, p. 21 à 40 ; 157 à 180 et 257 à 279) que la quantité de chaleur produite par la contraction d'un muscle est plus grande si cette contraction est statique que si elle produit un travail mécanique utile. Il a constaté, en outre, que la quantité de chaleur qui se perd dans un muscle avec un pareil travail correspond exactement à l'effet mécanique produit. Il arrive aussi à ce résultat que les deux produits de la contraction musculaire : la chaleur et le travail mécanique utile, étaient la commune expression de l'action chimique qui se passe dans le muscle.

Liebermeister (*Reichert's Archiv*, 1862, p. 661) a contesté l'influence exercée sur la température par des respirations amples et fréquentes.

16. Influence des efforts intellectuels. — Cette influence

paraît moindre que celle des efforts physiques. — D'après John Davy, la température, après un effort intellectuel, n'est montée qu'à 98° à 98°,7 F. (= 36°,6 à 37° C.) dans les climats du Nord; tandis que, dans les régions tropicales, ce même effort détermina une ascension thermique bien plus considérable qui atteignit 98,°1 et même 104 F. (= 36°,7 à 38° C.). — D'après Lombard (*Experiments on the relation of heat to mental Works*, analysé dans les *Archives. de Physiologie*, t. I, p. 670), on constate à la tête, dans l'état de repos intellectuel, des modifications thermiques nombreuses, mais toujours insignifiantes (0°,01); mais toute impression psychique exigeant de la réflexion provoque une élévation de la température. — Les fortes contentions d'esprit déterminent une augmentation de $\frac{1}{4}$ à $\frac{1}{2}$ degré.

A l'état de santé, le sommeil n'exerce pas d'action sur la température. D'après les connaissances que nous possédons actuellement, il nous est permis de dire que pendant le sommeil la production et la perte de chaleur se font équilibre.

17. Influences thermiques. — Action de l'air, de l'eau et de l'humidité. — L'influence du froid extérieur et de la chaleur ambiante sur la température de l'homme sain présente souvent, malgré sa simplicité apparente, des conditions très-complexes dont on doit tenir compte si l'on veut arriver à une appréciation exacte et rigoureuse des expériences.

En premier lieu, ce ne sont pas toujours le froid ou la chaleur qui agissent exclusivement sur l'organisme, mais ils se rattachent eux-mêmes à un milieu quelconque dont l'influence simultanée ne doit pas être négligée. — Ainsi, dans un bain froid ou chaud, il faut tenir compte de l'action de l'eau, dans l'atmosphère froide ou chaude, on doit avoir égard à son degré de sécheresse ou d'humidité: et il n'est pas toujours possible de calculer exactement la part qui revient exclusivement à l'agent thermique et celle qui appartient aux influences secondaires.

Mais, toutes choses égales d'ailleurs, l'analyse est encore plus complexe et plus difficile quand il s'agit d'apprécier l'effet thermique des applications froides ou chaudes.

Cette action est en effet extrêmement compliquée, car elle offre à étudier une succession ininterrompue de processus :

L'*action physique* primitive, directe et immédiate du froid est de soustraire de la chaleur; celle des températures plus élevées empêche le refroidissement et communique elle-même du calorique. Ainsi, le froid tend à abaisser la température générale du corps et la chaleur à l'élever.

Mais à côté de cette action physique primitive vient se placer une *action physiologique* secondaire qui produit des effets plus ou moins opposés aux premiers. Sous l'impression du froid, les capillaires de la peau se resserrent, et cette constriction diminue la quantité normale de sang qu'ils renferment. La masse sanguine se trouvant ainsi plus restreinte, la réfrigération du sang est amoindrie, et partant, l'action du froid devient moindre. — Sous l'influence de la chaleur extérieure, au contraire, les petits vaisseaux se dilatent tant que la température ambiante dépasse celle du corps; le refroidissement du sang est ainsi augmenté. L'action de la chaleur rend plus abondante la sécrétion sudorale et l'évaporation de la sueur à la surface du corps devient une nouvelle et puissante cause de réfrigération. Mais le surplus de froid qui reste est bientôt compensé par un surcroît dans la production de chaleur tant que l'organisme conserve sa constitution normale; et lorsque la réfrigération est moindre ou cesse complétement, la production de chaleur est également diminuée.

Les élévations ou abaissements de la température qui se produisent au moment des applications thermiques sont donc très-éphémères; elles sont bientôt effacées par les modifications que subit la production de chaleur. — Ce n'est pas, d'ordinaire, immédiatement que l'équilibre se rétablit : après la réfrigération artificielle, la production thermique devient souvent plus grande qu'il ne le faudrait, et l'abaissement de température est bientôt suivie d'une caléfaction exagérée. — L'inverse a lieu dans le cas d'élévation artificielle de la température. Ainsi, après un bain froid, la température du corps est ordinairement plus élevée; au sortir d'un bain chaud, au contraire, on éprouve plutôt une sensation de froid; dans les régions tropicales aussi bien que pendant les fortes chaleurs de l'été, rien n'est plus rafraîchissant qu'un bain tiède ou une aspersion d'eau très-chaude. — Cet effet est, il est vrai, en partie compensé par la dilatation des capillaires cutanés, qui favorise l'élimination de la chaleur; mais les circonstances les plus insignifiantes peuvent augmenter l'un ou l'autre de ces effets et donner ainsi naissance à des troubles. — La réaction peut même avoir des conséquences plus durables. Mais ces effets persistants ne se produisent pas chez des individus sains, et la température reprend bien vite son niveau habituel. Dans des conditions opposées, il peut survenir des écarts thermiques considérables.

Il en résulte encore d'autres différences : l'influence des agents thermiques s'exerce d'abord sur le point même de leur application, puis elle s'étend aux parties voisines et sous-jacentes, gagne les endroits les plus éloignés pour se répandre ensuite à l'organisme tout entier. Or ces effets n'étant pas uniformes, les combinaisons les plus multiples peuvent encore se produire. Enfin, il faut considérer que, lorsqu'il s'agit d'apprécier les résultats de certaines influences extérieures et, par conséquent, des effets thermiques, les dispositions individuelles pèsent, en général, beaucoup dans la balance. — Ces idiosyncrasies, si nombreuses dans l'état pathologique, ne manquent pas d'exercer dans l'état de santé, leur influence puissante, en particulier sur la réaction.

Si le milieu dans lequel s'exercent les influences thermiques consiste en air humide ou en un liquide, les conditions deviennent plus complexes encore. Un liquide ou de l'air humide à une basse température, mis en contact avec le corps humain, lui soustrait de la chaleur à un bien plus haut degré que le froid sec ; les effets du refroidissement sont donc encore plus considérables ; mais, en revanche, le mouvement de réaction peut, à son tour, suivre la même progression.

En outre, les résultats dépendent de la durée de l'effet thermique, de son uniformité ou de ses changements; enfin de l'état de repos ou de mouvement du milieu réfrigérant. En résumé, on peut conclure que les effets des influences thermiques sont loin d'être aussi simples que l'on serait tenté de le croire tout d'abord. — Ainsi s'expliquent les nombreuses contradictions que présentent entre elles les observations isolées, et l'on apprend de la sorte à ne pas s'empresser d'ériger en loi les faits observés sur des animaux soumis à expérience ou sur des individus sains examinés isolément.

Nous allons citer ici (plutôt comme exemple qu'avec la prétention de présenter une énumération complète) les résultats les plus importants fournis par les expériences relativement à l'influence qu'exercent le froid et le chaud.

En ce qui concerne l'application extérieure de l'eau froide, Fleury, entre autres, a constaté un abaissement de température allant jusqu'à 34° et même jusqu'à 29°. Speck (*Archiv für gemeinschafliche Arbeiten*, 1860, p. 422) a trouvé, au moment de l'application d'une douche froide, une petite élévation de la température buccale ; après 10 minutes de séjour dans un bain à 22°, un abaissement de 1°,25 de la température prise au même point. C'est Liebermeister qui a fait les observations les plus intéressantes sur l'action thermique des bains. Sous l'influence de l'eau froide appliquée sur la surface du corps d'un individu sain, dans des conditions régulières, il n'a jamais observé d'abaissement de température dans l'aisselle ; mais un tel effet se produisait sous l'action de l'eau chaude. — Cet abaissement est le résultat de la production augmentée de chaleur. — Dans un bain de 20° à 23° (16° à 18° R.), la production thermique est trois ou quatre fois plus grande que la production moyenne ordinaire ; dans un bain à 30° (21° R.), elle est le double. Dans un bain à la température du sang, la production thermique dépasse faiblement la quantité ordinaire.

Kernig a recherché en détail l'influence des bains de 25°,7 à 36°, et il est arrivé à conclure que la perte de chaleur est en raison directe des déperditions subies ; plus celles-ci sont considérables, plus grande est la réfrigération. (*Experimentelle Beiträge zur Kenntniss der Wärme regulirung beim Menschen*. 1864, p. 169.)

Schuster (d'Aix-la-Chapelle) (*Deutsche Klinik*, 1864, n° 22) a trouvé dans quelques expériences, faites sur lui-même et sur un de ses aides, que, dans un bain de 37°,6 à 41°, la température rectale s'élevait notablement. Il a publié des observations sur le même sujet dans les *Archives de Virchow* (XLIII, p. 60).

D'un autre côté, l'action réfrigérante se fait sentir bien manifestement sur les régions les plus exposées du corps (telles que le nez, le front, les mains, les pieds) et la différence de température peut aller jusqu'à 6 ou 7 degrés ; Tholozan et Brown Sequard (*Journal de physiologie*, t. I, p. 497) ont même constaté qu'en plongeant la main dans de l'eau très-froide, elle perdait en peu de temps (3 à 17 minutes) environ 10° à 18°, tandis que, pour la réchauffer, il fallait beaucoup plus de temps (38 minutes étaient nécessaires après une immersion de 3 minutes, et si elle durait 10 minutes, le retour de la chaleur exigeait plus d'une heure de temps). — L'influence de cet abaissement thermique local sur la température générale est tout à fait insignifiante ; parfois même celle-ci semble accrue par la réfrigération partielle ; — enfin, l'autre main, se trouvant exposée à l'air libre, se refroidit à mesure que l'eau froide produit une impression douloureuse sur la main immergée.

Bärensprung a prouvé que l'eau courante enlevait plus de chaleur que l'eau stagnante et que le refroidissement le plus considérable était produit par des vêtements mouillés et agités par le vent.

Hoppe (*Virchow's Archiv*, t. XI, p. 462) a remarqué que l'humidité du corps entravait la calorification quand l'évaporation était empêchée, mais qu'une perte de chaleur excitait sa production.

Il a, en outre, constaté que la température du rectum d'un chien, exposé à l'air d'une étuve chauffée de 60° à 70°, montait d'un degré après 35 minutes, de 2° après 41 minutes. Remis à l'air extérieur, sa température tombait, dans l'espace d'un quart d'heure, à son niveau primitif, et quelques minutes après, encore plus bas. Le même abaissement au-dessous de la normale a été constaté par Hoppe après un bain chaud : la température s'abaissait d'autant plus que son ascension précédente avait été plus grande. Enfin, il a remarqué qu'une perte de chaleur considérable et continue maintenait la température à son maximum, tandis qu'une déperdition faible et constante la faisait baisser.

Lehmann, Böcker et Kirejeff, ont étudié l'action thermique des bains locaux (bains de siége et autres). Le dernier de ces auteurs a remarqué (*Virchow's Archiv*, t. XXII, p. 496) que la température générale s'élevait légèrement dans un bain de siége chaud, mais que cette augmentation thermique se dissipait promptement à la sortie du bain. — Dans un bain de siége froid, la température générale s'abaissait de 2° ; mais immédiatement après le bain, elle remontait, dépassant même le niveau normal et atteignait en 2 ou 3 heures son maximum plus élevé d'un degré que la température ordinaire et d'un $\frac{1}{2}$° que la température maxima présentée par les individus soumis à l'expérience pendant les jours où ils ne prenaient pas de bains.

Hagspiel a montré que les applications topiques de glace peuvent abaisser la température des viscères abdominaux et du rectum (*Leipzig Dissertation*, 1857). Après une application glacée d'une heure, la température de la cavité abdominale tombe de 37° à 35°,25.

Suivant Binz (*Beobacht. zür innern Klinik*. 1865, p. 159), la glace appliquée sur le ventre produirait une descente considérable de la colonne mercurielle d'un thermomètre placé sous la paroi abdominale, mais celle-ci serait nulle dans le rectum.

Lichtenfels et Fröhlich, en étudiant l'influence de l'ingestion d'eau froide sur la température, ont constaté une diminution manifeste (de $\frac{1}{10}$°, six minutes après avoir avalé la valeur d'une chopine de liquide à la température de 18° et de $\frac{4}{10}$° dans le même espace de temps si l'eau ingérée était à 16°3).

D'autres observateurs ont reproduit ces expériences ; ainsi Winternitz (*Oesterr. Zeitschrift für prakt. Heilkunde*. 1865, p. 130), après avoir absorbé six verres d'eau à 4°,6 pris à des intervalles de dix minutes, trouva sa température abaissée de 1°,4 après 70 minutes, mais il éprouva des troubles pathologiques (nausées, éructations). Dans une autre expérience (p. 168), après l'ingestion de quatre verres d'eau à 6°,7 pris à des intervalles de 15 à 20 minutes, la température descendit de 0°,8 dans l'espace de cinq quarts d'heure ; dans ce cas aussi il avait eu des éructations.

En été, la température humaine est plus élevée qu'en hiver (de 1 à 2 dixièmes de degré). Dans les saisons très-chaudes, l'augmentation thermique peut devenir encore un peu plus considérable.

John Davy, en passant d'une région tropicale dans un climat plus tempéré, avec une différence moyenne de 11°,11 dans la température atmosphérique, a constaté une diminution de 0°,88.

Brown Sequard (*Journal de physiologie*, t. II, p. 551), dans un voyage en France, avec une température atmosphérique de 8°, a trouvé chez huit personnes en bonne santé, âgées de 17 à 55 ans, une température buccale de 36°,625 ; huit jours après la température ambiante étant de 25°, la moyenne s'était élevée à 37°,428, et neuf jours après cette dernière expérience, il a constaté, sous l'équateur, le thermomètre marquant à l'ombre 29° que la moyenne de la température humaine était de 37°,5 ; enfin six semaines plus tard à 37°,4 de latitude sud et avec 16° de température extérieure :

la moyenne thermique de l'homme était retombée à 37°23. — Les différences observées par Eydoux et Souleyet sont encore plus minimes (*Comptes rendus de l'Académie des sciences*. 1838, t. VI, p. 456).

John Davy (*on the Effect of air of different temperature on animal heat* in *Philosophic. Transact.* 1845, p. 61) a cru remarquer une élévation notable de la température chez les individus qui séjournent dans des lieux trop chauffés. Ses observations ne sont ni assez nombreuses ni assez précises pour fournir des résultats concluants. Il a, en outre, pratiqué des mensurations thermométriques à Constantinople, dans une saison où la température atmosphérique variait de 31° à 94° F. Les différences qu'il a notées dans la température linguale variaient entre 97° et 99° F. (— 36° à 37°,2 C.). — Dans son mémoire (*on the Temperature of man within the tropics; Philosophic. Transactions*. 1850), il arrive, entre autres conclusions, aux deux suivantes : La température moyenne de l'homme, sous les tropiques, est de 1° F. plus élevée que dans les climats tempérés ; les fluctuations quotidiennes ne sont pas les mêmes dans les deux régions.

Voyez encore, au sujet de l'influence de la température ambiante, le chapitre intitulé : *Causes des écarts morbides de la température*, p. 7.

18. Influence de la pression atmosphérique sur la température humaine. — Je la crois à peu près nulle, car je n'ai pas constaté de modifications thermiques dans différents états du baromètre.

Cependant, Vivenot (*Jahrbuch der Gesellschaft der Aertze zu Wien*, t. XI, p. 113-146) a trouvé dans une chambre remplie d'air comprimé que, durant l'augmentation de pression atmosphérique, la température montait d'environ 0°4, qu'elle retombait pendant que la pression était à son maximum et qu'à la fin, elle pouvait être plus basse qu'au commencement.

19. Influence de l'alimentation. — La nature et la quantité des aliments introduits dans le corps, bien que ceux-ci soient les matériaux de la thermopoïèse, n'exercent qu'une très-faible influence sur la température, tant que l'individu est en état de parfaite santé ; quoiqu'il soit incontestable que la nature, la quantité et la

qualité des aliments ingérés contribuent puissamment à la production thermique; cette relation indéniable se trouve évidemment compensée par une perte correspondante de chaleur et l'équilibre n'est pas troublé ou du moins ne subit qu'un dérangement passager.

Les REPAS, dans l'état de santé, n'ont ordinairement qu'une très-faible action sur la température. D'après Bärensprung, la température ne s'élèverait que de 0°,6 entre 2 heures et 6 heures (c'est-à-dire après le dîner), et à ce moment de la journée, l'ascension se fait aussi sans cela.

Le souper (à 8 heures du soir) est peut-être capable de ralentir modérément l'abaissement thermique qui survient normalement à cette heure.

Ogle a noté que l'élévation normale dans la fluctuation quotidienne était surtout marquée après le premier déjeuner, si celui-ci était très-copieux, qu'elle l'était moins après le second déjeuner et que le principal repas pris le soir n'imprimait qu'un simple ralentissement dans la diminution thermique qui, d'ordinaire, se produit à cette heure.

La suppression d'un de ces trois repas ne modifie que très-légèrement la fluctuation quotidienne.

Toutes les fois que le repas agit autrement, il est permis de supposer que l'individu ne se trouve pas dans des conditions tout à fait normales, ou que les aliments ingérés ont exercé une influence nocive.

Jürgensen a reconnu qu'une nourriture abondante, prise après une longue abstinence, est capable de produire une augmentation thermique assez considérable (de plus d'un demi-degré) (*Deutsches Archiv für klin. Med.*, t. III, p. 177).

Le MANQUE DE NOURRITURE n'exerce d'influence appréciable sur la température que lorsque la santé commence à être altérée. Selon Lichtenfels et Fröhlich, du dixième au quinzième jour d'une diète sévère, la température s'abaisse graduellement de $\frac{5}{10}$° — $\frac{8}{10}$°; cette diminution thermique est accompagnée de sensation de froid; mais après le vingtième jour, la température remonte de $\frac{5}{10}$° et le refroidissement subjectif disparaît. Les remarquables effets de l'inanition, signalés pour la première fois par Chossat, sont du domaine de la pathologie.

20. INFLUENCE DES BOISSONS ALCOOLIQUES ET FERMENTÉES. — En expérimentant ces substances, il ne faut pas négliger l'action concomitante que peut exercer la température qu'elles possèdent au moment de leur ingestion.

Lichtenfels et Fröhlich ont vu leur propre température baisser d'environ 0°,5 dans l'espace d'un quart d'heure après avoir bu deux ou trois litres de bière contenant 3 à 4 pour 100 d'alcool ; cette diminution thermique persista durant plus d'une heure et demie.

Le vin et l'eau-de-vie exercent également une action dépressive sur la température. — De nombreux observateurs ont confirmé ce fait en réfutant les opinions contraires, et récemment encore, Cuny Bouvier (*Pflügers Archiv*, 1869, p. 370) a reconnu que des doses faibles d'alcool faisaient toujours diminuer la température du corps (en produisant une accélération du pouls) ; mais cette action est momentanée et très-éphémère. — D'après le même auteur, l'alcool à hautes doses peut diminuer de plusieurs degrés la température (en augmentant en même temps la force et la fréquence du pouls). [Voyez aussi son mémoire le plus récent : *ueber die Wirkung des Alkohols auf die Temperatur*, 1869 ; et Godfrin : *de l'Alcool, son action physiologique, ses applications thérapeutiques*, 1869.]

Le mode d'action de l'alcool n'est pas encore bien connu :

Il paraît lié en partie au ralentissement de la nutrition, et, d'autre part, à une plus grande déperdition de chaleur à la surface du corps.

Mais ici les effets physiologiques et pathologiques (toxiques) sont très-difficiles à séparer ; je renvoie donc le lecteur au chapitre suivant.

Les boissons alcooliques chaudes peuvent, au contraire, faire monter la température : le punch chaud (à 50° environ) élève la température de 0°,1 à 0°,3 dans l'espace d'une demi-heure à une heure.

L'acide carbonique (eau de Seltz, etc...) produit tout au plus un abaissement de deux dixièmes de degré, qui est en général compensé après une demi-heure.

Le café fort détermine une élévation de température qui atteint son maximum (2 à 4 dixièmes) au bout d'une heure environ.

Le thé chinois (pris à la température du sang) agit d'une façon semblable, mais son action est plus faible et de plus courte durée.

21. Influence des émissions sanguines sur la température. — L'influence d'une émission sanguine n'est pas très-grande à l'état de santé ; cependant après une abondante saignée, la température s'élève de plusieurs dixièmes et revient progressivement dans les jours suivants, à l'état normal ; mais plus tard encore, elle peut momentanément descendre même au-dessous du niveau habituel (Bärensprung). Après de fortes saignées faites sur les animaux, on voit parfois la température tomber considérablement (Marshall Hall). Suivant Frese (*Virchow's Archiv*, t. XL, p. 303), une abondante saignée est immédiatement suivie d'un abaissement de plusieurs degrés dans la température, mais peu d'heures après se produit une augmentation qui dépasse rarement l'état thermique antérieur à l'émission sanguine. En présence des difficultés dont est entourée l'étude de ces influences, il est impossible de poser à cet égard des principes sûrs et précis.

22. En résumé : toutes les variations thermiques, à l'état de santé, sont presque toujours insignifiantes. — Que ces écarts de température soient l'effet d'un acte spontané ou d'influences externes, ils n'en sont pas moins passagers.

Dès qu'une modification thermique s'est produite, il y a une tendance manifeste de la température à réagir en sens inverse.

Toutes les fois que la production de chaleur s'est momentanément accrue dans le corps, non-seulement il s'opère bientôt des pertes thermiques correspondantes, mais encore la production thermogénique elle-même est pendant longtemps amoindrie. — Lorsque la recette thermique est diminuée, les dépenses sont également plus restreintes ; si enfin les pertes sont excessives, elles sont bientôt compensées par une production surabondante.

Tel est le mystère de l'organisme. — Tant qu'il est sain, tout s'y passe dans un ordre merveilleux et le moindre dérangement accidentel y est promptement réparé.

V

CAUSES DES ÉCARTS MORBIDES DE LA TEMPÉRATURE

I. L'observation thermométrique elle aussi montre combien la santé et la maladie se touchent de près et comme elles se confondent insensiblement.

Entre les degrés thermiques hygides et les degrés pathologiques, le pas à franchir est presque imperceptible, et il est impossible d'indiquer, ni en général, ni dans les cas isolés, le point où cesse la santé, où commence la maladie. Entre l'état normal et l'état pathologique se trouve un espace intermédiaire fort minime.

Il en est de même des causes qui peuvent produire des écarts dans la température.

Il y a des influences qui déterminent d'une façon absolue, chez tout individu qui les subit, des modifications thermiques. Mais pour un grand nombre d'autres influences, leur effet dépend de la prédisposition de celui qui s'y trouve exposé et souvent aussi de circonstances accidentelles.

Les mêmes influences qui, chez un individu sain, ne produisent aucune modification thermique, ou du moins ne déterminent qu'une légère modification ne dépassant pas les limites du cycle normal, peuvent occasionner des écarts plus ou moins considérables et morbides chez un autre individu sain, mais dont la force de résistance est moindre, ou chez un malade dont la température n'était pas auparavant altérée.

Mais les influences exercées sur la température n'entrent pas seulement en ligne de compte, en tant que produisant un écart morbide de la température antérieurement normale, mais aussi parce qu'elles modifient les températures déjà morbides. Les mêmes circonstances qui altèrent l'équilibre normal de la température et agissent ainsi comme causes d'écarts pathologiques peuvent également produire des écarts ultérieurs quand l'équilibre thermique est déjà dérangé.

Mais leur action sur l'individu qu'elles rendent malade et sur celui chez lequel l'on constate déjà un écart de température n'est pas toujours la même, et l'on ne saurait nullement induire l'effet qui est produit sur le malade, de la nature seule de l'influence ou de son mode d'action sur l'état de santé.

Pour juger cet effet, il importe infiniment de savoir dans quel état se trouve le corps malade, quelle est la nature de la forme morbide qui le frappe, quelle est l'intensité, la régularité ou l'irrégularité de la maladie, la période de son évolution, en un mot, l'ensemble des conditions de l'individu malade.

Par conséquent, si déjà le fait d'une action morbigène et thermo-perturbatrice sur des individus préalablement sains ne dépend pas seulement de la nature de cette influence et de son degré, mais aussi, à beaucoup de points de de vue, de l'idiosyncrasie de l'individu atteint et de maintes autres circonstances accidentelles, à plus forte raison faut-il mettre en ligne de compte pour apprécier les résultats d'une influence perturbatrice sur des malades à température déjà anormale, tout l'appareil compliqué des conditions morbides.

Une seule et même influence peut donc produire des effets très-différents et même opposés.

2. Le point commun de l'action des influences thermo-perturbatrices n'est pas dans l'augmentation ou la diminution de la production ou de la dépense de chaleur, mais dans une régulation plus imparfaite que dans l'état de santé.

A l'état de santé, il peut se produire plus ou moins de chaleur, mais aussitôt la dépense se règle sur le plus ou le moins de recettes thermiques.

A l'état de santé aussi, la dépense de chaleur peut être excessivement grande ou petite, mais la production thermique se règle exactement sur la quantité de la perte.

Voilà pourquoi, le résultat final, c'est-à-dire la hauteur de la température, reste toujours à un point déterminé aussi bien que le poids du corps, que la moyenne quotidienne de la sécrétion urinaire, que le nombre des respirations, que la composition du sang et qu'en général l'organisme dans son ensemble et dans chacun de ses systèmes les plus importants.

Quand, chez un malade dont la température est d'ordinaire normale, il se produit sous des influences qui n'altèrent pas encore la température de l'individu sain, un écart thermique, voici comment il faut le comprendre : bien que la régulation de sa température suffise encore pour les conditions ordinaires, elle devient insuffisante sous des influences un peu plus fortes. — Une pareille mobilité de la température chez des individus malades, mais à température encore normale à l'ordinaire, peut se ranger encore plus ou moins parmi les fluctuations de l'état de santé, mais les écarts deviennent plus frappants et plus excessifs à mesure que le pouvoir de résistance ou de régulation devient moindre ou les influences plus prépondérantes.

Les influences qui amènent chez un individu sain une élévation morbide de la température la produisent de cette façon : ou bien il s'opère une modification unilatérale si considérable de la production ou de la dépense thermique, que la compensation devient impossible ; ou bien elle provoque une maladie dont un des éléments est un bilan mal équilibré entre le débit et la recette.

Tout écart, en effet, de l'élévation thermique est une preuve que la compensation entre la production et la dépense est incomplète.

La régulation n'est pas suspendue, mais elle ne peut plus maintenir la constance normale de la température. — Parfois la production et la perte se couvrent toujours de façon à ce qu'un certain équilibre persiste, mais c'est un équilibre qui se tient à un autre niveau qu'à l'état de santé, et qui, en tout cas, est plus instable qu'à l'état sain.

3. On conçoit aisément que l'équilibration défectueuse de plusieurs fonctions qui, à l'état normal, se compensent, peut avoir divers points de départ et différentes sources.

Les pertes thermiques peuvent devenir si considérables, que la production la plus excessive ou du moins la plus grande augmentation possible soit impuissante à les compenser.

La dépense thermique peut être empêchée à tel point que, avec une production très-restreinte et réduite à son minimum, un arrêt thermique devienne inévitable.

La production peut être tellement augmentée, que tous les appareils de réfrigération, ou du moins ceux dont l'organisme peut disposer dans ce cas, ne suffisent pas pour rétablir l'équilibre.

La production thermique peut être diminuée à tel point que, si restreinte que soit la dépense, elle ne fournisse pas de compensation suffisante.

En outre, l'augmentation de la recette et la diminution de la dépense, et *vice versa*, peuvent encore se combiner de différentes façons et cumuler leurs influences perturbatrices ; l'augmentation et la diminution peuvent encore ne pas être les mêmes en différents endroits du même organisme.

Les rapports des processus compensateurs réciproques peuvent encore, au lieu de se faire avec la rapidité nécessaire, être lents, tardifs et interrompus. Avec tout cela, il est encore très-probable qu'à l'état de maladie, il ne s'agisse pas toujours, seulement du plus ou moins de productions ou de pertes par rapport à l'état de santé, mais aussi de nouvelles sources de productions thermiques étrangères à l'état hygide, et d'un autre côté de nouvelles voies de déperdition qui manquent au corps sain.

Au nombre de ces nouvelles sources des productions thermiques, il faut citer les destructions plus ou moins rapides des tissus, [destructions qui ne sont pas imaginables sans processus chimiques], la formation des produits chimiques ultimes anormaux de la dénutrition ; enfin il n'est pas impossible qu'il puisse se produire dans le corps sans participation de l'oxygène, des produits fermentescibles qui deviennent une nouvelle source thermique, comme cela se produit à l'extérieur de l'organisme (c'est peut-être ce qui a lieu dans les maladies zymotiques).

Parmi les nouvelles voies de déperdition se rangent encore les pertes abondantes de liquides, les détritus nécrobiotiques (masses d'extravasations et d'exsudats) dans le corps, où il ne se produit pas de chaleur, mais qui en reçoivent.

Mais bien que, dans les maladies, l'équilibre soit troublé, l'organisation du corps se met à l'abri d'un excès de disproportion et est capable d'opérer après une perturbation d'une durée plus ou moins longue un rétablissement de l'équilibre ; soit que l'augmentation excessive unilatérale de la production ou de la dépense revienne à la normale ou même descende plus bas, soit que les activités compensatrices, d'abord insuffisantes, s'accroissent peu à peu, ou qu'en premier lieu, il s'ouvre de nouvelles sources de production ou de déperdition. — L'organisme offre à cet effet des procédés aussi complexes qu'ingénieux ; prenons, par exemple, l'accroissement de la chaleur : il augmente le mouvement du cœur, ce mouvement pousse le sang chaud avec plus de rapidité à travers les vaisseaux vers la surface, ce qui fait que dans le même temps une quantité plus grande de sang vient en contact avec le milieu ambiant plus froid et qu'il peut être refroidi plus complétement. En outre, la chaleur augmente le besoin de respirer, les mouvements des organes respiratoires sont accélérés et l'air réfrigérant est amené en plus grande quantité.

L'anémique, avec les corpuscules sanguins, diminués de nombre, produit, il est vrai, moins de chaleur, mais ses vaisseaux superficiels se contractent et la réfrigération de son sang est limitée, et ainsi de suite...

Il reste donc, même dans les maladies, une certaine régulation seulement avec des fluctuations moins étendues, et le retour à l'équilibre est ainsi préparé et effectué pourvu que, dans l'intervalle, les causes originelles de la perturbation de l'équilibre (c'est-à-dire de la maladie) soient écartées et qu'il ne s'en ajoute pas de nouvelles dans le cours de la maladie.

Quand ces efforts naturels font défaut et que les moyens artificiels ne sont pas capables de les remplacer, quand, par conséquent, les perturbations de l'équilibre entre la production et la perte deviennent insurmontables, il n'y a pas non plus de rétablissement ; et quand les disproportions et les écarts deviennent trop grands d'un côté ou de l'autre, l'état de la température, à lui seul, peut déjà produire la mort.

Ces faits, à peine contestables en principe, peuvent être constatés, plus rarement, il est vrai, dans les cas isolés.

S'il est déjà impossible de déterminer, chez un individu sain, la somme de chaleur produite ou dépensée dans un temps donné, il l'est encore davantage de désigner, même approximativement, les sources et les moyens de productions ou les quantités de dépenses thermiques et la participation respective des parties isolées dans une maladie spéciale ou dans un cas morbide individuel, et dans une certaine période de sa marche.

Les combinaisons sont si nombreuses et si variables et souvent formées simultanément de conditions antagonistes, elles ont trait en partie à des endroits si inaccessibles du corps ; les grandes ou petites modifications dans les fonctions de chaque organe sont si multiples et si complexes, que même une évaluation approximative devient impossibilité ou fiction.

Nous ne pouvons déterminer que le résultat, la modification de l'élévation de température ; les facteurs qui concourent à ce résultat échappent à l'observation directe, et c'est à peine si on peut les évaluer approximativement par des voies indirectes.

Puisque l'on ne peut parvenir (et l'on ne parviendra sans doute jamais) à ramener à ses vraies conditions et d'une façon calculable les modifications thermiques du corps malade, il faut donc songer à établir un rapport empirique aussi sûr que possible entre la manière d'être de la température du corps malade et certaines influences, états ou processus.

4. Les *causes* qui sont capables d'amener un écart morbide dans la température ou de modifier un écart morbide préexistant, sont :

1° Les influences extérieures ;
2° Conditions et dispositions individuelles ;
3° Processus organiques.

Dans les cas particuliers, ces causes sont combinées de la façon la plus complexe et, vu leur inextricabilité, il peut paraître impossible de séparer de la coopération des influences et circonstances les plus multiples, la part qui revient à chacune, de ramener leurs effets à leurs éléments et de les rendre palpables dans leur simple nécessité.

Par conséquent, bien que, pour l'action des perturbations thermiques, l'observation clinique juge en dernier ressort, il est cependant parfaitement justifié qu'on ait eu recours, presque dès le début, à l'expérience, c'est-à-dire à la production artificielle de processus morbides simples.

Les résultats de l'examen expérimental de différentes influences sur la température des animaux ou des hommes à l'état de santé, bien qu'en eux-mêmes offrant le plus grand et le plus incontestable intérêt, ne peuvent cependant être utilisés qu'avec prudence et circonspection, pour accuser la façon dont l'organisme humain se comporte vis-à-vis des influences nocives extérieures et morbides. Il est vrai que quelques-uns des effets expérimentaux coïncident ou présentent une analogie saisissante avec des influences qui frappent accidentellement un homme sain, et le rendent malade, ou qui, chez un homme déjà malade, produisent des modifications dans sa température.

Mais il ne faut pas négliger cette circonstance, que les résultats obtenus sur des animaux sains ne sont pas absolument applicables à l'homme ; car le cycle thermique normal de ce dernier est beaucoup moins étendu que celui des animaux soumis aux expériences; par exemple : les lapins peuvent donner des résultats très-trompeurs, à cause des variations considérables de leur température, produites déjà par la simple contention.

Il en est à peu près de même pour les expériences sur l'homme sain, quoique les effets de certains agents thérapeutiques puissent être étudiés avec fruit chez eux ; mais il faut se garder d'appliquer, sans plus ample informé, les résultats de ces expériences à des organismes malades, car il est possible que ces résultats y soient tout autres et diffèrent suivant les états pathologiques.

Dans beaucoup de maladies, par exemple, il y a des conditions irréalisables expérimentalement.

Les résultats expérimentaux servent admirablement à appeler l'attention sur certains effets, à guider dans l'analyse des faits complexes, à examiner des suppositions fondées sur des cas pathologiques ; mais ces résultats ont partout besoin du contrôle de l'observation clinique, à l'exception des influences traumatiques et toxiques, pour lesquelles ils fournissent immédiatement des données assez nettes.

Les matériaux cliniques sont extrêmement nombreux et permettent de noter des faits généraux relativement à de certaines influences amenant des écarts thermopathologiques et touchant les conditions accidentelles plus ou moins étrangères à la maladie elle-même qui, pendant son cours, influent sur la marche de la température ; mais ces matériaux présentent cependant de très-grandes lacunes et ne sont souvent pas sûrs ; il faut apporter beaucoup d'attention et posséder une grande expérience thermométrique pour dégager les faits dans leur intégrité du conflit des circonstances accessoires et de la multiplicité de leurs combinaisons. Entre autres choses, il ne faut pas négliger de faire la distinction entre les effets des influences accidentelles sur la température des malades et les effets des mêmes influences quand elles produisent en même temps une véritable amélioration ou une aggravation dans la maladie elle-même ou dans un de ses principaux symptômes. Évidemment, il n'est pas indifférent qu'après un effet accidentel, toute la maladie ait été améliorée ou aggravée, ou que les conditions thermiques seules soient changées, sans être accompagnées d'une modification essentielle dans la maladie. De même, il faut savoir reconnaître si l'écart de température produit chez des individus antérieurement sains sous une influence quelconque, est la conséquence pure et simple de cette influence, ou s'il ne dépend pas d'une modalité spéciale de la maladie, dont l'un des éléments est une élévation anomale de température.

5. Les influences qui exercent une action dépressive sur la température, peuvent agir de plusieurs façons :

Soit en soustrayant du calorique au corps ou en augmentant ses pertes thermiques.

Soit en diminuant ou même en empêchant l'afflux du sang vers la partie soumise à l'examen (la température du liquide sanguin pouvant être normale ou bien au-dessus ou au-dessous de la norme).

Soit enfin en affaiblissant simplement la production de chaleur dans le corps.

On ne peut nullement indiquer avec précision le mode d'action des influences thermo-dépressives ; une seule et même cause pouvant d'ailleurs agir souvent par différentes voies ; mais la même cause peut agir en même temps ou alternativement en sens opposé ; c'est-à-dire en augmentant la température. L'effet primitif peut subir ainsi une compensation telle, que la température elle-même n'en soit pas modifiée ; mais il faut nécessairement que la compensation soit restée imparfaite pour que l'influence dépressive se fasse sentir sur la température.

Les observations expérimentales et cliniques touchant l'élévation de la température tant générale que locale, sont relativement beaucoup plus nombreuses que les précédentes.

Une augmentation de la température générale au-dessus de la norme doit avoir sa raison d'être, soit dans une production accrue, soit dans une moins grande dépense de chaleur, soit dans ces deux causes réunies. — Pas plus que pour la diminution thermique, on ne peut évaluer ici la part relative qui revient à chacune de ces deux conditions.

Comme, d'autre part, une cause d'augmentation thermique peut aussi exercer, d'une manière ou de l'autre, une action dépressive secondaire et compenser ainsi l'hyperproduction de la dépense amoindrie, l'élévation de la température est peut-être le résultat de facteurs différents et complexes.

Dans l'augmentation thermique locale aussi bien que dans celle qui se fait sentir sur toute la surface du corps, il n'est pas toujours certain que l'élévation observée corresponde à un accroissement réel de chaleur ; car il peut être simplement relatif et produit par l'afflux d'une plus ou moins grande quantité de sang possédant sa température normale, vers le point observé ou vers la périphérie du corps tout entier ou bien, enfin, résulter de ce que les dépenses thermiques ont été moindres au niveau de l'endroit soumis à la mensuration.

6. Les degrés les plus bas de la température ambiante sont le plus sûr moyen de soustraire du calorique au corps humain ; et si leur action est intense et prolongée, ils abaissent à tel point la température que la mort en est la conséquence inévitable.

A. Walther (de Kiew) a étudié les conséquences du refroidissement artificiel (Virchow's *Archiv*, t. XXV, p. 414 et Reichert's *Archiv*, 1865, p. 25). Le minimum auquel il a pu réduire la température des lapins avant que la mort ne s'ensuive a été de 9°. Des animaux refroidis jusqu'à 18° et 20°, et plongés ensuite dans un milieu ambiant dont la température n'était pas plus élevée que la leur, perdirent la faculté de recouvrer leur température initiale propre. — En revanche, Walther a pu, à l'aide de la respiration artificielle, ramener ces animaux à leur température normale. — Certains d'entre eux soumis à la réfrigération et artificiellement réchauffés, conservèrent pendant quelques jours une température fébrile (jusqu'à 42°) mais revinrent ensuite à l'état normal.

Nous manquons d'observations exactes relativement à l'influence pathogénique directe du froid sur les individus sains.

Il est vraisemblable que la mort par congélation se produit (chez l'homme) de la même façon que chez les lapins de Walther, bien qu'à une température beaucoup moins basse.

Dans les maladies causées par le froid, il existe toujours des conditions complexes : les degrés de température que l'on y constate ne peuvent pas être regardés comme la conséquence immédiate de l'action du froid.

En revanche, les observations relatives aux effets exercés par le froid sur des individus présentant une température fébrile, sont de la plus grande importance ; puisque le froid passe pour être un des plus précieux agents antipyrétiques et antiphlogistiques, et qu'à ce titre, il est très-largement mis en usage dans les maladies fébriles et surtout dans le traitement des fièvres typhoïdes.

L'action des boissons et des injections froides est éphémère et fugace.

Les lotions froides, les applications glacées et les bains de siége froids sont plus efficaces ; mais leur influence ne paraît pas s'étendre bien au delà du point d'application et n'imprime à la température générale qu'une modification très-légère ou même le plus souvent nulle.

L'action de l'eau plus ou moins froide employée sous forme de draps mouillés enveloppant le corps tout entier, de bains complets, de douches ou d'aspersion, est beaucoup plus intense et plus marquée. L'utilité de ces procédés hydrothérapiques appliqués énergiquement et avec plus ou moins de méthode, a été bien des fois éprouvée et quoiqu'il reste encore bien des lacunes à combler, il est certain cependant que ces agents sont d'une extrême puissance et qu'il n'existe pas de médications plus apte à amener des modifications favorables dans un cas grave, avec plus de certitude et d'intensité (voy. *Typhus abdominal*).

Il est vrai que les conditions et, à plus forte raison, les causes par lesquelles le froid agit sur l'abaissement de la température dans le frisson fébrile et influe sur l'évolution de la maladie, sont loin d'être parfaitement établies et le dernier mot n'est pas encore dit sur les conséquences, tant immédiates qu'éloignées, de cette méthode.

Certes, son effet dépend beaucoup de la façon dont elle est appliquée, du degré thermique de l'eau employée, de la durée de son action, mais, d'un autre côté, il est subordonné aux conditions morbides elles-mêmes, à l'intensité et à la période de la maladie. — L'effet n'est pas non plus simple de sa nature. Au moment de son application ou bien quand l'eau n'atteint pas le degré de froid voulu, la température s'élève et ne descend que sous le coup d'une action continue. Quand les applications ne sont pas assez souvent renouvelées, la réaction est d'autant plus certaine que la maladie est plus intense et plus récente, et souvent même on ne peut arriver à un résultat définitif qu'après des applications continuées avec énergie et persévérance.

Nous ne connaissons pas encore la cause prochaine des effets produit par l'hydrothérapie, sans doute c'est une erreur de croire que l'action de l'eau froide se réduit à une simple soustraction d'un excès nuisible de chaleur. Schröder (*Deutsches klinisches Archiv*, t. VI, p. 385) a trouvé que les bains froids diminuaient (dans le typhus) la sécrétion d'acide carbonique et d'urée et ralentissaient la nutrition tout entière. Wahl (*Petersb. Med. Zeit.*, 1867, t. XII, p. 341) place l'action principale du bain froid dans son influence sur les nerfs et les centres nerveux ; il suppose que cette action fait défaut quand la température est en voie d'ascension, et il conseille de n'appliquer le froid que pendant les rémissions ou au moment des exacerbations thermiques, parce que, dans ce dernier cas, l'élimination de la chaleur qui peut être accumulée, exerce une influence salutaire. Après l'application extérieure du froid, la réaction est si puissante que l'on peut avoir recours avec succès à des applications froides de courte durée, mais énergiques, pour augmenter une température extrêmement basse : une température de collapsus, par exemple.

7. Une température plus élevée que celle du sang ou à peu près

égale, exerce, quand elle est très-prolongée, une influence morbifique et ascensionnelle sur la température.

Cl. Bernard (1859. *Gaz. méd.*, t. XIV, p. 462) a trouvé que les animaux exposés à une haute température extérieure, périssent dès que leur température propre dépasse de 4 à 5° la normale.

Obernier (*de l'Insolation*, 1867) a constaté une élévation de la température chez les animaux exposés pendant un certain temps à une très-grande chaleur extérieure. Leur température s'abaissait d'abord légèrement (0°,4 et même moins), quand la chaleur ambiante s'élevait avec lenteur ; mais aussitôt que l'air ambiant s'élevait de 30 à 35°, la température commençait à monter, et d'ordinaire, atteignait un degré supérieur à celui de la chaleur ambiante.

La mort de l'animal survenait le plus souvent entre 44 et 45°, bien que l'air dans lequel se trouvait l'animal ne dépassât pas 40 à 41°. — Presque toujours, il y avait une augmentation *post mortem* de quelques dixièmes. Les animaux dont la température était montée à 41°,6 et même à 43°,8 ont pu revenir à la vie.

A. Walther a exposé des lapins garrottés, directement à la chaleur du soleil de 30 à 34°. — La température monta jusqu'à peu près 46°, après quoi l'animal succomba. La température *post-lethale* s'accrut encore jusqu'à 50°. — A l'autopsie, on constata une anémie des viscères, à l'exception des poumons qui étaient hypérémiés et des muscles qui étaient aussi rigides que s'ils avaient été soumis à la coction. Walther est d'avis que, dans ses expériences, l'augmentation thermique n'est que la conséquence de la diminution dans la perte de chaleur. Pour ce qui est de l'augmentation *post mortem*, il l'attribue à un développement calorifique dû à la rigidité musculaire (*Bulletin de l'Académie de Pétersbourg. Berliner Centralblatt*, 1867, p. 391).

Chez l'homme, on observe aussi assez souvent une augmentation morbide de la température par suite d'une élévation excessive de la chaleur extérieure. — Dans le chaud été de 1865, j'ai constaté chez la plupart de mes fiévreux des températures excessivement élevées ; la raison en était indubitablement dans l'impossibilité de conserver les salles assez fraîches; donc, dans l'insuffisance de la dépense thermique nécessaire aux malades, vingt-cinq personnes moururent dans ma clinique, du 5 juillet au 1er août, époque pendant laquelle la température *postméridienne* de l'atmosphère, à deux heures, était de 26°,6 C., six fois seulement dépassa 25° et six autres fois 30° (maximum = 34°).

Chez 23 malades, on prit la température, au moment fatal ; sur ce nombre, 6 avaient la température habituelle du collapsus (3 phthisiques, 1 cardiaque, 1 paludéen et 1 varioleux), 3 des températures subfébriles et modérément fébriles (2 phthisiques et 1 cancéreux) et 14 autres (donc, plus de la moitié !) de 40° et au-dessus, et voici dans quelles proportions :

40° — 1 cas d'ostéomyelite pseudo-rhumatismale ;
40°,5 — 2 cas de péritonite ;
41°,375 — 2 cas de typhus abdominal (fièvre typhoïde) ;
41°,75 — 1 cas de *delirium tremens ;*
42° — 1 cas de pneumonie et 1 cas ayant trait à une jeune fille de 23 ans qui mourut après une forte fièvre de quelques jours sans aucune localisation et dont le cadavre ne révéla l'existence d'aucune lésion appréciable ;
42°,25 — 1 cas de typhus abdominal et 1 de délire alcoolique ;
42°,875 — 1 cas de choléra ;
43°,25 — 1 cas d'insolation ;
43°,75 — 1 cas de septicémie puerpérale et 1 cas de ramollissement cérébral.

Jamais, ni avant ni après, je n'ai trouvé, même approximativement, des températures si élevées au moment fatal pendant une période si courte et en si grand nombre.

Plusieurs observateurs ont confirmé cette donnée de l'augmentation thermique rapide et considérable dans les cas où il y avait tous les symptômes de l'insolation. — Schneider (*Diss. Iéna : Zur Lehre von Sonnenstich*, 1867) a trouvé dans un cas suivi de mort plus de 40°, deux heures et demie après l'admission du malade à l'hôpital. — Helbig (trois cas d'insolation. *Leipzig Dissert.*, 1868) de même, Ferber (*Arch. für Heilk.*, t. IX, p. 487), 40° dans un cas de guérison. — Bäumler (*Med. sciences Gaz.*, vol. I, août 1868) 42°,9 dans un cas mortel, une heure après l'admission. — Levick a constaté 42°,8 (*Heat fever on Pensylvanian hosp. reports*, 1868, t. I, 369) dans un cas relatif à un homme de 55 ans et terminé par la guérison. — Même résultat dans un cas semblable chez un homme de 40 ans. Il rapporte en outre un certain nombre d'autres observations, parmi lesquelles une de Dowler où il y aurait eu jusqu'à 45°.

D'un autre côté, il est de règle que, dans une température inférieure à la normale, une élévation de la chaleur extérieure, ou l'emploi d'enveloppements chauds peuvent augmenter la température du corps.

8. L'application d'agents excitants à l'extérieur paraît provoquer plutôt un abaissement qu'une élévation de la température générale.

Montegazza (Schmidt's *Jahrb.*, 1867, t. I, p. 153) a trouvé que les douleurs chez les animaux, ainsi que chez les hommes, exerçaient une action dépressive sur la température.

Aux endroits sinapisés, la plupart des observateurs n'ont pas constaté d'augmentation thermique et Naumann (*Prager Viert.* 1867, t. XCIII, p. 133) prétend même avoir observé un abaissement de la température générale à la suite de la sinapisation.

Heidenhain a fait, au congrès des naturalistes, à Insprück, une communication portant que, d'après ses recherches, l'irritation des nerfs sensitifs a abaissé constamment et rapidement la température à l'exception des cas où il y avait une séparation entre le bulbe et la moelle ou quand il y avait de la fièvre.

9. Une hypérémie considérable provoquée mécaniquement peut augmenter la température ; de même que la diminution mécanique de l'afflux sanguin peut la diminuer.

Kussmaul et Tenner (*loc. cit.*) ont montré que, par la ligature des rameaux artériels émergeant de l'artère qui apporte le sang à une certaine partie, il se produit en ce point un plus grand afflux sanguin (par exemple, la tête après la ligature de la sous-clavière), et partant, une congestion, mais aussi une élévation de la température.

Brown-Séquard (*Comptes rendus de l'Acad. des sciences*, 1854, t. XXXVIII, p. 117) a trouvé que la température s'élevait sur la tête chez les animaux suspendus par le train postérieur et dont on tient la tête en bas.

D'un autre côté, un rétrécissement des vaisseaux par une cause quelconque amène dans la partie alimentée par eux, un abaissement de la température. Depuis longtemps déjà, la thérapeutique met à profit les conditions qui sont basées sur l'influence exercée sur la température par l'augmentation ou la diminution mécanique de l'afflux sanguin.

10. Les grandes pertes de sang ont, en général, pour conséquence chez les individus sains, aussi bien que chez les malades, un abaissement de température, compensé le plus souvent, après quelques jours ou même quelques heures, à moins que la mort ne s'en suive ou que la maladie ne prenne une autre voie.

Marshall-Hall a vu chez un chien terrier pesant 17 livres, à qui il avait enlevé 32 onces de sang, un abaissement de température de 37°,5 à 29°,45 auquel moment la mort eut lieu ; chez un autre chien, pesant 19 livres, la température tomba jusqu'à 31°,65 après émission de 30 onces de sang. (Comparez, en revanche, les expériences à saignées abondantes, faites par Frese et citées page 120.)

Après de fortes hémorrhagies des poumons, de l'estomac, de l'intestin ou de l'utérus, survient d'ordinaire chez les malades, d'abord un abaissement considérable de la température allant jusqu'au collapsus, même quand la température a été auparavant hyperpyrétique; le temps que met la température à s'élever aussi bien que le degré qu'elle atteint dépendent des conditions mêmes du cas.

Une perte de sang spontanée, même modérée, produit le plus souvent chez les fébricitants un abaissement passager de la température.

Les saignées pratiquées en temps opportun chez les malades, de même que les émissions sanguines locales produisent les mêmes résultats, quoique moins accusés ; il n'est pas rare de voir à leur suite la température, auparavant très-fébrile, approcher de la température normale ou même l'atteindre ; mais la réaction est d'ordinaire considérable.

Le plus souvent, la température remonte à son degré antérieur, ou même le dépasse. — La température ne peut être amenée à une réduction permanente qu'en tant que, avec la perte de sang, coïncide une amélioration sensible du processus morbide.

Il paraît être d'une médiocre importance pour le résultat que l'émission sanguine ait lieu sur un réseau capillaire ou sur un gros vaisseau ; en revanche, il importe beaucoup plus de savoir si la maladie est assez avancée pour admettre une action durable de l'émission du sang.

L'éruption des règles est précédée d'une augmentation de température beaucoup plus souvent dans les cas morbides que dans les cas hygides. — L'hémorrhagie elle-même a quelquefois pour conséquence un abaissement de la température précédemment élevée par suite d'une maladie ; en outre, les menstrues mettent souvent les femmes passagèrement dans la condition de tempéraments nerveux ou augmentent cette condition quand elle a existé auparavant, et il en résulte une grande variabilité de la température, ou bien elles se compliquent d'un accès de fébricule chez certaines personnes de nature irritable.

11. Chossat a, le premier, fait des recherches très-intéressantes sur l'influence de la *privation de nourriture*, sur l'abaissement de la température (1843. *Recherches expérimentales sur l'inanition. — Mémoire présenté à l'Académie des sciences. — Sc. math. et phys.*, t, VII, p. 438).

En outre, Schmidt, Lichtenfels et Fröhlich ont fait des expériences relatives à l'influence de la faim sur la température, et ils ont constaté que la privation de nourriture persistante produisait des décroissances considérables de température, sans exclure des ascensions relatives intercurrentes.

Dans l'état morbide, l'effet de la privation de nourriture n'est jamais nettement défini ; les observations pathologiques qui s'y rapportent ne sont d'aucune utilité.

12. L'*ingestion d'aliments* exerce, au contraire, sur les malades une action très-frappante, comparée à celle qui se produit à l'état de santé. L'alimentation peut produire une élévation considérable de température, non-seulement chez les malades dont le degré thermique est plus ou moins élevé, mais aussi chez ceux dont la température est normale ou l'est redevenue, et il ne faut pas pour cela que le malade ait commis un écart de régime ou ait repris des aliments avant d'avoir recouvré l'appétit ; mais avec l'alimentation

la plus légère, notamment avec la première ingestion de viande, dans la convalescence, au moment où l'appétit est extrêmement vif, on voit souvent la température s'élever de deux degrés et plus ; cette augmentation thermique peut persister ainsi plusieurs jours. Il va sans dire que l'ingestion d'aliments trop copieux ou contre-indiqués produit un effet analogue et souvent même beaucoup plus grave.

13. Une *constipation* durant plusieurs jours, quelquefois même l'absence de selles pendant vingt-quatre heures, surtout lorsqu'elle succède à des évacuations abondantes, donnent souvent lieu, chez les malades, à une augmentation de température. — La *rétention d'urine*, l'*aménorrhée*, peuvent également produire le même effet. C'est aussi la température qui indique souvent plusieurs heures à l'avance, l'imminence d'une hémorrhagie pathologique.

La *diarrhée*, surtout celle qui est artificiellement provoquée, abaisse ordinairement une haute température. Après une constipation opiniâtre et une élévation thermique persistante, il suffit d'une abondante évacuation alvine pour amener l'abaissement de la température ; mais la réaction qui lui succède est d'ordinaire assez considérable pour que la température puisse même dépasser son degré antérieur d'élévation.

La nature du purgatif ne paraît pas d'ailleurs exercer d'influence sur l'intensité de la dépression thermique.

Les *vomissements* ont, à cet égard, une action beaucoup plus puissante. Souvent même, ils sont accompagnés et suivis de véritables températures de collapsus. Mais, dans ce cas aussi, la réaction peut produire une élévation thermique.

14. L'*abaissement de température* produit par *action toxique de l'alcool*, s'accorde avec ce que l'on observe, bien qu'à un moindre degré, dans les effets physiologiques de cet agent. La dépression thermique provoquée par des doses toxiques, peut devenir très-considérable.

Duméril et Demarquay ont été les premiers à démontrer ce fait que beaucoup d'autres expérimentateurs ont confirmé après eux. Il est probable que l'absorption de l'alcool ralentit le mouvement nutritif ; mais il faut cependant remarquer que l'action dépressive de l'eau-de-vie sur la température est souvent suivie d'une réaction proportionnellement aussi intense. — Cependant, l'action de l'alcool exerce la même action dépressive dans les états fébriles, ainsi que plusieurs médecins anglais l'ont affirmé en se fondant sur l'observation clinique, et comme C. Bouvier l'a plus récemment démontré par la méthode expérimentale (Pflüger's *Archiv*, 1869, page 381).

Chez les alcooliques, toutes choses égales d'ailleurs, la température est ordinairement plus basse que chez les autres individus, et ils présentent fréquemment, dans le cours des maladies pyrétiques ou apyrétiques, des températures de véritable collapsus.

Il existe encore un certain nombre de substances plus ou moins toxiques qui exercent une action dépressive sur la température. Demarquay a démontré ce fait pour l'éther et le chloroforme.

Brown-Séquard (1849. *Comptes rendus des séances de la société de biologie*, n° 7, p. 102) range parmi les substances thermo-dépressives : l'opium, l'acide cyanhydrique, l'hyoscyamine, la digitale, la belladone, le tabac, l'euphorbe, le camphre, l'acide acétique, l'acide oxalique, les acides sulfurique, nitrique et chlorhydrique. Parmi les agents thérapeutiques, il y a des substances qui font baisser la température des fébricitants, auparavant élevée. Cette action est certaine pour la digitale (après l'administration de 3 à 6 grammes, répartis dans un espace de plusieurs jours), pour la vératrine, la quinine, le tartre stibié et le calomel.—Elle est moins sûre pour les acides, le nitrate de potasse et quelques autres sels. — Cette action dépressive est surtout marquée chez les enfants et chez les femmes qui sont doués d'une plus grande sensibilité.

15. D'autres *substances*, au contraire, *produisent une élévation de la température*. C'est un fait qu'on peut observer, en partie, chez les individus sains après l'absorption des agents toxiques ; en partie dans les maladies à température très-haute ou très-basse. — Dans cette catégorie se rangent : le café, le musc, le camphre. — C'est surtout le curare dont l'action thermique a été le mieux étudiée. Cl. Bernard avait déjà trouvé qu'il agit d'abord sur les nerfs vaso-moteurs et que l'élévation de la température n'est qu'un effet consécutif. — Voisin et Liouville (*Gazette des Hôpitaux*, 1866,

n° 109 et 111, et *Journal de l'anatomie et de la physiologie*, 1867, p. 114) ont produit chez l'homme, à l'aide d'injections sous-cutanées de curare, des accès complets de fièvre avec frissons, chaleur et sueurs, et des élévations de température allant jusqu'à 40°, accompagnées de tous les troubles fébriles de la circulation, des sécrétions et du système nerveux. Tscheschichin, au contraire, a trouvé que quelques minutes après l'injection du curare, il se produisait chez les animaux un léger abaissement thermique qui augmente jusqu'au moment où éclatent les convulsions ; alors la température commence à remonter insensiblement. — Fleischer, de son côté (Pflüger's *Archiv.*, 1869, p. 441), a confirmé l'action thermo-élévatrice du curare.

16. Billroth et Hufschmidt, O. Weber et Frese, ont démontré l'action pyrogène de certaines substances introduites dans la circulation.

Billroth et Hufschmidt (1864. *Archiv für klin. Chir.*, t. VI, p. 332) ont trouvé que, dans tous les cas où un liquide ichoreux ou du pus frais avaient été injectés dans le sang, il y avait une augmentation de la température rectale, sensible déjà deux heures après l'injection et atteignant son maximum dans un intervalle de deux à vingt-huit heures ; ils ont, en outre, constaté que le minimum de l'écart était de 1°, le maximum de 2°,2 ; qu'après une seule injection, l'acmé était ordinairement suivie d'une défervescence rapide ; qu'au contraire, après plusieurs injections, la mort survenait, précédée d'une certaine élévation de la température.

Bientôt après, O. Weber (1864. *Deutsche Klinik*, p. 495, et 1865, p. 13, 21, 33 et 53) a constaté, par des expériences analogues, l'effet pyrétogène (et phlogogène) du pus introduit dans le tissu sous-cutané, dans les cavités séreuses et dans le sang ; il a constaté, en outre, l'effet pyrétogène de l'injection du sang d'animaux pyémiques et septicémiques, et même du sang d'animaux affectés simplement de fièvres inflammatoires. Mais, dans ce dernier cas, l'augmentation thermique était peu considérable et ne dépassait pas 0°,65 à 1°,15.

Frese (1866. *Beiträge zur Ætiologie der Fiebers.* — Dissertat.) a encore plus multiplié ces expériences. Il a fait voir que le sang d'animaux fébricitants introduit dans la circulation d'un autre animal en bonne santé, quelle que fût la nature de la fièvre, provoquait une élévation de la température. Cette augmentation thermique suivait assez rapidement la transfusion : dans un cas, la température était déjà montée de 1° après deux heures et demie.

Mais, dans les cas observés par Frese, aussi bien que dans les expériences précédentes, l'élévation thermique n'était pas considérable. Dans les trois cas (où une partie du sang vicié fut, par mégarde, injecté dans le tissu cellulaire et y provoqua une inflammation locale), la température ne monta que de 0°,7 à 1°,3 au-dessus du maximum de l'animal bien portant. — Ce degré d'élévation ne se maintint pas longtemps (1 $\frac{1}{2}$, 4 $\frac{1}{2}$, 6 $\frac{1}{2}$ jours) et n'atteignit des températures reconnues fébriles chez l'homme que pendant un très-court espace de temps.

Voici ce que Frese a, de plus, vu et confirmé :

a. Les produits de décomposition des tissus, tant septiques qu'inflammatoires, introduits dans la circulation, soit qu'ils proviennent d'un organisme étranger, ou du sujet lui-même, provoquent une augmentation de température.

b. L'effet obtenu ne tient pas aux corpuscules du pus, mais à la sérosité purulente.

c. Par la cuisson et la filtration subséquente, la sérosité putride ne perd pas ses propriétés pyrogènes.

d. A l'état frais, la sérosité purulente possède au plus haut degré cette propriété.

e. L'injection d'un sang normal ne provoque pas la fièvre ; le sang injecté d'un fébricitant produit au contraire une action pyrétogène.

f. Le battage suivi de la filtration du sang fébrile ne lui enlèvent pas cette propriété qui ne doit donc pas être attribuée à la fibrine.

Dans ces derniers temps, E. Bergmann (1868. *Petersburger med. Zeitschr.*, t. XV, p. 16) a fait un grand nombre d'expériences relatives à l'action des matières septiques et inflammatoires, et il a constaté que, après l'injection de quantités, relativement faibles de matières délétères, la température revêt un caractère particulier et précis, revenant toujours sans exception de la même façon et, par conséquent, typique (ascension immédiate après l'injection, fastigium dans l'intervalle de la deuxième à la cinquième heure, retour à l'état normal dans trois ou six heures). Des altérations locales, développées sur place, peuvent empêcher la guérison et faire entrer des modifications dans la marche de la température. Ce caractère de la température reste le même que la matière injectée ait été composée de matières septiques ou inflammatoires, ou bien des produits normaux de dénutrition. Il semble même à l'observateur (p. 84) que, des injections de grande quantité d'eau ou de petites quantités de substances irritantes, il puisse s'ensuivre une altération thermique analogue, qui est constante après l'injection de liquides provenant de produits septiques ou inflammatoires.

A ces recherches expérimentales sur l'action pyrogène de substances animales introduites dans le sang, se rattachent les influences inconnues qui sont capables de produire chez l'individu atteint, des processus morbides spécifiques. Cependant, abstraction faite de la pyohémie et de la septicémie, la ressemblance est assez restreinte dans l'état actuel de la science, nous sommes loin de concevoir ou de pouvoir rapporter d'une façon claire et positive à la cause spécifique, le caractère de la température qui est excessivement particulier, précisément après avoir subi ces influences inconnues, mais sans doute spécifiques.

17. Breschet et Becquerel ont été les premiers (*Séances de l'Académie des sciences*, 18 octobre 1841) à appeler l'attention sur l'abaissement considérable de la température chez les animaux dont la surface extérieure est recouverte d'un enduit imperméable.

Ils ont rapporté que des lapins dont la peau rasée avait été recouverte d'un enduit de colle, de suif et de résine, avaient perdu dans l'espace d'une heure à une heure et demie, environ 14° à 18° C. de leur température et étaient morts peu de temps après.— Ces observateurs ont déjà fait remarquer que ce qu'ils avaient vu paraissait être en contradiction avec les idées généralement reçues sur les fonctions de la peau.

Cette observation a été complétement confirmée par plusieurs expérimentateurs, et récemment encore par Gerlach (Muller's

Arch., 1851, p. 43); Valentin (*Arch. für phys. Heilk.*, 1858, p. 433); Edenhuizen (in *Zeitschr. für rat. Med.*, 1863, p. 25).

En outre, Valentin a montré que, chez les animaux ainsi traités, les mouvements respiratoires étaient réduits au tiers ou même au quart, l'absorption d'oxygène et l'exhalation d'acide carbonique diminuaient plus encore (jusqu'à $\frac{1}{10}$); mais que, d'un autre côté, par l'augmentation de la température de l'air dans lequel se trouvait les animaux, le refroidissement a pu être évité, la respiration accrue, la gaieté rétablie et la terminaison funeste retardée bien que non empêchée. — Edenhuizen a trouvé que les animaux (lapins) périssaient même quand la peau n'était que partiellement enduite, aussitôt que $\frac{1}{6}$ ou $\frac{1}{8}$ de la surface avait été recouvertes. Plus l'enduit était étendu, plus l'abaissement de la température était considérable et rapide, et plus la terminaison funeste était prompte. Si une partie considérable de la surface extérieure reste libre, il est vrai, la température, la fréquence du pouls et de la respiration, s'abaissent aussi au commencement, mais les deux premières se relèvent vite et peuvent même dépasser le degré normal, tandis que la fréquence de la respiration reste amoindrie. Quand la surface restée libre est encore plus grande ($\frac{3}{4}$ à $\frac{2}{8}$), la fréquence de la respiration monte aussi après un abaissement initial, mais elle ne se maintient pas aussi longtemps au-dessus de la température que le pouls au-dessus du degré normal. — Si l'on ne recouvre que $\frac{1}{6}$ à $\frac{1}{8}$ de la surface, c'est la fréquence de la respiration qui prédomine, tandis que la température et la fréquence du pouls ne subissent qu'une élévation insignifiante.

Laschkewitsch (Richert's *Archiv*, 1868, p. 65) explique ce caractère par l'augmentation de la dépense thermique résultant de la dilatation paralytique des vaisseaux cutanés.

18. Les recherches les plus nombreuses ont été entreprises pour expliquer l'influence du système nerveux sur les modalités thermiques. Beaucoup de faits intéressants ont été acquis tant par la voie expérimentale que par l'observation clinique. — Il serait encore prématuré, même aujourd'hui, de donner une appréciation complète et définitive du mode d'action des nerfs sur la température.

Déjà, depuis longtemps, on possédait un certain nombre d'observations relatives à l'augmentation de la température périphérique, après la section expérimentale de la moelle ou dans les cas de lésions médullaires graves, en particulier, les recherches de Chossat (1820. *Mémoire sur l'influence du système nerveux sur la chaleur animale*) ; Brodie (*Medico-chirurg. Transactions*, t. XX, p. 146) ; Macartny (1838. *Treatise on inflammation*, p. 13) ; Fr. Nasse (1839. *Untersuchungen zur Phys. und Pathol.*, t. II, p. 115) ; surtout H. Nasse (*ibid.*, t, II, p. 190).

En opposition avec ces données, Flourens et Magendie avaient observé un abaissement de température après les lésions des nerfs. C'était un abaissement local quand des troncs nerveux étaient attaqués et un abaissement général quand la lésion portait sur des parties centrales.

S'appuyant sur ces derniers faits, qu'il considère à tort comme un phénomène constant, Cl. Bernard a fait (1852. *Comptes rendus de l'Académie des sciences*, t. XXXIV, p. 472) sa découverte surprenante de l'action qu'exerce la section de la partie cervicale du sympathique; il avait trouvé que, après la section du filet anastomotique des ganglions cervicaux, supérieur et inférieur, survenait aussitôt une élévation de température dans le côté correspondant de la tête; surtout marquée sur l'oreille du lapin. Il a trouvé, en outre, que la simple dénudation, le contact et la pression sur les ganglions ou les filets du grand sympathique avaient pour conséquence une congestion et un plus grand développement thermique. — Plus tard (1862. *Comptes rendus de l'Acad. des sciences*, t. LV, p. 232), il y ajouta d'autres communications, d'après lesquelles la section du plexus lombo-sacré ou du sciatique déterminait une élévation de la température dans la patte postérieure, et, de même, la section du plexus brachial, aux environs de la première côte, une élévation de la patte antérieure correspondante.

S'appuyant sur ces résultats, Bernard suppose une influence particulière du sympathique sur les vaisseaux et sur la calorification et sépare des nerfs sensitifs et moteurs le système sympathique qu'il considère comme composé de nerfs moteurs vasculaires et calorifiques.

Bernard formule ainsi son opinion :

1. La section des nerfs du sentiment, outre l'abolition du sentiment, produit la diminution de la température des parties.

2. Celle des nerfs du mouvement, outre l'abolition du mouvement, donne également lieu à un refroidissement des parties paralysées.

3. La destruction du nerf sympathique qui ne produit ni l'immobilité des muscles ni la perte de sensibilité, amène constamment une augmentation très-considérable de la température.

Les questions les plus importantes qui se rattachent à ces résultats expérimentaux sont les suivantes :

1° L'augmentation thermique est-elle en rapport avec l'hyperémie consécutive à la section du sympathique ?

2° La chaleur, bien que considérablement élevée dans l'oreille du côté lésé comparativement à l'autre et à l'élévation de la température avant la section, reste-t-elle dans les limites de la température des organes internes de l'animal ?

Si l'on répond à ces questions par l'affirmative, le phénomène ne se trouve plus que dans un rapport subordonné, médiat et presque insignifiant, avec la production thermique. En ce cas, la section n'agit qu'en causant une hyperémie, et la conséquence de cette congestion est que la température normale du sang peut être plus complétement obtenue et constatée dans cette partie plus abondamment pourvue de sang après la section ;

3° Enfin se pose cette autre question : Sont-ce réellement les vraies fibres du sympathique ou celles que lui envoie la moelle épinière dont dépend l'influence sur ce phénomène ? En d'autres termes, le sympathique est-il le nerf vaso-moteur spécifique (comme le suppose Bernard), ou bien les contractions vasculaires dépendent-elles aussi du centre cérébro-spinal ?

La grande majorité des observateurs a pris parti contre Bernard dans ces questions.

En premier lieu, Brown-Séquard s'est élevé contre les conclusions de cet auteur. — Il avait déjà rapporté avant les publications de Bernard (août 1852. *Med. Examiner of Philadelphia*, p. 486) ce fait expérimental que la galvanisation de la partie cervicale du sympathique sectionné produit la contraction des vaisseaux de la moitié céphalique correspondante ; d'où anémie et diminution de la température et de la sensibilité. — En outre, il a déclaré (1853,

Experimental researches, p. 9), qu'il fallait rapporter les effets de la section de la portion cervicale du sympathique, à une dilatation paralytique des vaisseaux de la tête et l'élévation de la température à l'afflux plus considérable du sang ; et ensuite il a montré que la suspension des animaux par le train postérieur avait exactement les mêmes effets que ceux que l'on observe après la section du sympathique ; il termine le chapitre : *On the increase of animal heat after injuries of the nervous system*, par les conclusions suivantes :

1° Une lésion du système nerveux peut produire dans les parties paralysées une augmentation ou une diminution de température ;

2° Le sympathique et le système nerveux cérébro-spinal ne paraissent pas différer l'un de l'autre par rapport à cette action ;

3° Le degré de température des parties paralysées dépend de la quantité de sang qu'elles reçoivent et cette quantité varie d'après l'état des artères et des capillaires de ladite partie ;

4° Il est un fait encore inexpliqué jusqu'ici, à savoir que les artères et les capillaires dans les parties paralysées peuvent être soit dilatés, soit normaux, soit contractés.

Budge (1853. *Comptes rendus*, t. XXXVI, p. 371 et *Med. Ztg. von dem Verein für Heilk. in Preussen*, t. XXII, p. 149) a montré que l'augmentation de température ne dépend pas seulement de la section du sympathique, mais qu'une extirpation de la portion de moelle épinière comprise entre la septième vertèbre cervicale et la troisième dorsale, renfermant par conséquent la huitième paire cervicale et les premières et deuxième dorsales, ont le même effet sur la température de la tête.

Waller aussi (*Comptes rendus*, t. XXXVI, p. 378) ne rapporte l'élévation thermique qu'à la paralysie des fibres circulaires des artérioles consécutive à la section et à l'hyperémie qui en résulte.

De Ruyter (*de actione atropæ belladonæ*. — *Dissert.*, 1853) fait aussi remarquer qu'il n'a jamais constaté de différence de température qui ne trouvât son explication dans un afflux de sang augmenté, et Donders (*Aanteekingen van het Utr. gen.* 1853) dit que, dans ses expériences, la température des oreilles ne dépassait que rarement celle du rectum et qu'elle montait d'autant plus que l'afflux du sang vers les oreilles était plus grand, et qu'elle diminuait avec la congestion. Il fait remarquer, en outre, qu'après la ligature de la carotide, la température de l'oreille n'était pas plus grande du côté où la section avait été faite que du côté opposé et que, après une forte friction faite sur les deux oreilles, la température des deux était la même.

Schiff a discuté la question dans tous ses détails et fait beaucoup d'expériences nouvelles (1855. *Untersuchungen zur Physiologie der Nerven systems*, t. I, p. 124). Il a observé que la différence de température dans les deux moitiés de la tête (aux deux oreilles) était encore plus considérable et qu'elle pouvait aller jusqu'à 12° et même 16° ; que la différence de température était proportionnée à celle de l'hyperémie et que la section du sympathique au cou ne provoquait pas d'élévation de température, à moins qu'à l'occasion de cette section les vaisseaux de l'oreille n'aient été atteints (ce qui arrive exceptionnellement). Il essaye de prouver que la distension plus grande des vaisseaux dépendait de la paralysie même de leur parois et que c'était à la plus grande quantité de sang en circulation qu'était due l'élévation locale de la température. Il explique, en outre, que le sympathique n'est pas le seul nerf vasculaire de la tête, mais qu'elle en reçoit d'autres par l'auriculaire cervical, le facial et le trijumeau et que même la partie des nerfs vasculaires de la tête qui appartient au sympathique, ne renferme que des nerfs médullaires qui traversent le sympathique; que, en général, les nerfs vasculaires passent par la moelle épinière et qu'il faut considérer un certain point de la moelle allongée comme centre des nerfs vasculaires, parce que là se rencontrent ceux de la tête avec ceux du tronc. Il suppose que, dans la paralysie spinale complète d'une partie, la température de celle-ci doit être relativement élevée, tandis qu'elle sera abaissée quand la paralysie est incomplète et n'a atteint que le mouvement (p. 226). Proposition qui, en effet, a été confirmée depuis en partie par les faits pathologiques que l'on a constatés.

Une seconde hypothèse de Schiff, extrêmement importante pour la pathologie de la fièvre, et qu'il croit avoir démontrée par des expériences, est celle-ci : les nerfs vasculaires de la face et de la partie terminale des extrémités d'un côté et ceux du tronc, du bras et de la cuisse, de l'autre, forment deux groupes distincts présentant un trajet différent à travers la moelle épinière ; que ce dernier groupe de nerfs vasculaires se croise latéralement avec les nerfs correspondants de l'autre moitié du corps, croisement qui manque au premier groupe ; que, par conséquent, si l'on coupe dans sa largeur (par ex.) la moitié gauche de la moelle épinière dans le voisinage de la moelle allongée, les nerfs vasculaires de la peau de la face, des mains, des pieds, de la partie inférieure des avant-bras et des jambes du côté gauche et, au contraire, ceux du tronc, des bras et cuisses du côté droit sont paralysées.

Schiff a encore publié d'autres expériences d'un grand intérêt (1859. *Allgemein. Wiener Med. Zeitung*, p. 318). Chez des animaux auxquels il avait coupé le sympathique cervical gauche ou les nerfs d'une extrémité, il a produit la fièvre au moyen d'injections de pus dans la plèvre ou dans le système vasculaire. Aussitôt que commençait l'accès fébrile, les parties non influencées par la section des nerfs s'échauffaient considérablement, tandis que dans les organes dont les vaso-moteurs étaient paralysés, et dont la température avait été élevée auparavant, elle ne s'éleva pas du tout ou ne monta que très-lentement et quand la température fébrile eut atteint son complet développement, l'organe auparavant plus chaud, mais dont le nerf était coupé, fut plus froid que la partie correspondante du côté sain. Schiff conclut que l'afflux du sang (paralytique) produit par la section nerveuse et celui que provoque la fièvre (et la congestion) ne dérivent pas du même processus ; que cette dernière hyperémie (fébrile) est plutôt de nature active et que, dans les nerfs vasculaires aussi il doit y avoir des éléments dont l'excitation produit la dilatation, mais qui ne peuvent plus agir après la section des nerfs (comme d'ailleurs Cl. Bernard l'a supposé pour la glande sous-maxillaire).

Le travail de Kussmaul et de Tenner (*Moleschott Untersuchungen zur Natur Lehre der Menschen und der Thiere*, 1856, t. I, p. 90-132) a été d'une grande importance pour rattacher le phénomène thermique à l'afflux du sang. — Ces auteurs sont parvenus à abaisser toujours l'élévation de température de l'oreille du côté où le sympathique avait été coupé, à l'abaisser, dis-je, au-dessous de celle de l'autre oreille et même au-dessous de la température d'avant la section, aussitôt qu'ils avaient, après la ligature ou la compression de la carotide du même côté, lié aussi les deux sous-clavières à leur origine et qu'ils avaient ainsi empêché l'établissement d'une circulation collatérale. D'un autre côté, ils produisaient une élévation de la température en ne liant que la sous-clavière et en augmentant ainsi la pression latérale du sang dans la carotide. — Les effets de la compression unilatérale de la carotide, après ligature préalable de la sous-clavière étaient les mêmes que le sympathique eût été préalablement coupé ou non; et la section du sympathique ne produisait pas d'élévation plus grande que l'augmentation elle-même de l'afflux sanguin.

Les deux Lussana et Embrosoli (*Gaz. Lombardo*. 1867, n°s 25-33) n'ont pas trouvé, en suspendant des animaux par le train postérieur, une élévation de température si considérable aux oreilles, qu'après la section du sympathique; et ils croient que, dans cette dernière expérience, ce n'est pas de l'afflux du sang, ni du surcroît d'activité fonctionnelle que résulte l'élévation de la température, mais d'un processus local de dissolution pathologique du sang produit par ladite section.

Brown-Séquard (*Exp. res. applied to physiology and pathology*, p. 73) a trouvé, en outre, que la section d'une moitié latérale de la moelle épinière, dans la région dorsale, était suivie d'une élévation de température à l'extrémité postérieure du côté correspondant et d'un abaissement de celle-ci à l'extrémité du côté opposé. Schiff (*Untersuchungen*, p. 194) a confirmé ces résultats, mais il rattache la température du côté opposé à une irritation accidentelle qu'aurait subie une des moitiés de la moelle au moment de la section de l'autre.

Tscheschichin qui avait toujours observé, après des sections de la moelle épinière, dans les points les plus différents, outre l'interruption des mouvements volontaires, une cessation de l'activité des vaisseaux, et un abaissement de la température générale (1866. Reichert's *Arch.*, p. 152), cherche la cause de cet abaissement dans la dilatation paralytique des vaisseaux sanguins, dans l'afflux du sang (surtout dans les veines) et le retard dans la circulation et, par conséquent, dans l'augmentation du rayonnement thermique. Il a trouvé qu'après la section de la moelle épinière, on peut retarder ou prévenir l'accélération de l'abaissement thermique interne en enveloppant le corps dans de mauvais conducteurs et en diminuant ainsi la perte de chaleur par la surface externe.

Quand Tscheschichin coupait, sur un lapin, la moelle allongée à sa jonction avec la protubérance, la température générale montait aussitôt après l'opération, la respiration et les battements du cœur s'accéléraient. Après une demi-heure, la température était montée de 39°,4 à 40°,1; après une heure, à 41°,2; la fréquence de la respiration de 78 à 90; le pouls était devenu innombrable. En outre, après l'opération, les phénomènes réflexes étaient considérablement accrus et atteignaient un si haut degré que le plus léger contact de l'animal produisait un tremblement général du corps. Après une heure et demie, il atteignit 42°,1; après deux heures, 42°,6; à ce moment survinrent la dyspnée et des convulsions au milieu desquelles l'animal mourut après une demi-heure.

Tscheschichin rattache ces faits à l'existence supposée dans le cerveau de centres modérateurs de l'activité médullaire; ces modérateurs diminuent, par leur action continuelle, l'intensité de l'action de la moelle épinière; de la destruction ou de la section de ces centres résulterait l'augmentation morbide de l'activité des centres médullaires, et pendant un certain temps, un fonctionnement excessif (augmentation des mouvements réflexes, précipitation de la respiration, accélération des mouvements du cœur, élévation de la chaleur animale).

Naunyn et Quincke (Reichert's *Arch.*, 1869, p. 174) ont constaté que, après le broiement de la moelle supérieure, l'élévation de la température ne se produisait que si le refroidissement des animaux avait été complétement empêché. Autrement, il se présentait constamment jusqu'à la mort, un abaissement continu et rapide de la température. Ils supposent un double effet à ce broiement de la moelle : augmentation de la production et de la dépense thermiques, et c'est par ces points opposés qu'ils expliquent la divergence des résultats obtenus par les différents expérimentateurs. — Ils ont, en outre, trouvé que, après la séparation de la moelle, l'élévation de température se présentait plus rapidement et atteignait des degrés beaucoup plus élevés, quand cette séparation avait été faite dans la partie cervicale que quand elle avait lieu dans la partie dorsale.

Naunyn et Quincke ont publié récemment d'intéressantes recherches par lesquelles ils ont démontré que, après la destruction de la moelle, au moyen de la quinine (qui restreint la production thermique), la température pouvait être maintenue à des degrés très-bas.

Fischer (*Einfluss die Ruckenmarks Verletzungen auf die Körper Wärme*, mémoire original dans : *Centralblatt*. 1869, p. 259) a cru être autorisé, par quelques cas, à supposer qu'il y avait un centre dépresseur dans la moelle cervicale dont l'irritation déterminait un abaissement de température et dont la paralysie produisait une augmentation thermique et qu'il fallait chercher ce centre dans les cordons antérieurs de la partie cervicale de la moelle.

Il faut encore ajouter à cela une expérience ne se rattachant pas à toutes ces recherches et pour ainsi dire négative, c'est celle de Breuer et Chrobak (1868. *Wiener Medic. Jahrbücher*, t. XIV, p. 3).

Relativement à l'influence que les nerfs d'une partie enflammée peuvent exercer sur l'élévation fébrile de la température, ces auteurs se croient en droit de poser la conclusion suivante :

Dans les inflammations traumatiques, la fièvre est indépendante de toute connexion de la partie enflammée avec les centres nerveux. — Pour arriver à ce résultat, ils ont pratiqué leurs expériences sur des animaux auxquels ils coupaient autant que possible tous les nerfs d'une partie du corps et ils produisaient des inflammations locales sur les parties privées de leurs nerfs, après la cicatrisation des plaies faites par la névrotomie.

L'observation clinique ne présente qu'un très-petit nombre d'analogies avec les faits expérimentaux, relativement aux rapports qui existent entre le système nerveux et la température.

Voici les deux seuls faits qui pourraient être considérés comme des conditions spontanées analogues :

Les modifications thermiques locales pendant les accès de névralgie.

Les observations thermiques faites sur les membres paralysés.

Les changements de température que l'on constate dans les formes morbides qui ont été désignées sous le nom de névroses vaso-motrices.

L'élévation thermique résultant, chez les malades, de la tension d'esprit, du délire et l'abaissement de la température fébrile constaté parfois après un sommeil tranquille et réparateur.

Les fortes élévations dans les inflammations cérébrales à marche rapide.

Les élévations thermiques plus grandes encore dans les lésions de la moelle cervicale.

Les degrés excessifs observés à la fin du tétanos et dans la période ultime des névroses mortelles.

Les faits précédemment énumérés suffisent pour admettre que, dans les cas complexes, le système nerveux exerce une certaine influence sur les modalités thermiques. — Il est indubitable que certains départements nerveux tiennent sous leur dépendance, d'un côté, l'activité cardiaque et de l'autre, la circulation elle-même ; il est donc permis d'admettre avec autant de raison que les modifications de l'afflux sanguin dans les vaisseaux périphériques influencent manifestement la température des parties correspondantes et, par conséquent aussi, la température générale. — La majeure partie des phénomènes thermo-pathologiques pourrait bien n'être que l'expression même du mode d'action des nerfs vasomoteurs dans les maladies.

Dans les lésions essentielles du système nerveux, on pourrait également mettre les écarts de température (surtout les plus faibles) sur le compte des modifications circulatoires. Mais il existe une série d'observations, notamment celles qui ont trait à des élévations thermiques énormes qui semble démontrer l'existence de conditions nouvelles, quoique encore aujourd'hui très-obscures. — Un trouble profond du système nerveux, sans anomalie correspondante de la circulation, mais accompagné d'écarts thermiques excessifs, semble légitimer l'hypothèse que l'intégrité de certaines parties de l'appareil nerveux central est plus nécessaire pour la régularisation de la température que celle d'une autre partie quelconque du corps.

19. Les EFFORTS MUSCULAIRES exercent sur la température une influence fortement ascensionnelle, alors même que l'état morbide est d'ailleurs peu accusé. On est donc en droit de concevoir des craintes sur la santé d'un individu, lorsque un effort musculaire modique suffit pour élever sa température. Chez les convalescents, la température s'élève ordinairement d'un ou de plusieurs degrés, quand ils quittent le lit pour la première fois, même à l'époque où l'on peut les autoriser à se lever. — Lorsque le convalescent reste levé pendant plus de temps que ne le permet son état, sa tempé-

rature monte proportionnellement à la durée de l'imprudence qu'il a commise. — La thermométrie peut donc, dans ce cas, servir de critérium de l'état des forces.

A l'appui de mes recherches sur l'élévation extrême de la température, dans la période ultime du tétanos, Leyden (*Beiträge zur Pathologie der Tetanus* — Virchow's *Archiv*, t. XXVI, p. 538. 1863); Billroth et Fick (1863. *Versuche über die Temperaturen bei Tetanus* — *Schweizerische Vierteljahrschrift*, t. VIII, p. 427) ont produit artificiellement le tétanos chez les animaux et ont constaté une augmentation thermique de 5° à 6°.

Le transport d'un malade et l'ensemble des influences auxquelles il est soumis dans son déplacement produisent presque toujours une modification de la température dans un sens ou dans l'autre. — Il en résulte, par conséquent, qu'une mensuration thermométrique pratiquée dans ces circonstances, n'a rien de décisif.

J'ai constaté une élévation thermique très-considérable, consécutive à des efforts excessifs chez un coureur qui s'était évanoui au milieu de sa course et avait été transporté sans connaissance à ma clinique. Sa température était de 40°,5 et son pouls battait 108 pulsations par minute. L'urine contenait $\frac{1}{10}$ de son volume d'albumine. — Deux heures après, la température était déjà retombée à 39°,1. Le lendemain elle était redevenue normale et resta telle; l'albumine de l'urine diminua et disparut ensuite au bout de quelques jours.

Nous indiquerons ultérieurement la part qui revient à la rigidité cadavérique des muscles dans la température *post mortem*.

20. Il va sans dire que l'étiologie des modalités thermiques est loin d'être épuisée par cette énumération des influences qui s'exercent sur la température.

J'ai dû renoncer à reproduire ici les observations cliniques et expérimentales dans tous leurs détails et leurs infinies variétés; il reste encore de nombreuses causes de modifications thermiques dont l'existence est à peine connue ou en partie seulement soupçonnée.

Cela est surtout vrai pour les causes perturbatrices de la température dans les maladies dites spontanées, ainsi que dans certaines maladies infectieuses. Il est très-probable qu'à l'élévation thermique concourent puissamment les lésions plus ou moins étendues des tissus, surtout les vastes destructions parenchymateuses qui se rencontrent dans différentes maladies graves et qui, depuis peu de temps seulement, sont devenus accessibles à l'observation microscopique; mais la complexité même de ces conditions rend encore toute explication impossible à cet égard.

Il est également vraisemblable que dans le sang lui-même, il peut se produire des transformations, des processus de fermentation qui augmentent aussi, considérablement, la production thermique. D'un autre côté, il est permis d'admettre que ce liquide présente certaines conditions qui contribuent à ralentir les processus chimiques thermogènes ou à accroître les pertes de chaleur. Mais, pour le moment, on est forcé de s'en tenir à émettre cette hypothèse très-admissible que certains états pathologiques des tissus ou du sang exercent une influence sur les conditions thermiques.

On ne saurait préciser les processus chimiques spéciaux qui accélèrent la formation de chaleur ni expliquer pourquoi, dans tel type morbide, la température se modifie d'une façon déterminée et différente de celle d'un autre type; et c'est en vain que l'on se demande comment la température reste ordinairement normale dans certains troubles graves de l'organisme, dans des lésions organiques très-étendues. Parfois, l'intégrité thermique semble dépendre de la lenteur avec laquelle les états pathologiques se développent; et, en pareil cas, les écarts qui se manifestent dans la température indiquent, soit la présence de complications nouvelles, soit une accélération dans le cours de la maladie primitive. D'un autre côté, des maladies essentiellement chroniques peuvent présenter pendant des mois et même des années, des modifications thermiques souvent très-notables (par exemple, les formes de la fièvre chronique).

Il ne faut pas oublier enfin que nous n'observons d'habitude que le résultat des deux facteurs : la production et la perte de chaleur et non pas ces facteurs eux-mêmes. Plus d'un cas de production thermique abondante échappera à notre attention, parce que la perte se sera accrue dans la même proportion et que la manifestation d'une production excessive, mais restée latente par suite de la compensation thermique, peut dépendre d'une influence secondaire exercée sur les parties qui éliminent la chaleur.

21. Outre les influences extérieures et les processus intrinsèques de l'organisme, les CONDITIONS INDIVIDUELLES et les IDIOSYNCRASIES ont encore leur part dans les écarts de la température. Elles se révèlent surtout par la facilité avec laquelle ces modifications thermiques se produisent et par l'étendue même de ces écarts.

Qu'une maladie détermine ou non des écarts de température, on observe presque toujours chez le sujet qui en est atteint une grande sensibilité aux influences accidentelles.

L'équilibre thermique, alors qu'il n'est pas troublé par la maladie elle-même, est aisément compromis chez les malades par les causes les plus diverses. — La température montrera parfois des élévations et des abaissements très-étendus ; tantôt ces écarts ne seront que partiels, d'autres fois ils se propageront à l'organisme tout entier.

Cette mobilité de la température, sous l'influence de causes accessoires, s'observe aussi dans les cas morbides où les conditions thermiques ne sont déjà plus normales. — La seule différence réside dans le degré de la fluctuation. Plus la marche d'une maladie prend un caractère régulier, typique et simple, moins l'influence des causes accidentelles est marquée. Au contraire, dans les formes morbides atypiques, dans les maladies légères et dans celles où d'autres circonstances ont fait naître des écarts de température, les influences accidentelles ont, dans ce cas, une action beaucoup plus manifeste.

La stabilité de la température ou sa variabilité dépendent également de la marche de la maladie et de la phase de son évolution : ainsi, lorsque le début d'une maladie aiguë typique est franc et bien accusé, les influences extérieures restent presque sans action sur la température ; plus les débuts sont insidieux et peu tranchés, plus leurs effets sont considérables.

Dans la période ascendante de la maladie jusqu'à l'acmé, ce sont surtout les cas légers et bénins qui sont les plus accessibles aux influences étrangères. — Dans le cours ultérieur de la maladie, la température se comporte différemment vis-à-vis des causes accidentelles : plus la maladie présente de fluctuations et tarde à guérir, plus cette influence sera grande.

Tandis que si la guérison est prochaine, les influences, même les plus énergiques, restent sans effet sur la température.

Dans la convalescence, elles reprennent leur empire surtout dans les cas où le rétablissement est imparfait et où les foyers morbides ne sont pas complétement dissipés.

Il importe aussi de connaître dans quel sens agissent les causes accidentelles. Si c'est dans celui du cours naturel de la maladie, leur effet n'en sera que plus certain; si c'est dans une direction opposée, leur action en sera bien moins sûre.

La fluctuation quotidienne exerce à cet égard une certaine influence.

Les conditions qui produisent une élévation de température agissent avec beaucoup plus d'intensité dans le jour et les conditions opposées dans l'après-midi; présentent leur maximum d'action dans la nuit et dans les premières heures de la matinée.

22. Abstraction faite des conditions morbides existantes, la température est plus ou moins accessible aux influences accidentelles.

Dans LES MALADIES DES ENFANTS, elle offre une extrême mobilité. Non-seulement les affections les plus légères produisent chez eux des élévations thermiques plus considérables et des fluctuations diurnes plus accentuées que chez les sujets plus âgés, mais l'action de toutes les autres influences est aussi plus intense.

Dans LE SEXE FÉMININ, la variabilité de la température persiste jusque dans l'âge adulte et est beaucoup plus grande que dans l'autre sexe. — On constate chez les femmes des élévations thermiques inexplicables en apparence, des ascensions brusques et considérables; les influences extérieures se révèlent dans toute leur puissance, surtout chez les femmes nerveuses et hystériques.

Les VIEILLARDS diffèrent notablement des adultes sous le rapport de leur température qui est le plus souvent paresseuse, insensible et réfractaire aux causes accidentelles. Elle est, en outre, ordinairement d'un demi-degré plus basse que celle des adultes placés dans les mêmes conditions.

Il faut enfin mentionner la prédisposition de quelques sujets à subir certaines impressions contre lesquelles d'autres peuvent réagir. Cette tendance particulière peut résulter des idiosyncrasies individuelles. — Il est évident que la répétition fréquente de certains effets rend la température plus accessible à leur action; mais, d'un autre côté, leur trop fréquent retour finit par émousser sa sensibilité.

VI

MODIFICATIONS THERMIQUES LOCALES ET GÉNÉRALES

DANS LES MALADIES

1. Les modifications de la température normale qu'on observe dans les maladies peuvent être locales, c'est-à-dire bornées à certaines parties du corps, ou générales et plus ou moins étendues.

Cette distinction n'est pas absolument rigoureuse ; car il est extrêmement rare et peut-être même impossible qu'avec un écart thermique local très-accusé, les conditions générales de l'organisme restent absolument normales et que sa température propre n'en subisse pas un certain retentissement. D'un autre côté, dans un trouble de la température générale, la déviation thermique n'est jamais absolument la même dans toutes les parties du corps. C'est surtout au début du trouble thermique et à l'époque de ses modifications ultérieures que la disproportion entre les températures des différentes parties est la plus accentuée.

Il faut cependant maintenir la distinction entre les écarts topiques et les déviations générales, suivant que les uns ou les autres prédominent dans tel ou tel cas.

2. Puisque déjà, à l'état de santé, on observe sur certaines parties du corps des degrés thermiques plus ou moins différents, les écarts seront beaucoup plus considérables à l'état pathologique.

Les différences que présente la température locale peuvent être de trois sortes :

1° Elle peut être plus élevée en certains points qu'en d'autres ;
2° Elle peut être plus haute que la température générale ;
3° Enfin, elle peut être partiellement plus basse que dans le reste du corps.

Bien que plusieurs observations semblent mettre hors de doute l'existence de températures locales un peu plus élevées que la température du sang, il en est d'autres, au contraire, dans lesquelles il est certain, ou au moins très-probable, que la température locale n'est qu'apparente et qu'elle n'est autre que la température même du sang, indiquée avec plus d'exactitude que dans les autres points accessibles du corps. Il ne faut donc pas négliger cette circonstance : que nous ne connaissons pas très-bien la température du sang, qu'elle peut être plus élevée que cela ne résulte des mensurations pratiquées aux endroits du corps les mieux abrités. Si la supposition de Brown-Séquard, que nous avons précédemment émise, relative à la véritable élévation thermique des intestins humains, était confirmée, celle-ci n'aurait jamais été dépassée par aucune température purement locale.

L'élévation topique, en tant que manifestation mieux accusée de la température du sang, résulte d'un afflux sanguin plus considérable vers la partie soumise à l'examen, ou d'une réfrigération incomplète ; ou même de ces deux conditions réunies.

3. Voici les différents états pathologiques dans lesquels on a constaté une élévation de la température locale :

a. Dans les *inflammations.*

Des hypothèses théoriques, aussi bien que la sensation subjective du malade et l'impression objective de chaleur perçue par la main de l'observateur, avaient fait croire à une élévation réelle et excessive de température dans les parties enflammées. Les mensurations directes ont toutefois démontré que, en général, le fait n'était pas fondé et que l'augmentation de chaleur des parties enflammées n'était pas constante, et quand elle existait, elle était toujours très-modérée.

La première observation relative à ce sujet est due à John Hunter, comme nous avons eu déjà l'occasion de le mentionner.

Après une opération d'hydrocèle, il trouva une température de 92° F. (= 33°,33 C.) dans la cavité vaginale. La cavité fut remplie de charpie enduite de cérat, et le lendemain, le thermomètre marquait 98° $\frac{3}{4}$ F. (= 37°,1 C.), élévation considérable, mais ne dépassant pas toutefois la température du sang. J. Hunter prétend avoir plusieurs fois renouvelé la même observation ; mais, dans les expériences sur les animaux auxquels il provoquait artificiellement des phlegmasies locales, la température des parties enflammées ne présentait aucune modification.

Breschet et Becquerel (1835, *l. c.*) ont signalé plusieurs exemples de températures locales élevées. Elles furent constatées à l'aide d'un appareil thermo-électrique : chez une jeune fille scrofuleuse, dont la température buccale était de 37°,5, ces auteurs observèrent dans un adénite aiguë de la nuque, une température de 40°. Dans d'autres cas, ils constatèrent aussi des différences entre les parties enflammées et la température générale, mais elles étaient beaucoup moins considérables. Toutefois, on a mis en doute l'exactitude de ces expériences.

Gierse, dans ses recherches ultérieures, a observé des différences de $\frac{1}{2}$° à 1° en plus dans les parties enflammées. — Bärensprung n'a pas remarqué d'élévation thermique de la peau atteinte d'érythème artificiel ; mais, dans un cas de phlébite crurale, il a trouvé sur la jambe malade 1° R. de plus que sur la jambe saine. — John Simon (*Holmes system of Surgery*, 1860. — Article *Inflammation*, p. 43) a fait d'importantes observations au moyen d'un appareil thermo-électrique.

Voici les résultats auxquels il est arrivé :

1° Le sang artériel arrivant aux parties enflammées est moins chaud que le foyer phlegmasique lui-même ;

2° Le sang veineux efférent est, il est vrai, moins chaud que le foyer inflammatoire, mais plus chaud que le sang artériel afférent ;

3° Le sang veineux d'un membre enflammé est plus chaud que celui du membre sain correspondant.

Billroth et Hufschmidt n'ont obtenu que des résultats négatifs

(1864. *Archiv für klinische Chirurgie*, t. VI, p. 373). (Les additions sont incorrectes dans l'original.) — Il résulte de leurs observations que, sur trente-sept mensurations comparatives de la température d'une plaie et de celle du rectum, vingt-huit fois la température de la plaie était inférieure à celle du rectum, huit fois elle lui était égale et deux fois seulement elle lui était supérieure de 0°,3 (dans ce dernier cas, la plaie avait été irritée par des applications d'essence de térébenthine).

Dans neuf cas de vaginite, la température vaginale fut examinée comparativement avec celle du rectum : cinq fois la première était la plus basse, trois fois elles étaient égales et une fois seulement la température du vagin dépassait de 0°,2 celle du rectum.

Billroth fait également remarquer que les parties congestionnées peuvent paraître plus chaudes, parce que les vaisseaux y sont plus gorgés de sang que dans les parties saines et qu'il ne faut pas invoquer, par conséquent, une plus grande production de chaleur dans les points enflammés.

Dans quatre mensurations faites sur un individu affecté de phlegmon diffus suppuré, la température de la plaie était plus basse que celle de l'aisselle ou du rectum.

O. Weber a publié, en 1864, un certain nombre d'observations qui ne fournissent également que des résultats douteux (*Deutsche Klinik*, numéros 43 et 44). Sur douze observations thermométriques faites sur des individus opérés, il a trouvé la température de la plaie plus élevée dans six cas, plus basse dans trois, et dans trois autres enfin, elle était égale aux températures buccale et axillaire ; dans les premiers cas, la différence, en faveur de la plaie, n'était que de 0°,6.

Keber a noté que la température de la partie enflammée paraissait être plus élevée dans la profondeur de la plaie qu'à sa surface où l'évaporation et la réfrigération doivent être évidemment plus actives. Il a remarqué aussi que la température d'une plaie s'abaissait dès que la suppuration devenait abondante et prolongée.

Dans une série de 31 expériences, pratiquées sur des chiens et sur des lapins, l'observation thermométrique montra la température des plaies ou des parties enflammées plus élevée dans neuf cas, plus faible dans quinze et égale cinq fois à celle du rectum.

Le maximum de la différence en faveur de la plaie était, chez les lapins, de 1°, et chez les chiens, de 0°,35.

En outre, O. Weber a répété et confirmé les expériences de Simon et adhère entièrement aux conclusions posées par ce dernier observateur.

On peut du moins conclure de ces expériences que la chaleur des parties enflammées ne montre qu'une élévation tout au plus légère, et il reste à déterminer encore ce qui appartient à la réplétion sanguine et ce qui revient à la vraie production thermique locale. Dans un grand nombre de cas, il n'y avait aucune élévation dans la plaie, et très-fréquemment sa température était plus basse que celle du rectum.

Jacobson et Bernhardt (*Centralblatt.—Orig. Mitth.*, p. 643. 1868) ont trouvé que la température des membranes séreuses enflammées (plèvres et péritoine) est plus basse que celle des mêmes parties à l'état de santé ou que celle du cœur.

De même, Laudien a observé (*Centralblatt.— Orig. Mitth.*, p. 291. 1869) que la température de la peau ou des muscles jusqu'à leurs couches les plus profondes, quelque intense que fût leur inflammation, n'était jamais aussi élevée que la température intérieure du corps, et que celle du sang artériel était plus élevée que la chaleur du foyer inflammatoire auquel il affluait.

b. La simple *hyperémie* peut déterminer une élévation de température, du moins relative et proportionnelle à d'autres points de la surface du corps, comme il résulte des expériences, plusieurs fois citées précédemment, de section du grand sympathique, de ligature de la sous-clavière; ainsi que de suspension des animaux par le train postérieur. Chez l'homme, cependant, on n'a pas observé d'une façon certaine d'élévation de température par simple hyperémie. Notamment, on n'a pas pu le démontrer par l'application de sinapismes.

c. Dans les *exanthèmes*, la température paraît quelquefois un peu plus élevée que dans les points qui en sont exempts, comme l'ont montré les recherches de Gierse et de Bärensprung.

d. Dans les *névralgies* et les *spasmes locaux*, la température cutanée de la partie douloureuse ou contracturée, paraît quelquefois un peu plus élevée ; et cette augmentation thermique concorde d'ordinaire avec une rougeur plus marquée ; ce qu'il faut probablement attribuer à l'hyperémie, peut-être aussi à un amoindrissement de la réfrigération locale et dans les spasmes, peut-être à une augmentation de production thermique locale.

e. Schmitz a observé, il est vrai, une légère diminution de température dans les parties *paralysées*. — Bärensprung aussi a trouvé la température des membres paralysés amoindrie trois fois sur quatre, et dans le quatrième cas, un peu plus élevée que dans les membres sains.

Nothnagel (*Berliner klinische Wochenschrift*, p. 537. 1867) a trouvé dans la paume de la main, sur un membre parésié, une température plus basse de 2° que celle du côté sain.

En revanche, Folet (*Gaz. hebd.*, n° 12 et 14. 1867) a fait des observations approfondies chez des hémiplégiques, et il est arrivé aux résultats suivants :

Dans l'immense majorité des cas, une hémiplégie est accompagnée dès le début d'une élévation de température du côté paralysé, très-rarement les deux côtés présentent une égalité de température et presque jamais on ne remarque d'abaissement thermique du côté malade.

L'élévation varie entre 0°,3 et 0°,9, mais elle n'atteint pas habituellement un degré.

La présence ou l'absence de contracture n'influe pas sur ce résultat thermométrique.

Plusieurs causes peuvent faire disparaître ces différences thermométriques. La cause de l'hémiplégie est sans influence sur le résultat.

La guérison de la paralysie ramène aussi l'équilibre thermique ; quand la paralysie persiste, l'élévation de température est très-variable : chez les uns, elle cesse déjà après quelques mois, tandis que chez les autres elle se maintient pendant des années.

Une atrophie paralytique manifeste détermine un abaissement de température.

Quand dans une hémiplégie ancienne avec élévation de température du côté malade, l'autre côté se paralyse à son tour ou l'équilibre thermométrique se rétablit, ou bien le côté paralysé en dernier lieu, présente une température extrêmement élevée.

La température générale des hémiplégiques n'est pas habituellement augmentée, et présente 37°, à l'exception des dernières heures de la vie dans lesquelles elle s'élève fréquemment.

Lépine (*Gazette médicale*, p. 501. 1868) a constaté que dans une hémiplégie récente, le côté paralysé est d'abord plus chaud que le côté sain, mais si on leur fait subir un certain degré de réfrigération, le premier devient plus froid que l'autre; quand on applique une réfrigération encore plus forte, il se refroidit moins que la partie saine. Au contraire, lorsque l'hémiplégie est très-ancienne, le côté paralysé semble d'abord plus froid; quand on le soumet à la réfrigération, il conserve relativement plus de chaleur que le côté sain, et par la caléfaction artificielle, il absorbe moins de chaleur que l'autre.

Le côté paralysé présente donc, sous l'influence d'applications thermiques externes, une tendance plus grande au refroidissement qu'à la caléfaction.

4. J'ai observé à plusieurs reprises chez une femme hystérique, souffrant de la moelle épinière, une élévation persistante de la température, s'étendant à toute une moitié du corps, sans qu'il se soit montré de processus morbide local ni d'un côté ni de l'autre.

Cette jeune fille, âgée de dix-huit ans, est sujette à des congestions partielles, notamment du côté droit, accompagnées d'éruption d'urticaire et de sueurs locales, en même temps que divers phénomènes nerveux se manifestent dans plusieurs organes internes. Même en dehors des poussées congestives vers la peau, cette malade présente :

1° Sur toute la surface du corps, une température plus élevée de $\frac{1}{5}$ à $\frac{1}{2}$ degré que celle du vagin;

2° Dans la cavité axillaire droite (aussi bien que dans le pli inguinal du même côté) des températures constamment plus élevées que celles des parties correspondantes du côté opposé, de façon cependant à ce que la différence, tantôt se réduise à quelques dixièmes de degré, tantôt ne dépasse pas 1°$\frac{1}{2}$;

3° De temps à autre des élévations thermiques spontanées, soudaines, éphémères, pouvant atteindre 39°,5, avec une plus ou moins grande divergence dans les températures des deux côtés du corps.

Cet état extrêmement singulier qui persiste depuis près d'un an et dont la courbe thermique ci-contre (fig. 1) retrace une simple phase, saurait difficilement trouver son explication ailleurs que dans un trouble bilatéral du système vasomoteur, mais plus prononcé dans la moitié droite du corps que du côté gauche.

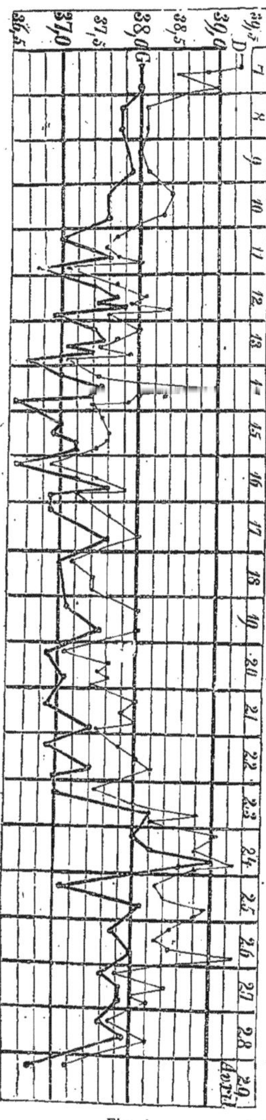

Fig. 1.

5. On observe assez souvent des *abaissements thermiques partiels :* en premier lieu, sur les parties sphacélées, puis sur les points œdémateux et indurés, et sur les membres privés de leur mobilité; partout enfin où l'afflux du sang est diminué et dans les endroits où la réfrigération est accrue.

La surface du corps présente, en outre, un abaissement thermique plus ou moins étendu, notamment après des applications froides, pendant le frisson et dans toutes les variétés de collapsus. — Il serait cependant erroné de ne voir dans ces cas qu'un abaissement thermique partiel et isolé, car la diminution locale de la température n'est qu'un des éléments pathologiques d'un état morbide complexe.

6. Il n'est pas nécessaire de recourir à une démonstration particulière pour prouver que les conditions les plus importantes de la thermométrie pathologique, tant en théorie qu'en pratique, résident dans les modifications morbides de la température générale.

Les mensurations pratiquées dans l'aisselle, le vagin ou le rectum indemnes de toute affection locale, indiquent de la façon la plus exacte le degré de chaleur du sang, par conséquent, la température générale de l'individu.

Cette température générale avec ses variations multiples et incessantes constitue un des moyens les plus sensibles, sinon le seul, d'apprécier l'état général de l'organisme dans les maladies.

Ici se posent deux questions préliminaires :

Quelle importance doit-on accorder à l'état général dans les maladies ?

Avec quels processus physiques la température est-elle en rapport ?

L'état général décide, avant toute chose, du sort du malade, de la marche et de la durée de la maladie, des chances de guérison ou de mort, par conséquent, il constitue l'élément primordial du pronostic. (Nous ne parlons pas, bien entendu, des cas morbides dans lesquels se développent des néoformations ou des lésions graves intéressant des organes essentiels à la vie, ni de ceux dans lesquels on observe une occlusion de canaux dont la viabilité ne saurait rester longtemps entravée.)

De même, la thérapeutique puisera dans l'état général de l'organisme des indications plus sûres que dans les lésions locales auxquelles souvent la maladie emprunte son nom (abstraction faite des indications causales ou symptomatiques pressantes et des indications topiques toutes spéciales).

(Voir mon mémoire : *Sur l'importance de l'état général au point de vue du pronostic et de la thérapeutique;* in *Archiv der Heilkunde*, Bd. I, 97. 1860.)

Ces prémisses étant posées, il reste encore à découvrir les liens qui rattachent les modifications de la température avec les états pathologiques de l'organisme. — Quels sont les rapports qui les unissent et les enchaînent l'un à l'autre ? D'où vient que certains troubles réels de l'organisme ne retentissent point sur la température, tandis que d'autres produisent sûrement des écarts thermiques ? Quelles sont les vraies raisons de ces différences? Quelles sont les causes essentielles des perturbations thermiques? Où sont les régulateurs qui maintiennent la température dans son cycle défini, même dans les cas pathologiques ?

Toutes ces questions ne me semblent pas suffisamment élucidées pour qu'il soit permis de poser ici des conclusions définitives. Nous devons donc nous contenter de déduire des préceptes empiriques des faits que nous possédons. L'étude attentive et judicieuse des innombrables faits isolés peut seule nous mettre en état d'en faire ressortir les règles générales et les principes fondamentaux de la thermométrie pathologique.

VII

FORMES GÉNÉRIQUES DES PROCESSUS CONSTITUTIONNELS

LIÉS AUX MODIFICATIONS DE LA TEMPÉRATURE

1. Dans beaucoup d'états morbides, l'anomalie de la température ne consiste que dans sa plus grande mobilité. Les influences les plus minimes produisent aisément, dans ce cas, de notables écarts dans la température normale.

Les fluctuations diurnes sont plus étendues; les troubles légers survenus accidentellement dans l'état général, se combinent aussi bien avec des élévations thermiques considérables, mais éphémères, qu'avec des abaissements. Ces modifications thermiques, en apparence spontanées et sans cause appréciable, se manifestent comme phénomènes isolés ou se renouvellent dans des conditions tout à fait irrégulières et disparaissent sans qu'il soit possible de découvrir leur véritable cause.

Les états morbides qui présentent ces particularités thermiques sont extrêmement nombreux : on les rencontre non-seulement dans les maladies nettement accusées et démontrables, mais aussi dans un grand nombre d'états morbides mal définis dans lesquels on ne peut que soupçonner des troubles dans la santé ; tels que les cas d'indisposition, d'irritabilité générale, de fatigues excessives et continues, de troubles légers dans toutes les fonctions, d'indigestion, de respiration insuffisante, de convalescence, etc... — Les maladies réelles et développées sont principalement de nature chronique, de marche uniforme ou d'un développement encore si peu avancé, que des anomalies thermiques n'ont pas encore eu le temps de s'y produire ; dans d'autres cas, ce sont des temps d'arrêt limités de phénomènes pathologiques intenses ou les derniers vestiges d'affections à leur déclin, ou bien enfin des troubles récents de nature atypique, qui ne déterminent pas, en général, à moins d'exacerbations nouvelles, des écarts thermiques durables et accusés.

2. On constate fréquemment des modifications thermiques présentant les caractères suivants : la température reste un peu supérieure à la normale, à toutes les heures du jour et de la nuit ou seulement dans les élévations vespérales. La mobilité plus grande que nous avons précédemment mentionnée, jointe à des élévations isolées et sans cause. Cette modalité thermique se rencontre également dans les états pathologiques peu appréciables, chez les convalescents (en particulier après le rhumatisme articulaire) dans toutes les affections à marche lente, ainsi chez les phthisiques, dans les périodes de rémission et surtout dans beaucoup de formes morbides atypiques ou subaiguës.

Il est beaucoup plus rare de voir un semblable écart se produire dans l'échelle thermique descendante, c'est-à-dire un abaissement de la température au-dessous du niveau habituel, soit constant, soit seulement dans les heures matinales. Mais si ce phénomène a lieu, il n'exclut pas des élévations intercalaires accidentelles ou motivées. — C'est ce que l'on observe dans les affections chroniques et lentes et surtout dans celles qui présentent les caractères de l'inanition telles que : les cachexies, le cancer, le diabète, l'anémie profonde. On rencontre cet état de la température exceptionnellement chez les phthisiques et, d'après Williams (*Medic. Times*, 1867, n° 86), chez les aliénés, tant dans la période de dépression que dans les formes chroniques simples, mais incurables ; et, suivant Wolff (*Zeitschrift für Psychiatrie*, Bd. XXIV, Heft. 4), surtout dans la mélancolie.

3. En connexion avec ces faibles écarts thermiques et reliés à eux par des chaînons intermédiaires, les processus constitutionnels qui se combinent avec des déviations thermiques, peuvent consti-

tuer des formes typiques et définies qui présentent des différences tranchées avec la marche thermique normale et sont en même temps plus exacts et plus précis.

Voici les formes génériques fixes que présentent les processus morbides constitutionnels et auxquelles les modifications thermiques prennent une part essentielle.

1° Le frisson ;
2° La chaleur fébrile ;
3° Le collapsus.

C'est une erreur de croire que les écarts de la température sont le seul point qui caractérise ces états pathologiques. Chacun d'eux, au contraire, est un complexus de phénomènes nombreux, plus ou moins essentiels auquel concourent de la façon la plus variée chaque organe et chaque partie du corps. — L'étude physiologique du frisson, de la fièvre et du collapsus, est aussi étendue et aussi complexe que la physiologie générale, elle est même plus obscure, car les secours de l'expérience lui font presque complétement défaut.

Nous avons surtout pour but d'étudier la part que prend la température à ce syndrome pathologique ; quant au reste, nous nous bornerons à signaler les points absolument nécessaires pour l'intelligence du sujet.

4. Dans le FRISSON, arrivé à son paroxysme, la température générale est ordinairement très-élevée (elle atteint le plus souvent 40° et peut même dépasser ce chiffre) ; par contre, les endroits de la peau les plus éloignés du tronc (mains, avant-bras, pieds et jambes) aussi bien qu'une partie de la face (le nez, le menton, les oreilles et souvent aussi le front) présentent un abaissement de température plus ou moins considérable. — Outre ce contraste évident entre la température générale et celle des parties sus-mentionnées, il existe encore une sensation subjective de froid, presque toujours extrêmement accusée. Il s'y rattache encore des phénomènes secondaires plus ou moins nombreux : le plus fréquemment, de la pâleur de la peau, avec coloration violâtre des ongles et de quelques autres parties du corps, des mouvements automatiques et convulsifs (pandiculations, claquement des dents, trem-

blements, etc...), de la soif, de la céphalalgie, un malaise intense et des urines pâles et aqueuses.

En général, les phénomènes caractéristiques du frisson se présentent au début d'une pyrexie ou d'un accès de fièvre, mais ils ne coïncident nullement avec l'élévation de la température ; celle-ci, au contraire, devance même le frisson (fig. 2). Les phénomènes du frisson ne surviennent qu'au moment où la température s'est élevée au-dessus de son degré habituel, tantôt modérément, tantôt de près de 2° (qu'elle ait auparavant été normale, sous-normale ou fébrile) et lorsque la chaleur des extrémités et de certaines parties de la face n'a pas suivi cette élévation ou même s'est abaissée. — Concurremment avec l'ascension ultérieure de la température du tronc, le frisson augmente aussi d'intensité jusqu'au moment où la caléfaction s'est successivement étendue aux doigts, aux orteils et au nez ; alors le frisson disparaît graduellement. Mais à peine a-t-il cessé qu'il peut encore être reproduit par une réfrigération locale brusque si le malade se découvre trop, s'il expose à l'impression de l'air ses mains, ses bras ou ses pieds.

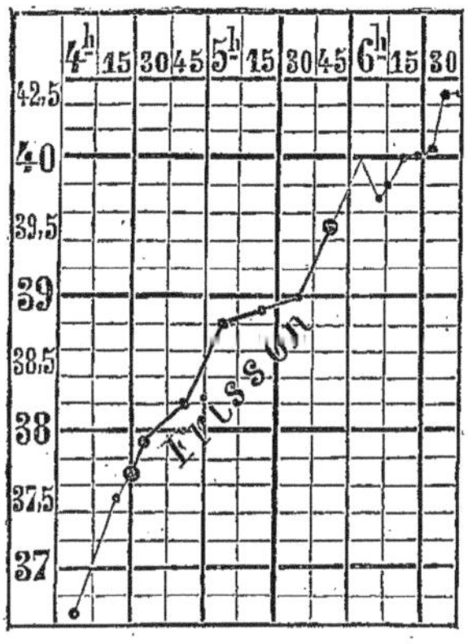

Fig. 2.

La température (après avoir atteint son maximum, soit pendant le frisson, soit dans le stade de chaleur qui le suit) redescend ensuite et dans sa chute, tantôt lente, tantôt rapide, elle peut regagner plus ou moins le niveau normal ou même le dépasser et tomber ainsi jusqu'aux degrés thermiques du collapsus. — Mais pendant cette évolution régressive ou descendante, il ne se produit d'ordinaire ni frisson ni aucun des autres phénomènes concomittants.

Tel est le type habituel du frisson, principalement dans les cas où il atteint son entier développement et parcourt toutes ses phases en un temps limité (d'une demi-heure à deux heures). C'est ce mode habituel qui a servi de base aux différentes explications théoriques qui ont été émises à ce sujet.

Mais dans l'étude du frisson, on ne doit pas négliger les modifications que présentent, rarement il est vrai, ses symptômes même les plus légers et son mode de début aussi bien que ses formes incomplètes ; souvent on ne trouve pas précisément les caractères qui ont servi de base à l'interprétation du phénomène.

Ainsi, il est bon de se rappeler les frissonnements qui se produisent chez les sujets très-nerveux, souvent sans la moindre modification thermique (frisson nerveux).

Il est vrai que le nervosisme se soustrait à toute recherche ; les expériences faites sur les personnes nerveuses seront donc d'un bien faible secours pour l'interprétation physiologique du phénomène ; elles démontrent uniquement que tous les symptômes du frisson peuvent se manifester sans modification concomitante de la température objective.

A ces cas se rattachent ceux où un frisson violent éclate après une vive excitation locale, comme après le cathétérisme, par exemple ; là aussi les écarts thermiques objectifs font défaut ou sont du moins insignifiants, on peut donc les ranger parmi les frissons nerveux. De même, on constate parfois des frissons peu de temps après l'introduction de substances toxiques dans le torrent circulatoire, sans que la température en soit essentiellement affectée.

Même parmi les signes précurseurs et dans le cas de développement rudimentaire d'un vrai frisson (tremblements, horripilations, claquement de dents), le froid objectif des extrémités manque souvent, ou du moins est très-circonscrit, tandis que l'élévation thermique du tronc fait de rapides progrès. — La décoloration de la peau est souvent absente, en général, on n'observe fréquemment sur l'individu que la seule élévation thermique du tronc encore toute récente, tandis qu'il y a positivement des sensations de froid qui peuvent aller jusqu'au frisson le plus violent chez des personnes nerveuses, sous l'influence de certaines conditions fâcheuses.

Mais souvent on trouve aussi des frissons combinés à un abaissement de température ; frissons de collapsus n'arrivant, en général qu'à un développement incomplet et imputable à d'autres raisons que l'abaissement thermique lui-même. Ces frissons-là sont probablement aussi surtout des frissons nerveux.

Il se présente en outre des accès de frisson au milieu d'une température très-élevée, souvent sans cause appréciable et sans refroidissement des extrémités ; chez les pyémiques, par exemple. On observe, en général, que pendant une température élevée, surtout dans les périodes d'augment de la maladie, les frissons se présentent plutôt que dans les périodes de déclin ou de convalescence. Plus une maladie est près de son début et plus l'exposition de l'air, les refroidissements produisent une impression désagréable et chez les individus sensibles, un frisson soudain pourra facilement se rencontrer malgré le degré très-élevé de la température.

Des accès de frisson très-complets se manifestent encore quand la température, bien qu'en voie d'ascension rapide, est partie d'un degré trop inférieur et ne dépasse pas encore le niveau thermique normal. J'ai observé des cas d'inanition chronique dans lesquels il y avait pour ainsi dire habituellement des températures de collapsus d'environ 35°, mais où l'on constatait tous les soirs une élévation de 2° à 3° qui permettait à la température de regagner son niveau normal. Ces élévations étaient le plus souvent accompagnées d'une très-grande sensation de froid avec tremblement, claquements de dents et autres phénomènes du frisson fébrile, quoique l'élévation thermique ne fût que relative.

D'un autre côté, il ne faut pas négliger ce fait que l'élévation de la température du tronc peut être aussi rapide et aussi intense que dans les cas de frisson sans qu'il y ait sensation subjective de froid et même en l'absence de tous les phénomènes qui trahissent une élévation de température. De pareils accès purement thermiques s'observent fréquemment une ou deux fois après qu'une fièvre intermittente a été, en apparence, coupée par la quinine ; on les constate encore, dans les accès fébriles éphémères, chez les convalescents et dans mainte autre circonstance. L'élévation thermique peut parfaitement aller jusqu'à 41°, atteindre rapidement ce degré tout comme s'il y avait frisson, et dans la fièvre intermittente elle peut retomber rapidement, de même absolument que dans les accès antérieurs caractérisés par le stade algide.

On observe aussi assez souvent un refroidissement objectif des avant-bras et des mains, des jambes et des pieds, avec une température du tronc plus ou moins élevée sans qu'il y ait la moindre sensation de froid.

Ce n'est donc pas le refroidissement des parties périphériques éloignées qui, en lui-même, détermine la sensation de froid et les autres signes du frisson. Le froid des extrémités peut atteindre un degré considérable sans qu'il y ait frisson, et il fait souvent défaut (en dépit de l'opinion contraire formulée par certains auteurs) bien que le frisson existe.

Ce n'est pas non plus l'élévation de la température du tronc qui provoque le frisson. Celle-ci peut atteindre des degrés énormes, les mêmes que dans les cas de frisson, sans que ce dernier phénomène ait lieu. Par contre, il peut y avoir frisson dans des cas où la température reste à son niveau normal ou le dépasse de très-peu.

Le frisson ne dépend pas non plus exclusivement du contraste entre la basse température des extrémités et les degrés élevés de celle du tronc. Ce contraste se montre dans le collapsus sans que pour cela il y ait frisson. Dans le frisson nerveux, ce contraste fait défaut. Lorsque la différence entre le froid des mains et des pieds et la chaleur du tronc s'établit d'une façon rapide et croissante, ce fait influe beaucoup plus puissamment sur la production du frisson ; ce n'est pas quand les mains et les pieds se refroidissent, tandis que le tronc a déjà depuis longtemps une température fébrile, que le frisson se produit, mais bien lorsque la température monte rapidement dans le tronc, tandis que la chaleur n'existe pas encore aux extrémités et que même la température y descend encore. — Le frisson devient immédiat si la surface du corps et surtout celle des extrémités éprouvent des pertes subites et abondantes de calorique après une élévation rapide de la température antérieure. Au début d'une fièvre intense les individus sont habituellement atteints d'un frisson très-violent au moment où ils se mettent dans un lit froid qui soustrait beaucoup de calorique à la surface de leur corps ; ainsi se trouve marqué le contraste entre la chaleur interne et le froid périphérique. Mais la rapidité dont s'accroît la différence entre les températures interne et superficielle, n'exerce pas une influence décisive, car il se produit des frissons, tant avec une température normale qu'avec une température anormale, pendant lesquels les conditions thermiques ne sont nullement modifiées (frisson nerveux).

Tout cela démontre d'une façon irréfutable que le frisson fébrile est un complexus de phénomènes dont les éléments isolés, tels que les écarts thermiques, les sensations subjectives et autres troubles fonctionnels ne marchent pas parallèlement, en un mot, qu'ils ne sont pas nécessairement solidaires les uns des autres. Plus le développement du processus est parfait et pour ainsi dire normal, plus ses éléments constitutifs se présentent dans leur complète intégrité. Mais chacun d'eux peut faire défaut en même temps que les autres sont plus accusés.

Dans le cas où le frisson se produit pendant que la température du tronc s'élève à des hauteurs considérables, il est ordinairement suivi d'une chaleur fébrile de plus ou moins longue durée. Dans les autres formes du frisson, cette chaleur peut indifféremment se présenter ou faire défaut.

5. La CHALEUR FÉBRILE peut être précédée de frisson ou de légers frissonnements, mais elle peut aussi succéder à une température normale sans la moindre trace de frisson. Ce dernier mode est d'autant plus important qu'il exclut d'emblée le frisson dans l'interprétation physiologique de la fièvre.

Dans la chaleur fébrile nos moyens d'observation se réduisent souvent à constater l'élévation de la température qui atteint ou dépasse parfois 2° à 3° (par exemple, dans les accès fébriles éphémères des convalescents, dans les paroxysmes thermiques qui se montrent après la guérison de la fièvre intermittente). Dans ces cas, tous les troubles fonctionnels concomitants peuvent faire défaut : soif, sensation de malaise et de lassitude, accélération du pouls, modifications de la circulation périphérique, troubles respiratoires, altération dans les sécrétions, dans les fonctions du système nerveux.

Ce sont là des faits que tout médecin expert en thermométrie a dû constater et qui sont d'une extrême importance au point de vue théorique.

Dans d'autres cas, on trouve bien à côté de l'élévation thermique d'autres manifestations pathologiques ; mais elles sont parfois si insignifiantes qu'elles peuvent échapper à l'observateur ou tout au moins l'élévation thermique anormale n'est-elle nullement proportionnée aux autres phénomènes.

Dans les deux séries de cas, voici ce que l'on observe : la température qui, dans le calme parfait et en dehors des influences étrangères, n'atteint qu'une hauteur moyenne, s'élève très-manifestement aussitôt que des efforts fonctionnels ou des influences extérieures puissantes se font sentir et qu'alors il se rattache le plus souvent à l'élévation thermique un ensemble d'autres phénomènes.

En opposition à ces cas d'élévation thermique plus ou moins isolée, nous trouvons dans la plupart des maladies, à côté de l'augmentation de la température, un complexus de phénomènes généraux, de troubles fonctionnels et d'altérations nutritives.

Les modifications du pouls, celles des urines qui deviennent rares et sédimenteuses, les troubles respiratoires, la sensation de chaleur subjective, la soif, l'anorexie, le malaise, la lassitude, l'insomnie, les perturbations psychiques, la diminution de l'activité musculaire, les troubles digestifs, la diminution des globules sanguins et du poids du corps : tels sont les phénomènes qui accompagnent d'ordinaire l'élévation morbide de la température, même dans le cas où il n'y a pas de lésion spéciale des organes intéressés et que l'on résume par le terme de *fièvre*.

Mais, pour répondre aux affirmations contraires, il est nécessaire de faire ressortir nettement qu'il n'existe aucun parallélisme entre l'élévation thermique et la nature ou l'intensité des autres phénomènes ; que, par conséquent, ni le sentiment de lassitude, ni la soif, ni l'accélération du pouls, ni la pâleur ou l'injection de la peau, ni les troubles sécrétoires, ni la fréquence de la respiration, ni les modifications de l'urine, ni enfin les perturbations du système nerveux ne se rattachent pas nécessairement par un lien général à l'élévation de la température.

Pour certaines formes morbides seulement, on peut quelquefois constater un rapport entre la température et les autres phénomènes, et cela tant que la marche de la maladie est normale ; mais, les particularités habituelles et spéciales d'une forme morbide ne peuvent nullement s'appliquer à une autre.

Ce défaut de coïncidence entre l'élévation thermique et les autres manifestations d'une maladie fébrile, pourrait faire supposer que la température ne constitue pas l'échelle des processus de l'organisme ou que du moins elle ne fournit qu'un moyen trompeur de les mesurer ; mais l'expérience démontre qu'il y a des conditions pathologiques (elle peut même les spécifier), dans lesquelles l'examen attentif de la température et de ses modalités, est un point d'appui beaucoup plus sûr pour juger de la marche générale d'une maladie, que tout autre phénomène ou même que l'ensemble des symptômes qui constituent la fièvre. Tout scrupule théorique doit donc être dissipé par ce simple fait empirique, quoiqu'il nous soit impossible d'en donner l'explication.

Dans la chaleur fébrile, on constate d'ordinaire une élévation générale de la température, mais cela n'empêche pas que certaines parties du corps puissent être ou paraître plus chaudes que d'autres.

Non-seulement le tronc présente une élévation thermique relativement plus grande que celle des extrémités où le refroidissement est plus considérable ; mais, en revanche, on trouve fréquemment aussi une température relativement plus élevée à la tête, aux oreilles, à la paume des mains. L'augmentation notable de chaleur dans ces parties se fait sentir plus tôt qu'en d'autres points, et forme ainsi un contraste avec l'élévation encore insignifiante de la température du tronc (comme cela a lieu dans les cas où la chaleur fébrile se développe sans frisson précurseur).

Dans les mouvements fébriles modérés, l'élévation thermique se borne parfois exclusivement à ces mêmes parties qui, dans le frisson, paraissent ordinairement froides.

Dans la chaleur fébrile, le degré d'élévation peut être très-variable : cela ne dépend pas seulement, comme nous aurons occasion de le démontrer plus tard, de l'intensité de la maladie, mais bien essentiellement de la forme morbide. Ainsi, dans certaines de ces formes, quelques bénignes et légères qu'elles soient, la température atteint des degrés auxquels elle n'arrive jamais (si ce n'est seulement dans les cas extrêmement intenses) dans d'autres formes morbides. Il faut, par conséquent, que les conditions qui règlent le niveau de la température soient au moins en partie déterminées par la spécialité même du processus de la maladie essentielle.

Une abondante diaphorèse diminue ordinairement d'une façon notable la chaleur fébrile ; aux points où la transpiration est profuse, la température peut même tomber au-dessous de la normale. Mais cet effet est purement local et il dépend de toute autre circonstance que l'élévation de température du sang s'abaisse ou persiste, ou qu'après les sueurs, elle revienne à son ancien niveau.

Il y a des cas d'élévation thermique énorme qui, sous beaucoup de rapports, diffèrent de la température fébrile ; ce sont, en général, les maladies dans lesquelles la chaleur fébrile n'existe pas ou n'est que faiblement marquée et, dans ces cas, l'élévation extrême ne se présente qu'aux approches de la mort ; les phénomènes subjectifs qui accompagnent la chaleur fébrile font ici défaut ; le mode d'action du cœur révèle un état parésique de cet organe; dans les urines on ne trouve que les produits d'une désassimilation imparfaite. Reste à savoir s'il ne faut considérer ces cas que comme les degrés les plus élevés de la chaleur fébrile. Leur développement souvent rapide avec l'apyrexie pour point de départ, semble militer contre cette hypothèse ; ils pourraient donc être absolument étrangers à la classe des fièvres.

6. Le COLLAPSUS se présente tantôt isolément, tantôt au milieu d'une chaleur fébrile plus ou moins intense ; dans ce dernier cas, il apparaît surtout au moment du déclin, rarement pendant le frisson, quoiqu'il ait beaucoup de symptômes communs avec cet état.

Le collapsus n'est pas une maladie, pas plus que le frisson ou la chaleur fébrile : ce n'est qu'un acte pathologique plus ou moins isolé, qui survient incidemment dans le cours d'une maladie ; mais lorsque chez un malade, il atteint un certain degré d'intensité, il peut momentanément absorber toute l'attention, réclamer les soins les plus urgents et les plus assidus, au détriment de la maladie primitive.

Ce processus doit, sans aucun doute, dériver de lésions anatomiques, mais jusqu'à présent il est impossible de lui assigner une cause matérielle directe.

C'est comme le frisson et la chaleur fébrile, un trouble général, un dérangement de l'organisme. Malgré le caractère d'anomalie essentielle que revêt le collapsus, les écarts thermiques s'y présentent d'abord localement, comme cela a lieu souvent dans le frisson et la chaleur fébrile ; il ne se manifeste qu'en certains endroits et ne paraît s'étendre et se généraliser que quand il est arrivé à son complet développement.

Le collapsus est de sa nature, plus éphémère et plus accidentel que la chaleur fébrile et même que le frisson ; et lors même que sa durée est relativement prolongée, il ne constitue qu'un épisode ou un dénoûment relativement court.

Sous bien des rapports, il est opposé à la chaleur fébrile, mais par sa nature, il n'en forme nullement le contraste, car il peut se produire en pleine chaleur fébrile, et la fièvre, bien que modifiée par son apparition, peut marcher concurremment avec lui.

Dans les degrés les plus légers du collapsus, le malade n'accuse pas de phénomènes particuliers ; son aspect subit peu de changements, en comparaison de la période précédente ; la fièvre peut continuer ou disparaître ; on ne trouve, ni dans le pouls, ni dans la respiration, ni dans l'état général, rien qui diffère de la période précédente ; mais la joue, le nez, sont froids, souvent d'un seul côté ou seulement en certains points. — On constate fréquemment aussi l'algidité du front, des oreilles, des mains et des pieds. — Bien que la circulation n'ait pas nécessairement éprouvé de modification notable, et que l'influence du froid extérieur ne soit pas plus vive sur le sang que sur les autres parties du corps, sa température est sensiblement abaissée, sans que le malade en ait conscience.

A ces premiers et légers degrés du collapsus succèdent par gradations insensibles, d'autres phénomènes plus nombreux et plus graves qui augmentent d'intensité jusqu'à l'acmé. Dans cet état, le malade reste couché, presque inerte, pâle, les joues creuses, presque sans donner signe de vie, pareil à un cadavre, et bientôt lui-même inanimé ; la tête et les pieds, parfois aussi le tronc, sont glacés, le pouls est insensible, les contractions du cœur insuffisantes et presque nulles, la respiration à peine appréciable, la peau exsangue et décolorée, couverte d'abondantes sueurs froides.

Parfois dès les premiers stades du collapsus et souvent dans une période plus avancée, se manifestent des sensations subjectives fort désagréables. — Ce n'est pas la douleur, ce n'est plus le frisson, mais c'est un sentiment pénible de faiblesse et d'inertie profondes, compliquée d'anxiété, d'oppression et de prostration générale auxquelles s'ajoutent la soif ardente, des vertiges, des hallucinations visuelles, auditives et psychiques.

Le collapsus se rattache souvent à des accidents isolés, tels que des vomissements, des diarrhées colliquatives, des hémorrhagies ou des perforations des séreuses. Dans ces cas, le collapsus n'a de signification grave qu'autant que sa cause occasionnelle implique en elle-même un danger. En toute autre circonstance, il disparaît assez vite et sans laisser de traces.

De même que l'importance du collapsus qui se montre dans la syncope dépend de la nature des conditions étiologiques et des états morbides préexistants.

Le collapsus est d'ordinaire extrêmement intense dans les cas de choléra; on le rencontre déjà dans les formes sporadiques aussi bien chez les enfants que chez les adultes, mais c'est surtout dans le choléra épidémique et infectieux qu'il se révèle dans toute sa violence et dans sa gravité.

Dans les maladies chroniques également, il n'est pas rare d'observer un collapsus passager ou continu et parfois même intermittent et à répétition.

Les caractères du collapsus offrent de nombreuses particularités quand il se présente dans les maladies fébriles aiguës.

Dans ce cas, son début échappe presque toujours à l'attention du malade: parfois seulement le sujet est pris d'un léger frisson ou éprouve un malaise général; mais ce n'est guère que lorsque le collapsus atteint un plus haut degré d'intensité, que les malades ressentent la faiblesse et la prostration.

Dans les débuts insidieux, on ne reconnaît le collapsus qu'au refroidissement du nez, des membres, du front et des extrémités. En revanche, quand il a fait des progrès, la figure devient pâle, parfois jaunâtre et livide, les téguments perdent leur souplesse et leur élasticité, les joues deviennent creuses, les yeux profondément cernés et l'expression de la physionomie est méconnaissable.

Les malades ont peine à faire le moindre mouvement, leur voix est faible et sans timbre; la peau, tantôt sèche, tantôt couverte de sueurs générales ou partielles sous forme de grosses gouttes venant perler en certains points, et notamment sur le front.

Tandis que la face et les extrémités sont plus ou moins refroidies, la température du tronc est tantôt très-élevée, tantôt normale ou abaissée. Telle est la différence la plus essentielle; mais il ne faut pas fonder son jugement sur cette seule circonstance; car les collapsus à température basse peuvent souvent présenter une grande gravité, aussi bien que ceux à haute température, mais ces derniers procèdent d'une toute autre façon. Les uns et les autres enfin peuvent se compenser de différentes manières.

Les collapsus à température descendante du tronc, se montrent de préférence dans les maladies fébriles et réclament des soins tout particuliers. La température auparavant plus ou moins élevée descend jusqu'au niveau normal ou à peu près, très-souvent même au-dessous (en général, elle se tient entre 35° et 37°), et cela avec une certaine rapidité, dans l'espace de quelques heures, souvent même dans un plus bref délai. La diminution de température peut descendre de 6° ou 8° dans le cours d'une journée. Cet abaissement ne dure que quelques heures ou se prolonge pendant plusieurs jours; après quoi la température peut redevenir normale ou monter jusqu'au degré de la chaleur fébrile plus ou moins intense; d'autres fois, le malade succombe en plein collapsus.

Ces collapsus à température descendante se présentent :

Pendant la défervescence : le plus souvent dans la pneumonie, mais aussi dans les exanthèmes aigus et dans d'autres maladies. Souvent l'état du malade semble devenir inquiétant sans qu'il présente cependant le moindre danger.

Pendant les rémissions : principalement dans la fièvre typhoïde, au moment de la transition d'un accès de fièvre intermittente au stade d'apyrexie, surtout dans les formes pernicieuses et dans la pyémie.

Pendant l'accès du frisson : en particulier dans les fièvres pernicieuses algides, dans quelques autres maladies très-graves et chez des individus de faible constitution et d'un tempérament nerveux.

Comme épiphénomène accidentel spontané ou artificiel : après des hémorrhagies, des vomissements ou d'abondantes évacuations alvines, dans les indigestions et les états nauséeux, pendant de très-fortes douleurs, dans le cours de sueurs rapides et abondantes; dans les perforations de la plèvre ou du péritoine et dans les cas de thromboses cardiaques.

Dans quelques intoxications et dans la période algide du choléra.

Dans la période préagonique et pendant l'agonie elle-même.

Des collapsus avec hautes températures ne se présentent presque exclusivement que dans les fièvres graves, et il paraît que cette élévation thermique anomale et excessive peut elle-même servir de cause déterminante au collapsus.

Voir aussi relativement au collapsus les chapitres suivants, mais surtout mon travail sur *le collapsus dans les maladies fébriles* (*Archiv. der Heilkunde*, t. II, p. 289. 1861).

7. En résumé, voici les principales modalités que présente la température dans les trois formes de troubles généraux :

La température générale peut être élevée dans tous les cas : elle l'est presque toujours dans la chaleur fébrile, le plus souvent dans le frisson et fréquemment dans le collapsus.

Le degré d'élévation thermique ne constitue pas de différence.

Dans le collapsus on trouve souvent une température normale ou sous-normale qui ne se rencontre qu'exceptionnellement dans les cas incomplets de frisson.

Le froid des extrémités et de la face est constant dans le collapsus et fréquent dans le frisson.

L'augmentation rapide de la température du tronc, à côté du refroidissement des extrémités, est un des phénomènes habituels du frisson.

La diminution rapide et considérable de la température du tronc s'allie souvent au collapsus.

L'abaissement thermique local et limité à certains points avec conservation d'une température très-élevée du tronc appartient aussi au collapsus.

8. L'interprétation et l'explication théorique de ces différentes modalités thermiques viennent se briser contre d'insurmontables obstacles.

Les tentatives de la physiologie pathologique ont, jusqu'ici, presque exclusivement porté sur la théorie de la fièvre et ont laissé de côté le collapsus, si intéressant au point de vue pratique. Ces essais ont, du reste, été très-restreints.

La plupart des observateurs, en prenant pour point de départ l'hypothèse de l'identité de la fièvre et de l'élévation thermique, n'ont eu en vue que cette dernière dans leurs théories.

Mais le raisonnement aussi bien que les faits rendent cette supposition inadmissible. Quelques-uns ont étudié, tantôt le frisson, tantôt la chaleur fébrile et n'ont pu de cette façon émettre que des idées étroites. D'autres encore ont été conduits par l'examen des modalités thermiques dans les fièvres complétement développées, à des conclusions qui ne sont pas applicables aux formes imparfaites.

Quoique la clinique ait puisé de précieuses indications dans la thermométrie appliquée à l'étude des pyrexies, il paraît douteux cependant que la théorie de la fièvre en ait été de beaucoup avancée. Ce doute semble légitimé par la divergence des opinions récemment émises à ce sujet, précisément depuis l'introduction du thermomètre dans la clinique. Certaines théories sont en contradiction flagrante avec les faits les plus communs; et l'on retrouve partout encore la même tendance à reprendre la voie trompeuse dans laquelle s'est si souvent engagée la médecine et à vouloir restreindre en une formule simple les actes si complexes dont l'organisme est le théâtre.

A l'époque où l'augmentation de la température n'avait pas encore acquis l'importance capitale qu'on lui a depuis attribuée dans les phénomènes fébriles, la simple observation des faits avait inspiré l'idée que le système nerveux devait être en cause.

(Voir mon mémoire sur *la fièvre* in *Archiv für Physiolog. Heilkunde*, t. II, p. 6. 1842.)

Lorsque les observations thermométriques eurent péremptoirement démontré l'importance majeure de la température dans les états fébriles, Virchow, dans son Compendium (*Handbuch der speciellen Pathologie und Therapie*, t. I, p. 33. 1854), traça un tableau fidèle des rapports intimes qui relient entre eux ces phénomènes. — Conformément à l'opinion généralement admise, cet auteur considéra l'élévation de la température comme le phénomène le plus constant de la fièvre. — Pour lui, elle n'était que l'expression d'une combustion plus active des parties intégrantes du sang; il fit ressortir en même temps que cette élévation thermique dans la fièvre n'était pas pure et simple, mais qu'elle dérivait d'une cause spéciale qui ne pouvait se trouver ailleurs que dans le système nerveux.

Cette manière de voir fut généralement acceptée; aussi, la théorie de Zimmermann qui ramenait la chaleur fébrile à des foyers locaux d'inflammation, trouva-t-elle peu de partisans. La fièvre fut donc regardée comme un processus dans lequel la suractivité des combustions organiques produit un accroissement de chaleur et l'influence exercée par le système nerveux sur ce processus ne put pas être démontrée, mais fut regardée comme incontestable.

Dans un article sur la fièvre (publié en 1859 dans : *Allgem. Wiener med. Zeitung*, numéros 23 et 24), Claude Bernard a essayé d'utiliser, pour l'explication de la fièvre, le résultat de ses recherches sur les effets de la section du sympathique. Il est ainsi conduit à considérer la fièvre, quelle qu'en soit l'origine, comme un phénomène purement nerveux, dû à une paralysie incomplète et passagère du grand sympathique (qui, d'après lui, est le seul appareil nerveux vaso-moteur). A la suite d'une influence quelconque, se produit la sensation de froid, c'est-à-dire un trouble de la sensibilité générale, le frisson est déterminé par une action réflexe du grand sympathique ; la détente nerveuse qui lui succède promptement, entraîne à la suite une augmentation des phénomènes circulatoires, de la température et de la sécrétion sudorale, etc.... Cl. Bernard est porté à voir dans le frisson une irritation générale, et dans la chaleur fébrile une dépression des nerfs vasculaires de toute la surface du corps. D'après cela, le frisson devrait être considéré comme l'acte primitif, comme un état d'activité réelle, et la chaleur comme un phénomène secondaire, comme une espèce d'épuisement consécutif au frisson.

Ces opinions ont été contredites par Schiff dans un article (inséré dans *Allgem. Wiener med. Zeitung*, numéros 41 et 42. — 1859) où il fait ressortir avec justesse que le frisson et la chaleur fébriles sont deux phénomènes indépendants l'un de l'autre ; que la chaleur ne peut pas être expliquée par le frisson et que toute théorie qui fait de l'un des deux phénomènes une condition indispensable pour la production de l'autre, doit être rejetée comme incomplète et fautive. Schiff, à son tour, suppose qu'il se trouve dans les nerfs vasculaires (qui ne sont nullement pour lui des fibres spéciales du grand sympathique) à côté des éléments présidant à la contraction des vaisseaux, d'autres éléments qui peuvent les dilater. — Selon lui, la chaleur fébrile est un état actif dans lequel ces nerfs dilatateurs sont mis en jeu, tandis que dans le frisson, une partie des nerfs constricteurs entrent en action (c'est-à-dire ceux qui ne se croisent pas dans la moelle et se ramifient à la face, aux mains et aux pieds). Il suppose, en outre, que les nerfs dilatateurs vasculaires, de même que les constricteurs se dirigent vers la moelle allongée où tous les nerfs vaso-moteurs viennent s'anastomoser ; les influences directes plus intenses font ressortir l'action des nerfs *angiosténosiques* plus que celle des *angiectasiques* (elles produisent ainsi plutôt du frisson) ; mais les nerfs dilatateurs peuvent être plus facilement excités par voie réflexe et à la suite d'influences moins fortes que les constricteurs qui n'obéissent qu'à des excitations énergiques. En supposant ainsi un état actif d'irritation aussi bien dans le frisson que dans la chaleur fébrile, Schiff déclare expressément qu'il n'a nullement l'intention de mettre en doute la possibilité de modes pathologiques d'élévation de température qui n'aient leur raison d'être que dans une paralysie des nerfs vasculaires.

Tandis que l'on avait généralement admis, soit tacitement, soit en termes explicites, qu'il fallait considérer l'accroissement de chaleur dans la fièvre comme la conséquence d'un surcroît de production thermique, Traube qui, en 1855, considérait encore cette production comme augmentée dans la fièvre (*Deutsche Klinik*, n° 46. 1855) déclara, contrairement à toutes les idées reçues, que l'élément essentiel de la fièvre ne résidait plus dans l'augmentation de la production thermique, mais bien dans la diminution de la perte de chaleur. Je reproduis ici ces propres paroles : « L'élévation thermique, avec tous les autres phénomènes de la fièvre, est provoquée de la façon suivante : sous l'influence exercée par la cause pyrétogène sur le système nerveux vaso-moteur (influence que je crois être de nature excitante) les muscles vasculaires qui sont, comme on le sait, surtout développés dans les artérioles et dans leurs ramuscules se contractent énergiquement. Le rétrécissement relatif de ces petits vaisseaux doit avoir une double conséquence : la quantité de sang que les capillaires reçoivent du système aortique diminue, dans un temps donné, mais en revanche, la pression sur la surface interne de ces vaisseaux extrêmement ténus devient plus forte. Le premier de ces effets a pour résultat (avec un moindre apport d'oxygène aux tissus) une réfrigération plus faible du sang par voie de transmission et de rayonnement périphérique ;

une transsudation moins grande du plasma sanguin qui s'exhale à travers les parois vasculaires sous l'influence de la pression artérielle et qui fournit à chaque tissu les éléments de leur nutrition, en dehors de l'oxygène, et en particulier aux appareils sécréteurs, les matériaux qu'ils doivent élaborer. L'approvisionnement d'eau diminué, dans les couches superficielles de la peau et de la muqueuse respiratoire, entraîne nécessairement une diminution dans l'évaporation, et tel est la deuxième cause de la moindre réfrigération du corps. » (*Allgemein medic. Centralzeitung*, t. XXXII, numéros 52, 54 et 102. 1863). Dans les développements qu'il donne à cette théorie, Traube essaye de faire concorder avec elle toutes les conditions et tous les phénomènes qui se présentent dans la fièvre.

Il prend pour point de départ de sa théorie pathogénique le frisson avec le spasme vasculaire qui l'accompagne, et voici comment il explique l'élévation thermique qui précède le frisson et la fièvre qui débute sans frisson. L'action des agents pyrétogènes sur le système nerveux varie d'intensité : dans le premier de ces deux cas, la cause pyrétogène était au début encore trop minime et ne pouvait produire qu'une légère contraction des vaisseaux ; en devenant plus puissante, elle produit une contraction intense et avec elle le frisson. Dans le cas de fièvre débutant sans frisson, le poison pyrétique n'est pas assez violent pour agir. Behse est arrivé à un résultat à peu près analogue (*Beiträge zur Lehre von Fieber*. 1864). Il résume son opinion en ces termes : « Il faut entendre sous le nom de fièvre un surcroît de nutrition produite par des altérations du système nerveux, compliquées d'un trouble des appareils régulateurs de la température, mais cette dernière perturbation également sous la dépendance de l'affection du système nerveux rend les pertes de chaleur moindres comparativement à sa production. »

En revanche, Auerbach s'élève contre la théorie de Traube (*Erwägungen über die Ursachen der Eigenwärme*. 1864 ; in *Deutsche Klinik*, numéros 22 et 23) et la soumet à une juste et sévère critique : il démontre qu'on ne peut pas ramener simplement à l'alternative d'une recette augmentée ou d'une dépense amoindrie toutes les causes possibles d'élévation thermique dans l'état fébrile que la contraction des artérioles dans la fièvre n'est pas absolument prouvée, que notamment la pâleur de la peau peut aussi provenir de la contraction des muscles papillaires ; que, dans le stade de chaleur, cette contraction artérielle n'est pas admissible, et qu'en général, Traube n'expliquait pas suffisamment l'augmentation de chaleur dans cette période ; que la durée souvent si prolongée de ce stade ne permett pas de déduire l'élévation de la chaleur, des courts instants de frisson qui l'ont précédée; qu'enfin, dans ces périodes, l'économie de calorique réalisée par la contraction des artérioles est entravée par maintes circonstances et ne peut en aucune façon être assez grande pour produire un niveau thermique tel que celui de la températnre augmentée. En terminant, Auerbach émet une autre hypothèse : selon lui, la chaleur produite dans le corps pendant la fièvre, surtout dans les maladies fébriles chroniques, doit son existence en grande partie à la combustion de l'hydrogène, car la quantité absolue de chaleur produite par la combustion de cet élément est plus grande dans la fièvre qu'à l'état normal.

Liebermeister aussi (*Prager Vierteljarhrsschrift*, 1865) et Immermann (*Deutsche Klinik*, numéros 1 et 4. 1865) s'élèvent contre l'opinion d'après laquelle la fièvre aurait pour cause une simple diminution dans la réfrigération et ils appuient leur réfutation sur les tentatives qu'ils ont faites de prouver par le calcul que la température pendant le frisson montait plus que cela ne pourrait se faire par une diminution dans la perte de chaleur. A leur sens, il doit donc toujours y avoir augmentation dans la production thermique.

Wachsmuth déclare, au contraire (*Archiv der Heilkunde*, t. VI, p. 211. 1865), que ce n'est ni la production augmentée ni le refroidissement diminué qui produisent le frisson au moins à eux seuls ; mais que la fièvre résulte d'un trouble dans la régulation thermique. Telle serait, suivant lui, la cause essentielle de la fièvre. D'après cet auteur, la fièvre est la résultante d'au moins deux facteurs, dont l'un renforce la production thermique et dont l'autre paralyse le système nerveux.

En opposition à toutes ces théories qui n'envisagent la fièvre que, sous un seul point de vue, Billroth a essayé (*Archiv für klinische Chirurgie*, t. VI, p. 129. 1864) d'exposer les différentes conditions qui font naître l'élévation de température et partant la fièvre. Voici, d'après lui, les diverses conditions qui peuvent se présenter :

I. L'approvisionnement thermique est augmenté, les conditions de déperdition restant les mêmes. Dans ce cas, les foyers où se produit l'augmentation de température peuvent être :

A. Locaux.

B. Généraux. — Tous les processus d'oxydation seront activés :

a. La quantité d'oxygène dans l'air inspiré et dans les aliments ingérés ;

b. La quantité des matières oxydables du corps ;

c. La capacité d'absorption de toutes les matières du corps susceptibles de recevoir l'oxygène ;

d. La vitesse du mouvement des corps oxydables.

C. Les conditions secondaires pour la conservation d'une température constante sont : le frottement du sang contre les parois des vaisseaux, les frottements qu'exercent les uns sur les autres les muscles et les articulations, etc.... — De toutes, la plus importante est la production thermique développée par la contraction musculaire.

II. Les conditions deviennent moins favorables à la déperdition thermique, et par ce fait il se produit une accumulation de chaleur, c'est-à-dire une élévation de la température.

Billroth examine en outre les conditions qui peuvent amener la fièvre :

D'après lui, on peut admettre trois modes d'excitation fébrile :

a. Il se forme dans le sang, sans coopération des nerfs, des modifications qui donnent lieu à une combustion plus active, ou bien il s'y introduit des substances qui préparent et maintiennent de pareils changements.

b. Le sang intoxiqué excite les centres nerveux, et c'est alors que se produit la fièvre.

aa. Le sang intoxiqué excite les nerfs trophiques et ceux-ci à leur tour agissent directement sur l'activité des processus d'oxydation.

bb. Le sang altéré excite tous les autres vaso-moteurs et par leur intermédiaire :

α. La nutrition est activée dans toutes les parties de l'organisme et par conséquent, tous les processus oxydateurs sont accrus.

β. Il se produit une contraction des artérioles, la nutrition diminue, et la température s'élève par suite des conditions défavorables à la déperdition du calorique.

c. Le sang n'est pour rien dans l'origine de la fièvre : celle-ci se produit par une irritation spécifique agissant directement sur les nerfs périphériques et produisant par voie réflexe l'excitation des nerfs vaso-moteurs.

Cette analyse un peu schématique a du moins le mérite d'indiquer la multiplicité des conditions qui peuvent se présenter.

O. Weber (Pitha und Billroth's *Handbuch der allg. und spec. Chirurgie*, t. I, p. 599. 1865) voit dans la fièvre une augmentation générale de la nutrition liée à l'élévation thermique, produite par une altération du sang due à la présence des détritus organiques faisant office de ferments; cette augmentation détermine une décroissance rapide du poids du corps. Il est facile de voir combien cette conception est restreinte et limitée. Si elle est applicable à quelques cas, elle est inadmissible pour le plus grand nombre.

Tscheschichin, de son côté (*Zur Fieber Lehre*, 1867 ; in *Deutschen Archiv für klinische Medicin*, t. II, p. 588), a émis cette judicieuse hypothèse, que la fièvre est une augmentation morbide de l'activité des centres spinaux consécutive à une affection (affaiblissement, paralysie) des parties modératrices du cerveau. D'où une série de processus chimiques acquérant une intensité qu'ils ne présentent jamais quand les fonctions du cerveau sont normales. Cette théorie jette un jour nouveau sur certains processus, mais ne peut être acceptée pour la fièvre en général. Elle mériterait d'être prise en sérieuse considération dans le cas de température hyperpyrétique à la période ultime des maladies graves du système nerveux ou des infections pernicieuses.

Il faut surtout mentionner deux travaux récents sur les proportions respectives de la production et de la perte thermiques dans la fièvre.

Senator (Virchow's *Archiv*, t. XLV, p. 351) se range du côté de la théorie de Traube, tandis que Leyden (*Deutsch. Archiv*, t. V, p. 273) arrive par des recherches calorimétriques aux résultats suivants : la perte thermique est augmentée dans la fièvre, tant avec une température constante que quand il y a abaissement ou élévation. L'augmentation de la production thermique est, par conséquent, indubitable. Quand la fièvre est extrêmement forte, la perte thermique est de moitié et même du double plus grande qu'à l'état normal. Cette perte est à son maximum dans le stade critique avec une température qui s'abaisse rapidement ; elle peut, en effet, dépasser de deux à deux fois et demie et jusqu'à trois fois celle de l'état normal. Cette défervescence se produit toujours à la suite de sueurs abondantes et d'évaporation aqueuse, tandis que dans la période ascendante de la fièvre on ne trouve pas cette transpiration même sur les points de la peau recouverte d'un enduit imperméable.

9. Il est certain que ces diverses tentatives faites pour expliquer la fièvre, ses causes et son processus, ont éclairé un certain nombre de points obscurs, malgré la divergence des hypothèses qui ont été émises.

La plupart des auteurs de ces théories se sont placés à un point de vue trop restreint ; ils ont presque tous eu le tort de ne considérer qu'une seule modalité de la fièvre, et l'interprétation qu'ils en ont donné leur a servi à expliquer le processus général ; ils ont tous péché par l'excès de vouloir tout expliquer lorsqu'ils auraient dû, à cet égard, faire l'aveu de leur impuissance.

La première question qui se pose, à savoir : sur quelle base repose l'élévation thermique anomale ? n'est nullement identique avec cette autre : quelle est la cause essentielle de la fièvre ?

La fièvre est un ensemble, un complexus de phénomènes généraux dont l'élévation de la température constitue peut-être l'élément le plus important ; mais il est impossible de déduire es autres phénomènes de celui-ci.

Il faut d'abord que la valeur et la signification des phénomènes isolés soient d'abord jugés, avant qu'il soit possible d'essayer d'en concevoir l'ensemble.

Pour ce qui est spécialement de l'état thermique, il est très-complexe et peut aussi relever de différentes causes.

Même lorsque la température présente des variations identiques, il ne faut pas nécessairement admettre que le résultat se soit produit de la même façon ; il est au contraire extrêmement probable que la proportion réciproque de production et de perte thermiques n'ait pas été la même dans tous les cas ou à différentes périodes d'un seul et même cas, quand bien même la température serait toujours restée égale.

On ne devrait pas demander quelle est la raison de la modification thermique dans la fièvre, mais bien quelle est la cause ou plutôt quelles sont les causes d'une élévation déterminée de température, chez un individu donné et à un moment précis ou tout au moins : quelles sont les causes de la modalité thermique dans une forme morbide, dans une espèce et dans un temps déterminés.

On ne pourra, il est vrai, répondre à cette question que lorsqu'on aura passé en revue les conditions dans lesquelles se produisent les écarts thermiques pendant la vie (c'est la voie que Billroth a été le seul à suivre) et lorsqu'on aura réfléchi en outre, à la part qui peut revenir aux diverses causes de ces modifications de la température dans les différents états pathologiques.

Parmi les écarts thermiques qui sont considérés comme les signes d'une maladie constitutionnelle, voici ceux que l'on peut faire entrer en ligne de compte :

1° L'élévation de la température générale ;

2° L'élévation thermique de la majeure partie du corps à côté d'un abaissement de température dans certains points ;

3° L'abaissement de la température générale.

10. L'ÉLÉVATION DE LA TEMPÉRATURE GÉNÉRALE qui constitue le phénomène le plus ordinaire d'une maladie fébrile ayant dépassé son début, mais n'étant pas encore confirmée, peut résulter, d'après nos connaissances actuelles sur ce sujet :

a. D'une stase thermique par défaut d'élimination. La perte moindre de chaleur peut reconnaître différentes causes : mais on saurait à peine admettre que, pendant une chaleur fébrile prolongée, les conditions, qui rendent possible le maintien d'une chaleur normalement produite, puissent persister ; il faut, au contraire, supposer que, s'il se produisait jamais un arrêt dans l'élimination ordinaire, la production diminuerait bientôt ou bien de nouvelles voies d'élimination se développeraient.

On peut constater tous les jours le fait suivant : dans la période de chaleur fébrile, les malades échauffent promptement tout ce qui les couvre (draps de lit, couvertures), on peut, au contraire, parfaitement bien s'imaginer qu'un accès fébrile de courte durée puisse se produire par suite d'une stase thermique et que, pendant le frisson, ce soit le refroidissement défectueux du sang dans la peau anémiée qui détermine en grande partie l'augmentation de la chaleur intérieure. Il est, en outre, très-probable que, dans bien des cas, la température soit accrue aussi en dehors de toute autre cause, par la stase thermique par défaut d'élimination.

b. On peut encore supposer que, dès qu'il se trouve dans un point quelconque du corps, un foyer local d'hyperproduction thermique (*hyperthermogénèse*), le surcroît de la chaleur qui en dérive, soit communiqué par l'intermédiaire de la circulation, au corps tout entier et que la température générale en soit ainsi augmentée. — Les lieux dans lesquels il peut y avoir une hyperthermogenèse sont les foyers d'inflammation ou d'hyperémie, mais ils sont trop circonscrits, par rapport à l'ensemble de l'organisme et l'on peut tout au plus admettre que le surcroît de production thermique locale fasse naître une élévation très-modérée de la température générale qui, d'ailleurs, à moins qu'il ne survienne de nouveaux troubles, doit être promptement et facilement compensée par les voies normales d'élimination.

Il y a, en outre, un fait qui empêche de ramener toute chaleur fébrile à la simple transmission thermique des processus locaux, c'est le suivant : dans les pyrexies les plus intenses, dans toutes les maladies à température extrêmement élevée, la fièvre précède d'ordinaire le trouble local, tandis que dans le cas où elle lui est consécutive, on n'observe habituellement que des températures modérément fébriles. Nous ne voulons pas dire par là que l'hyperproduction thermique locale ne puisse nullement contribuer à l'élévation de la température générale ; il faut qu'il y ait encore d'autres troubles dans l'organisme qui empêchent la compensation de l'apport provenant de l'affection locale.

c. Une élévation de la température générale peut encore se produire par l'activité des processus thermogènes normaux ; il est cependant très-probable que, dans ce cas aussi, les émonctoires thermiques ne permettent pas à la disproportion de prendre une longue durée ni une grande consistance, à moins que l'organisme ne récèle d'autres altérations qui entravent l'action de ces agents éliminateurs.

Il faut encore faire observer que nous ne connaissons pas un seul fait dont on puisse déduire que, dans un cas quelconque de fièvre, il n'y aurait eu simplement qu'une augmentation et une accélération des processus chimiques normaux. Au contraire, les données que nous possédons sur l'accroissement des produits normaux de décomposition (acide carbonique expiré, urée), telles qu'elles résultent de l'examen fait sur les fébricitants, sont en partie très-divergentes et, d'autre part, ne répondent pas absolument à l'augmentation thermique ; la perte de poids que subit le corps dans la fièvre ne s'accorde pas avec la destruction des parties organiques qui devrait résulter du surcroît de production thermique.

d. Une élévation générale de la température peut encore avoir lieu par suite de l'hyperproduction qui résulte de processus chimiques plus ou moins étrangers à l'état physiologique ; dans ces cas, la chaleur produite est tellement abondante que les émonctoires thermiques sont impuissants à la compenser, leur action est d'autant plus faible que l'état pathologique peut avoir entraîné des troubles dans leur fonctionnement.

Il nous paraît très-vraisemblable que les choses se passent de la sorte dans de très-nombreux cas de fièvre, mais nous sommes encore très-loin de pouvoir préciser ce qui se passe réellement et calculer l'effet produit sur la température.

Il paraît que ce sont les processus suivants qui peuvent se présenter :

1° Augmentation, dans la fièvre, de la combustion d'hydrogène capable de donner un résultat thermique beaucoup plus considérable que celle du carbone, la chaleur spécifique du premier étant beaucoup plus grande que celle du second (Auerbach) ;

2° Décomposition organique rapide et étendue qui pourrait dégager de la chaleur, mais ce processus est si promptement mortel qu'il ne saurait se produire que dans la période ultime d'une maladie mortelle, dans le fastigium agonique ou dans les fièvres terminales ;

3° Hyperthermogenèse par contraction musculaire violente et prolongée, ne produisant pas de travail mécanique (convulsions toxiques) et amenant ainsi une élévation rapide de la température ; mais, dans ces conditions, elle ne se produit que dans quelques cas particuliers et, comme le démontre l'expérience, la compensation ne cesse de se faire que vers la fin de la maladie, partant, sous l'influence de conditions nouvelles ;

4° Développement de nouveaux processus (fermentations) dans les parties organiques, avec dégagement de chaleur et ne dépendant pas nécessairement de l'apport d'oxygène : ces fermentations, il est vrai, ne sont pas directement prouvées, mais leur existence est assez probable, bien qu'on ne puisse pas préciser exactement les maladies qui se rattachent à ces processus, ni dire s'il faut y rapporter la fièvre déterminée par la transfusion d'un sang de fébricitant, par l'introduction dans l'économie de produits phlegmasiques ou de décomposition et jusqu'à quel point on doit admettre dans les cas non mortels, l'hypothèse de processus fermentescibles.

e. Les troubles fonctionnels des nerfs vaso-moteurs, pourvu qu'ils soient assez intenses et prolongés, doivent presque nécessairement influer sur l'état thermique, et cela aussi bien parce qu'ils peuvent altérer les conditions de production de la chaleur que parce qu'ils peuvent modifier celles de la perte thermique. Bien des phénomènes indiquent en effet que, non-seulement dans le frisson, mais aussi pendant la chaleur fébrile, les vaisseaux ne sont pas dans leur état normal, et il est à peine possible de déduire ce fait du seul trouble des contractions du cœur ou de la chaleur seule.

Il paraît, au contraire, que, dans beaucoup de cas, l'état des vaisseaux n'est pas la conséquence, mais bien la cause de l'augmentation de température. Mais tant qu'on ne connaît positivement comme effet unique et direct de l'excitation des nerfs vasculaires que la contraction des artérioles, on rencontre d'insurmontables difficultés à faire dépendre la chaleur de l'activité des nerfs vaso-moteurs. Car la contraction des artérioles n'existe que pendant une très-courte période de la fièvre et l'idée que leur dilatation, qui engendre l'hyperémie et la calorification, n'est basée que sur la paralysie ou du moins sur la faiblesse et l'épuisement des nerfs vaso-moteurs, peut bien être admise, dans des cas isolés, de fièvre intense ; mais elle est à peine acceptable pour la majorité des cas. La difficulté serait en grande partie levée, si la supposition de Schiff se confirmait. Ce physiologiste admet qu'il y a dans les nerfs vasculaires à côté des éléments constricteurs, des éléments de dilatation.

Grâce à cette hypothèse, on s'expliquerait aisément que l'action première et intense de la cause morbifique produisît d'abord une excitation de l'appareil vaso-moteur central où les éléments constricteurs prédominent, mais que, plus tard, ou sous l'influence de causes moins graves, agissant progressivement et d'une façon plus douce, l'effet fut tel, qu'il ne se manifesterait, au moins de préférence, que sur les éléments dilatateurs, de même qu'après une forte excitation des nerfs locomoteurs, ce sont les extenseurs dont l'action prévaut, tandis qu'avec une excitation plus faible ou plus persistante, les contractions sont surtout marquées dans les fléchisseurs, et leurs antagonistes restent à peu près dans l'inaction. — La seconde hypothèse de Schiff supposant l'existence de deux sphères différentes dans les nerfs vaso-moteurs n'est pas moins séduisante ; elle permet de concevoir que l'état de contraction vasculaire ne doive pas subsister dans tout le corps en même temps ; mais qu'elle puisse être circonscrite à la face et aux extrémités. Elle s'accorde en outre avec plusieurs autres conditions pathologiques, par exemple avec la distribution de la chaleur et du froid sur la surface du corps, même en l'absence de frisson, avec l'extension de certains exanthèmes, etc...

f. L'élévation de la température peut encore être l'effet de l'activité morbide des centres spinaux, anormalement accrue par la faiblesse des centres modérateurs du cerveau. — Cet état ne peut être admissible que dans les cas où il existe encore d'autres signes d'une suspension de l'influence cérébrale normale, aussi dans les maladies très-graves, dans les lésions de la moelle cervicale, dans certaines fièvres terminales, ne faudrait-il pas rejeter cette explication qui est, en revanche, inapplicable aux fièvres modérées dans lesquelles rien n'indique le trouble d'une partie quelconque du cerveau.

g. Mais l'élévation thermique peut sans doute être déterminée aussi par plusieurs des conditions précédemment énumérées agissant à la fois et dans une succession différente ; il est même probable que, dans la plupart des cas, il existe des combinaisons telles qu'il est impossible d'attribuer à chacune des causes prise isolément la part qui lui revient et que l'énumération de toutes celles, qui entrent en action se réduit le plus souvent à une hypothèse.

En réfléchissant à la coopération possible, sinon certaine, de plusieurs causes, ou conçoit que dans deux cas différents ou à deux périodes différentes d'un même cas, une seule et même élévation de la température morbide puisse avoir une toute autre signification. Pour un égal niveau de température, l'hyperproduction de chaleur peut être très-variable, selon que les pertes thermiques sont diminuées, normales ou augmentées ; et il est très-probable que les effets consécutifs, tels que les troubles fonctionnels et nutritifs seront très-différents, suivant qu'une température élevée se maintient, parce qu'il reste une hyperproduction énorme de chaleur, malgré l'abondance des pertes thermiques ou que la température reste très-haute avec une hyperproduction modérée, parce qu'il y a en même temps stase thermique. Ces différences peuvent expliquer comment, avec une élévation thermique également grande et d'égale durée, tantôt les produits ultimes de la dénutrition sont considérablement augmentés et la diminution du poids du corps est très-grande, tantôt ces deux résultats sont à peine marqués. Les élévations fébriles considérables de la température ne donnent pas à la main la sensation du degré de chaleur marqué par le thermomètre. Parfois et sans que la température de l'individu soumis à l'examen soit pour cela nécessairement plus élevée que dans d'autres cas, la sensation perçue par la main est celle d'une chaleur sèche et brûlante (*calor mordax*). On peut aussi supposer que le phénomène de la chaleur mordicante appartient à des cas dans lesquels l'élévation de la température résulte principalement d'une production thermique considérablement accrue où, par conséquent, la main de l'observateur appliquée sur la peau du malade, peut moins facilement se mettre en équilibre de température avec celle-ci, puisque la production surabondante de calorique y est sans cesse alimentée. Cette supposition concorde avec ce fait que la chaleur mordicante se rencontre de préférence dans les maladies zymotiques.

11. *L'élévation thermique de la majeure partie du corps à côté d'un abaissement dans la température de certaines parties*, peut avoir sa source :

1° Dans une inégale répartition de la chaleur produite dans le corps ;

2° Dans des refroidissements inégaux résultant des différences de pertes thermiques dans certains points ; notamment à la périphérie en opposition avec les parties internes où la production thermique serait toujours augmentée ;

3° Mais surtout dans l'inégale réplétion des vaisseaux.

La différence très-fréquente, mais non constante, entre la température du tronc, des bras et des cuisses d'une part et celle des avant-bras, et des jambes d'autre part, trouverait son explication complète, si l'on supposait avec Schiff l'existence de plusieurs centres dont les nerfs vaso-moteurs correspondants présenteraient une marche différente suivant leurs points d'origine. On pourrait comprendre de cette façon pourquoi, au début d'une maladie et même à son déclin (dans le collapsus de la défervescence), les deux groupes de nerfs vaso-moteurs ne sont pas affectés de la même façon et au même degré ; et comment aussi il peut y avoir un contraste frappant entre les vaisseaux influencés par eux et par conséquent entre les températures des parties dans lesquelles ces vaisseaux se ramifient. Ce n'est pas le frisson que l'hypothèse de Schiff sert à expliquer; car il peut se manifester sans que cette divergence thermique existe ; mais elle rend compte d'un phénomène très-fréquent du frisson ; c'est le contraste du froid des avant-bras et des jambes avec la chaleur du tronc.

Il est très-probable aussi que la différence des causes de l'inégalité de répartition thermique dans l'organisme a une signification très-précise. — Dans le frisson et dans le collapsus, les malades présentent un état très-différent bien que dans les deux cas le contraste entre le niveau des températures du tronc et des extrémités puisse paraître complétement égal. Il est permis de supposer que les autres symptômes se combinant avec le phénomène de la divergence des températures, résultent plutôt de la différence des causes que du degré de leur action et l'on peut admettre que même quand cette différence n'apparaît pas, parce que les causes ont été trop faibles, il se rattache cependant à ces dernières des conséquences correspondantes.

12. L'*abaissement de la température générale* peut résulter :

1° De la diminution dans la production de chaleur ;
2° D'un excédant de pertes thermiques ;
3° De la combinaison de ces deux éléments.

Un pareil abaissement au-dessous de la norme peut se produire, après une température normale ou élevée, et dans ce dernier cas, une diminution thermique qui n'atteint pas le niveau normal, peut avoir la même signification et les mêmes conséquences que présente, dans d'autres circonstances, la chute de la température à des degrés sous-normaux.

Dans la plupart des cas, sinon dans tous, il est entièrement impossible de préciser exactement, ni même d'une façon approximative, la part qui revient à l'amoindrissement de la production de chaleur et celle qui incombe à l'augmentation de la perte. Mais on pourra parfois conclure à la cause principale de la diminution thermique, des conditions même du cas, de la rapidité de l'abaissement de la température et surtout de l'efficacité des médicaments mis en usage.

13. Les autres phénomènes du frisson, de la chaleur fébrile et du collapsus présentent un complexus très-varié de troubles fonctionnels et en partie aussi de modifications chimiques et histologiques. Quelques-uns de ces phénomènes pourront bien se rattacher à la température, mais il en restera toujours un grand nombre qui indiqueront que, dans ces processus, les organes les plus variés du corps subissent des modifications anomales sous l'influence directe de la cause morbide; et l'action réciproque des troubles qui se présentent de la sorte, est si intime qu'il doit y avoir des dépendances mutuelles multiples et qu'en ce qui concerne les rapports particuliers de la température avec les autres phénomènes pathologiques, elle peut sans nul doute être influencée par eux.

Si, par exemple, il est positif que l'élévation de la température produit certaines modifications dans les contractions cardiaques et dans la respiration, il n'est pas moins sûr que les troubles cardiaques et respiratoires exercent à leur tour leur influence sur la la température.

D'après l'inextricable chaos d'influences et d'actions diverses, il semblerait que leurs résultats et leurs conséquences soient vraiment incalculables, si dans les maladies, les phénomènes pathologiques n'étaient soumis à certaines lois que nous pouvons découvrir par des observations exactes et multipliées, mais que nous n'approfondirons probablement jamais.

14. Ainsi, le *frisson* se présente comme un complexus initial; rarement comme terminaison générale, dans certaines formes morbides et dans certains accès à répétition. Chez les uns, il se montre presque régulièrement ; chez d'autres, il faut pour qu'il se produise une certaine intensité de la maladie ou une certaine prédisposition de l'individu. Si cette dernière existe à un haut degré, des formes morbides qui, d'ordinaire, n'ont pas de période de frisson, peuvent commencer par une semblable période et même au milieu de la maladie, il peut se présenter un frisson tel, qu'il n'a lieu d'ordinaire que dans les maladies récentes ou dans les nouveaux accès.

Sans doute le frisson se produit le plus sûrement dans les cas où la température du tronc monte si rapidement, que, dans un court espace de temps, il s'y établit un contraste considérable avec la température des extrémités arrêtée dans son ascension ou même en décroissance. Mais il n'est pas toujours forcément lié à cette condition. Chez les hommes dont l'impressionnabilité est faible ou chez ceux dont elle a été diminuée par des médicaments (quinine) ou par certains états morbides, il peut ne pas survenir malgré une augmentation rapide de la température du tronc. Chez les hommes excitables, au contraire, il ne faut pas de contraste si considérable pour le produire ; cette disposition même des parties centrales qui, d'ordinaire, est déterminée par la divergence des températures peut sans doute être aussi amenée par d'autres causes. — Puisque même à l'état de santé, la sensation du frisson est provoquée par des modifications légères ou subites de la chaleur objective du milieu ambiant (courant d'air, transition en été d'une chaleur atmosphérique de 30° à une température de 22°). Ici aussi la prédisposition individuelle au frisson montre des différences très-considérables suivant les individus.

15. Le frisson fébrile est l'expression d'un rapide développement de conditions nouvelles et spécialement de celles à température ascendante, mais dans la CHALEUR FÉBRILE les conditions sont plus ou moins arrivées à un certain équilibre relatif qui n'est pas celui du niveau de l'état de santé. Mais un équilibre tel, qu'il est déterminé par les processus pathologiques qui se sont produits, équilibre dans lequel, ou bien la température persiste dans des élévations sus-normales ou du moins accuse des fluctuations diurnes à élévations plus ou moins considérables, surpassant de beaucoup les élévations diurnes de l'état normal. — On conçoit que dans les cas où cet équilibre relatif se rétablit progressivement ou dans lesquels même avec une augmentation de température, il conserve toujours un certain degré et une certaine stabilité, le passage de l'état de santé à l'état fébrile puisse se faire sans période de frisson et que la chaleur fébrile puisse être primitive ou n'être précédée que de vestiges de frissons (frissonnements).

Le maintien d'un certain équilibre de la température dans le cours de la maladie n'exclut pas la possibilité de fréquentes modifications de niveau, pourvu qu'elles ne soient pas trop rapides, elles peuvent n'avoir d'autre conséquence que l'augmentation ou la diminution des autres phénomènes. — Si une nouvelle élévation rapide se présente et que la température en différents endroits soit inégale, le frisson peut se présenter de nouveau.

16. Les COLLAPSUS se manifestent, soit comme des phénomènes relativement primitifs (sous l'influence de certaines causes), soit accidentellement comme des modifications de courte durée dans le cours de la chaleur fébrile ou bien à l'issue léthale de la maladie ou enfin au moment de la guérison.

Le collapsus relativement primitif auquel se rattache aussi le collapsus de frisson (c'est-à-dire celui qui se présente parfois pendant des accès de froid très-intense) dépend sans doute essentiellement d'une certaine influence sur le système nerveux ; à côté de cela il y a des pertes thermiques rapides (ordinairement avec des sueurs profuses) et sans qu'il y ait compensation par hyperthermogenèse.

Le collapsus accidentel pendant la chaleur fébrile n'est souvent que la conséquence d'influences particulières ou de prédispositions individuelles; ou bien il est déterminé par des conditions dans la marche de la maladie produisant d'abondantes pertes thermiques qui ne peuvent pas, vu la circulation incomplète et malgré l'hyperproduction continue, se compenser simultanément dans tous les points du corps et surtout à sa périphérie.

Il se présente donc principalement quand les contractions cardiaques affaiblies ont été accompagnées de sueurs abondantes.

Le collapsus de l'agonie peut reconnaître les mêmes causes : ou bien résulter de ce que la production thermique est tombée au-dessous du niveau normal par suite de la marche même de la maladie.

Le collapsus de la convalescence ne se présente que quand il y a un brusque abaissement de la température auparavant très-élevée ; que cette chute soit définitive ou qu'elle soit le prélude de nouvelles élévations. Ici c'est la thermogenèse qui doit avoir été suspendue, mais sans doute les pertes de chaleur ont été augmentées (sueurs). La nature favorable de ce processus est garantie par ce fait : que, dans la terminaison de l'évolution morbide, la compensation des pertes peut bientôt se rétablir, puisque les pertes thermiques augmentées elles-mêmes ne sont plus maintenues par un état morbide persistant.

VIII

DE LA MENSURATION ISOLÉE, SA VALEUR SÉMÉIOLOGIQUE

1. Une mensuration pratiquée une fois seulement est toujours un moyen insuffisant. La mensuration isolée ne permet presque jamais par elle-même de formuler que des conclusions incertaines. Elle peut, par occurrence, coïncider avec une période qui présente des caractères thermiques décisifs, mais elle peut aussi se présenter à un moment où la température ne fournit aucune indication importante. Cependant, c'est avant tout elle qu'il faut connaître dans sa signification ; car :

a. Elle peut décider si un individu est probablement bien portant ou sûrement malade, si ses plaintes sont simulées ou dûment justifiées, si des troubles sont méconnus ou s'il n'y a pas lieu de les soupçonner avec juste raison.

b. Dans un trouble subit, indépendant d'une maladie locale, confirmée et essentielle, elle peut révéler la présence et le degré de ce trouble.

c. Si c'est la première mensuration dans une maladie, une appréciation rigoureuse et précise est assez importante ; pratiquée avec certaines précautions, elle donne aussitôt la clef de l'espèce morbide en question et indique plus sûrement encore l'absence de certaines formes.

d. Surtout en prenant en considération toutes les autres conditions du même cas, une mensuration isolée peut même donner des éclaircissements sur le diagnostic et le pronostic.

e. La connaissance d'une température isolée, en dehors du cours général de la température est un élément important qui, interprété d'après les règles précises de l'expérience, peut fournir de précieuses indications.

f. Enfin l'appréciation d'une température isolée est déjà nécessaire par cette seule raison que le cycle thermique général se compose d'une série de températures isolées et que, par conséquent, l'importance de toute température isolée pour les conclusions à tirer du cours général est la suprême base de toutes les règles expérimentales.

Plus les conséquences qu'on doit tirer d'une mensuration isolée sont importantes, plus elle doit naturellement être précise, plus on doit se mettre soigneusement à l'abri de toute erreur. Bien que dans une analyse continue de la marche thermique et dans un cas qui n'admet pas beaucoup de doutes, l'exactitude extrême importe peu au point de vue purement pratique, on conçoit cependant que lorsque c'est sur une mensuration isolée que se fondent les conclusions, leur justesse dépende surtout de l'exactitude de cette mensuration, même toutes les mesures de précautions contre une erreur reconnue, soit par l'instrument, soit par le procédé, doivent être prises, si l'on veut accorder aux résultats d'une mensuration isolée une valeur décisive dans l'appréciation ; mais même dans ces cas on peut affirmer que les centièmes de degré importent peu, que même le plus souvent une erreur d'observation d'un dixième et même de plusieurs dixièmes ne pèse pas trop dans la balance et que les conclusions décisives n'en sont souvent pas essentiellement altérées.

2. Nous avons dit au § 5 que les températures observées sur l'homme vivant ne dépassent pas, à de rares exceptions près, un cycle de huit degrés, le minimum de la température générale, ne peut d'ailleurs pas être précisé, même approximativement ; c'est précisément dans les degrés inférieurs que les erreurs d'observation se présentent le plus facilement et une température excessivement basse dans les parties accessibles à la mensura-

tion, quelque bien abritées qu'elles soient, ne permet nullement de conclure à une égale diminution de température des organes internes et du sang. Dans la grande majorité des cas, la température de la cavité axillaire bien close dépasse 35°, et il est déjà extrêmement rare d'observer un abaissement thermique allant jusqu'à 38° ou même 32°, et dans les cas isolés de choléra où l'on a trouvé à la face du corps des températures de 26° et au-dessous, on peut supposer, d'après d'autres observations faites dans la même maladie que la chaleur dans le rectum et dans le vagin auront été essentiellement plus élevées. — Dans ces derniers temps, Löwenhardt (*Allg. Zeitschr. für Psych.*, t. XXV, p. 685. 1868) a rendu compte de quatre cas de manie dans lesquels il a observé les plus basses températures qui aient été observées : avant la mort, et quelques jours même avant, les malades présentaient 25°,5, 23°,75 et 28°.

Il s'agissait d'individus d'un âge avancé qui quittaient souvent leur lit pendant la saison froide, se promenaient tout nus, qui avaient pris des bains réitérés et chez lesquels l'inanition avait été presque complète, la fréquence du pouls était tombée dans un cas à 45 et dans un autre même à 23 par minute.

Magnan (*Gaz. des Hôpit.*, n° 82. 1869) prétend avoir trouvé 26° C. dans le vagin d'une femme adonnée à l'ivrognerie qui avait couché en plein air pendant une nuit entière, exposée à une pluie glaciale. Deux jours après elle était rétablie. — Le maximum de température trouvé sur un homme vivant n'a pas encore dépassé jusqu'ici positivement 44°,75 (dans un tétanos observé par moi). Les élévations même approchant de celles-là n'ont été que rarement observées (abstraction faite de données fabuleuses).

Ainsi, Currie a trouvé chez un scarlatineux 44°,45. — Simon (*Charité's Annalen*, t. XIII, Bd. 8. 1865) a trouvé dans un cas de variole hémorrhagique 44°,5 (il est vrai qu'il n'a fait la mensuration qu'après le décès). Lehmann (Schmidt's *Jahrbücher*, 139, p. 236) a trouvé dans un cas de tétanos 44°,4 avant la mort. Quincke (*Berl. Klin. Wochensch.*, n° 29. 1869) dans un rhumatisme aigu 44°,3. Brodie, dans un cas de déchirure de la moelle cervicale inférieure, 43°,9. Moi-même, j'ai observé plusieurs cas où la température approchait et atteignait même 44°. Après la mort, on peut parfois trouver une température encore plus élevée. Ainsi, dans le cas mentionné de tétanos elle était de 45°,375, 57 minutes après la mort.

Même des températures variant entre 42°,5 et 43°,5 doivent être rangées parmi les cas rares et ne se produisent que dans des circonstances toutes spéciales.

Dans la grande majorité des maladies, même de celles à issue léthale, la température ne dépasse même pas 41°,5. Tant sont étroites les limites entre lesquelles se meuvent les différences de quantité dont on ne peut tirer les conclusions les plus décisives !

3. Ce qui importe avant tout, c'est la constatation aussi sûre que possible d'une température apyrétique, c'est-à-dire d'une température axillaire au-dessous de 38° (= 30°,4 R.). Elle prouve qu'au moins au moment de l'observation il n'y avait pas de fièvre, mais il faut bien considérer ici que plus la température approche de cette limite, plus on peut supposer que dans d'autres moments elle a pu la franchir ; mais aussitôt qu'une température est limitrophe de la fièvre, on ne peut pas se dispenser de faire des mensurations multiples.

Avec tout cela, il n'y a naturellement pas de point fixe qui sépare nettement l'état apyrétique de l'état fébrile. Sur la limite même de ces deux états, il peut dépendre de circonstances accessoires, que l'on ait lieu d'admettre la fièvre ou non. On penchera plutôt pour l'affirmative, si le degré thermique en question se présente le matin à jeun, après un décubitus prolongé, si c'est le soir ou vers midi, après le déjeuner ou après l'ingestion de boissons spiritueuses, après l'exercice, etc.

Pour décider de la présence de la fièvre, il faudra aussi faire entrer en ligne de compte les autres phénomènes.

On peut regarder comme suspectes de *fébrilité* toutes les températures qui dépassent 38°. Jusqu'à 38°,4 on peut encore considérer la température comme l'indice d'un léger mouvement fébrile, mais celles qui dépassent ce chiffre sont positivement pyrétiques.

Pour savoir si la fièvre est modérée, forte ou violente, il faut considérer en premier lieu les heures du jour dans lesquelles l'observation a été faite. A niveau égal, les températures prises le matin et pendant le temps de la rémission habituelle, sont de toutes les plus importantes.

Quelquefois il se présente des températures qui dépassent même de beaucoup les sus-fébriles, et que l'on ne saurait cependant considérer comme l'expression d'une fièvre excessive, mais qui, au contraire, se présentent précisément dans des conditions qui ne correspondent pas au développement fébrile, soit qu'il manque les phénomènes que l'on range habituellement dans ce processus, soit que leur développement ne soit pas proportionné à l'élévation fébrile. Ces températures peuvent s'appeler *hyperpyrétiques.*

Une élévation de plus de 41° permet déjà de soupçonner qu'il ne s'agit plus simplement de la fièvre. A mesure que la température augmente, ce soupçon grandit et notamment dans des élévations dépassant 41°,5 (32°,2 R.), il touche presque à la certitude.

Les conditions dans lesquelles les températures extrêmes se présentent sont d'ailleurs fort diverses :

a. Elles peuvent se produire dans certaines maladies spéciales, qui sans doute sont de nature infectieuse, mais qui, en partie, malgré une température élevée sont tout à fait sans danger, et en partie du moins ne présentent pas le danger auquel on pourrait s'attendre d'après l'énorme élévation thermique. Ce sont les fièvres intermittentes maremmatiques et la fièvre récurrente. Dans les premières, la température monte d'ordinaire à 41° et même au-dessus pendant très-peu de temps, mais le plus souvent par des accès répétés, sans qu'il y ait aucun danger. Dans la fièvre récurrente, on trouve quelquefois des élévations allant jusqu'à 42° et même à quelques dixièmes au-dessus dans les cas favorables. Dans cette maladie l'élévation au-dessus de 41° peut durer un peu plus longtemps que dans la fièvre palustre, mais rarement au delà de plusieurs jours.

b. Ce n'est que très-exceptionnellement et d'une façon tout à fait passagère que l'on trouve des élévations de 41° et au-dessus ; aussi, dans d'autres maladies fébriles, bénignes en elles-mêmes et qui se terminent aussi par la guérison.

Le plus souvent on ne peut pas expliquer cette élévation. Parfois elle précède immédiatement la crise (*perturbatio critica*).

c. Il y a des maladies auxquelles on ne saurait assigner d'autre caractère principal commun que la malignité ; tantôt ce sont des maladies infectieuses bien définies, tantôt, leur caractère infectieux n'est pas démontrable. Dans ces maladies on voit souvent la température s'élever extrêmement sans qu'on puisse savoir si cette élévation extrême est la cause ou l'effet de la malignité.

Ces cas se présentent le plus souvent dans le typhus, les exanthèmes aigus, la pyémie, l'hépatite parenchymateuse, la pneumonie maligne, la fièvre puerpérale, la méningite de la convexité et les affections rhumatismales mortelles. — Dans toutes ces maladies, l'élévation de la température se fait parfois d'une façon assez brusque et ne se maintient que rarement pendant plusieurs jours à la même hauteur. Le degré de la température est souvent dans ces cas, décisif pour le pronostic. Si la température monte jusqu'à 41°,5 (38°,2 R.), les chances de guérison sont déjà faibles, et si elle monte à 41°,75, la mort est presque sûrement à craindre.

d. Dans plusieurs cas morbides et précisément dans ceux qui ne sont pas essentiellement fébriles, la température s'élève énormément dans les dernières heures de la vie, dépassant dans de rapides élévations 41°, allant jusqu'à 42°,5 et au-dessus et même jusqu'à 44°.

Ce sont là des maladies dans lesquelles le système nerveux central est principalement affecté et a souvent déjà été atteint d'une affection grave avant l'élévation thermique.

Le tétanos, en première ligne, se présente de cette façon, puis viennent l'épilepsie, l'hystérie à terminaison mortelle, les affections inflammatoires du cerveau et de la moelle ainsi que les blessures de la moelle cervicale; mais incidemment aussi des maladies où l'on n'avait d'abord constaté aucun trouble du système nerveux.

Quant aux TEMPÉRATURES DE COLLAPSUS, il faut bien remarquer que la notion de collapsus n'est pas identique avec celle de *température collapsique*. Il peut se présenter une température de collapsus, sans tous les autres phénomènes collapsiques, et parfois ces phénomènes peuvent exister sans élévation de la température du tronc.

4. Les déductions tirées spécialement au point de vue du diagnostic et du pronostic d'une *élévation absolue* de la température sont presque toujours fautives, si on ne tient pas compte en même temps des autres signes. — Il n'y a que les degrés thermiques

extrêmement hauts ou bas qui, en eux-mêmes, soient des indices sûrs du danger et de l'imminence de la mort. Mais encore ici avec cette restriction que dans certaines formes morbides spéciales, des élévations thermiques qui, dans d'autres circonstances, passeraient pour des signes positifs d'agonie présentent une signification plus favorable.

Ainsi, dans les typhus abdominal et exanthémique, les malades supportent des températures plus élevées que dans la pneumonie; dans la scarlatine, des élévations plus considérables que dans la rougeole. Mais tandis que dans toutes ces formes morbides, une élévation de 42° ne donne presque plus d'espérances, dans le typhus récurrent elle ne présente pas encore de dangers en elle-même. La température la plus élevée dans un cas suivi de guérison a été récemment indiquée par Mader (séance de la Société royale de médecine. *Sitzung de K. K. Gesellschaft der Aerzte*, 5 juin 1868) chez un soldat revenu du Mexique et qui avait été affecté d'abord de fièvre intermittente irrégulière, la température serait montée à 48°,3 ? après des hémorrhagies répétées, faiblesse extrême, obtusion de l'ouïe ; c'est la transfusion du sang qui l'aurait sauvé et déjà le lendemain la température aurait été presque normale (*Wiener Wochenblatt*, t. XXIV, p. 233).

Comme déjà nous l'avons mentionné page 42, Lewig a observé des cas d'insolation présentant une température de 42°,8 avec issue heureuse. Parmi mes observations, je ne me rappelle pas une seule (excepté deux cas de fièvre récurrente à 42°,2) qui, ayant dépassé l'élévation de 42°,125 (33°,7 R.) (frissons violents dans le cours d'un typhus abdominal) se soit terminée par la guérison.

La limite inférieure de la température, compatible avec la vie, peut encore moins positivement être indiquée. La température la plus basse notée dans mes observations pour les cas de guérison est de 33°,5 (26°,8 R.) avec 62 pulsations par minute (dans le collapsus de défervescence d'un typhus abdominal).

5. Dans tous les degrés moins extrêmes, il faut d'abord prendre en considération les autres conditions du cas.

Avant tout, c'est l'INDIVIDUALITÉ du malade qui doit entrer en ligne de compte.

Chez les enfants, la température a, en général, la même signification que chez les adultes ; mais ce qui les distingue, c'est que la température offre chez eux des variations plus grandes et plus brusques que chez les individus d'un âge avancé. Les oscillations sont plus rapides, et dans les maladies fébriles, on constate une élévation précoce et une moyenne thermique un peu plus élevée que chez les adultes. Les influences accidentelles agissent également avec plus de promptitude et d'intensité sur la température.

Si on trouve, par conséquent, chez un enfant une température très-fébrile, elle n'a pas, en général, une signification aussi sérieuse que chez la plupart des adultes, même, abstraction faite de la fièvre intermittente palustre, elle peut appartenir à une affection paroxystique de très-courte durée, ou même elle se présente, sans indiquer un danger pressant, dans des maladies où elle aurait, chez l'adulte, un pronostic presque fatal. Il est vrai qu'une élévation considérable engage aussi chez un enfant, à la surveillance la plus attentive ; mais on voit assez communément des élévations très-considérables qu'on a trouvé après quelques heures de maladies, après une demi-journée ou une journée, retomber à l'état normal ou du moins céder le pas à une élévation modérée ; ce qui est surtout très-particulier à cet âge, ce sont notamment des accès fébriles éphémères sans grande portée. — Il ne faut donc pas tirer trop rapidement des conclusions de la première observation chez les enfants, même quand elle fait constater une élévation très-considérable.

A cet âge aussi, il peut se montrer des températures plus ou moins élevées à certains points d'une marche morbide où, chez les adultes, la température est habituellement normale ou peu élevée. Même dans la convalescence, on voit parfois des élévations thermiques considérables, surtout après des efforts musculaires.

Les vieillards et les hommes d'un certain âge présentent d'ordinaire dans leurs maladies des températures d'un demi-degré jusqu'à 1 degré au-dessous de la moyenne, et même au-dessous de la minima, de celle que présenterait la même forme morbide chez des individus plus jeunes. — Et pour les maladies fébriles, l'âge mûr commence assez tôt ; à une époque que l'homme sain compte encore parmi les plus belles années, chez les uns, un peu plus tôt, chez d'autres, un peu plus tard.

Vers la cinquantaine, les élévations thermiques montrent déjà le caractère sénile dans les maladies fébriles et il y en a beaucoup où les modifications imprimées par l'âge se font déjà percevoir vers la quarantaine.

Ce caractère sénile est si particulier que, une fois le diagnostic porté par une autre voie, on peut, pour ainsi dire, reconnaître l'âge par l'élévation thermique. Au contraire, quand on ne prend pas en considération l'âge avancé, une élévation modérée peut aisément induire en erreur sur la forme et la gravité de la maladie, surtout à la première mensuration ou avant que le diagnostic ait été établi. D'un autre côté, les hommes d'un certain âge ont une tendance marquée à des températures de collapsus, et celles-ci atteignent quelquefois chez eux un abaissement considérable.

Voir quelques travaux sur la température des vieillards fébricitants, de Charcot (*De l'état fébrile chez les vieillards*, in *Gaz. des Hôp.* 1867, nº 69-74) et de Bergeron (*Recherches sur la pneumonie des vieillards*, 1866).

Beaucoup de femmes et aussi des hommes dont la constitution physique et psychique est quelque peu irritable, et pour ainsi dire féminine, présentent aussi une modalité thermique tout à fait analogue à celles des enfants. C'est surtout chez les personnes délicates, sensibles, nerveuses, de constitution hystérique que se montrent des élévations thermiques brusques et considérables à la moindre occasion et même en apparence sans aucun motif ou bien se maintiennent pendant une durée de temps extraordinairement longue. Mais quand, chez ces individus, la température élevée n'est pas accompagnée d'autres symptômes décisifs, il faut suspendre son jugement. En tout cas, une élévation inaccoutumée de la température devra faire continuer avec soin l'observation.

6. Pour tirer profit des résultats d'une mensuration, il faut faire grand cas de *l'heure* de la journée à laquelle l'observation est faite et déduire de ce fait les fluctuations diurnes.

Pareillement, il ne faut jamais négliger le temps de la digestion qui cause, d'ordinaire, une augmentation de température beaucoup plus considérable chez les malades qu'à l'état de santé ; il faut également tenir compte de toutes les autres influences accidentelles dans une mensuration isolée. — Je noterai enfin que les mensurations faites sur des malades qui viennent de subir un déplacement, sont toujours incertaines, car le transport peut aussi bien élever la température que l'abaisser.

7. Il est très-important dans une mensuration isolée, surtout quand elle ne fournit pas de résultats absolument décisifs, d'observer attentivement les autres phénomènes qui se présentent et d'examiner notamment s'ils s'accordent ou s'ils sont en contradiction avec les résultats thermiques.

Pour juger, à son vrai point de vue, les rapports de la température avec les autres phénomènes pathologiques d'une maladie, il faut toujours se souvenir que ces rapports sont extrêmement variables :

a. Les troubles thermiques peuvent être déterminés par la maladie d'un organe qui, en lui-même, présente des phénomènes plus ou moins caractérisés. Dans ce cas, les modifications de la température sont le résultat d'une maladie locale.

b. Les écarts thermiques et un plus ou moins grand nombre d'autres phénomènes ont leur source commune dans une cause déterminée, telle qu'une infection, une intoxication ou tout autre influence morbifique.

c. Les modifications thermiques et en particulier celles qui présentent un écart considérable ou une longue durée, produisent déjà par elles seules, des troubles fonctionnels plus ou moins accusés, et quand elles persistent pendant longtemps, elles peuvent entraîner des altérations histologiques, de sorte que dans la fièvre intense aussi bien que dans le collapsus, il peut se produire une série de phénomènes pathologiques qui sont sous la dépendance exclusive de l'excès même de la température et qui portent sur la circulation, la respiration et les sécrétions et même sur le système nerveux. Mais ici encore il ne faut pas négliger cette circonstance qu'il n'existe pas de parallélisme absolu entre les degrés d'élévation ou d'abaissement de la température et le reste des phénomènes morbides. On sait, en effet, par expérience que les troubles nerveux les plus intenses coïncident plutôt avec des changements brusques de l'état thermique qu'avec une marche uniforme et continue de la température.

d. Il y a enfin une foule de circonstances qui peuvent déterminer un désaccord entre un ou plusieurs symptômes et les modalités de la température.

Dans chaque cas particulier, il s'agit d'abord de savoir jusqu'à quel point la température constatée s'accorde avec les autres phénomènes. — Si elle est en harmonie avec l'ensemble de l'état général du malade, avec chacun des phénomènes pris séparément et si elle est conforme au genre, au degré et au caractère de la maladie, elle est alors la plus éclatante et à la fois la plus précieuse confirmation du diagnostic.

Si, au contraire, on observe un contraste entre l'élévation thermique et les autres phénomènes, il faut, en tout cas, attribuer la plus grande importance à la température, lorsque ses écarts sont assez notables pour primer toutes les autres manifestations symptomatiques. Mais si l'écart thermique est, au contraire, plus faible que ne permettrait de le supposer l'intensité des autres phénomènes, il faut en premier lieu vérifier le résultat thermique lui-même, puis diriger son attention sur les influences accidentelles, thérapeutiques ou autres, qui peuvent être survenues et qui sont capables de faire baisser la température ou d'accroître l'intensité des autres phénomènes.

En outre, pour bien juger du désaccord qui existe entre une modification thermique légère et d'autres phénomènes très-graves, on doit se demander si l'on n'a pas affaire à quelque forme morbide particulière ou à quelque période de la maladie, précisément caractérisée par ce contraste.

Si aucune des précédentes explications n'est admissible, on peut en se fondant sur ce désaccord symptomatique, être certain qu'il n'existe aucune maladie intercurrente dont on aurait pu de prime abord supposer la présence, ou bien que l'affection est déjà arrivée à un stade avancé ou qu'il est survenu des complications.

Un abaissement thermique très-marqué peut indiquer que le malade est près d'entrer dans la période de collapsus.

8. Lorsque c'est l'*état général* qui est en désaccord avec la température, en ce sens qu'il est dans des conditions plus ou moins fâcheuses, tandis que la température se maintient à peu près à son taux normal, il peut bien exister un trouble dans l'organisme,

mais il n'offre jamais un notable degré d'acuité, quand bien même la maladie serait à son début. Si donc un malade accuse de vives souffrances, tout en présentant une température normale, on a tout lieu de croire qu'il simule ou qu'il exagère son état.

Quand, au contraire, l'état général est satisfaisant tandis que les écarts thermiques sont considérables, on peut précisément conclure de ce contraste, que la maladie doit probablement être grave et dangereuse. C'est surtout dans les typhus et dans les maladies infectieuses que se montre ce désaccord.

Dans les maladies fébriles graves, au moment des crises favorables, le malade accuse un sentiment de malaise extrême, tandis que sa température devient normale ou sous-normale, surtout quand la défervescence dégénère en collapsus. Dans ce cas, il ne faut pas se laisser induire en erreur par le mauvais état apparent du malade et l'on peut être sûr qu'il vient d'entrer en convalescence

9. Très-souvent, il n'y a pas d'harmonie entre la température et la *fréquence du pouls*.

On peut admettre que, dans les états fébriles des adultes, une température légèrement fébrile correspond en général à une fréquence du pouls représentée par 80-90 pulsations, une température plus pyrétique équivaut à 108-120 pulsations. Ce dernier chiffre est dépassé dans le cas de températures hyperpyrétiques. Mais toutes ces évaluations n'ont qu'une valeur approximative.

Chez les enfants et chez les individus faibles ou nerveux les rapports sont tout différents et la fréquence du pouls est, en général, beaucoup plus considérable.

Une fréquence de pouls légèrement amoindrie, proportionnellement à l'élévation de la température, peut être considérée comme un indice favorable ; elle révèle, en effet, le calme du système nerveux ; mais le pouls ralenti avec une température très-haute, dénote la présence de conditions particulières qu'il faut rechercher par d'autres voies. Ainsi, il peut y avoir : compression du cerveau, rétention des éléments biliaires dans le sang, action spéciale de médicaments qui ralentissent le pouls, etc....

Un pouls dont l'accélération n'est pas en rapport avec le degré thermique trahit des perturbations du cœur produites, soit par des lésions de cet organe, soit par des affections des voies respiratoires, du thorax ou de l'abdomen, ou enfin de simples troubles nerveux. Mais il ne faut pas négliger ce point important : à savoir que, chez beaucoup de malades, tout mouvement si modéré qu'il soit, peut augmenter considérablement la fréquence du pouls.

Il résulte donc de tout ce qui précède que, l'accélération du pouls est une mauvaise pierre de touche de l'état fébrile.

En général, l'élément à la fois le plus important et le plus décisif est presque toujours celui qui présente la plus grande gravité : ainsi, quand il y a eu en même temps grande fréquence du pouls et élévation modérée de la température, c'est le premier terme qui a le plus d'importance ; si une accélération modérée du pouls se joint à une grande élévation thermique, c'est cette dernière qui doit surtout être prise en considération. L'état du malade est d'autant plus grave que le contraste entre ces deux manifestations pathologiques est plus accusé.

En revanche, une faible augmentation de fréquence du pouls combinée avec une température sous-normale n'aggrave nullement le pronostic.

10. La *fréquence de la respiration* est encore moins en rapport avec le degré thermique. Dans les basses températures de collapsus, la respiration est ordinairement accélérée, sans qu'il soit possible d'établir une règle à cet égard, pas plus que pour les températures hyperpyrétiques. A côté des cas où la respiration est fréquente, on en trouve assez souvent d'autres dans lesquels elle descend au-dessous du niveau normal.

Avec une température approximativement normale, aussi bien qu'avec une fièvre très-légère, la respiration en elle-même est à peine influencée ; c'est seulement chez les enfants que l'on trouve parfois une fréquence accrue même dans les cas de fièvre légère. Par conséquent, toutes les fois qu'un état légèrement fébrile sera accompagné d'accélération respiratoire, il faudra soupçonner la présence de conditions locales produisant ce phénomène.

Dans la fièvre de moyenne intensité, on observe d'ordinaire une fréquence respiratoire qui dépasse rarement 20 inspirations par minutes chez l'adulte et qui, chez les enfants, peut atteindre le chiffre de 40 ou 50 inspirations. — Mais, dans les fièvres graves et intenses, l'accélération respiratoire monte à 30 et au delà ; chez les enfants, elle s'élève souvent dans ces cas au-dessus de 60.

La fréquence de la respiration chez les fébricitants peut aussi être notablement accrue par l'exercice et les efforts musculaires.

11. Entre les *symptômes cérébraux* et la température, il peut y avoir, tantôt parallélisme et tantôt divergence. En outre, les dispositions individuelles peuvent produire les plus grandes différences.

Quand la fièvre est légère ou modérée, chez l'adulte elle ne retentit que bien faiblement sur le cerveau ; mais, chez les enfants et les vieillards, la participation de cet organe à l'état morbide s'accuse par des phénomènes violents.

Même avec une fièvre considérable, les fonctions cérébrales ne sont pas encore assez troublées chez les adultes pour que les idées soient confuses et la parole incohérente ; il faut que la fièvre soit très-intense pour qu'elle puisse à elle seule provoquer du délire ou tout autre trouble fonctionnel.

Si donc, une température qui n'est pas hyperpyrétique, est accompagnée de phénomènes cérébraux intenses, on peut, *a priori*, admettre l'existence dans le cerveau d'une affection locale et indépendante ; à moins toutefois que le malade ne soit ni un enfant ni un vieillard. Cette conclusion est d'autant plus légitime que la température s'éloigne davantage des degrés hyperpyrétiques, et que l'idiosyncrasie du sujet explique moins le retentissement morbide sur le cerveau.

Cependant, à l'occasion de l'abaissement thermique rapide qui se produit dans le collapsus et dans quelques cas de défervescence, il se manifeste parfois des symptômes cérébraux alarmants, précisément pendant que cet abaissement a lieu, et notamment de violents délires, des accès de manie qui, dans ces conditions, sont loin de présenter la gravité que l'on serait, de prime-abord, tenté de leur attribuer. Il est vrai que des phénomènes cérébraux analogues se rencontrent également dans le collapsus agonique, et pour éviter, en pareil cas, toute confusion, il faut s'aider des autres manifestations pathologiques.

12. *Signification du résultat d'une mensuration isolée chez un individu réputé sain.*

Les écarts thermiques sont, dans ce cas, le plus souvent insignifiants, on en rencontre parfois cependant de considérables : pendant les règles et les couches, dans la période de lactation, au moment de la dentition, lorsque la croissance est extrêmement rapide, après de grandes fatigues, dans les états de dépression psychique, etc..., la température est assez souvent augmentée : dans ces conditions, la persistance d'une température normale est donc une excellente garantie de la force de résistance de l'organisme et une preuve qu'il n'existe pas encore de processus pathologique.

En revanche, si l'on trouve des transgressions de la température hors de son cycle normal, il importe de connaître d'abord le degré de l'écart thermique et, en second lieu, la nature de l'individu.

En tout cas, toute modification thermique doit éveiller l'attention vers un examen scrupuleux et continu.

Une température sous-normale chez des individus en apparence bien portants n'a pas habituellement grande valeur, bien qu'elle puisse faire soupçonner que l'individu a été frappé par une influence nocive ou bien que l'organisme sain en apparence contient cependant le germe morbifique.

La modalité thermique qui se présente le plus fréquemment chez les individus sains en apparence et ne se trouvant pas dans des conditions anomales, est la température sous-fébrile.

Elle indique que l'organisme ne possède pas sa complète intégrité et qu'il existe au moins une imminence morbide. — Chez les enfants, surtout dans le premier âge, ces températures peuvent, il est vrai, être produites par des influences extérieures, insignifiantes, par des mouvements, etc..., mais, chez les adultes, les températures sous-fébriles indiquent la probabilité de quelque trouble latent, d'autant plus sûrement que leur constitution est plus vigoureuse.

Une pareille constatation doit donc conduire à l'exploration ultérieure des poumons, du cœur, des intestins, de la sécrétion urinaire, ainsi qu'à une surveillance active et continue et surtout à des mensurations répétées.

Les températures fébriles se rencontrent aussi chez des individus en apparence bien portants, il est vrai que la fébrilité thermique n'est, le plus souvent, que très-modérée. Ces températures sont un indice certain, soit d'un trouble préexistant, soit d'une anomalie produite par une influence extérieure, soit du début d'une maladie pour ainsi dire larvée ou enfin de quelque affection chronique restée latente. Il va sans dire que cette première constatation doit être suivie d'un examen attentif et persévérant.

13. *Signification de la mensuration isolée dans les indispositions en apparence insignifiantes.*

Les indispositions qui ne permettent pas encore d'établir un diagnostic sont promptement reconnues, grâce à l'emploi du thermomètre.

Une température normale indique bien que l'indisposition est insignifiante, mais il faut avoir soin dans ce cas de répéter une seconde fois la mensuration après un certain temps, notamment dans les heures où se présentent habituellement les exacerbations.

Une température sous-normale ou sous-fébrile permet aussi de supposer un léger dérangement, surtout quand il n'est pas précisément à son début.

Mais aussitôt que la température présente une élévation fébrile, il est nécessaire de redoubler d'attention, quoique une telle augmentation thermique ne soit nullement la preuve du début d'une maladie grave et qu'en particulier les femmes, les enfants et tous les sujets nerveux et impressionnables, ou affectés de maladies chroniques, les phthisiques enfin, présentent passagèrement une température fébrile dans de simples indispositions.

Mais quand il y a une élévation considérable de la température, il faut s'attendre à un trouble sérieux, en pareille occurrence, il faut donc que les malades ne quittent pas le lit et que le médecin apporte de son côté toute sa vigilance et toute son attention.

14. Dès le début d'une maladie fébrile aiguë, il est rarement possible de faire un diagnostic.

Si, dans ce cas, on trouve une température normale ou une élévation fébrile modérée, on peut exclure avec un certain degré de certitude la pneumonie lobaire fibrineuse, la variole et la scarlatine.

Si, à une heure vespérale, la température est normale ou n'est que légèrement fébrile, la maladie n'est pas une affection typhoïde.

Mais si, au contraire, dès le début des premiers phénomènes, la température indique aussitôt une fièvre considérable, le cercle des affections possibles est assez considérable : exanthèmes, amygdalite, pneumonie, pleurésie, fièvre intermittente, fièvre éphémère, méningite de la voûte, typhus exanthématique, etc. ; mais on peut du moins admettre avec grande certitude qu'il n'y a pas typhus abdominal. — La grippe et le catarrhe intestinal ne sont pas probables, à moins que des influences pernicieuses considérables n'aient affecté les intestins. De même, un rhumatisme articulaire aigu est très-peu vraisemblable.

15. Dans beaucoup de cas, le diagnostic d'une maladie aiguë est encore très-douteux dans la première moitié de la première semaine. La thermométrie est capable, dans beaucoup de cas, sinon dans tous, de fournir dès lors quelques indices par une seule mensuration.

Les températures sous-normales et de collapsus ne se présentent que dans la diarrhée, le choléra, les hémorrhagies, les perforations intestinales et quelquefois aussi dans la gastrite toxique et même dans la péritonite. Si, malgré une anamnèse révélant des symptômes fébriles, on trouve dans l'un des premiers jours une température normale, surtout à une heure vespérine, le soupçon d'une fièvre intermittente est assez justifié. Au moins un pareil état thermique exclut-il les typhus abdominal et exanthématique, les exanthèmes aigus avant l'éruption (abstraction faite de la rougeole, de la roséole et de la variole). Le développement d'inflammations graves est aussi invraisemblable dans ces circonstances et en général, on peut conclure d'une température vespérine normale dans les premiers jours de la maladie à une affection de peu d'importance.

Si la température du matin a été trouvée normale, on peut exclure à peu près les mêmes maladies, à moins qu'il n'y ait une circonstance particulière ayant pu déprimer la température. — Par contre, il peut très-bien exister avec un pareil état thermique, une affection catarrhale, une rougeole, une pleurésie, une tuberculose aiguë, une méningite granuleuse, un rhumatisme aigu.

Les températures sous-fébriles et les températures légèrement fébriles ont à peu près la même signification, avec cette seule différence que, constatées dans les premières heures matinales et même dans la deuxième partie de la matinée, elles n'excluent pas encore l'hypothèse d'un typhus abdominal. Dans les exanthèmes aigus, encore très-rudimentaires, surtout dans la rougeole, il peut se faire que de pareilles températures modérément fébriles se trouvent aussi avant l'éruption ; dans les affections catarrhales et rhumatismales, elles sont même de règle dans les premiers jours ; par contre, on ne les trouve pas dans la fièvre intermittente, à moins qu'on ne fasse la mensuration au premier début ou à la fin d'un paroxysme.

Une température considérable et très-fébrile, observée dès le premier ou le deuxième jour, rend improbable l'existence d'un typhus abdominal ou prouve du moins qu'il a commencé plus tôt que les autres symptômes ne permettaient de le supposer ; une pareille conclusion est plus justifiée encore si la température élevée s'est montrée le matin. D'ailleurs, une mensuration isolée des premiers jours indiquant une fièvre très-intense n'explique pas la nature du processus ; elle permet seulement de s'attendre à une maladie grave, pourvu que la possibilité d'une fièvre intermittente puisse être exclue.

Si, dans les premiers jours de la maladie, le diagnostic est déjà établi d'après d'autres phénomènes, le degré d'une température isolée donnera au moins des indications sur l'intensité du cas en tant que des élévations extrêmes dénotent un cas grave et une température au-dessous de la moyenne dans la même heure du jour, et la même maladie, fournit de grandes probabilités en faveur de sa marche bénigne.

16. Dans le cours d'une fièvre qui a atteint la deuxième moitié du premier septenaire, le diagnostic peut toujours être douteux. — Voici les maladies qui peuvent être en question : fièvre prodromique prolongée d'un exanthème, typhus abdominal et exanthématique, fièvre récurrente, pneumonie lente, grippe intense et bronchite capillaire, tuberculose miliaire aiguë, fièvre intermittente, méningite tuberculeuse, méningite cérébro-spinale épidémique, hépatite, suppurations internes, ostéomyélite, syphilis aiguë.

Une mensuration isolée ne peut fournir dans ces cas que de faibles données pour décider du diagnostic.

Si on trouve la température normale, sous-fébrile ou modérément fébrile, surtout le soir, et si une influence particulièrement dépressive de la température n'a pas eu lieu, on peut admettre avec certitude qu'il n'y a là ni fièvre prodromale exanthématique ni typhus.

Trouve-t-on la température fébrile à une grande hauteur, on peut exclure avec grande probabilité la méningite tuberculeuse. Y a-t-il une température hyperpyrétique? Il peut exister une fièvre intermittente ou une maladie infectieuse maligne, une observation ultérieure attentive et la répétition de la mensuration sont alors très-nécessaires.

Dans tous ces cas, la température est le meilleur guide pour le diagnostic, mais l'investigation thermométrique bornée à une seule mensuration ne peut rendre que des services très-imparfaits, et il faut éviter d'en tirer des conclusions prématurées.

17. Si, avec un diagnostic d'une maladie fébrile aiguë encore douteux jusque-là, il se développe un *exanthème*, ce sont naturellement la forme de ce dernier et les autres phénomènes concomitants qui doivent fournir les principales bases du diagnostic; mais souvent on peut encore se demander pendant un certain temps s'il faut prendre l'éruption commençante pour la variole, la rougeole, la scarlatine, le typhus exanthématique ou pour un exanthème syphilitique. Dans ce cas, la mensuration thermométrique peut fournir des indications si, après des troubles généraux considérables, la température s'abaisse avec l'éruption, il faut supposer la variole, et quand cette température devient complétement normale, il y a plus de probabilités en faveur d'une variole modifiée (varioloïde). Par contre, dans la rougeole, la scarlatine et le typhus exanthématique la fièvre persiste après le commencement de l'éruption.

18. Si, dans le *cours ultérieur* d'une maladie fébrile aiguë, le diagnostic est sûrement établi ou paraît l'être, la température donne continuellement les indications les plus précieuses sur les conditions les plus importantes du cas; mais alors aussi, il faut que l'observation soit continue et minutieuse.

Parfois le résultat d'une seule mensuration peut acquérir une grande importance; il peut contribuer à la confirmation du diagnostic, mais il peut aussi soulever des doutes ou les réfuter, il peut encore décider du degré de la maladie, révéler des modifications, des complications, ou des dangers.

Pour pouvoir utiliser de cette façon le résultat d'une seule mensuration, il faut qu'on soit bien familiarisé avec la marche thermique des différentes maladies.

En premier lieu, des degrés thermiques proportionnellement élevés sont toujours une preuve de l'intensité de la maladie, même si on ne les a constatés qu'une seule fois. Au contraire, des degrés relativement bas ne prouvent rien pour la bénignité de la maladie, parce que, dans les cas les plus graves, un abaissement passager peut survenir, avec ou sans motif connu.

Une seule température, détachée de la marche thermique, ne donne droit à une conclusion positive que lorsqu'on a soigneusement examiné toutes les autres conditions du cas.

On doit à peine supposer le typhus si, à une période quelconque comprise entre le troisième et le dixième jour, la température n'est pas au moins modérément fébrile et ne s'élève pas considérablement aux heures vespérales (au moins 39°,6) à moins toutefois qu'une forte action modératrice de la fièvre n'ait été produite (hémorrhagie abondante, diarrhée succédant à la constipation) ou que l'individu ne soit très-âgé. Une température basse en contraste avec la marche thermique suivie jusque-là, peut même avant que le sang se soit répandu au dehors faire soupçonner une hémorrhagie interne. Même plus tard et jusqu'au milieu de la troisième semaine, l'existence d'un typhus abdominal est douteuse quand une température vespérale (en dehors des influences citées plus haut) présente moins de 39°. Des températures matinales très-fébriles (approchant 40°) ou des températures vespérales de 41° sont, dans cette maladie (typhus abdominal), les indices d'un état grave.

De même, le danger est très-grand quand des phénomènes de collapsus se compliquent d'une grande élévation thermique du tronc. Les températures restant normales, le matin, dans une période avancée de la maladie, ne sont aucunement l'indice que la fièvre a cessé.

Dans la rougeole, c'est le signe d'une complication existante ou imminente si, dès que l'exanthème commence à pâlir la température reste toujours fébrile. Même une température sous-fébrile est suspecte.

La même observation s'applique à la scarlatine, mais pour une période ultérieure.

Le résultat fourni par une seule mensuration peut parfois acquérir une grande importance et contribuer puissamment à la confirmation du diagnostic ; mais il peut aussi soulever des doutes ou les réfuter, décider du degré d'intensité de la maladie, en révéler les changements, les complications et les dangers.

Pour pouvoir utiliser de la sorte le résultat d'une seule mensuration, on doit, avant tout, se familiariser avec la marche thermique des différentes maladies.

En premier lieu, des degrés thermiques relativement élevés sont toujours une preuve de l'intensité de la maladie, ne les eût-on même constatés qu'une seule fois. Au contraire, des degrés proportionnellement bas ne prouvent nullement en faveur de la bénignité de la maladie, parce que, dans les cas les plus graves, il peut survenir, souvent même sans cause appréciable, un abaissement passager de la température.

Une seule constatation thermique faite dans le cours d'une maladie grave, n'autorise à aucune conclusion précise à moins que l'on ait soigneusement réfléchi à toutes les autres conditions du cas.

On doit à peine songer au typhus si, à une période comprise entre le troisième et le dixième jour, la température n'est pas au moins modérément fébrile et ne présente une élévation considérable dans les heures vespérales (au moins 39°,6) à moins que des causes accidentelles n'aient antérieurement abaissé la température, (telles qu'une abondante hémorrhagie ou la diarrhée succédant à la constipation) ou enfin à moins que le sujet ne soit déjà d'un certain âge. — Une basse température contrastant avec la marche thermique antérieure peut faire soupçonner une hémorrhagie interne avant même que le sang ne se soit répandu au dehors. Plus tard encore et jusqu'au milieu du troisième septenaire, l'existence d'une fièvre typhoïde est douteuse quand la température du soir (en dehors des influences précédemment mentionnées) reste inférieure à 39°. Des températures matinales très-élevées (voisines de 40°) ou des températures vespérines atteignant 41° sont, dans cette maladie, les indices d'un état dangereux et grave.

De même, le péril est très-grand lorsque des phénomènes de

collapsus se compliquent d'une forte élévation thermique du tronc.

Les températures normales du matin, dans un stade avancé de la maladie, ne sont en aucune façon l'indice de la fin de la fièvre.

Dans la rougeole, si la température reste fébrile après que l'éruption commence à s'effacer, c'est un signe de complication imminente ou actuelle. Une température même sous-fébrile doit être regardée comme suspecte.

Pareille observation s'applique à la scarlatine, mais à une période ultérieure.

Dans la variole, on peut admettre avec une extrême probabilité l'existence d'une variole vraie (c'est-à-dire avec le stade de suppuration fébrile) ou d'une complication aussitôt que dans la période qui succède à l'éruption, la température ne cesse pas d'être fébrile.

Dans la pneumonie fibrineuse ou lobaire, une température isolée normale ou sous-fébrile ne prouve en aucune façon que le processus est terminé. Toute température hyperpyrétique est très-grave et révèle l'extrême intensité de la maladie avec d'autant plus de certitude que l'élévation thermique est constatée à une époque ultérieure de la maladie (par exemple, après le sixième jour).

Il faut cependant avoir égard à ce fait que, parfois une issue favorable est précédée d'une notable élévation thermique.

Les phénomènes alarmants dans la période avancée d'une pneumonie ne présentent ordinairement pas de danger, si en même temps la température est normale ou sous-fébrile ; et l'on peut annoncer en toute assurance l'heureuse terminaison.

Dans l'érysipèle de la face, une température fébrile indique que le processus n'est pas encore terminé et que de nouvelles poussées ou des complications sont imminentes.

Dans la grippe et la bronchite, des températures très-élevées ou hyperpyrétiques sont toujours très-suspectes, surtout si elles se présentent le matin ou à un stade avancé de la maladie. — Elles indiquent avec probabilité l'extension de la maladie aux petites bronches ou bien le développement d'une pneumonie ; parfois aussi elles se présentent dans les cas où la bronchite aiguë masque une infiltration granuleuse.

Dans la coqueluche, toute température fébrile dénote la présence d'une complication, sauf à la première période de la maladie.

Dans le rhumatisme articulaire aigu, une mensuration isolée est de médiocre importance pour le diagnostic; elle ne suffit même pas pour déceler l'existence de complications viscérales. Il n'y a que les températures extrêmement élevées qui puissent faire présager, en général, la gravité du cas.

Dans les accidents méningitiques, une température hyperpyrétique dénote toujours une lésion de la convexité, par contre, des températures médiocrement fébriles ou même apyrétiques font soupçonner la méningite granuleuse de la base.

Dans la méningite cérébro-spinale, on peut rencontrer toutes les élévations thermiques.

Dans la pleurésie, la péricardite, l'endocardite, la péritonite, une température très-fébrile est toujours l'indice d'un grand danger, tandis qu'une fièvre modérée ou même un état apyrétique n'autorise pas à porter un pronostic favorable.

Quand un malade, présentant les signes d'un catarrhe gastro-intestinal, a toujours été bien soigné et n'a pas été exposé à des influences nocives, une mensuration même isolée indiquant une certaine élévation thermique, doit éveiller l'attention et faire tout d'abord penser à la fièvre typhoïde ou à une inflammation latente. Mais, en pareil cas, il faut à plusieurs reprises avoir constaté des températures élevées pour pouvoir affirmer la présence d'une maladie grave.

La fièvre intermittente sera mise en doute, lorsque, vers la fin du frisson ou au commencement du stade de chaleur, la température ne monte pas à 41° ou au-dessus. Mais si elle dépasse 41°,8 le diagnostic de fièvre intermittente sera encore plus improbable. — Il sera également douteux si la température n'est pas normale dans la période d'apyrexie.

Quand les accès ont cessé et qu'il n'y a pas d'autre phénomène morbide, si la température reste encore fébrile, c'est une preuve que la fièvre intermittente n'a pas complétement disparu.

19. Dans la période de DÉFERVESCENCE, les mensurations isolées ne fournissent pas de résultat certain; cependant, une basse température se montrant dans les heures vespérales est le signe de la décroissance de la fièvre. Dans la période de déclin et dans celle qui lui succède, la température franchit très-souvent les limites

normales, surtout après des maladies graves et chez des individus de faible constitution; souvent même elle tombe à un si bas degré qu'elle peut inspirer des inquiétudes. Parfois, ces collapsus se combinent avec d'autres phénomènes plus ou moins graves; dans d'autres cas, on ne peut les reconnaître que d'après l'état de la température. — Plus un tel collapsus est voisin de la période de défervescence, moins il présente de dangers, car on peut le regarder alors comme un véritable collapsus de déclin.

20. Après le déclin de la maladie et pendant la convalescence, la température est, en général, normale; néanmoins, on peut y rencontrer passagèrement des températures de collapsus et, le cas échéant, celles-ci ont une signification d'autant plus grave qu'elles surviennent à une époque plus éloignée de la défervescence, et l'on doit, en pareille occurrence, se demander si le collapsus n'a pas été déterminé par une hémorrhagie interne ou par une perforation intestinale.

De simples températures sous-normales se produisent aussi chez les convalescents, sans avoir en elles-mêmes une signification positivement défavorable; mais elles indiquent que la convalescence est loin d'être définitive et permettent de supposer que la nutrition n'a pas repris son équilibre.

La température des convalescents est du reste très-mobile et accessible aux influences les plus légères; on peut donc, dans cette période, surprendre la température à un degré d'élévation plus ou moins considérable.

De semblables fluctuations thermiques sont en général l'indice d'une convalescence imparfaite ou troublée.

Les températures fébriles que l'on constate dans cette période, peuvent tenir à plusieurs causes secondaires, telles que :

1° A un écart relatif de régime, notamment à l'ingestion prématurée de viande ou de boissons alcooliques, ou bien à une trop grande réplétion de l'estomac;

2° A un effort musculaire dépassant les forces du malade; chez beaucoup de convalescents, en effet, la température s'élève rapidement aussitôt qu'ils quittent le lit, ou bien s'ils se lèvent trop tôt ou s'ils restent trop longtemps levés;

3° A la constipation;

4° Certaines autres influences plus ou moins insignifiantes qui peuvent agir sur les convalescents.

Mais les modifications thermiques qui se montrent dans la convalescence peuvent être produites par des troubles importants qui, peut-être, ne sont pas encore accessibles au diagnostic et ne se trahissent que par la température elle-même (comme, par exemple, une guérison incomplète du processus morbide, une réversion de la maladie, des affections chroniques latentes, ou bien une maladie nouvelle) ; mais la mensuration isolée n'a aucune valeur décisive en pareil cas et n'est qu'un simple avertissement à réitérer l'examen thermométrique et à apporter une plus grande attention à tous les autres phénomènes pathologiques.

21. Quand une maladie fébrile aiguë semble prendre une TOURNURE GRAVE, une seule mensuration suffit quelquefois pour décider si c'est l'issue fatale qui se prépare. On peut admettre que le malade est en danger de mort dans les conditions suivantes : quand la température devient hyperpyrétique, quand elle est modérément fébrile ou quand elle redescend jusqu'à l'état normal et même au-dessous de la normale, tandis que les autres phénomènes accusent une intensité extrême.

22. Dans les MALADIES EN ELLES-MÊMES APYRÉTIQUES, l'unique constatation d'une température élevée présente toujours une certaine gravité. Par exemple :

Dans les affections du système nerveux (épilepsie, chorée, hystérie, tétanos, névralgie, apoplexie). Dans ce cas, l'élévation thermique peut résulter d'un trouble fébrile intercurrent ou bien être le signe avant-coureur d'une mort prochaine.

Dans l'ictère, où toute température fébrile est extrêmement suspecte.

Dans les maladies accompagnées de vomissements, de diarrhée et, en général, de collapsus. — Ici la température fébrile du tronc est le prélude de la réaction.

Du reste, l'élévation thermique qui apparaît dans des maladies antérieurement apyrétiques peut aussi indiquer une exacerbation ou une complication.

D'un autre côté, les températures de collapsus, dans ces maladies, quand elles descendent trop bas, peuvent aussi devenir extrêmement graves.

23. Dans les MALADIES CHRONIQUES, accompagnées de fièvre, une mensuration isolée est naturellement d'un bien faible secours pour le diagnostic. — On doit procéder à une observation suivie aussitôt que la mensuration isolée n'est plus conforme aux conclusions que l'on était autorisé jusque-là à tirer de la marche de la maladie.

Une température de collapsus est un symptôme plus grave dans les maladies chroniques que dans les cas aigus, à moins que de semblables abaissements thermiques ne soient conformes à la nature de l'affection.

IX

FLUCTUATIONS QUOTIDIENNES DE LA TEMPÉRATURE

CHEZ LES MALADES

1. La température des malades présente des variations plus ou moins considérables dans le courant de la journée. — Jamais elle ne reste au même point pendant une période de vingt-quatre heures et les observations qui notent une température restant stationnaire pendant plusieurs jours sont certainement fausses.

Les variations quotidiennes de la température physiologique se retrouvent à un degré beaucoup plus accusé dans les maladies.

Il est presque de règle que la température d'un malade varie de 1° à 1° ½ d'un jour à l'autre, mais elle peut bien varier de 5° et même de 6° et plus. Si, avec des températures extrêmes ou seulement élevées, les fluctuations quotidiennes sont insignifiantes, si par conséquent, la marche thermique est plus ou moins uniforme, cela indique, toutes choses égales d'ailleurs, une certaine gravité de la maladie.

Les fluctuations quotidiennes affectent divers types et diffèrent dans les maladies d'une même espèce, mais elles présentent cependant un certain nombre d'analogies et sont soumises à certaines règles.

Les fluctuations quotidiennes représentent une ondulation formée d'ascensions et de descentes, très-souvent même une série d'ondulations. — La fluctuation quotidienne donne un tracé thermique à une, deux ou même plusieurs oscillations.

Pour la reconnaître, il faut nécessairement faire plusieurs mensurations dans une seule et même journée. Suivant le but que l'on se propose et selon la nature du cas, deux ou quatre mensurations par jour peuvent parfois suffire.

Ce chiffre est suffisant pour juger un cas isolé, d'après les résultats généralement obtenus ; pour un débutant, il est même souvent difficile de pouvoir se reconnaître dans cette série compliquée d'oscillations formées par un grand nombre de mensurations notées sur la même courbe diurne ; tandis qu'il s'orientera rapidement s'il n'y a que deux ou quatre mensurations. — Il est vrai que pour être probantes, ces mensurations doivent être faites à certains moments, c'est-à-dire à l'heure de l'exacerbation la plus haute et à celle de la rémission la plus basse. Mais avec un nombre aussi restreint de données, il faut renoncer à reconnaître plusieurs points importants et souvent même décisifs ; et pour généraliser les faits et en déduire les lois fondamentales des fluctuations quotidiennes de la température dans les maladies, il est indispensable de procéder à de fréquentes mensurations dans le courant de la journée, au moins à six ou huit explorations thermométriques dans les vingt-quatre heures. — Certains cas exigent même une observation continue et incessante.

2. Le chiffre moyen de toutes les températures d'une journée ou bien ce qui est plus pratique quoique inexact, le degré intermédiaire entre le maximum et le minimum thermique diurne, représente la *température moyenne quotidienne*. C'est elle qu'il faut, en premier lieu considérer, si l'on veut tirer une conclusion des fluctuations diurnes.

La *différence quotidienne* est représentée par la distance qui sépare le minimum et le maximum quotidiens.

Toutes les élévations thermiques au-dessus de la moyenne qui ont lieu dans le courant d'une journée, sont désignées sous le nom d'*exacerbations quotidiennes*, toutes les températures inférieures à cette moyenne, sont appelées *rémissions quotidiennes*.

Le faîte de l'exacerbation, c'est-à-dire le point culminant de la ligne ascensionnelle, se nomme la cime ou le *zénith de l'exacer-*

bation (*Exacerbationsgipfel*). — Il peut se faire que la température baisse aussitôt après avoir atteint son point culminant. — L'exacerbation est dite alors *en pointe;* mais il se peut aussi qu'elle se maintienne à la même hauteur pendant un certain temps ; elle est alors qualifiée d'exacerbation à *sommet tronqué*, à *cime aplatie* ou *en plateau.*

Souvent aussi, une exacerbation présente deux ou plusieurs cimes interrompues par de légers enfoncements, elle est dite alors exacerbation à deux ou à trois pics. La plus haute cime représente dans ce dernier cas le *maximum d'exacerbation.* Quand plusieurs exacerbations ont eu lieu dans la même journée, il peut y avoir des maxima qui ne coïncident pas avec le maximum quotidien.

On désigne sous le nom de *nadir de la rémission* (*Remissionstiefe*) le point qui, dans une rémission thermique, correspond à la température la plus basse. — Quand, dans la même journée, il y a plusieurs rémissions, elles peuvent être d'inégale intensité et la plus basse d'entre elles, constitue le minimum quotidien.

Le temps qui s'écoule entre le moment où la température ascendante commence à dépasser la moyenne quotidienne et celui où la température, en redescendant, revient à ce même point de départ, constitue le *cycle d'exacerbation* ; de même l'espace de temps compris entre le moment où la température descendante franchit la moyenne diurne et celui où, en remontant, elle revient à cette même moyenne, est désigné sous le nom de *cycle de rémission.*

Tantôt la température reste plus ou moins longtemps dans le voisinage de la hauteur d'exacerbation : c'est le *cycle péri-exacerbant*, tantôt elle s'arrête plus ou moins dans les alentours du point le plus bas de la rémission, et c'est alors le *cycle péri-rémittent.*

L'élévation de la température apparaît aussitôt que celle-ci a commencé à se relever de sa profonde rémission. — Cette ascension (*ascension quotidienne*) est tantôt uniforme, tantôt inégale et saccadée, tantôt lente, tantôt rapide.

La *descente quotidienne* commence aussitôt après que le point culminant de l'exacerbation a été atteint. Si une exacerbation est à deux ou plusieurs pointes, il faut compter à partir de la dernière, le commencement de la descente, alors même que cette pointe serait plus basse que la précédente. La descente aussi peut être uniforme ou inégale et interrompue, tantôt à marche lente, tantôt à marche rapide.

Lorsque, dans le courant d'une journée, il y a deux ou trois exacerbations, il peut y avoir également des descentes matutinales, méridiennes et vespérines.

3. La *fluctuation quotidienne* dépend :

A. Des conditions pathologiques, à savoir :

a. De la nature de la maladie ;
b. De son intensité ;
c. De sa période ;
d. De la régularité ou de l'irrégularité de son cours et des autres particularités de sa marche ;
e. Des améliorations ou des aggravations qu'elle présente ;
f. Des complications ou des accidents particuliers qui peuvent survenir ;
g. De la convalescence ;
h. De la terminaison fatale.

B. Mais elle peut aussi dépendre :

a. De l'individualité du malade ;
b. D'influences extérieures accidentelles ;
c. Du traitement mis en usage.

D'après cette énumération, les modalités des fluctuations quotidiennes semblent très-complexes ; mais, néanmoins, elles peuvent fournir les plus précieuses indications. Plus les conditions pathologiques sont simples et claires, plus on trouve de données précises dans la fluctuation quotidienne, tandis que dans les cas obscurs en eux-mêmes, cette fluctuation quotidienne fournit bien peu d'éclaircissements.

Ce n'est que dans certaines circonstances nettement définies que l'on peut tirer des conclusions décisives d'une seule fluctuation quotidienne ; le plus souvent il en faut davantage pour formuler le diagnostic et pour poser le pronostic. — C'est en comparant les différentes fluctuations qui se succèdent les unes aux autres, c'est en examinant leur répétition uniforme ou les modifications qu'elles présentent que l'on peut y puiser les plus utiles renseignements.

Le simple tracé de la température d'un seul jour ne permet pas de reconnaître positivement la maladie à laquelle on a affaire, mais il suffit souvent pour écarter d'emblée certaines affections dont on aurait pu, dans ce cas, présumer l'existence.

Pour décider de l'intensité d'une forme morbide, reconnue déjà par une autre voie, une seule fluctuation quotidienne peut souvent suffire.

De même, une seule fluctuation quotidienne peut fournir des indications suffisantes pour reconnaître le stade de la maladie, au moins dans certains cas pathologiques.

Pareillement, les irrégularités de la marche peuvent parfois se reconnaître par une seule courbe diurne, tandis que, pour distinguer une marche régulière, il faut que l'observation soit continuée pendant plusieurs jours.

Des complications intercurrentes ne se reconnaissent, le plus souvent, qu'à l'aide de plusieurs tracés quotidiens.

L'amélioration peut parfois se révéler dans une seule courbe diurne. — Grâce à ce moyen, on peut aussi prévoir la terminaison funeste dans des cas bien caractérisés ; surtout en s'appuyant sur quelques autres phénomènes.

On ne peut savoir rien de positif, relativement aux conditions individuelles d'un malade, d'après le tracé thermique d'un seul jour.

L'action d'influences extérieures accidentelles ne devient non plus visible qu'en comparant la courbe quotidienne en question avec les courbes antérieures.

De même, l'action des agents thérapeutiques ne peut se constater qu'en comparant une certaine courbe thermique avec la marche antérieure de la température.

La fluctuation quotidienne est, du reste, en tant qu'élément essentiel de l'évolution morbide générale, d'un précieux secours dans tous les cas.

4. *Déductions à tirer de la température moyenne diurne.* Il faut, en premier lieu, établir une distinction importante suivant que le niveau moyen est bas ou élevé ou qu'il se tient entre ces deux limites extrêmes.

Tandis que le niveau moyen de la fluctuation (la moyenne quotidienne) est de 37° chez les individus sains, il est rarement aussi bas dans les maladies, et d'ordinaire plus ou moins élevé ; dans quelques affections seulement (qui, en général, se distinguent par une température basse), en outre, dans les stades avancés à abaissements survenant de temps en temps, ainsi que dans certains accidents amenant le collapsus, la moyenne quotidienne peut chez les malades même, être plus basse que la norme.

D'abord, c'est la moyenne quotidienne qui fournit l'interprétation la plus sûre du degré de la fièvre.

Avec une fièvre modérée, la moyenne de la température quotidienne ne doit pas s'élever au-dessus de 39° ; si la moyenne est comprise entre 39° et 40°, la fièvre doit être déjà qualifiée de considérable ; dans les formes morbides rémittentes, entre 39° et 39°,5 ; dans les fièvres continues entre 39°,5 et 40°. La température moyenne du jour dépasse-t-elle 40°, le degré de fièvre est très-intense.

A ces données se rattachent beaucoup de conclusions relatives au diagnostic et au pronostic.

Les moyennes hyperpyrétiques au-dessus de 40° se rencontrent dans les maladies pernicieuses, la scarlatine, le fastigium des typhus abdominal et exanthématique, la fièvre récurrente et les pneumonies graves. Dans ces maladies, une terminaison favorable est néanmoins encore possible, malgré la grande élévation de la moyenne thermique ; mais si, dans d'autres maladies, une pareille moyenne est atteinte, on peut supposer une agonie prochaine.

En général, toutes les pyrexies fortement développées et un grand nombre de maladies inflammatoires présentent, pendant le fastigium, une moyenne fébrile considérable (de 39° à 40°) et souvent on ne peut en tirer d'autres conclusions que celle de l'existence d'une affection fébrile très-sérieuse ; cependant, il y a certaines formes morbides dans lesquelles cette élévation paraît déjà extrêmement grave. A cette catégorie appartiennent toutes les formes catarrhales, le rhumatisme aigu multiarticulaire, la méningite cérébro-spinale, les névroses, le second stade (post-cholérique) du choléra, la trichinose, la diphthérite, la dysenterie, la pleurésie, la péricardite, la péritonite et les affections consomptives, et en particulier, la tuberculose.

Les moyennes fébriles modérées peuvent avoir des significations très-variables : elles se présentent dans les pyrexies continues et rémittentes à leur période d'incubation, ensuite dans leur période initiale, ou, au contraire, quand elles sont déjà près de se terminer par guérison ; en général, dans les cas où la température descend dans le courant d'une journée d'une élévation considérable jusqu'à peu près à l'état normal ou plus bas encore, comme par exemple, dans quelques formes irrégulières de ces maladies, tant favorables que défavorables, après un abaissement unilatéral produit par des influences énergiques, dans le collapsus fébrile, etc. On les rencontre, en outre, dans la plupart des inflammations des muqueuses et des séreuses, et dans les affections rhumatismales, souvent aussi dans l'agonie, surtout quand elle est produite par compression du cerveau, asphyxie, anémie, inanition ou quand elle se complique d'accès de collapsus.

Quand les modifications thermiques de la moyenne quotidienne sont passagères et amenées par des accidents isolés ou par des médications énergiques, les conclusions qu'on en peut tirer doivent être émises avec la plus grande circonspection.

5. La *différence quotidienne*, c'est-à-dire l'intervalle compris entre le maximum et le minimum peut beaucoup varier d'étendue, mais aussi avoir une signification différente, à grandeur égale, suivant que la moyenne est élevée ou basse.

A une moyenne de 37°, des variations de 1° sont insignifiantes, du moins elles indiquent un léger trouble de la santé ; si elles vont jusqu'à 1° $\frac{1}{2}$, elles commencent à devenir suspectes.

A une moyenne quotidienne de 37°,5, des amplitudes de 1° font déjà présager, avec grande probabilité, un dérangement ; et celles de 1° $\frac{1}{2}$ l'indiquent avec certitude, bien que ce ne soit pas encore un trouble positivement fébrile.

Si la moyenne quotidienne s'élève à 38°,5 ou au-dessus, la différence quotidienne acquiert une plus grande signification ; dans ce cas, il faut supposer une fièvre *continue* quand la différence est de moins de 1 $\frac{1}{2}$ degré et elle est *sub-continue* quand la différence est de moins de 1°.

La fièvre est dite *rémittente* quand la différence est plus considérable, mais en même temps que le minimum quotidien ne paraît pas dépasser 39°,5.

Si le minimum quotidien se maintient à une élévation fébrile considérable et qu'au moment de l'exacerbation, cette température soit dépassée encore de 1° et plus, il ne s'agit plus d'une fièvre réellement rémittente, c'est, au contraire, l'indice d'une pyrexie très-intense dans laquelle il n'y a pas encore la moindre tendance à la guérison ou à l'amélioration ; cette modalité thermique est désignée sous le nom de : *fluctuation quotidienne exacerbante.*

Si le minimum quotidien tombe jusqu'à l'état normal, il existe une véritable intermission dans la courbe fébrile diurne ; mais, d'habitude, on ne compte pas toujours ces cas parmi les formes fébriles intermittentes, mais bien parmi les rémittentes ; notamment quand ces minima diurnes ne se présentent que lorsque la maladie a déjà dépassé son fastigium et s'est avancée vers la guérison.

On n'admet pas non plus l'existence du type intermittent quand l'abaissement va au-dessous de la température normale avec une élévation exacerbatrice plus ou moins considérable et quand les différences quotidiennes sont de 6° et plus ; un pareil état dénote un collapsus qui, il est vrai, peut n'être que l'excès d'une rémission ou d'une véritable intermission, mais aussi l'intercurrence avec un type de fièvre continue.

On ne peut admettre de véritables *intermissions* que dans les cas où tous les phénomènes de la fièvre s'arrêtent et où le retour de celle-ci se fait par accès ; les intermissions ne se fondent que sur la marche générale d'une maladie et non sur une fluctuation diurne isolée. (Voyez le chapitre suivant.)

Les petites différences diurnes, quand la fièvre est d'une intensité moyenne, sont, en général, un signe que la maladie se trouve encore à la période initiale ou qu'il y a des aggravations ou des complications.

L'apparition de rémissions dans l'acmé d'une maladie indiquent presque toujours une amélioration ou même le commencement de la guérison ; la persistance des rémissions, notamment l'augmentation de la différence quotidienne prouve la tendance au rétablissement, tandis que la cessation des rémissions avec persistance d'une moyenne quotidienne fébrile indique une rechute ou une complication.

Si la différence augmente et que les minima baissent de plus en plus (*différence croissante avec moyenne décroissante*), c'est un signe, dans les affections aiguës, que la maladie est en bonne voie.

Si la différence s'accroît et que les maxima s'élèvent (*différence croissante avec moyenne croissante*), c'est, au contraire, un signe d'aggravation.

Si la différence augmente, par ce fait que à l'époque de la rémission la température devient sous-normale, cela peut être favorable, indifférent ou dangereux.

Si, relativement à la durée ordinaire de la maladie, les rémissions persistent trop longtemps, cela prouve que la maladie devient languissante et qu'il y aura des affections consécutives, surtout à l'époque où le malade paraît entrer en convalescence, à en juger d'après les autres symptômes ; la persistance d'une température rémittente est le signe de l'invasion lente et progressive de nouveaux processus et, par conséquent, de l'absence d'un vrai rétablissement.

Une diminution de la différence quotidienne est un signe favorable quand les exacerbations diminuent en même temps (*différence décroissante avec moyenne décroissante*) ; c'est un signe défavorable quand les rémissions sont moins marquées (*différence décroissante avec moyenne croissante*), et elle a une signification douteuse quand l'exacerbation aussi bien que la rémission ne font pas de grands écarts (*différence décroissante avec moyenne constante*).

Les différences peuvent rester constantes bien que la maladie progresse ou diminue : dans le premier de ces deux cas, les exacerbations s'élevent d'autant plus que les rémissions deviennent moins profondes (*différence constante avec moyenne croissante*). Dans le deuxième cas, les exacerbations diminuent d'autant plus que les rémissions s'abaissent davantage (*différences constantes avec moyenne décroissante*).

La différence quotidienne est ordinairement légère; en d'autres termes, il existe un type continu ou sub-continu dans le typhus abdominal grave, le typhus exanthématique, dans le stade prodromique de la variole, à l'acmé de la scarlatine, dans la plupart des cas de pneumonie primitive fibrineuse et lobaire, dans le dernier stade de la stéatose aiguë, dans l'érisypèle de la face, la méningite de la convexité du crâne, et à période ultime de névroses mortelles.

Par contre, les différences diurnes sont d'ordinaire grandes dans le typhus abdominal modéré ou moyen (fièvre typhoïde), mais aussi dans les cas graves pendant les premiers jours, et plus tard, au début de la convalescence, quelquefois dans le stade décroissant du typhus exanthématique (typhus vrai), dans le stade de suppuration de la variole, dans la rougeole, toutes les affections catarrhales, le rhumatisme polyarticulaire aigu, dans la méningite basilaire et la tuberculose aiguë, la pleurésie, péricardite, les suppurations aiguës et chroniques, la pyémie, les différentes formes de la phthisie et la trichinose.

Les différences quotidiennes avec alternance de températures normales ou sous-normales et de températures considérables ou hyperpyrétiques, se présentent pendant le stade de décroissance progressive du typhus abdominal, parfois dans le stade de suppuration de la variole, incidemment dans une période avancée de la pneumonie lobaire, dans toutes les fièvres paludéennes, dans la pyémie et la septicémie et parfois aussi dans la tuberculose aiguë et dans les formes fébriles chroniques. Pareille alternance dans le cours d'une fluctuation quotidienne peut encore se présenter à la suite de certains accidents (après des hémorrhagies, etc.).

Les différences quotidiennes entre une élévation modérée et une température normale ou sous-normale sont extrêmement fréquentes dans toutes les fièvres modérées, notamment dans les formes rapides ou traînantes.

6. Dans la plupart des cas, il n'y a dans un seul jour, c'est-à-dire en vingt-quatre heures, qu'une exacerbation à une, deux ou même trois pointes et une rémission avec une profondeur minima. C'est là l'état le plus simple et le plus commun dans toutes sortes de maladies. Ce n'est que dans la fièvre intermittente et dans les cas simples que la fluctuation (c'est-à-dire l'accès fébrile avec l'apyrexie) a, d'ordinaire, une durée de quarante-huit heures (type tierce). En outre, la rémission commence habituellement dans la période comprise entre la fin de la soirée et les premières

heures du matin et se prolonge assez avant dans la matinée (*rémissions matutinales*).

L'exacerbation commence à une heure avancée de la matinée ou aussi dans les premières heures de l'après-midi et se prolonge bien avant dans la nuit, jusqu'à minuit et au delà (*exacerbation vespérale*).

Le point le plus bas de la rémission tombe environ entre six heures et neuf heures du matin. Le maximum quotidien s'établit ordinairement dans l'après-midi ou au commencement de la soirée (entre trois et six heures), déjà même à midi et parfois aussi aux environs de minuit.

Telle est la marche habituelle de la température dans les maladies et pendant tout leur cours, à l'exception des fièvres palustres, qui ont leurs exacerbations de préférence à d'autres temps ou à des heures variables, ainsi que de la pyémie dont les paroxysmes ne relèvent pas d'une période déterminée et quelquefois aussi de la fièvre des tuberculeux et des phthisiques qui, assez souvent, présente des exacerbations matutinales. Mais, dans des cas isolés d'autres formes morbides, il se présente çà et là une autre succession de phénomènes, — c'est-à-dire que le fastigium a lieu de grand matin ou après minuit, et la rémission dans les heures de l'après-midi.

Si cette particularité ne se présente que dans certains jours isolés, on peut la considérer comme une irrégularité, annonçant assez souvent l'apparition d'une aggravation ou d'une complication, mais pouvant parfois aussi se montrer à la veille et au début de l'amélioration.

Mais il y a aussi des cas où, sans autre signification pendant un espace de temps considérable et même pendant tout le cours d'une fièvre rémittente (d'un typhus abdominal, d'une grippe) les fluctuations thermiques sont hétérochrones : l'exacerbation arrivant dans la matinée et la rémission dans la soirée.

Ce sont là des irrégularités individuelles qui, du moins, dans certains cas, paraissent déterminées par les habitudes et le genre de vie des malades qui, même à l'état de santé, ont coutume de dormir le jour et de travailler la nuit (tels que les boulangers).

Même dans des cas de collapsus, il peut arriver qu'un minimum corresponde aux heures de la soirée.

7. Le temps dans lequel se présentent le maximum et le minimum quotidiens sert au diagnostic, à la condition qu'on puisse comparer entre elles plusieurs fluctuations successives.

L'apparition précoce du maximum quotidien (par exemple, à midi), doit, en général, indiquer que la maladie est encore à sa période d'état, et que le cas sera grave ; tandis qu'une apparition tardive peut passer pour un symptôme de l'atténuation de la maladie ou de sa bénignité.

De même qu'un minimum quotidien survenu prématurément peut être regardé comme un signe d'amélioration, mais il est cependant assez souvent déterminé par des collapsus qui surviennent le soir ou avant minuit et ne doit pas, en général, être considéré comme un signe décisif.

Ce qui, dans les fluctuations quotidiennes (pourvu qu'elles soient un peu marquées) est presque encore plus important que le moment dans lequel le maximum et le minimum sont atteints; c'est celui de l'ascension et de la descente quotidiennes.

Plus l'ascension est précoce (la fluctuation conservant toujours son rhythme), plus la maladie est intense, plus elle est éloignée de son déclin. C'est donc toujours un signe défavorable quand la température commence à monter considérablement dès les premières heures de la matinée (avant neuf heures) ; si, en comparant les fluctuations de plusieurs jours on s'aperçoit que dans chaque journée le moment de l'ascension est sans cesse en avance, on peut admettre avec grande probabilité une aggravation de la maladie.

Par contre, une ascension tardive est sûrement favorable. Elle abrége la durée de l'exacerbation : notamment si une atténuation s'est déjà montrée dans les heures vespérales, on peut conclure à peu près sûrement à une amélioration, même si la température maxima du jour n'a encore en aucune façon commencé à diminuer. Plus, au contraire, l'exacerbation décroît tardivement, par exemple, à minuit ou plus tard, plus la maladie est ordinairement grave et intense.

8. La *rapidité* de l'ascension et de la descente quotidiennes peut aussi quelquefois fournir des éléments à l'appréciation clinique, notamment lorsqu'on a affaire à des différences quotidiennes considérables.

Ordinairement, la première ascension se fait lentement, de sorte qu'il faut parfois des heures pour que la température s'élève de quelques dixièmes, puis elle s'accélère, et vers la fin de l'ascension, la montée devient plus lente.

Une ascension extraordinairement accélérée se rencontre dans les premières périodes des maladies aiguës ainsi que dans les affections graves en général ; mais cependant aussi dans les cas où se présentent des paroxysmes fébriles intenses, interrompus par des intervalles d'apyrexie, sans que pour cela le pronostic soit plus défavorable.

Si, au contraire, une ascension accélérée se présente dans les périodes moyennes d'une maladie rémittente, c'est un signe fâcheux, à moins qu'en même temps les rémissions ne deviennent plus marquées ; elle indique, soit la grande intensité de la maladie, soit des circonstances accidentelles, des rechutes, des complications et autres conditions pathologiques analogues.

Cela doit donc engager à une observation continue et attentive.

Assez souvent, on remarque avant la crise favorable une ascension extraordinairement ralentie, qui, souvent alors constitue la dernière élévation et précède la défervescence. — Dans ces cas, l'ascension est aussi parfois interrompue par une brève descente.

La descente accélérée est propre d'un côté à la convalescence, mais, d'une autre part, elle se rencontre aussi dans les collapsus.

Une décroissance ralentie fait craindre que les rémissions des journées suivantes ne soient moindres ou ne disparaissent pas complétement ; il faut que le ralentissement se fasse de telle sorte que la décroissance matutinale soit interrompue dans l'après-midi par un arrêt de courte durée ou par une élévation insignifiante de la température, mais se continue de nouveau dans la soirée pour que ce soit l'indice presque certain de la défervescence.

Dans les fièvres un peu fortes, la température s'arrête d'ordinaire moins dans les environs du point le plus bas, que dans le voisinage du fastigium, et l'on peut considérer comme un signe favorable que le fastigium soit promptement atteint et vite abandonné.

9. L'étendue du cycle thermique au-dessus de la moyenne quotidienne, en un mot, la *latitude de l'exacerbation* est dans les cas légers et de moyenne intensité, moins considérable que celle du

même cycle au-dessous de la moyenne quotidienne (ce qui constitue la *latitude de rémission*). Si donc, la première est plus longue que la seconde, on peut dès l'abord considérer le cas comme sérieux. C'est ce qui a lieu d'habitude dans les premières périodes des maladies graves. Plus la maladie s'approche alors de la décroissance, plus l'équilibre tend à se rétablir ; c'est donc un signe très-fâcheux si, malgré la durée déjà longue de la maladie, la latitude d'exacerbation reste encore prédominante.

Avec le progrès de la décroissance, la rémission tend à se prolonger de plus en plus, tandis que l'exacerbation s'abrége (tracés à pics).

Des exacerbations de grande étendue montrent fréquemment un fastigium double ou multiple. Les pointes du tracé thermique correspondent alors principalement aux premières heures de l'après-midi, aux heures tardives de la soirée et même de la nuit.

S'il y a deux pointes, elles tombent tantôt dans l'après-midi et dans la soirée, tantôt dans la soirée et après minuit.

Dans l'exacerbation à deux pointes, la pointe vespérale est d'ordinaire la plus élevée.

Dans l'exacerbation à trois pointes, le maximum est tantôt sur la première, tantôt sur la seconde, rarement sur la troisième. Ces fluctuations quotidiennes à plusieurs pointes indiquent, en général, une exacerbation très-étendue et ne sont, par conséquent pas favorables.

Mais si le tracé de l'exacerbation, après avoir suivi une ligne droite et ininterrompue, vient à décrire un trajet anguleux et dentelé, c'est un signe d'amélioration.

10. Aux exacerbations à plusieurs sommets se joignent les cas de deux et plusieurs exacerbations dans le courant de vingt-quatre heures (exacerbations doubles et triples).

Il se montre surtout dans beaucoup de formes morbides une exacerbation à minuit et une autre dans l'après-midi. Souvent, la rémission commence dans ces cas au déclin du jour, et l'on peut, par une interprétation erronée, la considérer comme un signe favorable, tandis que la mensuration nocturne révélera une nouvelle exacerbation.

En général, une fluctuation quotidienne polyoscillante est toujours le signe d'une marche morbide semée de troubles et de complications, ou de l'imminence d'un revirement.

Elle se montre surtout dans des cas graves, et là les conditions ne sont jamais bien simples.

Elle se présente au moment des aggravations, mais elle peut aussi apparaître au début de la convalescence ; il est vrai que, dans les deux cas, elle différera d'aspect.

Elle est souvent déterminée par des symptômes saillants et isolés de la maladie elle-même ou par le prélude de ces symptômes, tels que constipation, diarrhée, vomissements, hémorrhagies, agitation nerveuse et insomnie.

Elle peut être l'effet d'une influence nocive, d'un écart de régime, d'un refroidissement ou d'un exercice relativement immodéré. — Mais elle peut aussi être produite par un agent thérapeutique.

On ne peut bien apprécier, en particulier, la nature de la fluctuation quotidienne multiondulante qu'en tenant compte en même temps de toutes les autres conditions thermiques. Elle varie de signification :

Suivant le degré de la différence quotidienne ;

Suivant que la fièvre est essentiellement continue, exacerbante ou rémittente ;

Selon que la moyenne quotidienne dénote un état fébrile intense, considérable, modéré ou hypopyrétique ;

Suivant qu'il y a, en général, tendance à l'ascension ou à la descente, ou que même la maladie est déjà entrée dans la période de défervescence.

Dans les fièvres intenses continues, les fluctuations quotidiennes n'ont, en général, pas une grande importance ; leur caractère polyoscillant est à peu près de nulle valeur pour le pronostic ; c'est seulement quand une des élévations prime les autres ou que, au contraire, une descente est extrêmement considérable, que l'on peut induire des chances défavorables de celle-là, des chances favorables de celle-ci.

Dans les fièvres intenses exacerbantes où les températures relativement les moins élevées sont encore considérables et les élévations intermédiaires énormes, une répétition d'une pareille élévation dans une période de vingt-quatre heures est toujours beaucoup plus défavorable qu'une élévation isolée.

Dans une forte fièvre rémittente où les rémissions peuvent descendre jusqu'à des températures modérément fébriles et même sous-fébriles, tandis que les exacerbations sont toujours extrêmement considérables, l'apparition d'une exacerbation quotidienne double, précédée d'une fluctuation simple est défavorable.

Y a-t-il, au contraire, dès le début, des exacerbations redoublées, ce type est le plus souvent confus et, pour cette raison, doit précisément faire supposer des conditions complexes.

Dans une fièvre modérée, une fluctuation polyoscillante est toujours un signe suspect, un indice de complications et de troubles, ou du moins dénotant une grande sensibilité individuelle.

A une période où l'on voudrait croire à une tendance à la décroissance, l'apparition de fluctuations multiples rend douteuse cette prévision.

Dans le stade préagonique, des fluctuations quotidiennes polyoscillantes sont très-habituelles et il faut se mettre en garde contre les espérances trompeuses qu'on aurait pu concevoir.

X

MARCHE DE LA TEMPÉRATURE

DANS LES AFFECTIONS FÉBRILES

1. Les maladies fébriles présentent une marche thermique extrêmement variable, mais malgré leurs nombreuses différences, on peut reconnaître certaines règles générales. D'un autre côté, ce sont précisément les différences qui fournissent les plus importants points d'appui pour la distinction des formes morbides et de leurs variétés.

Dans les maladies fébriles, tant qu'elles n'ont point dépassé l'apogée de leur évolution, la température peut offrir les deux modalités suivantes :

Tantôt elle se maintient au-dessus du degré normal et ne descend au-dessous de la norme que sous l'influence de causes accidentelles ou dans des conditions particulières, auquel cas elle revient bientôt à sa hauteur primitive (fièvres continues) ; tantôt les élévations thermiques sont interrompues une ou plusieurs fois par des températures apyrétiques (fièvres intermittentes ou récurrentes). — Dans ces cas, les intervalles qui séparent les moments d'apyrexie peuvent être considérés comme appartenant à un mode fébrile particulier et les conditions de la fièvre continue se retrouvent dans ces sections du cycle morbide ; car, bien que la maladie ne se termine pas avec l'accès fébrile isolé, cet accès se comporte cependant comme une fièvre continue pour ainsi dire en raccourci et peut présenter toutes les particularités propres à cette dernière forme de pyrexie.

La fièvre peut constituer l'élément essentiel de la maladie, au moins dans une partie de son cours, de sorte que dans une forme morbide définie, elle ne manque que dans des cas particuliers et exceptionnels.

D'autres fois, l'élévation thermique n'est qu'un fait accidentel et produit par l'intensité de l'affection primitive ou par quelque condition accessoire telle que l'idiosyncrasie du sujet.

Ces différences influent puissamment sur la marche de la fièvre. Dans le premier cas, la forme morbide est seule en cause, dans le second ce sont les conditions accidentelles qu'il faut surtout faire intervenir.

Dans la série des maladies fébriles essentielles, se rangent la plupart des formes typiques ainsi qu'un grand nombre de celles qui ne le sont qu'approximativement. Dans ces dernières, en général, l'élévation thermique n'est qu'accidentelle. — Il en est de même des maladies temporairement typiques et des affections atypiques.

2. La marche de la température dans les maladies fébriles peut être déterminée :

1° Par la NATURE DE LA MALADIE : plus une maladie est typique, plus son caractère se reflète sur la marche de température. — Ce n'est pas là la seule et unique condition qui imprime son cachet à la marche thermique, même dans les formes morbides typiques, mais elle agit d'autant plus énergiquement que la maladie est plus nette, plus simple et plus régulière ; en un mot, plus la cause morbide spécifique exerce son action, indépendamment de toute autre influence nocive, sur un individu antérieurement sain, mais prédisposé à la maladie qui le frappe, et moins la marche ultérieure de celle-ci est modifiée par les circonstances accidentelles (voir *les Principes fondamentaux*, §§ 12 et 13).

2° La marche de la température peut encore être influencée par l'INTENSITÉ DE LA MALADIE. — Même dans les formes morbides typiques, elle en modifie déjà notablement l'évolution et peut parfois servir de base à une variété particulière du type. Mais son action est encore bien plus puissante dans les maladies qui ne sont qu'approximativement typiques : dans les affections atypiques, au contraire, elle n'exerce qu'une influence très-minime.

3° Les CONDITIONS INDIVIDUELLES peuvent aussi imprimer des modifications importantes à la marche thermique. Leur influence n'est cependant décisive que dans certains cas particuliers. Ainsi, chez les enfants, la marche de la température subit de fréquentes déviations ; chez les vieillards, les changements thermiques sont plus lents et, toutes choses égales d'ailleurs, la température s'élève relativement moins qu'à un âge moins avancé. — Une affection préexistante exerce une grande influence sur l'évolution thermique d'une maladie fébrile intercurrente. Enfin, certaines modalités de l'état général (le tempérament nerveux hystérique, par exemple) altèrent fréquemment le cours de la température.

4° La marche thermique peut être sous la dépendance d'INFLUENCES ACCIDENTELLES, au nombre desquelles il faut compter certains agents thérapeutiques. — Le degré de leur action dépend en partie de leur intensité, en partie de la réceptivité du sujet ou de la forme morbide dont il est atteint. Sous ce dernier rapport, les maladies typiques sont beaucoup plus réfractaires que les autres. Dans ces affections, en effet, les causes accidentelles n'exercent qu'une action insignifiante et souvent même nulle sur la marche thermique ; et dans le cas où celles-ci entrent en jeu, les modifications qui en résultent sont passagères ou bien empreintes d'un caractère typique déterminé ;

5° Enfin, l'évolution thermique est très-souvent modifiée par les COMPLICATIONS intercurrentes qui peuvent altérer la marche de la température au point d'en effacer complétement le type primitif. Tantôt elles produisent un type nouveau qui leur est propre, tantôt elles lui impriment un caractère mixte, d'autres fois enfin, leur action n'est que momentanée. — Il faut connaître la maladie dans ses plus intimes détails pour apprécier le degré d'action des complications prises en elles-mêmes et dans leurs rapports avec les maladies spéciales et pour pouvoir distinguer ce qui, dans une évolution pathologique complexe, appartient à l'affection primitive et essentielle et ce qui revient aux troubles morbides secondaires ou intercurrents.

3. Le CYCLE de la température dans les maladies fébriles se divise en un certain nombre de PÉRIODES qui varient d'importance et qui présentent des caractères assez différents pour pouvoir aisé-

ment être distinguées les unes des autres (voir *les Principes fondamentaux*, § 20).

Ces périodes sont nettement tranchées dans un grand nombre de maladies et dans une foule de cas isolés ; dans d'autres, leurs limites sont plus confuses et plus effacées.

4. Le STADE PYROGÉNÉTIQUE où la période initiale de la fièvre varie suivant que celle-ci précède toute manifestation locale ou n'en présente même pas ultérieurement et suivant qu'elle se rattache à une maladie locale.

Dans le premier de ces deux cas, le début de la fièvre est plus ou moins violent, et atteint d'ordinaire des degrés très-considérables avant la manifestation des localisations morbides. Dans ce cas, la période initiale se termine, soit par les moyennes quotidiennes les plus basses qui soient encore caractéristiques de la forme morbide en question, soit par le développement des accidents locaux.

Dans le deuxième cas, le stade pyrogénétique est le plus souvent obscur dans ses débuts et sa limite vers le fastigium est plus ou moins arbitraire, surtout dans les formes peu typiques.

On conçoit que dans ce stade, les éléments fournis à l'observation soient relativement rares, la plupart des malades n'ayant recours au médecin qu'à une période plus avancée de leur maladie.

Les modalités du stade initial sont nombreuses et variables :

a. ÉTATS MORBIDES A COURT STADE PYROGÉNÉTIQUE. — La température monte rapidement et d'un seul trait, ou tout au plus suivant une ligne faiblement brisée, à son degré d'élévation caractéristique et atteint cette hauteur, soit en quelques heures, soit en un jour ou au plus en 36 heures (voir *fig*. 3 et 4).

Dans ces cas, l'élévation de la température marche plus vite sur le tronc qu'aux extrémités et notamment aux avant-bras, aux mains, aux jambes et aux pieds et aussi au visage. Ces parties paraissent encore froides, tandis que le tronc présente déjà une température élevée. — Aussi, n'est-il pas rare de constater, en pareille occurrence, une forte sensation de froid accompagnée de tremblements, de frissons et de claquements de dents, etc..., tous phénomènes qui cessent dès que la température des extrémités se rapproche de celle du tronc.

Dans les maladies qui débutent par un stade pyrogénétique court, l'accès fébrile est également de courte durée : de plusieurs heures à quelques jours. — (Tantôt l'élévation est brusque et at-

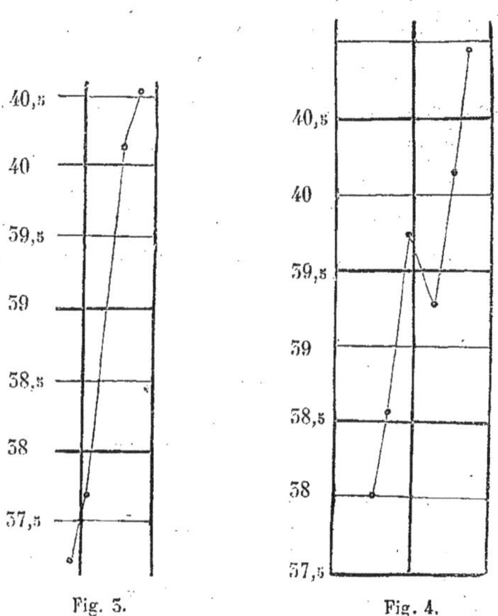

Fig. 3. Fig. 4.

teint son apogée presque aussitôt ; tantôt elle est graduelle et continue, mais ne se prolonge pas au delà d'un septenaire.) — Deux éventualités peuvent alors se présenter : la mort du malade ou bien la chute de la température. Cette dernière et heureuse terminaison a lieu rapidement (crise) dans les cas où aucune influence nocive n'est intervenue. — En revanche, ces affections précédentes offrent souvent une certaine tendance à des accès fébriles répétés ; peut-être même ces accès à répétitions sont-ils inhérents à la nature même de ces maladies.

Dans les états morbides isolés, on rencontre plus ou moins souvent cette variété de stade initial ; il en est même dans lesquels il ne se présente jamais.

Il est constant et pour ainsi dire de règle : dans la variole, dans la scarlatine, dans la pneumonie primitive fibrineuse et lobaire, dans les accès de fièvre paludéenne, dans la pyémie et la fièvre récurrente.

Il se montre fréquemment dans le typhus exanthématique, dans la fièvre éphémère, dans l'érysipèle de la face, dans l'angine tonsillaire et la méningite de la convexité.

On ne le rencontre jamais dans le typhus abdominal (la fièvre typhoïde), dans la méningite basilaire, les affections catarrhales et le rhumatisme multiarticulaire.

b. Formes morbides a stade pyrogénétique polyhémère[1]. — L'ascension de la température se fait en général de la façon suivante : elle commence à monter le soir, redescend dans les heures de la matinée pour remonter dans la soirée suivante à un degré plus élevé que celui de la veille (*fig.* 5). Il peut même se faire que dans

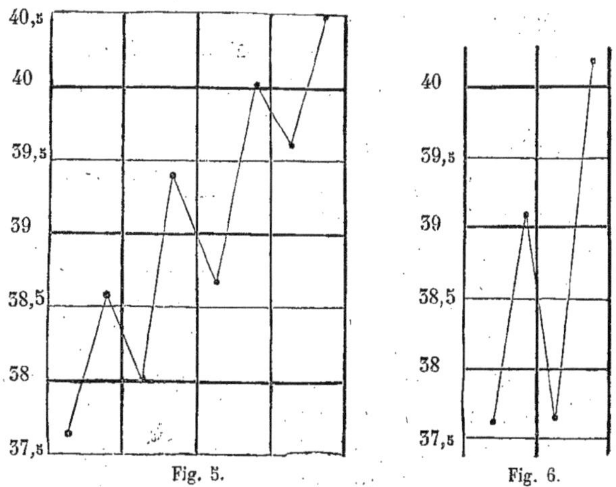

Fig. 5. Fig. 6.

les premiers jours, la température revienne tous les matins à son niveau normal (*fig.* 6) et que le stade initial soit interrompu par une apyrexie plus ou moins prolongée (*fig.* 7).

Dans cette forme, la durée du stade initial varie entre trois jours et une semaine mais dépasse rarement cette limite. Si, pendant ce stade, la température ne devient pas très-élevée, la maladie peut rester légère et disparaître promptement ; mais si la température atteint des hauteurs considérables, il ne faut pas s'attendre à une terminaison bien rapide de la maladie.

[1] Durant plusieurs jours (*mehrtägig*).

Cette forme se présente dans la fièvre typhoïde avec une telle régularité, qu'elle permet de poser d'emblée le diagnostic.

Elle se rencontre assez fréquemment dans d'autres maladies, telles que la rougeole, les bronchites catarrhales intenses, la pneumonie catarrhale, les méningites basilaire et cérébro-spinale, la tuberculose aiguë, le rhumatisme multiarticulaire et dans la plupart des cas où la fièvre se rattache à une maladie locale en pleine voie de développement, à moins toutefois qu'elle ne revête dans son début le type suivant :

c. Dans beaucoup de cas, l'évolution fébrile est encore PLUS LENTE ET PLUS GRADUELLE. — De pareilles maladies sont, en général, irrégulières et ont tout au plus une marche approximativement typique (*fig*. 8). C'est ce que l'on constate souvent dans le rhumatisme

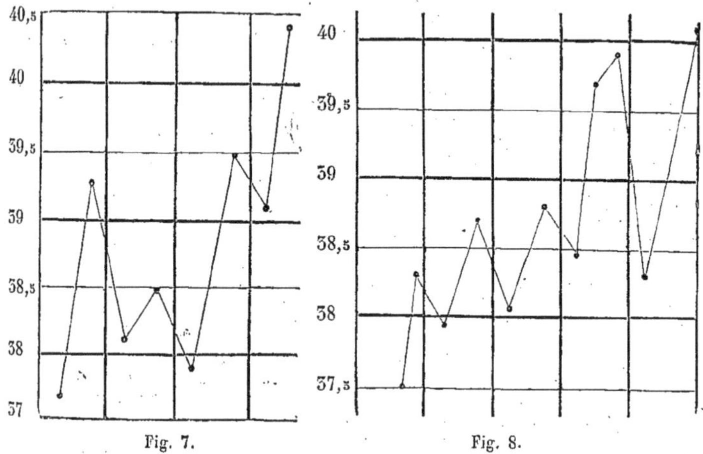

Fig. 7. Fig. 8.

multiarticulaire aigu, dans la pleurésie, la péricardite, la péritonite, dans les suppurations chroniques et les affections tuberculeuses, ainsi que dans un grand nombre de maladies atypiques, la syphilis[1] surtout quand la fièvre ne dépend pas de l'intensité croissante des lésions locales.

5. Le FASTIGIUM est la période où la fièvre a acquis son complet développement.

[1] L'auteur désigne sous le nom de *lues* les manifestations secondaires et tertiaires de la syphilis constitutionnelle.

C'est dans ce stade que la température des malades présente les plus grandes variations ; celles-ci sont en général déterminées par toutes les causes capables d'agir sur la marche de la fièvre.

A. Les variations de l'élévation thermique dans le fastigium peuvent concerner la hauteur de la *température maxima* (point extrême qu'atteint la température dans une maladie). — Celle-ci est déterminée en partie par la forme morbide et en partie par le degré d'intensité de la maladie ; cependant, cette condition à laquelle on semblait autrefois attacher une importance capitale est d'une valeur secondaire, car des circonstances accessoires peuvent très-bien amener, une seule fois il est vrai, une élévation thermique extraordinaire.

Mais cette élévation elle-même quand elle est incompatible avec la vie ou lorsqu'elle est l'indice d'un grave danger (comme, par exemple, une température de 42° et au-dessus) doit modifier l'interprétation du cas.

En outre, il peut être avantageux, dans certains états pathologiques, de déterminer l'élévation maxima de nombreux cas isolés, pour apprendre à connaître les limites dans lesquelles elle se meut et pour puiser un précieux élément de diagnostic. — Si, en effet, la température franchit cette limite maxima, on peut dors et déjà exclure certaines formes morbides.

Les limites inférieures de l'élévation maxima d'une maladie donnée sont bien moins nettement définies, parce que, dans les cas isolés on n'est jamais certain d'avoir pris la température précisément à son degré maximum. Mais, par exemple, dans un court accès de fièvre étudié et suivi attentivement, si la limite inférieure de l'élévation maxima propre à la fièvre intermittente n'a pas été atteinte, on peut conclure de ce fait que l'accès n'appartient pas à ce type fébrile.

Supposons un cas soigneusement observé dans lequel la température n'a jamais, dans son élévation maxima, atteint 39°,5, on peut en induire qu'on n'a pas affaire au typhus (ni à la fièvre typhoïde).

B. Les *différences des moyennes quotidiennes* pendant le fastigium sont encore plus importantes à étudier. Celles-ci dépendent également de la nature et du degré de la maladie et des nombreuses influences qui peuvent modifier sa marche. La moyenne générale du fastigium formée de la somme des moyennes quotidiennes, est beaucoup plus caractéristique que celle des jours isolés.

Voici comment se comporte la moyenne thermique générale du fastigium suivant la nature de la maladie :

Dans le typhus abdominal (fièvre typhoïde), elle varie suivant l'intensité du cas, entre 39° et 40°,2.

Dans le typhus exanthématique (typhus vrai épidémique) : entre 39°,2 et 40°,5.

Dans la fièvre d'éruption de la variole : entre 39° et 40°.

Dans celle de la rougeole : entre 39° et 40° (mais souvent aussi la moyenne est plus basse à cause des profondes rémissions matinales).

Dans la scarlatine normale, elle est d'environ 40°.

Dans la pneumonie fibrineuse primitive : de 39°,2 à 40°.

Dans la méningite de la convexité des hémisphères : de 40° et au-dessus.

Dans le rhumatisme articulaire sans complication, elle varie d'ordinaire entre 38°,5 à 39°,5.

Dans la grippe intense : 38°,5 à 39°,2.

Dans l'érysipèle de la face : 39°,5 à 40°.

Dans l'angine parenchymateuse aiguë : 39°,5.

Cependant, cette moyenne générale peut facilement être modifiée surtout lorsque le stade d'*apogée* (fastigium) est court ; ainsi une seule rémission accidentellement plus prononcée peut le faire tomber aussitôt, de même qu'une seule exacerbation accidentelle suffit pour le relever.

Pour déterminer la moyenne thermique générale, il vaut mieux faire abstraction complète de semblables incidents qui ne sont en réalité que des écarts de l'évolution régulière.

C'est le degré de l'élévation moyenne incluse dans les limites précédemment indiquées qui décide de l'intensité de la maladie.

Ces limites ne sont cependant absolument vraies que dans les cas qui ont atteint leur parfait développement. Dans les cas très-légers, de même que dans les plus graves, la moyenne du fastigium peut parfaitement se trouver en dehors des limites que nous avons indiquées plus haut.

C. Mais les plus précieux éléments séméiologiques sont fournis par l'évolution générale de la température dans le fastigium. Cette marche thermique est :

Tantôt *acuminée* (*acméiforme*), et consiste en une élévation brusque et rapide bientôt suivie d'un prompt abaissement ou terminée par l'agonie ;

Tantôt *continue :* dans ce cas l'élévation thermique se maintient pendant quelque temps à un certain niveau ; ce qui n'exclut pas des variations légères ne dépassant pas un demi-degré ;

Soit enfin *discontinue*, c'est-à-dire que la température offre des fluctuations considérables dans le cours d'une seule journée et souvent aussi une marche dissemblable dans les différentes journées.

D. La marche *acméiforme* de la température durant le fastigium se rencontre dans toutes les fièvres qui se terminent en quelques jours et dans tous les accès fébriles intermittents de courte durée : ainsi, dans la fièvre éphémère, la fièvre paludéenne, la pyémie, souvent dans l'érysipèle ambulant, rarement dans la pneumonie ; en outre, dans les éruptions herpétiques ; dans la varicelle et dans quelques accès fébriles éphémères, dans la tuberculose aiguë et la fièvre hectique, enfin dans toutes les fièvres terminales.

Le tracé du fastigium peut présenter au sommet un seul pic

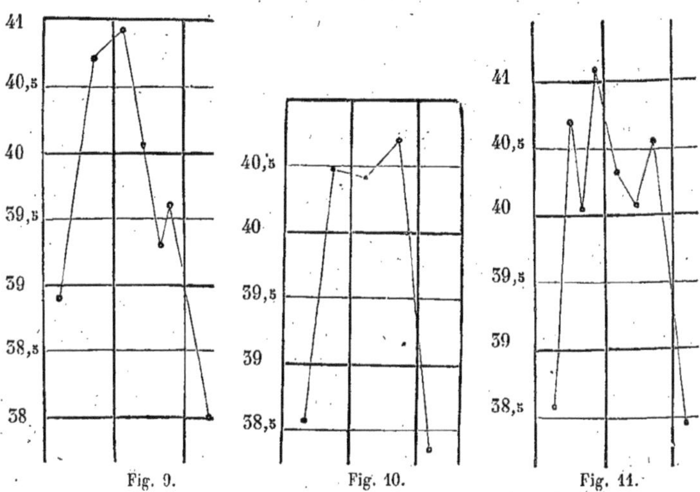

Fig. 9. Fig. 10. Fig. 11.

(*fig.* 9), ou un plateau (*fig.* 10) plus ou moins étendu, ou enfin une cime à plusieurs pointes (*fig.* 11).

La durée du fastigium acméiforme n'est souvent que de quelques heures et même quelquefois de moins d'une heure, mais assez fréquemment aussi de plus d'une journée.

Un fastigium acméen peut se terminer par la mort comme dans les fièvres terminales (*fig.* 12).

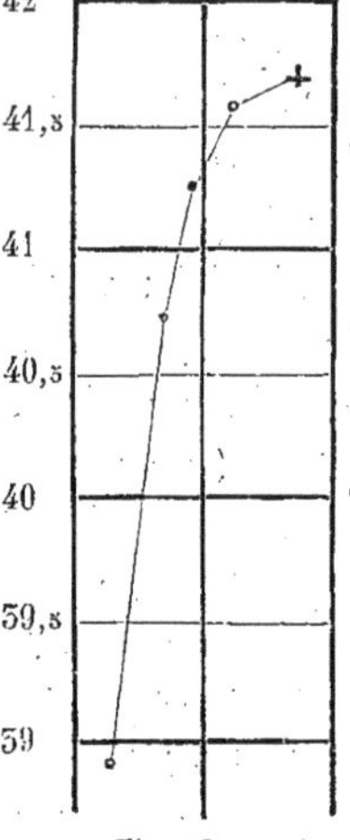

Fig. 12.

Ou bien la température descend presque aussitôt après avoir atteint son apogée ; décroissance toujours très-rapide en pareils cas.

Dans ces circonstances, il faut s'attendre d'ordinaire à un ou plusieurs accès fébriles ultérieurs. Tantôt ces retours sont plus ou moins liés essentiellement à la forme morbide en cause, telles que : fièvres palustres, pyémie, pneumonie intermittente ; d'autres fois, ces poussées nouvelles sont assez communes : dans l'érysipèle ambulant, la tuberculose aiguë, les fièvres chroniques. — En général, on doit s'attendre à une rechute dans toute fièvre qui présente une aussi rapide évolution.

La marche continue de la température pendant le fastigium consiste rarement dans un maintien complet et uniforme de la température à une seule et même hauteur. Au contraire, on observe presque toujours au moins de petites variations qui peuvent très-bien aller jusqu'à $\frac{1}{2}^{\circ}$ ou même au-dessus (*fig.* 13).

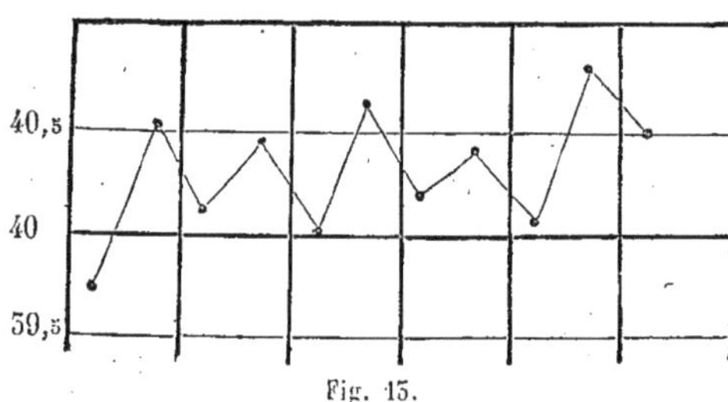

Fig. 13.

La marche thermique continue du fastigium existe :

Dans toute maladie extrêmement grave ;

Dans tous les cas où une complication grave s'ajoute à une maladie déjà existante ; mais aussi dans des cas très-légers presque de toute nature.

En outre, cette forme de fastigium se présente de préférence dans quelques maladies, soit complétement, soit d'une façon approximative et toujours d'autant plus accusée que la maladie est plus intense ; tandis que, avec une extrême bénignité de la même forme morbide, le fastigium prend un caractère de discontinuité : voici quelques-unes des formes morbides à marche éminemment continue : typhus exanthématique, stade prodromique de la variole, scarlatine, pneumonie fibrineuse primitive et intense, pneumonie secondaire à marche rapide, érysipèle de la face, avant qu'il ait commencé à migrer, angine tonsillaire parenchymateuse, méningite de la convexité, affections graves fébriles sans localisation, dans lesquelles cependant on trouve parfois des altérations parenchymateuses au microscope, et le plus souvent, des maladies à bref stade initial souvent annoncées par un frisson.

Il faut considérer comme défavorable le cas où des formes morbides, d'ordinaire à marche thermique discontinue, présentent un caractère continu. — Dans la marche continue, l'élévation de la température moyenne est de grande importance ; car elle décide essentiellement de l'intensité et du danger de la maladie.

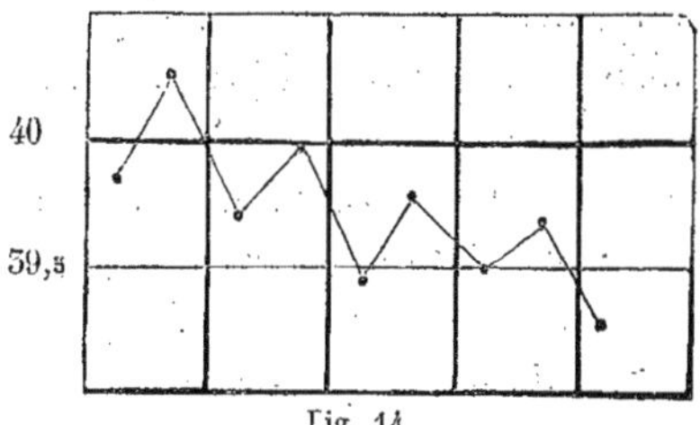

Fig. 14.

La marche continue est tantôt uniforme, ou bien dans les cas favorables descendante (*fig.* 14) ou dans les cas défavorables ascendante (*fig.* 15).

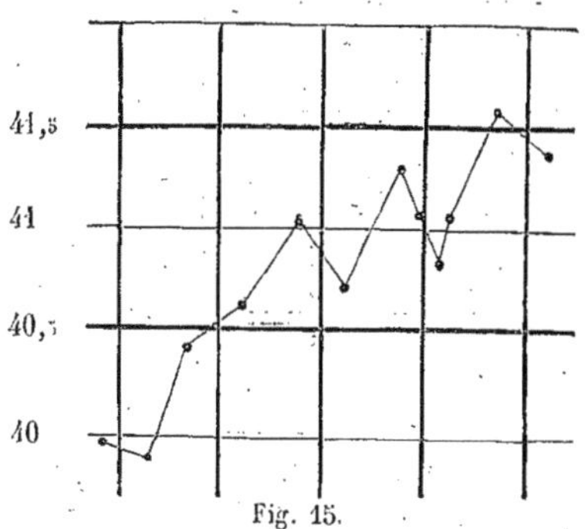

Fig. 15.

Souvent, elle se divise en deux sections dont la première ordinairement plus abrupte et l'autre plus douce. Les deux sont souvent séparées par un sillon profond (pseudocrise).

La marche continue ne se maintient d'ordinaire que pendant peu de temps, rarement plus d'une semaine.

Tantôt elle tourne à l'agonie ;

Tantôt des rémissions commencent ; et à moins que les exacerbations ne soient beaucoup plus considérables que les élévations antérieures, ces rémissions sont le plus souvent un signe d'amélioration.

Il est vrai qu'elles peuvent parfois annoncer le stade proagonique.

Tantôt enfin, le cycle thermique se termine par la défervescence qui peut être précoce ou tardive.

La défervescence peut faire immédiatement suite au fastigium continu ou en être séparé, soit par une perturbation critique, soit par une diminution thermique préalable.

La marche continue du fastigium est souvent double, et dans ce cas, interrompue par un sillon plus ou moins durable et profond, plus souvent aussi par une marche rémittente.

E. Dans la plupart des maladies, surtout dans certaines formes morbides, telles que : le typhus abdominal, les affections catarrhales, les pneumonies catarrhales et ichoreuses, la rougeole, le rhumatisme polyarticulaire, l'ostéomyélite, la méningite sans forte extension à la convexité, la pyémie, la fièvre hectique et la fièvre secondaire de la variole, la trichinose, la syphilis, les fièvres chroniques ; et dans d'autres cas, plus ou moins fréquemment, la marche de la température est discontinue pendant le fastigium. Il existe des variations plus ou moins grandes entre les exacerbations le plus souvent vespérales et les rémissions du matin.

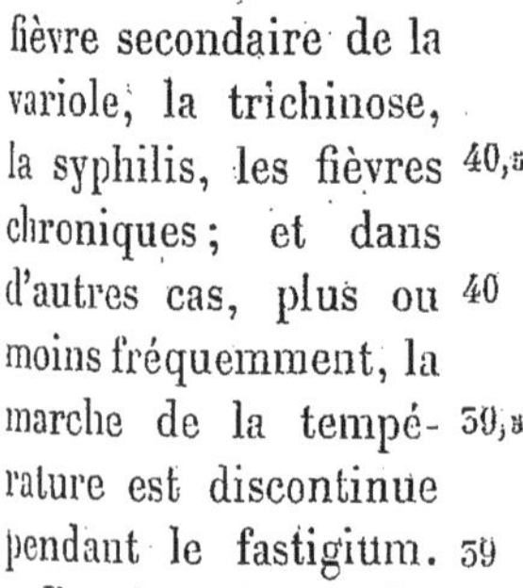

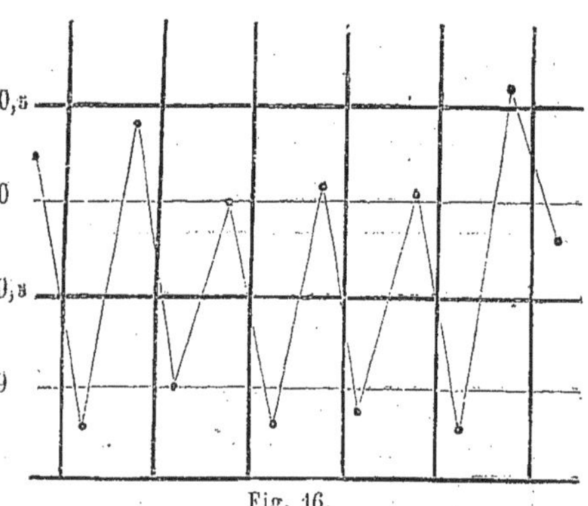

Fig. 16.

Avec cela l'élévation absolue des maxima quotidiens est très-variable.

Dans les cas légers, les rémissions du matin retombent plus

ou moins profondément au-dessous de l'élévation moyenne du fastigium de la forme morbide en question : *type rémittent* (*fig.* 16).

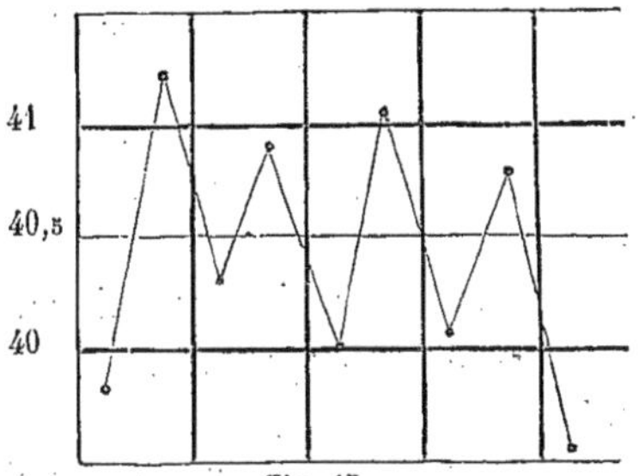

41
40,5
40

Fig. 17.

Dans les cas graves, les modifications matutinales restent ordinairement au-dessus du niveau moyen de la forme morbide ou plutôt de sa période fastigiale, tandis qu'au contraire les exacerbations vespérales s'écartent plus ou moins de ce niveau moyen et le surpassent même : *type exacerbant* (*fig.* 17).

Le *cycle des variations* entre le soir et le matin peut être très différent et aller de $\frac{3}{4}$° jusqu'à 3° et 4° (*fig.* 18).

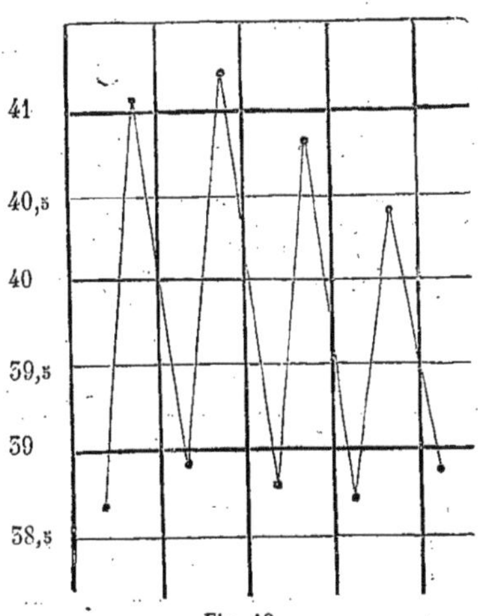

Fig. 18.

L'alternance entre l'exacerbation et la rémission est quelquefois plus ou moins *régulière* et voici ce qui a lieu :

La même élévation d'exacerbation et la même profondeur de rémission peuvent durer avec une régularité tout à fait constante pendant une semaine et au delà, dans les maladies aiguës ; mais cette alternance régulière peut encore se présenter avec une uniformité complète ou presque absolue dans les fièvres chroniques, et cela pendant des mois entiers. Ceci n'empêche pas que dans le fastigium discontinu, on puisse aussi distinguer deux parties : une première, avec un cycle plus restreint ; une autre, avec un cycle plus vaste.

D'autres fois, et comme cela a lieu notamment dans les cas compliqués ou anormaux, ainsi que dans certaines formes morbides (notamment dans la pyémie), la marche thermique discontinue présente des irrégularités plus ou moins considérables. Quelquefois, elle ne reste uniforme que pendant peu de jours pour montrer aussitôt après des déviations.

Ces irrégularités peuvent dépendre de causes accidentelles et de beaucoup d'autres influences.

Les irrégularités de la marche consistent :

Dans l'apparition inégale de la rémission et de l'exacerbation qui, un jour commencent plus tôt, l'autre jour plus tard, qui, un jour sont d'une durée plus courte et l'autre jour, plus longue.

Dans une inégalité entre la profondeur des rémissions et la hauteur des exacerbations.

Dans une forte rétrocession intercurrente de la température, ne se manifestant que par des sillons isolés et par une décroissance thermique plus ou moins durable, mais nullement définitive (état qui est amené avec une fréquence particulière par des influences et des conditions favorables), mais qui, cependant dans certaines formes morbides se montre spontanément et sans la moindre signification favorable.

Dans des élévations intercurrentes isolées ou plus ou moins continues de la température et qui sont le plus souvent produites par des influences défavorables ou des complications.

Parfois, mais rarement, les irrégularités dans ce stade consistent en collapsus intercurrents.

Souvent l'irrégularité est complexe et si une fois des irrégularités considérables se sont montrées dans une maladie, on observe d'ordinaire que le type ainsi dérangé ne se rétablit plus complétement.

Parfois, c'est une fluctuation tout à fait irrégulière de la température avec quelques élévations à pics et des descentes tout aussi profondes, avec alternance de marche continue et discontinue (le plus souvent dans la pyémie).

Les différences de la marche discontinue dans le fastigium sont en grande partie déterminées par la nature de la forme morbide et par son intensité ; mais la multiplicité ou la complexité du cas, l'apparition d'accidents isolés, des influences accidentelles et thérapeutiques, et enfin l'idiosyncrasie du malade peuvent contribuer à la formation du fastigium continu.

De toutes les maladies dont le fastigium affecte une forme discontinue, c'est la fièvre typhoïde qui présente de la façon la plus saillante une limite minima de l'exacerbation (39°,5), des limites de latitude assez précises du cycle quotidien (ne dépassent pas facilement 1 ½°), la plus grande régularité dans son cours (au moins dans les cas normaux et simples) et une durée assez exactement délimitée de la période du fastigium (ni au-dessous de huit jours ni au-dessus de dix-sept). Les conditions individuelles peuvent aussi influer sur la fièvre typhoïde, mais elles ne feront pas facilement dévier son cycle thermique d'une certaine latitude différentielle, et en tous cas, leur effet ne sera pas de longue durée.

Dans toutes les autres formes morbides à type discontinu du fastigium, la multiplicité est plus grande encore et l'influence des conditions accessoires plus considérable.

L'élévation absolue des maxima d'exacerbation est d'habitude considérable dans la partie discontinue de la fièvre récurrente, dans la fièvre suppurative de la variole, dans la rougeole, la pneumonie catarrhale, la pyémie, l'ostéomyélite, l'érysipèle de la face, la tuberculose aiguë.

En revanche, dans les maladies que nous allons énumérer, les élévations exacerbatrices résultent plutôt de l'intensité de la maladie ou de complications graves. Tels sont : la grippe, le rhumatisme polyarticulaire, la pleurésie, la méningite cérébro-spinale, la trichinose, la syphilis, les suppurations aiguës.

Les maxima d'exacerbation peuvent rester très-bas malgré le degré extrêmement grave des maladies :

Dans la stéatose aiguë, la méningite basilaire, la diphthérie, la dysenterie, la péricardite, la péritonite.

L'amplitude des oscillations ou la différence quotidienne dépend de la forme et de l'intensité de la maladie. Tantôt par l'étendue de cette latitude, le type se rapproche davantage du cours des fièvres intermittentes (pseudo-intermittentes), tantôt par la petitesse de cette latitude, il avoisine la marche continue. Les cas de cette dernière espèce doivent être regardés comme très-graves. Ceux de la première catégorie sont du moins très-insidieux, si la température exacerbatrice est en même temps très-élevée ; ces cas doivent faire soupçonner une infection latente pyémique ou septicémique, ou bien des embolies successives et ils se compliquent souvent de dépôts secondaires, ainsi, notamment, dans la fièvre secondaire de la variole, dans la parotidite, le rhumatisme aigu, l'endocardite et la myocardite, les phlegmasies rénales et hépatiques.

Dans tous les cas, enfin, où l'on rencontre des foyers de suppuration disséminés en divers points du corps, quelle qu'en soit la cause, et ils sont d'autant plus nombreux que l'exacerbation thermique concomitante a été plus considérable.

Mais ces auto-infections, pour ainsi dire latentes, peuvent aussi se produire dans d'autres formes morbides. Or plusieurs de ces processus étant pour le moment du moins inaccessibles au diagnostic, on trouvera, dans cette succession de rémissions et d'exacerbations affectant le caractère de l'intermittence, un indice d'une grande valeur, car il devra faire redouter une issue fâcheuse, surtout si cet état se prolonge pendant plusieurs jours sans que les exacerbations se soient amoindries. — La guérison n'est cependant pas impossible dans quelques-uns de ces cas, quoique nous ne nous n'expliquions pas le mode dont elle s'opère. Les grandes exacerbations suivies de rémissions profondes et presque apyrétiques n'ont pas de caractère particulièrement fâcheux pendant le fastigium. — Elles se présentent le plus souvent dans la fièvre initiale de la rougeole, dans la grippe intense et dans l'érysipèle ambulant ainsi que dans la syphilis.

Si, au contraire, la température se rapproche de la norme pendant les rémissions, tandis que dans l'exacerbation elle ne franchit pas ou ne dépasse qu'à peine la limite des degrés modérément fébriles, on peut, en général, considérer le cas comme léger, à la condition toutefois que la nature même de la maladie n'implique pas de dangers sérieux et inévitables. Ainsi des exacerbations modiques avec une apyrexie matutinale presque complète n'autorisent nullement à porter un pronostic favorable dans les cas suivants : stéatose aiguë, inflammation aiguë des petites bronches (*bronchiolite*, bronchite capillaire), méningite basilaire ou cérébro-spinale, tuberculose aiguë, diphthérie, dysenterie intense, péritonite, néphrite parenchymateuse aiguë.

Dans aucune des formes morbides dont il est ici question, sauf dans le typhus abdominal, il ne faut pas s'attendre à une alternance régulière entre les exacerbations et les rémissions. — En d'autres termes, une irrégularité quelconque de temps, d'élévation ou d'alternance n'est en elle-même un signe fâcheux, dans le cas de fièvre typhoïde (typhus abdominal).

Les maladies qui s'en rapprochent le plus, au point de vue de la régularité du type thermique sont : la grippe, la pneumonie catarrhale (ces deux maladies présentent à la période du fastigium une grande ressemblance avec la fièvre typhoïde), le rhumatisme multiarticulaire (les températures d'exacerbation ne sont pas ordinairement aussi élevées que dans la fièvre typhoïde), la pleurésie, la méningite cérébro-spinale, la trichinose, les suppurations, la syphilis, la phthisie et la fièvre chronique. La tuberculose subaiguë présente souvent une grande régularité pendant un certain temps mais parfois aussi des irrégularités considérables.

Vu la grande tendance aux irrégularités qui distingue la marche de la fièvre discontinue, des causes insignifiantes suffisent pour rendre sa marche irrégulière. Cela arrive cependant surtout à la suite de complications ou d'accidents intercurrents ou bien enfin après des influences tant favorables que nuisibles.

Dans la marche discontinue de la fièvre, les complications agissent surtout aussi de manière à rendre cette marche continue pour un temps ou d'une façon durable, ou du moins elles la font se rapprocher de la continuité ; parfois enfin, elles ont pour effet de changer la marche rémittente en exacerbante.

Les accidents intercurrents se révèlent surtout par des écarts thermiques inattendus : tantôt par des ascensions, tantôt et très-fréquemment aussi par des abaissements et même de véritables collapsus ; ces derniers sont amenés d'habitude notamment par des hémorrhagies, des vomissements, de fortes diarrhées, des sueurs profuses ou par des perforations des cavités séreuses.

Les influences favorables ou nocives peuvent avoir des effets passagers ou durables. Avec plusieurs agents thérapeutiques expérimentalement éprouvés, il est possible, du moins dans certaines formes morbides, de déterminer d'avance le type que la marche fébrile adoptera ; il existe ainsi certaines modifications pour ainsi dire typiques du cycle fébrile qui résultent de l'emploi de l'hydrothérapie, de la digitale et du calomel dans la fièvre typhoïde, et des émissions sanguines dans la pneumonie.

La direction que suit *la marche discontinue du fastigium* peut aussi être très-variable : le fastigium conserve un caractère uniforme, ou sa direction est ascendante ou bien elle est descendante ; modalités qui, dans la plupart des cas, correspondent assez exactement à l'intensité et à la gravité de la maladie.

Voici les deux formes que peut présenter le fastigium à trajet ascendant :

1° La moyenne quotidienne de la température augmente (*fig.* 19) ;

2° Le type rémittent se rapproche du type continu ou exacerbant (*fig.* 20).

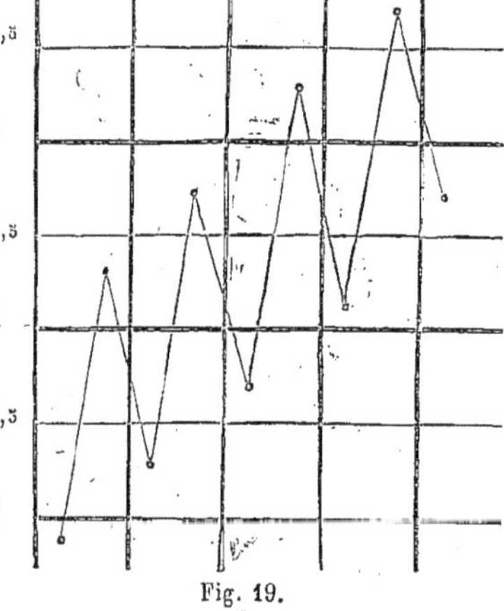

Fig. 19.

La direction descendante se caractérise par des conditions opposées.

Le changement de direction du fastigium est tantôt lent et graduel, tantôt soudain et brusque et souvent précédé de courtes irrégularités.

Dans l'interversion brusque, le fastigium se décompose en deux

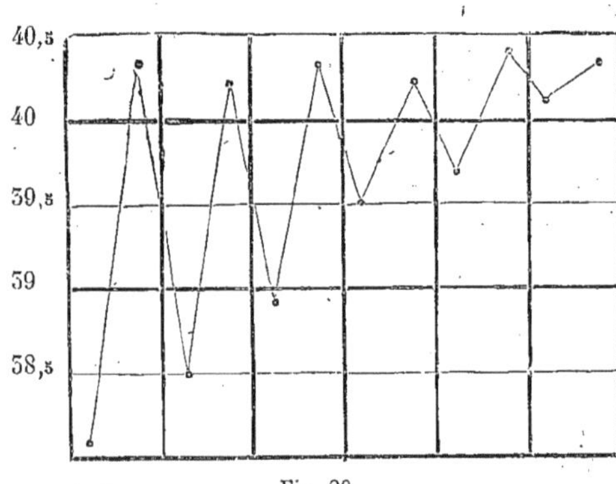

Fig. 20.

ou plusieurs phases ou étapes plus ou moins distinctes qui durent quelques jours et rarement plus d'une semaine. — Quand le fastigium se prolonge, on peut aisément reconnaître chacune de ses phases caractéristiques sur le tracé thermique, et si après un traet ascendant du cycle régulier, celui-ci prend une direction descendante, il est permis de porter un pronostic favorable. Si, au contraire, la marche uniforme du fastigium est troublée par une direction ascendante, le cas est fâcheux, mais non pas cependant encore désespéré.

La DURÉE du fastigium dans le type discontinu est en moyenne plus longue que dans le type continu et dépend en majeure partie de la forme morbide et de l'intensité de la maladie.

Une courte durée du fastigium correspond dans la plupart des cas (c'est-à-dire dans ceux qui n'amènent pas promptement la mort) à une faible intensité de la maladie. — Un fastigium très-prolongé est plus sérieux.

Dans les cas favorables, de tous le plus court, est d'ordinaire le fastigium du stade prodromique de la rougeole.

La grippe, la bronchite, l'angine tonsillaire, la parotidite, la pneumonie catarrhale, l'érysipèle ambulant, la fièvre de suppuration de la variole, la péritonite, le stade fébrile post-cholérique ont aussi un court fastigium qui ne dure pas plus de cinq à six jours, dans les cas de moyenne intensité.

Dans la fièvre typhoïde, la durée du fastigium est de deux semaines et demie.

Le fastigium est d'ordinaire relativement assez long dans les cas légers de rhumatisme polyarticulaire, de pleurésie, de trichinose, de suppurations, de méningite cérébro-spinale et de syphilis.

Dans la méningite basilaire, l'issue léthale est toujours à craindre, que le fastigium soit de courte ou de longue durée.

Dans la septicémie et dans la pyémie, un fastigium prolongé doit inspirer plutôt de l'espoir ; il en est de même dans la tuberculose aiguë.

Dans la phthisie et dans les autres états chroniques fébriles, la fièvre peut persister avec son type rémittent pendant des mois et des années et lorsqu'elle a présenté pendant quelques semaines des interruptions dans son cours, soit spontanément, soit sous l'influence du traitement, il n'est pas rare de voir les fluctuations thermiques antérieures reparaître au même degré d'élévation quotidienne qu'auparavant et avec la même régularité.

F. Dans la plupart des formes morbides le fastigium est simple ; mais il y a des affections où il peut être double ou même multiple, ce sont :

La fièvre typhoïde avec dépôts successifs, la fièvre récurrente, la variole vraie, les exanthèmes irréguliers, quelques pneumonies à forme récurrente, la pyémie et la septicémie (avec une apparence d'amélioration intercurrente), l'érysipèle de la face (par suite d'une récidive apparente), le rhumatisme polyarticulaire (dans le cas de complications ultérieures), la méningite basilaire, la méningite cérébro-spinale, la pleurésie, la phthisie.

Quand le fastigium est multiple, le premier présente souvent un autre caractère que le deuxième et les suivants. Des types intermittents, des types continus et des types rémittents y peuvent alterner. En général, le fastigium est d'autant plus défavorable que ses manifestations ultérieures présentent une hauteur continue et des élévations durables.

G. La fin du fastigium est, tantôt distinctement délimitée, tantôt elle est vague et se rattache à d'autres stades.

Parfois, il se présente encore à la fin du fastigium une élévation de courte durée. Cette particularité a été notée avec beaucoup de justesse par d'anciens médecins et désignée par eux sous le nom de *perturbatio critica* (*fig.* 21). Dans d'autres cas, il se manifeste une tendance sensible vers la décroissance : *Décroissance préparatoire.*

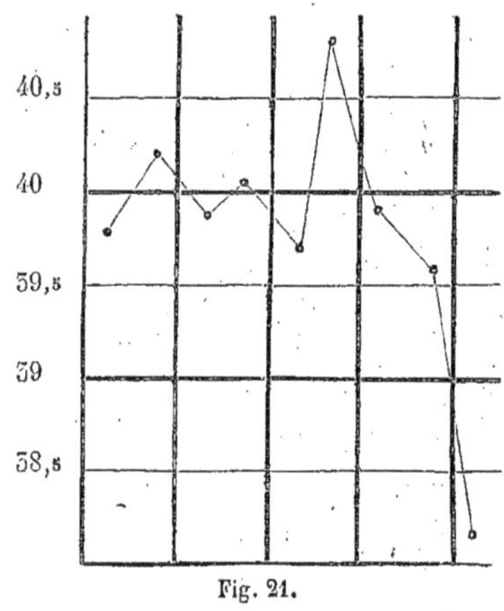

Fig. 21.

Le fastigium se termine :

Dans le stade prodromique de la variole, au moment où apparaissent les premières papules cutanées annonçant le début de l'éruption.

Dans la rougeole : quand l'éruption a atteint son maximum.

Dans la scarlatine : quand l'exanthème commence à pâlir.

Dans la pneumonie : quand l'hépatisation est complète, rarement avant le troisième ou après le neuvième jour.

Dans le typhus exanthématique, vers la fin de la deuxième semaine, parfois au milieu de la troisième.

Dans les cas légers de fièvre typhoïde, au milieu ou à la fin du second septénaire; dans les cas graves au milieu ou à la fin du troisième, parfois seulement dans le cours du quatrième.

Dans la grippe, d'ordinaire, au bout de peu de jours.

Dans l'angine tonsillaire parenchymateuse, après une durée de trois à sept jours.

Dans les autres formes morbides, la terminaison du fastigium est plus ou moins indéterminée.

6. Avec le fastigium, la période d'augment et la période d'état de la maladie peuvent arriver à leur terme, c'est-à-dire qu'elle tourne immédiatement à l'agonie ou bien que les processus de guérison lui font directement suite. Souvent cependant le fastigium est encore suivi par un stade d'indécision.

Cette période indécise (*stade amphibole*) devient d'autant plus apparente que le cours du fastigium a été plus régulier.

Quand la marche thermique du fastigium est irrégulière, la limite entre celui-ci et le stade amphibole n'est souvent pas facile à tracer.

Le stade amphibole manque rarement dans les cas qui, sans avoir une terminaison rapidement fatale, présentent cependant un caractère fâcheux. C'est surtout dans les fièvres typhoïdes graves que ce stade est le plus saillant, le plus intense et de la plus longue durée.

Il se présente, en outre, dans les pneumonies graves et prolongées, dans les exanthèmes compliqués, dans les typhus exanthématiques de même nature, dans le rhumatisme polyarticulaire aigu et dans la méningite cérébro-spinale.

La période amphibole est plus ou moins irrégulière. En voici les manifestations thermiques : Des écarts isolés ou autres déviations de la durée de plusieurs jours ; des exacerbations et des rémissions de grandeur variable; d'ordinaire, les rémissions se présentent bien dans la matinée, mais souvent aussi à d'autres moments et les exacerbations se rencontrent indifféremment à toutes les heures de la journée. Les collapsus intercurrents ne sont pas rares. Des recrudescences ou des améliorations se montrent avec ou sans motifs. Les unes comme les autres n'ont souvent que la durée de quelques heures et souvent persistent pendant plusieurs jours ; parfois elles présentent une intermittence à type tierce, mais le plus souvent une grande irrégularité. Quand le stade amphibole est de longue durée, on remarque que les altérations coïncident avec certains jours et de préférence avec la fin ou le milieu d'un septénaire ; mais ces altérations ne durent pas assez pour changer le caractère du cours morbide.

Mais, malgré tout cela, la température du stade amphibole se maintient dans de telles limites qu'une compensation est possible et bien rarement les températures isolées atteignent l'élévation maxima du fastigium.

La durée du stade amphibole peut n'être que de plusieurs jours, mais aussi s'étendre à plusieurs semaines. Elle persiste surtout dans quelques fièvres typhoïdes graves.

7. Quand la maladie est à son apogée et se trouve dans le stade amphibole, la fièvre peut être plus ou moins influencée par des processus se passant dans l'organisme lui-même ou par des effets agissant du dehors sur lui, et cela tantôt à l'avantage tantôt au détriment du malade. En général, les influences qui produisent un accroissement dans la température déjà élevée sont préjudiciables ; au contraire, celles qui amènent une dépression thermique sont souvent, sinon toujours avantageuses. La thérapeutique doit donc songer à profiter de ces dernières, et à les multiplier ; mais, d'abord à en fixer le plus exactement possible l'efficacité.

Une élévation de température chez les fébricitants peut être amenée par une excitation intellectuelle, par des mouvements physiques, par trop de chaleur, par des vices de régime, par une constipation opiniâtre et par des complications.

La diminution de la température peut être produite dans le fastigium et dans le stade amphibole :

Par des hémorrhagies spontanées, des selles abondantes, des vomissements, des sueurs profuses.

Ensuite par une respiration insuffisante, par une compression du cerveau, par l'inanition.

Parfois par un sommeil tranquille, en outre, par l'emploi approprié du froid sur le corps du malade, par des émissions sanguines artificielles ; enfin par l'administration d'un certain nombre de médicaments. Voici ceux qui sont reconnus jusqu'à présent antipyrétiques :

Le mercure (calomel), l'antimoine (tartre stibié), le plomb, la digitale, la vératrine, le quinquina, les acides et les sels dits rafraîchissants, les laxatifs et les vomitifs.

Mais la sûreté et le degré de l'effet ne sont nullement les mêmes dans tous les cas dont les conditions thermiques sont égales. Les uns sont très-accessibles aux influences, même pendant la fièvre, d'où une rapide efficacité des médicaments et des autres moyens thérapeutiques mis en usage. Dans les autres, la fièvre se montre réfractaire à ces agents et toutes les influences restent absolument sans résultat ou du moins impuissantes pendant un certain temps.

A l'acmé de la fièvre et dans le stade amphibole, les températures accessibles aux influences extérieures se rencontrent de préférence chez les enfants, chez les individus faibles et dans les maladies de moyenne intensité, après un amendement spontané, dans la marche thermique discontinue et pendant la rémission quotidienne naturelle.

Une résistance plus ou moins grande se rencontre, en général, chez les adultes vigoureux, dans des maladies intenses pendant leur période d'accroissement ou dans les maladies compliquées, dans le type fébrile continu, enfin pendant les heures de l'exacerbation quotidienne régulière.

8. La marche thermique pendant la PÉRIODE DE DÉCLIN (*processus de guérison*) peut offrir plus ou moins de particularités :

Les formes morbides se distinguent très-nettement les unes des autres par la façon dont elles guérissent habituellement ; et la différence est d'autant plus caractéristique que la marche en a été moins troublée et pour ainsi dire plus normale.

Dans les uns, le processus morbide paraît presque tout à coup éteint et terminé. L'amélioration s'opère sans difficultés et sans secousses, et le retour à la santé s'effectue sans obstacles et avec promptitude. C'est ce que l'on peut observer dans le typhus exanthématique, les varioloïdes, la varicelle, la rougeole, la pneumonie fibrineuse primitive, la pneumonie lobulaire et la pneumonie simple ; dans la fébricule, la fièvre récurrente, l'érysipèle de la face, l'angine tonsillaire parenchymateuse, la fièvre de réaction qui se montre dans le choléra sans dégénérescence parenchymateuse des reins.

Dans les autres formes de maladie, le processus morbide lui-même provoque de telles altérations dans les organes, y fait naître tant de produits nouveaux, amène des lésions si étendues que le processus réparateur est nécessairement lent et pénible et facilement exposé à de nouveaux désordres avant que l'équilibre ne soit définitivement rétabli.

Dans cette catégorie se rangent la fièvre typhoïde, le plus souvent aussi la scarlatine, la variole confluente, le rhumatisme aigu polyarticulaire, toutes les méningites, la trichinose, la pleurésie, la péricardite, la péritonite et la dysenterie.

Ce qui se produit dans ces dernières formes morbides, par suite de la nature même du processus essentiel peut aussi s'opérer dans les premières, sous l'influence de complications préexistantes ou intercurrentes, ou d'autres circonstances fâcheuses.

Naturellement, il y a aussi un certain nombre de cas intermédiaires entre ces deux extrêmes, c'est-à-dire entre la décroissance prompte et facile et la réparation lente et semée d'écueils.

La marche thermique correspond aussi à ces diverses modalités ; ce qui permet de conclure à la forme que prendra le processus curateur.

Dans les cas de guérison difficile, des élévations thermiques très-considérables peuvent surgir pendant la période de déclin, c'est précisément dans ce stade; car, dans certaines maladies, le sujet est exposé aux dangers les plus grands et les plus nombreux.

Dans les cas, au contraire, où la guérison n'a pas de grands obstacles à vaincre, la fièvre se termine au moment où la maladie passe à ce processus transitoire.

La marche thermique pendant les stades de déclin, se décompose comme il suit :

1° Période de décroissance positive, mais insuffisante ; *stadium decrementi;*

2° Période de diminution de la fièvre que j'ai désigné sous le nom de *défervescence* généralement adopté aujourd'hui ;

3° Période qui succède à la défervescence : *Période épicritique et convalescence.*

9. Le premier stade du processus de guérison, *la période de décroissance positive, mais insuffisante* (*stadium decrementi*) est loin d'être observée dans tous les cas. Quand elle existe, elle se rattache, soit à l'évolution du fastigium, soit immédiatement à la période amphibole, ou bien une augmentation préalable est d'abord suivie pendant deux jours d'une petite décroissance, après quoi se présente la défervescence (*fig.* 22).

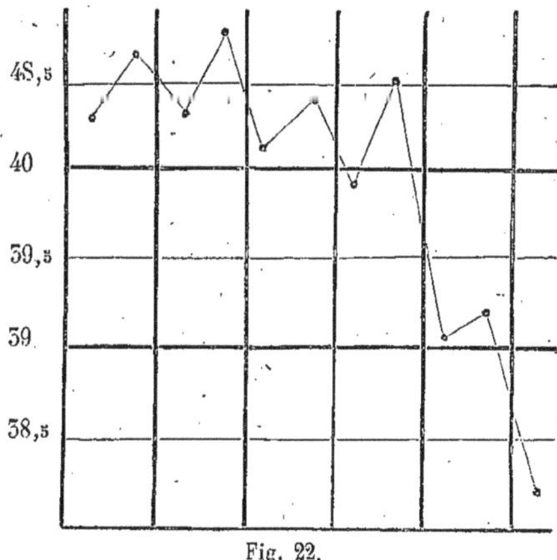

Fig. 22.

La diminution thermique qui précède de plusieurs heures ou de quelques jours la défervescence peut ainsi se transformer peu à peu en une descente tellement brusque qu'il devient impossible de préciser le début de la défervescence proprement dite.

Cette diminution prémonitoire peut varier d'un demi-degré à un degré ; dans les fièvres très-intenses et dans les fausses crises, elle peut être bien plus considérable encore et aller même dans ces dernières jusqu'à trois degrés et au-dessus.

Souvent elle ne consiste que dans une courte durée où une absence totale de l'exacerbation vespérale ordinaire, de façon que le jour de la décroissance, la fluctuation quotidienne fasse défaut et que la température persiste au degré thermique du matin ; ou bien elle consiste dans une rémission matinale plus considérable, tandis que, dans la soirée, la température remonte à son élévation ordinaire.

D'autres fois, elle consiste en une fausse crise avec petite élévation consécutive.

Il n'est pas rare de voir, de cette façon, la moyenne quotidienne persister durant plusieurs jours et même une semaine à un degré beaucoup plus bas que pendant le fastigium ou pendant la période amphibole, et la défervescence proprement dite être précédée d'un ralentissement uniforme ou graduel de la fièvre.

Cet état se distingue très-bien du stade amphibole ; car, dans celui-là, il ne se présente plus d'aggravations et les élévations vespérales ne sont elles-même que l'expression de la fluctuation quotidienne ; leur signification n'est pas défavorable, pourvu que la rémission se reproduise toujours dans les heures matinales.

Il n'existe pas de forme morbide où un pareil stade de déclin ne puisse se produire (que la défervescence soit d'ailleurs rapide ou lente). Fréquemment, les agents thérapeutiques provoquent évidemment l'apparition de ce stade.

En revanche, la durée varie suivant les maladies. Le stade de déclin peut durer de plusieurs jours à une semaine et même plus dans la fièvre typhoïde et dans la période de suppuration de la variole. La durée est plus courte dans le typhus exanthématique, la scarlatine, plus courte encore dans la rougeole et la pneumonie lobulaire.

Dans les formes morbides qui ne sont qu'approximativement typiques la durée de ce stade est infiniment variable, et dans ce cas, il y a bien moins de chances qu'il soit immédiatement suivi de la défervescence. Même sans qu'il survienne de complications accidentelles, la température peut de nouveau s'élever dans cet état et sa marche prendre une seconde fois le caractère de fastigium. Dans ces cas, une diminution fébrile est venu s'intercaler entre deux périodes de fastigium et a produit la décevante apparence d'une amélioration.

Des ralentissements tout aussi trompeurs se rencontrent également dans la pyémie et dans le stade amphibole de différentes maladies.

10. C'est dans la période de DÉFERVESCENCE que, suivant la na-

ture des maladies, ont trouve les différences les plus tranchées; en même temps, les déviations du type propre à telle ou telle forme morbide, offrent des indications très-positives relativement aux anomalies et à l'imperfection de la guérison.

a. La défervescence a lieu tantôt rapidement et pour ainsi dire d'un seul jet (*défervescence rapide*, *crise*), de façon à s'achever dans 4, 12, 24, ou tout au plus 36 heures ; pendant ce temps, la température tombe de 2°, de 3°, quelquefois même de plus, et arrive à l'état thermique normal ou même au-dessous (*fig.* 23 et 24).

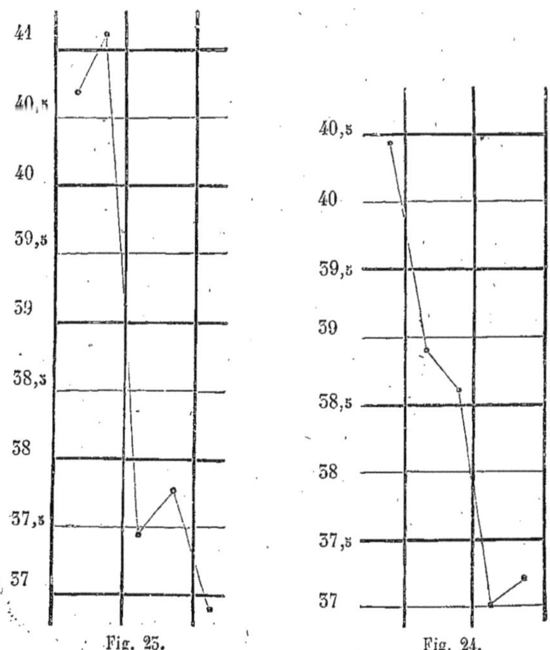

Fig. 23. Fig. 24.

De cette manière, la fièvre peut se terminer dans la même journée ou dans une seule nuit et le malade peut ainsi présenter le lendemain matin une température normale ; on n'est certain que la fièvre est arrivée à son terme que si, dans les heures post-méridiennes et vespérales des jours suivants, il n'y a pas de nouvelles élévations. Souvent il ne se présente qu'une seule élévation de cette nature, mais elle n'atteint pas le degré de celle de la veille, et dans la nuit suivante la température revient définitivement à l'état apyrétique.

Très-souvent, la défervescence rapide dure plus de 24 heures; dans les premières heures de la matinée, la température tombe plus ou moins ; dans le courant de l'après-midi, elle continue à descendre, mais avec plus de lenteur ou elle reste stationnaire ou même elle remonte de nouveau et, la température normale n'est atteinte que le lendemain matin. Il peut aussi se faire qu'une seconde petite élévation se présente à la fin de la soirée, mais celle-ci est d'habitude peu considérable (*fig.* 25).

Souvent il arrive que, dans les heures matinales, il n'y a même

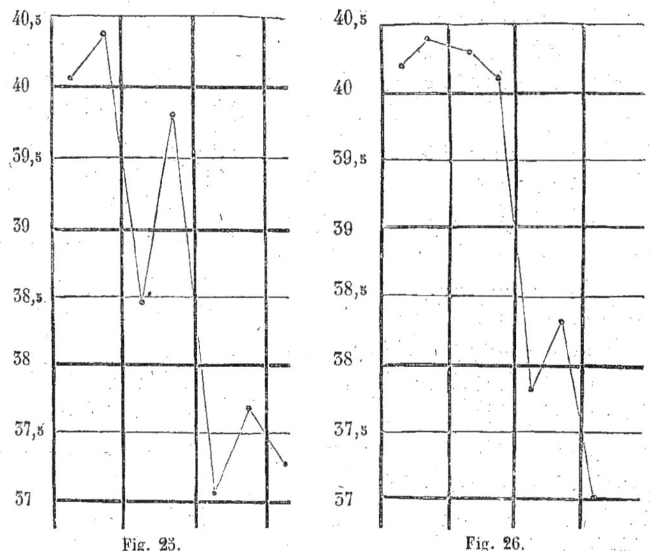

Fig. 25. Fig. 26.

pas encore de tendance à la défervescence ; tout au plus peut-on constater une petite diminution, quelquefois même une grande élévation ; mais la défervescence commence déjà dans les heures de l'après-midi. Dans des cas semblables, la défervescence pendant ces heures est rarement considérable.

Souvent on ne reconnaît le commencement de la défervescence qu'à l'absence d'exacerbation vespérale ou qu'à un abaissement de $\frac{1}{10}$ à $\frac{3}{10}$ de degré qui, parfois, la remplace ; puis la défervescence peut avoir lieu dans la nuit suivante ou traîner encore pendant 24 heures de la façon déjà décrite (*fig.* 26).

Pendant la défervescence rapide, il arrive très-fréquemment, surtout quand on a eu recours à une médication thermo-dépressive, que la température descende au-dessous de l'état normal, jusques environ à 36° ou même au-dessous. Cette diminution excessive ne met cependant pas encore à l'abri du retour d'une élévation, et la défervescence n'est assurée que si le lendemain soir la température ne s'élève pas au-dessus de l'état normal.

Dans les cas où la descente d'une température très-élevée s'opère d'une façon rapide, cette chute se complique très-fréquemment de phénomènes de collapsus accompagnés d'un trouble souvent si grave de l'état général que le malade et son entourage jugent le cas bien plus grave qu'il n'a été à l'époque de la fièvre intense et du danger réel. Le thermomètre permet de reconnaître le commencement de la guérison en dépit de cette aggravation apparente. Un tel état de perturbations sérieuses, accompagné parfois de délire, ne dure le plus souvent que quelques heures, mais il peut aussi traîner pendant plusieurs jours et pourvu que la température se maintienne à l'état normal ou au-dessous, il n'y a rien à craindre, à moins que l'abaissement thermique ne soit motivé, non par la terminaison de la maladie, mais par l'apparition d'un accident grave et facilement reconnaissable, tel qu'une forte hémorrhagie, une perforation des intestins ou des poumons.

En général, on trouve une défervescence rapide dans toutes les formes morbides et dans tous les cas de maladie qui ont montré pendant leur période initiale une ascension thermique rapide et dont la marche est restée simple.

La défervescence rapide est le plus accusée, le plus constante et présente la plus grande amplitude (5° à 6° et plus dans l'espace de quelques heures), dans la fièvre récurrente, aussi bien au premier accès qu'au second. Cette défervescence est de règle dans la pneumonie fibrineuse primitive simple, qui ne dure pas plus d'une semaine, dans les varioloïdes et dans la rougeole régulière. Elle se rencontre constamment aussi dans l'angine tonsillaire parenchymateuse et dans l'érysipèle de la face, mais, dans cette dernière maladie, elle ne met nullement à l'abri de la réapparition de la fièvre à chaque poussée nouvelle de l'inflammation cutanée.

Elle se présente, en outre, fréquemment dans le typhus exanthématique, plus rarement dans la scarlatine et dans les fièvres catarrhales.

b. Par contre, la défervescence peut être lente et graduelle (*lysis*) et voici les formes qu'elle affecte :

Tantôt la descente est continue, mais lente, et la température s'abaisse plus souvent, moins dans la journée que dans la nuit; elle peut parfois subir un temps d'arrêt ou même une très-légère élévation. Elle décline ainsi pendant deux ou quatre jours et quelquefois même durant une semaine (*fig*. 27).

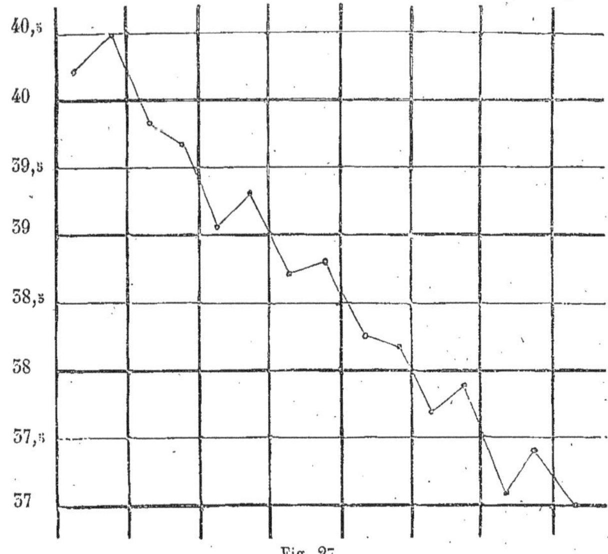

Fig. 27.

C'est ce qui a lieu notamment dans la scarlatine, le typhus exanthématique et parfois dans la pneumonie, quand sa marche n'est pas tout à fait normale ou lorsque la maladie a duré plus d'une semaine. Cette forme de défervescence ne se présente qu'exceptionnellement dans la fièvre typhoïde et parfois dans les formes morbides catarrhales.

Ou bien la *lysis* suit une marche rémittente, les rémissions matinales alternant avec des exacerbations vespérales considérables, mais le maximum ou la moyenne diurne diminuent de jour en jour.

Alors il peut arriver que les exacerbations vespérales conservent encore pendant un certain temps leur élévation antérieure, tandis que les rémissions matinales deviennent de plus en plus profondes jusqu'à ce que, plus tard, les exacerbations diminuent à leur tour (*fig.* 28).

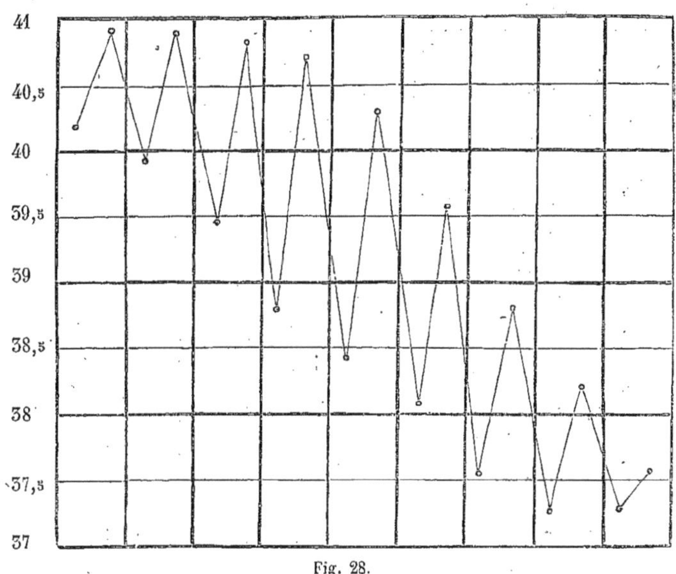

Fig. 28.

D'autres fois encore, les températures, tant matinales que vespérales diminuent, la différence quotidienne restant la même (*fig.* 29).

Ou bien enfin les exacerbations vespérales s'affaiblissent et se rapprochent peu à peu de la rémission matinale (*fig.* 30).

Ces différentes modalités peuvent se rattacher l'une à l'autre et leur transition s'effectue par saccades et comme par poussées successives.

La défervescence rémittente dure, en général, trois jours, une semaine et quelquefois plus. Elle présente d'ailleurs dans sa marche de fréquentes irrégularités.

Elle est caractéristique du typhus abdominal ; elle est habituelle dans la fièvre de suppuration variolique et fréquente dans les formes catarrhales graves. On la trouve aussi d'ordinaire dans le rhumatisme polyarticulaire aigu, dans la trichinose, la péricardite et la péritonite.

Dans la défervescence rémittente, les collapsus ne sont pas rares et ils se présentent de la façon suivante : les températures matinales descendent jusque au-dessous du degré normal et les autres signes du collapsus viennent bientôt s'y ajouter.

Cet état peut durer plusieurs jours.

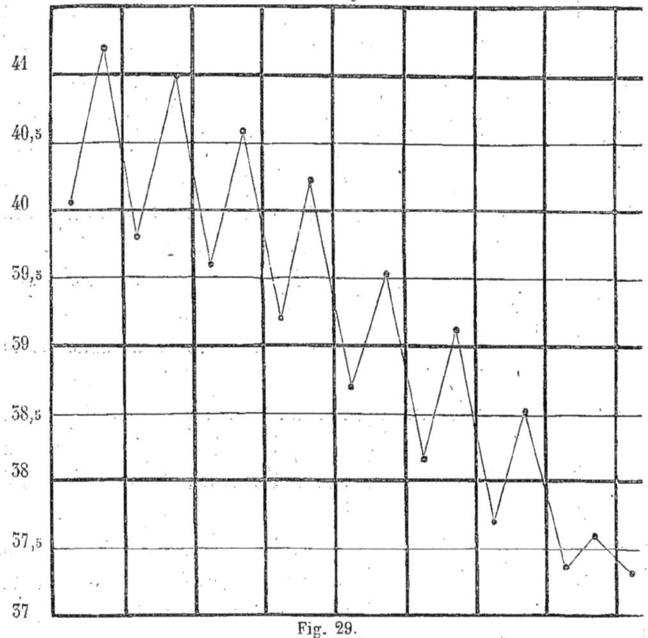

Fig. 29.

11. Dans la PÉRIODE ÉPICRITIQUE et surtout durant LA CONVALESCENCE quand celle-ci n'est pas troublée, la température est normale aussi bien le matin que le soir, et les fluctuations sont aussi normales que dans l'état physiologique. Ce caractère de la température est la garantie la plus sûre de la guérison complète du processus morbide.

Tant que les températures vespérales présentent encore des degrés sous-fébriles, la convalescence n'est pas nette. Elle l'est bien moins encore, quand la température du matin est plus élevée qu'à l'état normal.

Cependant, dans certaines maladies et dans quelques cas isolés, le niveau moyen des fluctuations est supérieur à la norme, et cette particularité persiste encore bien avant dans la convalescence, sans que pour cela la guérison soit compromise. Tel est ordinairement le cas du rhumatisme articulaire aigu.

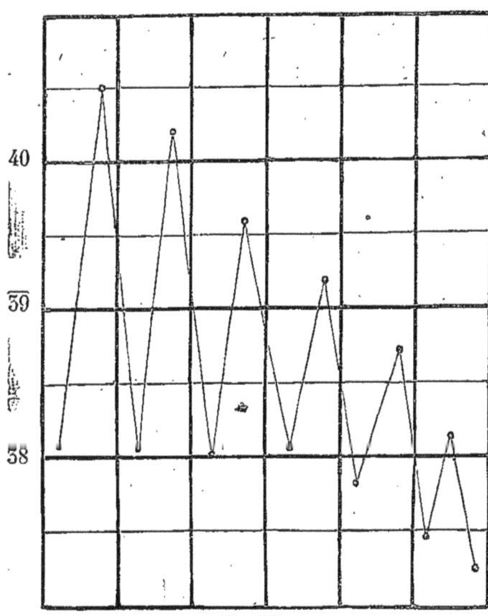

Fig. 50.

Mais, presque toujours, la température de la convalescence est mobile, inconstante et fragile.

Les fluctuations quotidiennes présentent le plus souvent une amplitude plus grande que chez les individus bien portants. — Les causes les plus légères qui seraient insignifiantes dans l'état de santé peuvent produire dans la convalescence des élévations thermiques assez étendues : tels sont les plus légers écarts de régime, les fatigues intellectuelles et physiques même les plus modérées.

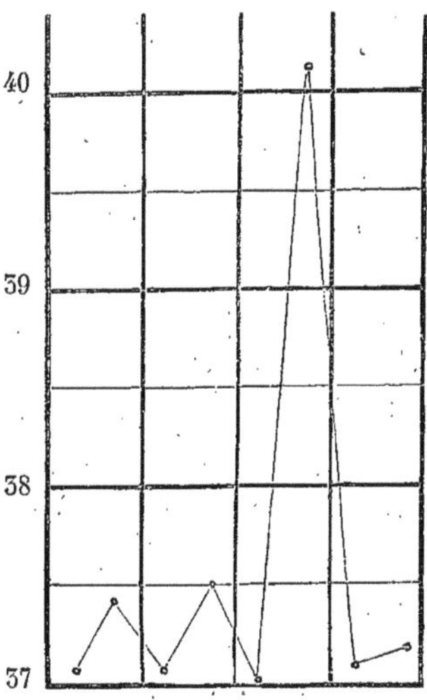

Fig. 51.

Ces recrudescences peuvent apparaître chez un malade après qu'il s'est levé pour la première fois et souvent même sans cause appréciable.

Il est très-commun de les observer chez les convalescents après la première ingestion d'une nourriture animale, surtout si celle-ci est abondante ou prématurée (*fig.* 51).

Ces élévations, à moins qu'elles n'aient une portée spéciale, sont, en général, éphémères ; si la convalescence est régulière, elles disparaissent au bout de peu de jours.

Lorsque le malade se tient levé, il présente des élévations momentanées d'un demi-degré et plus, qui disparaissent aussitôt qu'il s'est remis au lit.

Toutes les fois qu'une élévation continue, bien que peu considérable, se maintient avec persistance ou lorsque des élévations plus fortes se présentent fréquemment, on peut positivement admettre que la guérison n'est qu'incomplète ou qu'il va se développer une maladie nouvelle, une maladie consécutive ou bien une récidive.

Et alors le rétablissement imparfait se manifestera, soit par des exacerbations vespérales continues ou par une température qui n'est pas même normale dans la matinée ou dans des retours fébriles temporaires plus forts et s'étendant sur plusieurs jours, retours qui, souvent, ne se révèlent que par l'élévation thermique ; le début d'une maladie aiguë (soit d'un récidive, soit de tout autre état morbide) pendant la convalescence, se manifeste le plus souvent par une élévation thermique brusque, suivant le type de la nouvelle affection.

12. Quand une maladie, au lieu de guérir ou de prendre une tournure léthale, entraîne quelques MALADIES CONSÉCUTIVES, la marche thermique qui appartient au processus décroissant et que nous venons de décrire peut s'étendre jusqu'au moment de la convalescence et ce n'est qu'après une durée plus ou moins longue de cette dernière que se présente la maladie consécutive avec ou sans nouvelle élévation fébrile.

Mais, dans ces cas, la marche de la décroissance est le plus souvent incomplète, retardée, interrompue et irrégulière.

Dans les formes morbides à défervescence ordinairement rapide, c'est la forme *lytique* qui se manifestera.

Dans les formes qui, en elles-mêmes, sont déjà lytiques, le processus de la défervescence est plus lent ; de nouvelles élévations viennent s'intercaler, la marche décroissante subit des temps d'arrêt.

Dans la convalescence apparente, la température s'approche de la norme et, après l'avoir atteinte, se relève bientôt sans motifs appréciables.

En outre, les maladies consécutives peuvent apparaître dans le stade amphibole, dans le stade de déclin et à toutes les périodes de la défervescence.

Voici ce qui a lieu le plus souvent :

D'abord se produisent des ralentissements trompeurs plus ou moins considérables, mais qui, en tous cas, ne sont pas en rapport avec la marche normale de la maladie et ne peuvent s'expliquer non plus par des influences particulières ; ces ralentissements ne simulent cependant un état favorable que pendant peu de temps, car l'apparition d'une affection lente se trahit bientôt, soit par de nouvelles élévations, soit par un temps d'arrêt dans les progrès de l'amélioration.

La marche ultérieure de cette nouvelle maladie est déterminée par sa propre nature ; l'affection antérieure n'exerce presque aucune influence sur le cours éventuel de la fièvre dans la maladie consécutive.

13. La terminaison nouvelle est assez souvent annoncée par des phénomènes qui, dans la plupart des cas sont absolument défavorables et de plus ou moins longue durée, mais qui, dans d'autres, pourraient aisément être pris pour des améliorations apparentes. On ne parvient que très-rarement, ces phénomènes une fois apparus, à empêcher l'issue fatale, même en ayant recours à un traitement énergique.

Ce stade PROAGONIQUE, d'une durée variable, présente un ensemble de particularités, une sorte d'habitus qui permet de le distinguer plus ou moins nettement, non-seulement des autres phases de la maladie, mais aussi de l'agonie proprement dite.

Pour bien juger ce stade, c'est encore le thermomètre qui fournit les meilleures indications, surtout si l'on a soin de ne pas considérer isolément la marche thermique, mais bien de la rattacher aux autres phénomènes que présente le cas.

La marche de la température et des autres phénomènes de la période proagonique dépend, en partie, de la maladie essentielle et de son développement ; mais, en partie aussi, des nombreuses complications et des lésions ultimes qui se développent d'ordinaire dans les maladies graves ou mortelles, quoique ces troubles secondaires et variés n'affectent que des rapports souvent éloignés avec ces dernières.

En se fondant sur l'évolution thermique, voici quelles sont les diverses formes de la période proagonique :

a. La température monte toujours, bien qu'interrompue par des rémissions matinales, jusqu'à l'apparition de l'agonie, et même jusqu'à la mort : c'est la forme *ascendante* du stade proagonique ; dans ces cas, les débuts de la période proagonique pourront être plus ou moins obscurs si la période précédente a présenté elle-même uu caractère progressif ou si la phase proagonique a été précédée d'un stade amphibole. Mais, en revanche, les limites de ce stade seront très-nettes quand la maladie aura déjà commencé à décliner ou se sera plus ou moins avancée vers la guérison, ou bien, enfin, quand des agents thérapeutiques auront produit des ralentissements thermiques artificiels. Ces limites sont encore nettes, quand la marche thermique qui les a précédées a été constamment continue. Mais les débuts du stade proagonique sont surtout tranchés quand il se présente avec une élévation extrêmement rapide de la température dans une marche morbide qui, jusque-là, avait été apyrétique ou peu fébrile.

Dans la forme ascendante du stade proagonique, on observe fréquemment une augmentation continue de la température mais qui se fait rarement sans interruption ; dans ce cas, le tracé thermique décrit ordinairement une ligne brisée et comme en zigzag :

Dans les heures de la matinée, il y a une petite diminution, mais dans l'exacerbation vespérale la plus proche elle est suivie d'une élévation d'autant plus considérable ; de sorte qu'il y a en même temps augmentation de la moyenne quotidienne et des maxima quotidiens (*fig*. 32).

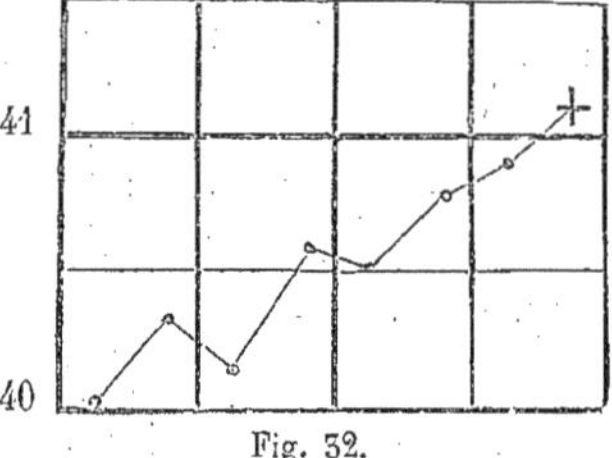

Fig. 32.

Il peut se faire alors que l'élévation actuelle et continue de la fièvre se poursuive d'une façon plus ou moins analogue dans la période proagonique ; le fait est, d'ailleurs, relativement rare.

Ou bien que la hausse thermique ne commence qu'avec l'apparition de la période proagonique. Ces cas ne sont pas non plus très-fréquents.

Ou qu'une certaine poussée proagonique soit précédée par des irrégularités dans la marche thermique et par les variations du stade amphibole.

D'autres fois, les élévations proagoniques se présentent après une période apyrétique ou modérément fébrile et après les irrégularités du stade amphibole.

En dernier lieu, la phase proagonique apparaît seulement après une courte période d'une température voisine du degré normal et pouvant même le dépasser, ou bien après une rémission illusoire ou un collapsus.

En opposition avec l'ascension uniforme de la période proagonique on y rencontre, dans des cas assez nombreux, des élévations rapides et extrêmement considérables, soit que la température ait déjà auparavant été très-haute ou qu'elle ait baissé, ou qu'en général, elle ait été peu élevée ou même apyrétique.

Dans le premier de ces trois cas, qui n'est pas rare, la température atteint, avant le début de la période proagonique, des élévations de 40° à 41° et au-dessus, et tout à coup se présente une élévation consécutive de 1° à 2°. La période proagonique est courte et se confond insensiblement avec l'agonie (*fig.* 33).

Dans le deuxième cas, on ne sait si l'on doit compter l'abaisse-

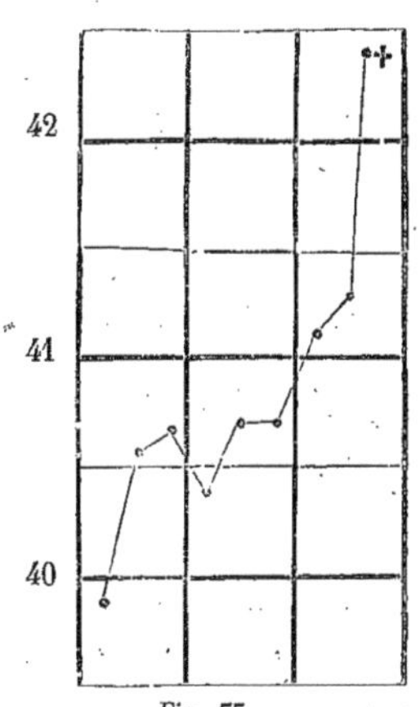

Fig. 33.

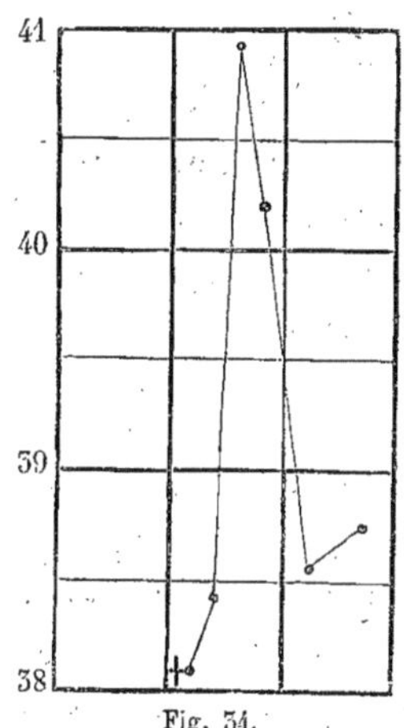

Fig. 34.

ment thermique qui précède l'élévation ultime comme faisant partie de la période proagonique. La dernière montée, il est vrai, est souvent considérable, relativement à l'abaissement qui la précède, mais l'élévation absolue n'est pas toujours très-considérable ; dans ces cas aussi, la période proagonique se confond insensiblement avec l'agonie (*fig.* 34).

Dans la troisième catégorie enfin à laquelle appartiennent les fièvres terminales et les élévations hyperpyrétiques de la température dans les névroses mortelles et les maladies cérébrales apyrétiques, tout le cycle ascendant peut être considéré comme faisant partie de la période proagonique. Le plus souvent la montée est modérée d'abord, mais devient bientôt rapide et, dans l'agonie, arrive aux hauteurs les plus énormes (*fig.* 35).

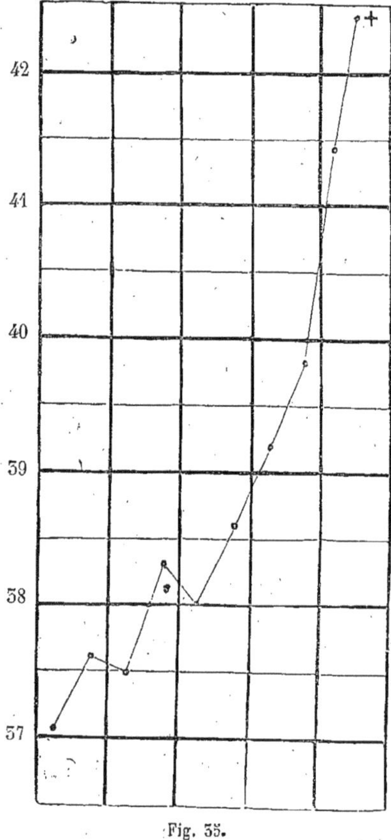

Fig. 35.

b. Le type descendant du stade proagonique (*forme descendante*) est beaucoup plus fréquent que sa forme ascendante, et il importe d'autant plus de prendre en considération ce type, qu'à un examen superficiel de la température, on pourrait interpréter l'abaissement thermique dans le sens d'une amélioration de la maladie. Ce qui peut mettre à l'abri d'une aussi grave erreur, c'est l'état du pouls dont la fréquence s'accroît parallèlement à cet abaissement de la température.

Parfois, dans ces cas, la période proagonique est très-courte ; l'abaissement thermique ne dure que de 12 à 48 heures et est d'ordinaire d'environ 1° ; mais parfois la baisse thermique peut atteindre le degré normal. Souvent il arrive alors que, précisément après un tel abaissement proagonique, la température, dans l'agonie même, monte très-notablement et arrive bien vite aux températures agoniques les plus élevées.

A ces faits, se rattachent les cas dans lesquels, par suite d'un accident qui ne fait pas partie intégrante de la maladie, tel qu'une hémorrhagie pulmonaire ou intestinale intense, une perforation péritonéale, il se présente un abaissement thermique, pendant lequel le malade peut succomber ou qui, dans des cas moins funestes, est encore suivi d'une élévation agonique rapide (*fig.* 36).

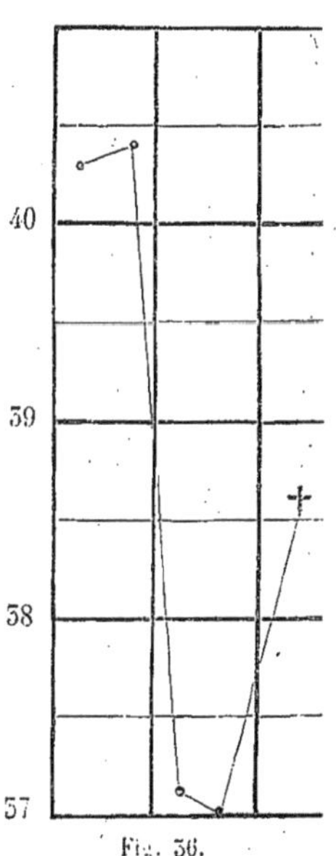

Fig. 36.

Dans d'autres cas, les abaissements arrivent plus tôt et à plusieurs reprises, et dans les intervalles apparaissent encore de nouvelles élévations. Mais une certaine irrégularité se fait remarquer dans ce processus. Ce n'est pas cette descente douce et tranquille, bien qu'en zigzag, qui caractérise la défervescence lytique : on observe des écarts en haut et en bas ; tantôt la descente fait complétement défaut, tantôt elle est plus considérable qu'à l'ordinaire. Ce type se présente dans toute espèce de maladie, notamment toutes les fois qu'il existe des complications précoces où une prédominance marquée des phénomènes nerveux ; en outre, quand les soins ne sont pas appropriés ou lorsque on a eu recours à une modification violente.

Souvent la succession des montées et des descentes thermiques, dans la période proagonique, offre une certaine régularité. — Le stade commence avec une descente bien accusée qui peut durer de 36 à 60 heures ; puis la température remonte jusqu'à l'élévation antérieure et peut même la dépasser.

La transition à l'agonie peut être indiquée, dans ces cas, par une élévation encore plus considérable ou par un nouvel abaissement.

Mais parfois, et ce sont là précisément les cas les plus embarrassants, la température poursuit pendant plusieurs jours sa marche descendante, tandis qu'aucun des autres symptômes graves ne semble s'amender. Le malade meurt au milieu de cet abaissement progressif : ou bien la température descend subitement à des profondeurs plus grandes encore ; ou elle remonte tout à coup à un tel degré que l'agonie ne saurait être méconnue dans ces cas (*fig.* 37).

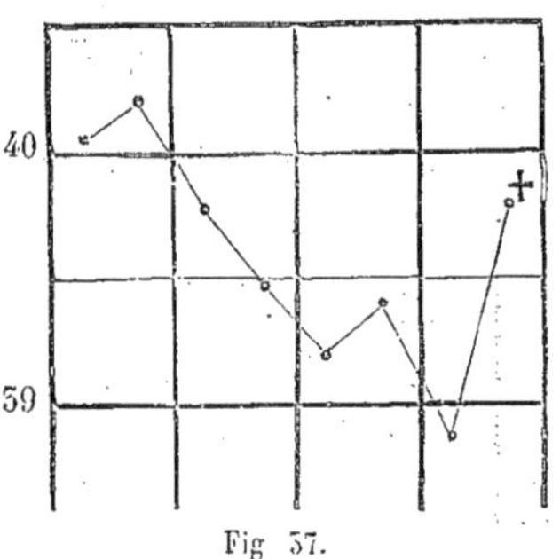

Fig 37.

Une pareille évolution thermique ne se rencontre presque que dans les maladies à marche traînante ; dans la méningite basilaire, les typhus abdominal et exanthématique, les exanthèmes aigus avec complications, surtout dans la scarlatine, rarement dans les pneumonies, et alors ce sont des cas qui, dès leur début, se caractérisent par leur violence ou par leur absolue gravité. D'autres fois la mort survient au moment même où l'action d'un médicament thermo-dépresseur commençait à se faire sentir.

c. Il y a des cas assez fréquents où la période proagonique n'apporte aucune modification dans la marche de la température et où l'on ne peut reconnaître la tendance fatale que d'après d'autres caractères fournis par l'augmentation successive des pulsations disproportionnée à la température. Ce sont principalement les cas dans lesquels, par suite de l'insuffisance de la respiration, la cyanose apparaît à la fin de la maladie, bien que, dans l'espèce, le type descendant de la phase proagonique soit presque encore plus fréquent.

d. Enfin, la période proagonique se caractérise quelquefois par des variations thermiques tout à fait extraordinaires se répétant plusieurs fois dans le courant de 24 heures, on voit de profondes descentes alterner rapidement avec d'énormes élévations et l'agonie commencer, tantôt au milieu de l'abaissement, tantôt pendant l'ascension. C'est ce qui a lieu surtout dans les affections pyémiques, et toutes les fois que l'extrême intensité de l'affection et l'état presque désespéré du malade ont nécessité un traitement très-énergique (*fig.* 38).

Voyez des détails sur la marche de la température pendant la période proagonique dans mon mémoire sur *le stade proagonique dans les maladies fébriles* (1868, *Arch. der Heilkunde*, t. IX, p. 1).

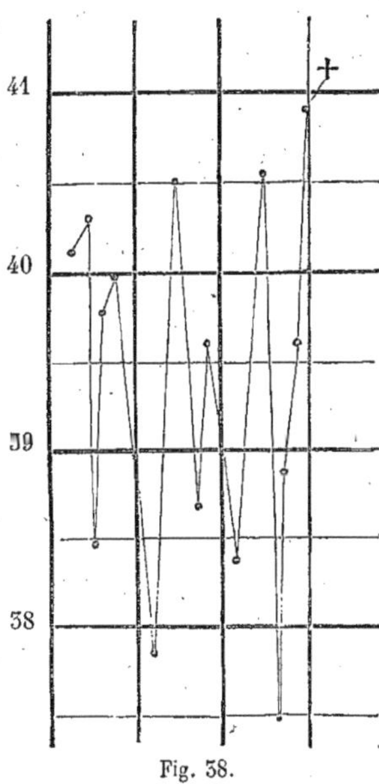

Fig. 38.

14. Dans l'AGONIE, la température présente un tout autre caractère :

Dans des cas assez fréquents, la marche thermique n'offre rien de particulier pendant l'agonie et permet même de reconnaître très-distinctement l'influence de la fluctuation quotidienne.

Les malades meurent alors, d'ordinaire, avec une température légèrement élevée si l'agonie coïncide avec le temps de l'exacerbation quotidienne et, au contraire, avec une température plutôt modérée quand l'agonie se présente au moment de la rémission quotidienne.

Chez la plupart des malades déjà antérieurement fébricitants, on constate pendant l'agonie une élévation thermique de $\frac{1}{2}$° à 1° et plus. Si l'élévation agonique est modérée, on observe très-souvent un recul de quelques dixièmes à la dernière heure.

Mais il faut ici noter deux exceptions remarquables et qui ne sont nullement rares :

1° Que la température ait été auparavant fébrile, normale ou sous-normale, il se présente à l'agonie un abaissement thermique qui peut être rapide et très-considérable ; si la température précédente a été sus-normale, le malade meurt en état de collapsus.

C'est ce qui arrive dans beaucoup de cas de maladies consomptives, dans la mort par inanition, après de fortes hémorrhagies, de très-abondantes évacuations intestinales (accès de choléra) ; en outre, quand la mort survient rapidement après une perforation intestinale, mais souvent aussi dans d'autres circonstances.

2° Dans d'autres cas, il se présente pendant l'agonie une élévation rapide de la température montant jusqu'à des degrés extraordinaires non-seulement chez des malades dont la température était auparavant hyperpyrétique, mais aussi chez les sujets qui n'avaient pas présenté dans les périodes antérieures de leur maladie des températures excessives ni même simplement élevées.

Ce sont, d'un côté, des malades atteints d'affections fébriles malignes et de nature manifestement infectieuse, telles que : les typhus abdominal et exanthématique, la scarlatine, la variole, la pyémie, la septicémie ; en outre, l'insolation ; puis, mais un peu plus rarement, la rougeole, la pneumonie, l'endocardite, la stéatose aiguë généralisée, la péritonite maligne, l'érysipèle de la face, le rhumatisme aigu de mauvais caractère (même sans complications), l'ostéomyélite, la tuberculose miliaire aiguë. Bien que, dans tous ces cas, il existe souvent de graves troubles cérébraux, ceux-ci ne sont pas absolument nécessaires pour déterminer un excès thermique pendant l'agonie. Ce paroxysme ultime semble plutôt résulter de processus chimiques très-étendus (processus zymotiques).

Ce sont, d'autre part, des maladies dans lesquelles l'altération la plus essentielle ou, du moins, l'une des plus essentielles est représentée par l'affection des centres nerveux.

Dans le nombre figurent surtout de simples états anatomiques, tels que : la méningite de la voûte du crâne, le ramollissement du cerveau ; ou bien des maladies sans caractères anatomo-pathologiques déterminés, comme le tétanos, l'épilepsie, l'hystérie et d'autres névroses dites centrales ; ce sont enfin des maladies dans lesquelles la température, en général, ne commence à s'élever que vers les derniers jours de la vie et peut atteindre en peu de temps des élévations énormes.

On peut se demander si cette élévation thermique est le signe et l'effet de l'agonie (et des processus qui s'y rattachent) ou si elle est (avec le processus dont elle résulte) la cause de l'agonie, c'est-à-dire de l'issue fatale ? Senator (Virchow's *Archiv*, t. XLV, page 412) penche vers cette dernière hypothèse et dit : « Il est plausible d'admettre que l'agonie et la mort se produisent, parce que, sous l'influence d'une cause quelconque, la température s'élève à une hauteur incompatible avec la vie. »

Les choses ne paraissent cependant pas être si simples. Les températures agoniques élevées pourraient être différemment interprétées suivant qu'elles se rattachent immédiatement à un processus déjà très-fébrile ou que des élévations énormes et presque subites succèdent à des températures modérées. Dans ce dernier cas, on peut supposer qu'il y a comme élément accessoire une sorte de processus ultime dont l'unique et suprême manifestation serait précisément l'élévation de la température.

15. L'INSTANT DE LA MORT n'est révélé par aucune manifestation spéciale de la température.

Dans les températures agoniques modérées ou basses, le thermomètre accuse presque toujours un abaissement dans les dernières minutes de la vie.

Dans les températures agoniques intenses, la chaleur propre atteint, au moment de la mort, une élévation à laquelle elle n'était jamais arrivée auparavant ; mais, dans ces cas aussi, la température est un peu plus basse au dernier soupir que peu de temps auparavant.

APRÈS LA MORT, la température commence à baisser dans la plupart des cas, et cette descente s'opère d'abord lentement, ensuite dans une progression plus ou moins accélérée ; en général, la marche descendante est beaucoup plus rapide si le malade est mort sous le coup d'une température basse que si les degrés thermiques de la dernière heure ont été élevées ; et l'accélération grandit en vitesse à mesure que le refroidissement fait des progrès.

Dans des cas assez fréquents, on observe cependant une petite élévation *post mortem*, cette élévation est de un ou de quelques dixièmes (rarement elle monte plus haut), — elle se continue durant environ une heure. Après avoir fait une courte halte, le thermomètre commence à baisser lentement d'abord et puis avec une rapidité de plus en plus considérable.

Cette élévation *post mortem* se présente parfois dans le choléra, mais surtout dans les cas morbides qui se terminent par des températures hyperpyrétiques, en particulier, dans ceux dont le cycle progressif se continue jusqu'au moment de la mort, mais aussi dans des cas où un faible et court abaissement a modéré la température hyperpyrétique de l'agonie (Voy. Thomas, 1868. *Arch. der Heilkunde*, t. IX, p. 31).

Le phénomène particulier de l'élévation *post mortem* résulte de deux causes :

En premier lieu, aussitôt après la mort, le refroidissement par l'air extérieur et la transpiration cutanée cesse, tandis que les processus calorigènes ne sont pas encore éteints. Ensuite, il se dégage après la mort, par suite des altérations de la substance musculaire et des décompositions cadavériques de nouvelles sources de chaleur qui n'existaient pas dans le corps vivant et qui suffisent momentanément à équilibrer dans le cadavre la perte de calorique et même à la surpasser.

Comparez au sujet de la température *post mortem* :

Seume (*de Calore corporis humani in morte observato*. — Dissertat. — Leipzig, 1856).

Wunderlich (Remarques à propos d'un cas de tétanos spontané : *Bemerkungen bei einem Fall von spontanem Tetanus*. 1861. — *Archiv der Heilkunde*, t. II, p. 547).

Huppert (Sur les causes de l'élévation thermique après la mort : *Ueber die Ursache der post mortalem Temperatursteigerung*. 1867. — *Ibid*, t. VIII, p. 321).

Thomas (Remarques cliniques sur la thermométrie : *Klinische Bemerkungen zür Thermometrologie*, 1868. — *Ibid*, t. IX, page 17).

Pick et Dybkowski (*Centralblatt*. 1868, p. 197).

Schiffer (Reichert's *Archiv*, 1868, p. 442).

Ad. Valentin (*Deutsches Archiv*, t. VI, p. 200).

[Ce dernier auteur prouve que la formation de calorique après la mort est un processus commun chez tous les cadavres et qui se manifeste sous forme d'élévation thermique *post mortem* quand elle est plus considérable que la perte concomittante de calorique.]

XI

DE LA TEMPÉRATURE DANS LES DIFFÉRENTES MALADIES

THERMOMÉTRIE CLINIQUE SPÉCIALE

1. On ne peut acquérir une connaissance parfaite de l'état thermique chez les malades, que par l'examen comparé de milliers de courbes isolées. — C'est par ce seul moyen que l'on peut découvrir les analogies et les concordances, et acquérir l'aptitude nécessaire pour distinguer les innombrables modalités pathologiques de la température dans les maladies.

L'étude des règles générales qui se déduisent de la confrontation des cas observés peut, jusqu'à un certain point, suppléer au défaut d'expérience personnelle en pareille matière, mais elle ne la remplace jamais complétement.

Quelles que soient les précautions que l'on apporte dans la déduction de ces principes généraux, ils ne constituent cependant jamais l'expression parfaite, exacte et entière des faits observés. Ils sont tous entachés des défauts inhérents à toute abstraction empirique ; le cachet de la nécessité leur manque, et d'autres expériences d'une nature différente peuvent modifier ces règles fondamentales et même les renverser.

Ce fait qui consiste précisément à tirer ces déductions abstraites de données précises et numériques, loin de présenter des avantages, offre une difficulté tout à fait particulière. On serait tenté de croire que le moyen d'arriver à la plus grande exactitude serait de calculer par voie statistique les moyennes arithmétiques des chiffres qui se correspondent dans le cours d'une forme morbide et de les poser comme l'expression de l'état moyen. Eh bien, ce procédé est tout à fait impraticable et, mis à exécution, il ne fournirait que des résultats fautifs et décevants. L'élément essentiel de la thermométrie ne consiste pas dans l'élévation absolue de la température à tel ou tel jour, mais bien dans l'ordre de succession des températures, dans la marche thermique générale pendant toute l'évolution de la maladie ou durant une de ses périodes, dans l'élévation accidentelle de la température à une certaine hauteur et dans son abaissement fortuit à une certaine profondeur.

L'application des résultats statistiques des courbes thermiques prises en bloc, effacerait toutes les particularités de la marche d'une maladie et l'emploi numérique des chiffres fournis par l'ensemble des cas isolés n'est admissible que dans certaines questions bien définies et bien tranchées.

Pour déduire les faits généraux des observations particulières, il faut bien moins s'en tenir aux chiffres qu'aux formes, c'est-à-dire aux différentes configurations de ce système ondulatoire représenté par chaque courbe thermique isolée. De cette façon seulement on arrivera à une espèce de courbes modèles qui exprimeront approximativement les particularités des cas isolés. Mais jamais on n'arrivera à remplacer la réalité concrète par ces courbes et par les règles générales dont elles sont l'image.

Tout en essayant de poser de semblables règles, j'ai parfaitement conscience de leur imperfection et de leur insuffisance, et il fallait les riches matériaux que j'ai à ma disposition et l'exactitude éprouvée de mes observations personnelles pour m'autoriser à croire que ces principes généraux ne sont pas fondés sur des faits contraires à la vérité.

Je n'ai pas la prétention de poser ces règles générales comme l'expression fidèle des lois qui régissent les processus pathologiques ; mais je crois qu'elles peuvent servir de fil conducteur utile pour tous ceux qui s'occupent de thermométrie clinique.

Cependant, afin de donner au lecteur quelques points de repère pour l'appréciation des faits, j'ai fait figurer dans les planches qui terminent cet ouvrage un grand nombre de tracés thermiques ; mais ces spécimens choisis parmi des milliers d'observations, ne pourront jamais donner qu'un aperçu sommaire et circonscrit des faits dans toute leur réalité.

La multiplicité des points que présente dans la maladie l'état thermométrique s'accroît d'autant plus qu'on étudie ce phénomène dans ses moindres détails. On ne saurait en douter : l'étude raisonnée de chaque cas individuel est d'une utilité majeure, mais c'est là précisément la tâche qui incombe à la clinique.

Il est impossible, dans un traité théorique, de s'occuper des cas isolés, surtout quand il y en a des milliers et que chacun d'eux présente quelque particularité.

Le dernier terme auquel on puisse arriver dans l'exposition d'un sujet aussi complexe, ce sont les formes morbides particulières et leurs principales variétés. Je ne méconnais nullement les inconvénients d'un pareil aperçu.

Les formes morbides dites spéciales ne sont, en effet, elles-mêmes, en grande partie, que des abstractions faiblement justifiées qui englobent trop souvent sous le même nom des choses dissemblables et qui dissocient et séparent sans doute des faits connexes.

Mais ces formes morbides spéciales présentent, du moins, des catégories connues auxquelles on peut les rattacher sans crainte de malentendus.

2. Parmi les formes morbides, il en est dans lesquelles les cas isolés présentent une plus ou moins grande harmonie dans leur marche, dans la nature des lésions et des troubles qui les accompagnent et dans leurs manifestations symptomatiques.

Tout esprit impartial ne peut nier ce fait ; il nous semble donc rationnel et logique de qualifier ces formes de *typiques*, bien que la raison de la concordance qui existe entre les différents cas nous échappe et quoique cet accord ne soit pas toujours parfait. Ces formes morbides sont, pour la plupart, des entités causales, c'est-à-dire qu'elles sont déterminées par des causes toutes spéciales, qui modifient ou dirigent les processus vitaux et les soumettent à des conditions définies et uniformes ; on peut du moins supposer l'existence probable de telles causes et de pareilles conditions.

Dans ces formes morbides, l'état de la température présente aussi une semblable conformité entre les cas, cette harmonie de type est tantôt moindre que celle des autres phénomènes et tantôt plus parfaite. Il doit donc être permis de comprendre aussi l'état de la température parmi les notions typiques. Il est vrai que nous ignorons la cause première de la marche et de l'état thermiques, mais nous ne connaissons pas davantage celles qui déterminent l'apparition de pustules dans la variole, de l'exanthème cutané dans la rougeole ; pourquoi dans cette dernière est-ce de préférence la muqueuse respiratoire qui est attaquée et la muqueuse pharyngée, au contraire, dans la scarlatine? Pourquoi l'érysipèle spontané atteint-il principalement la face et pourquoi dans la fièvre typhoïde la maladie porte-t-elle ses manifestations sur les glandes des intestins? Nous ne le savons pas davantage.

En admettant donc un état typique de la température dans certaines formes morbides, nous n'émettons pas une pure hypothèse, nous ne faisons que confirmer des faits indéniables. Mais cette idée devient douteuse et n'est plus qu'une simple vue de l'esprit quand, pour lui donner plus d'extension, on veut l'appliquer à toute la série nosologique.

Dès qu'on reconnaît l'existence d'un état typique de la température dans certaines maladies, la notion des formes morbides régulières ou *normes pathologiques* en découle nécessairement.

Il faut comprendre sous cette dénominatien toute maladie dont l'évolution est parfaitement conforme au type abstrait des cas simples et réguliers de la forme morbide en question.

Rillet et Barthez, dans leur traité classique et incomparable sur les maladies des enfants, sont les premiers, à ma connaissance, qui aient introduit dans la pathologie moderne une distinction entre les cas *normaux* et *anormaux* d'une forme morbide typique. — Pénétrés de l'importance clinique d'une pareille division, ces auteurs ont eu soin de la mettre en relief et de l'appliquer aux différentes maladies en se fondant sur l'étude minutieuse des seuls phénomènes qui, à cette époque, pouvaient être accessibles à l'observation.

Ils ont présenté avec autant de netteté que d'exactitude, le tableau morbide des formes normales ; c'est-à-dire de celles qui sont l'effet pur et simple d'une cause primitive spécifique portant son action sur un individu antérieurement en parfaite santé.

La distinction entre les cas réguliers et les cas anormaux était ainsi rendue claire et évidente, mais elle devait trouver dans la thermométrie son appui, son complément et sa sanction. Plus que tout autre phénomène, en effet, la température peut montrer ce que l'évolution d'une maladie présente de caractéristique et de normal.

Il n'est pas douteux que l'on ne trouve de nombreuses exceptions à la règle et que bien des cas présentent des déviations du type générique.

Quelque restreintes et circonscrites que soient les limites assignées à la forme normale d'une maladie, il est certain que le nombre des cas anormaux dépassera encore de beaucoup celui des cas réguliers; mais doit-on pour cela rejeter une distinction aussi capitale? Non, car les objections précédentes sont plus spécieuses que solides, et il serait aisé d'y répondre en invoquant des analogies empruntées à toutes les sciences qui ne sont pas du domaine des mathématiques ; mais nous ne perdrons pas notre temps à les réfuter.

Il est nécessaire toutefois de rappeler que, dans les différentes maladies, les *normes pathologiques* sont tantôt nettes et précises, tantôt vagues et confuses, et que, tout en reconnaissant la justesse du principe, il ne faut pas cependant essayer d'y faire rentrer toutes les formes morbides.

I. FIÈVRE TYPHOIDE

(*Typhus abdominal. — Dothiénentérie*)

1. La fièvre typhoïde présente dans sa marche une telle régularité typique qu'il est vraiment impossible de la méconnaître.

Il suffit pour s'en convaincre de jeter les yeux sur un tracé de la température dans cette maladie et de comparer entre eux un certain nombre de ces cycles thermiques ; après les fièvres récurrente et intermittente, le typhus abdominal est la maladie qui peut le mieux servir de preuve et de justification à la théorie des types.

Mais, tout en reconnaissant le caractère typique de cette affection, il faut cependant considérer qu'elle peut présenter une marche différente suivant les cas, mais il n'est pas difficile d'apercevoir à travers ces divergences mêmes, l'ordre merveilleux et la parfaite régularité qui régissent son cours.

Eh bien, même dans cette forme morbide, si parfaite au point de vue du type, on ne peut établir une seule règle qui n'admette des exceptions très-rares, il est vrai. Mais ici aussi on pourra remarquer que, si un cas s'écarte, à certain point de vue, d'une règle sûrement établie, ce même cas concordera sur tous les autres ou du moins sur beaucoup d'entre eux avec l'état typique.

C'est qu'il ne faut pas voir dans le type — on ne saurait assez insister sur ce point — un modèle unique applicable à tous les cas et à toutes leurs infinies variétés ; au contraire, il y a des divergences dans chacune des espèces ; mais, dans les cas isolés, elles ne sont pas assez nombreuses ni assez considérables, pour que la particularité typique ne se reflète pas encore pendant une grande partie de la marche, pourvu que l'observation soit suffisamment exacte et prolongée pendant le cours essentiel de la maladie.

Malgré l'observation la plus minutieuse, il se présente des cas où la fièvre typhoïde reste pour ainsi dire à l'état latent et où la nature de la maladie mortelle n'est reconnue que sur le cadavre. C'est ce qui a lieu toutes les fois que le début a été insidieux et vague, le plus souvent dans les cas secondaires, en outre, dans les formes irrégulières ou graves et compliquées.

De même, il y a des cas où, tout en supposant l'existence d'une fièvre typhoïde, le diagnostic reste douteux et ne peut être précisé qu'après la guérison ou la mort. Ce sont notamment les cas de tuberculose aiguë, certains cas de méningite basilaire et de méningite cérébro-spinale épidémique, de typhus exanthématique, parfois de pyémie puerpérale et autres, de pneumonie catarrhale prolongée et de grippe intense, de trichinose, enfin des cas de maladies positivement locales, mais qui ne sont pas démontrables pendant la vie ou dont l'existence ne suffit pas pour expliquer tout l'ensemble des phénomènes (par exemple, des cas de myocardite, endocardite avec ulcération des valvules, abcès du foie, affections rénales aiguës, etc.), ce sont ces cas qui peuvent tellement se rapprocher de la fièvre typhoïde, surtout d'une de ses formes plus ou moins irrégulières, qu'assez souvent on est forcé de suspendre son jugement.

Un point plus difficile encore est de savoir si la fièvre typhoïde n'est pas venue s'ajouter à quelque autre maladie grave préexistante.

La thermométrie n'est pas capable dans tous les cas de lever les doutes qui entourent le diagnostic, mais elle en peut, du moins éclaircir beaucoup qui, sans elle, resteraient des énigmes ; elle peut poser des questions auxquelles on n'aurait même jamais songé auparavant ; elle peut, en premier lieu, servir à confirmer le soupçon que la prétendue fièvre typhoïde est une autre forme morbide, ou qu'il existe un typhus abdominal à côté d'une autre maladie ; elle peut, notamment, déterminer dans ces limites. On peut répondre à ces questions et indiquer dans quelle mesure il est permis d'ajouter foi à ces suppositions.

2. Pour bien saisir l'*importance pratique* de la thermométrie dans la fièvre typhoïde, il faut prendre en considération les points suivants :

1° Jamais une seule observation thermométrique ne prouve à elle seule l'existence d'un typhus abdominal.

2° Une seule observation, cependant, faite à une certaine époque, suffit pour réfuter l'existence de cette maladie ou, du moins, pour la rendre très-problématique. Ainsi, l'on peut supposer avec grande probabilité qu'il ne s'agit pas d'une fièvre typhoïde :

Quand, dès le premier jour de la maladie ou au commencement du deuxième, la température monte à 40°.

Quand, entre le quatrième et le sixième jour, la température du soir, chez un enfant ou chez un adulte d'âge moyen, n'arrive pas à 39°,5, et si durant ce temps elle n'a pas déjà plusieurs fois atteint ce chiffre.

Quand, dès la seconde moitié de la première semaine se présentent des abaissements considérables ou progressifs des températures vespérales.

Souvent, c'est l'observation thermique seule qui éveille ou confirme le soupçon de l'existence d'une fièvre typhoïde :

Ainsi dans des cas où les phénomènes subjectifs sont insignifiants.

Dans des cas où la localisation morbide est assez intense pour absorber toute l'attention ; la marche thermique peut trahir ce fait que la fièvre ne s'accorde pas avec la maladie locale supposée.

Dans la première semaine ou même dans la première moitié de ce septénaire.

Dans les cas où une fièvre typhoïde se développe chez un individu déjà malade ou chez un convalescent.

Il n'y a qu'une observation continuée matin et soir pendant plusieurs jours qui peut décider de l'existence d'une fièvre typhoïde.

Au début de la maladie, il faut appliquer le thermomètre pendant trois jours de suite, quatre à six jours au moins sont nécessaires pendant le fastigium, il en est de même pour la période de déclin, la température ne peut le plus souvent décider de l'intensité des cas qu'à partir de la deuxième semaine, et, d'ordinaire, vers le milieu de cette semaine seulement ; ce n'est que tout à fait exceptionnellement qu'elle peut fournir à ce sujet quelques indications dans la première semaine. Une seule observation ne permet pas de juger avec sûreté de l'intensité du cas ; mais une observation continuée pendant une journée et, à plus forte raison, pendant plusieurs jours, fournit souvent de précieuses indications.

La thermométrie fait reconnaître avec autant de promptitude que de précision, les irrégularités de la marche morbide.

L'existence de complications peut être démontrée par la thermométrie à une époque où aucun autre moyen d'observation ne pourrait encore les révéler.

La température peut annoncer la terminaison funeste, ainsi que les recrudescences de la maladie arrivée déjà à son déclin.

Elle permet aussi de contrôler l'efficacité des agents thérapeutiques.

Elle indique le moment précis de la transition de la maladie à sa période de déclin et révèle l'existence des troubles qui peuvent survenir dans la convalescence.

Elle seule fournit des indices sûrs pour reconnaître le début de la convalescence.

Les troubles de la convalescence, les rechutes et les maladies nouvelles sont reconnues avec autant de rapidité que d'exactitude à l'aide de ce moyen.

Il ne faut pas mépriser enfin, mais, au contraire, placer en première ligne ce résultat pratique, à savoir, que dans la fièvre typhoïde, ce n'est qu'une grande expérience en thermométrie qui fait connaître à fond la marche de cette maladie et qui permet d'arriver à une exactitude extrême (même en omettant parfois de faire quelques mensurations) que, sans l'aide du thermomètre, personne n'était capable d'atteindre avec les moyens d'investigations dont nous disposons aujourd'hui.

3. La fièvre typhoïde est *caractérisée* par une fièvre qui, à part les cas exceptionnels, dure au moins trois semaines quand il y a issue heureuse et rarement moins d'une semaine dans les terminaisons mortelles les plus promptes.

La température maxima d'un cas isolé n'est pas au-dessous de 39°,6, sauf de rares exceptions, oscillant d'ordinaire entre 40° et 41°, elle peut cependant s'élever à des degrés hyperpyrétiques, mais difficilement au-dessus de 43°,5 ; dans les cas non mortels, rarement au-dessus de 41°,5.

La *marche quotidienne* varie beaucoup suivant l'intensité et la période de la maladie. Cette marche est :

Dans les cas très-graves :

Continue, mais avec des élévations quotidiennes extrêmement fébriles.

Dans les cas graves :

Sous-continue et continue, mais sans élévations intercurrentes considérables à la période d'état ou pendant une partie de l'acmé de la maladie.

Enfin pendant le déclin et dans toute sorte de cas :

Modérément rémittente au commencement de la maladie dans tous les cas ; à l'acmé de la maladie, dans les cas légers et d'une gravité moyenne, par moment aussi à l'acmé des cas graves.

Fortement rémittente (avec des cimes abruptes) dans la période de déclin des cas graves, aussi bien que des cas légers.

Les rémissions sont parfois très-irrégulières dans beaucoup de cas graves, ensuite au moment des crises, enfin sous l'influence de certains accidents plus ou moins fâcheux.

Voici quelles sont les diverses moyennes quotidiennes entre lesquelles se meut la fluctuation :

40°,5 et au-dessus dans la marche continue exacerbante ;

40° environ et quelques dixièmes en plus ou en moins dans la marche continue et sous-continue ;

Rarement au-dessus de 39°,5 dans la marche rémittente modérée.

Descendant jusqu'à 39°,2 dans les cas légers et encore plus bas au début de la maladie et à son déclin.

Entre 38° et 38°,5 dans les cas où le tracé thermique est à pic.

Les fluctuations thermiques irrégulières ne fournissent que des données incertaines et le plus souvent nulles.

Les maxima quotidiens tombent dans la grande majorité des cas entre midi et onze heures du soir, le plus fréquemment entre quatre et sept heures du soir, ensuite vers deux ou neuf heures du soir.

La latitude d'exacerbation est très-étendue dans les cas graves et à l'acmé de la maladie, et l'ascension commence dès huit ou neuf heures du matin. A l'acmé de la maladie, l'exacerbation ne présente le plus fréquemment qu'une seule cime, à large sommet, mais souvent aussi deux, et même trois et quatre. A partir du troisième septénaire, les cimes à deux ou plusieurs sommets prédominent dans les cas graves ; à une période avancée du déclin, au contraire, ce sont les cimes à un sommet, mais à angle très-aigu, la latitude exacerbatrice diminue simultanément et d'une façon très-notable.

Quand il y a plusieurs sommets, le premier se présente entre neuf heures du matin et quatre heures de l'après-midi ; le deuxième entre deux et huit heures, le plus souvent à six heures de l'après-midi, et le sommet de la nuit entre une et cinq heures du matin. Parfois, il y a deux sommets nocturnes : l'un à onze heures du soir, l'autre entre une heure et cinq heures du matin. Quand l'exacerbation est à deux sommets, c'est tantôt le premier, tantôt le deuxième qui est le plus élevé (ce dernier cas a plutôt lieu dans la période d'augment) ; dans l'exacerbation à plusieurs sommets, le premier et le troisième sont, d'ordinaire, les plus élevés.

Le point le plus bas (*nadir*) de la rémission tombe entre minuit et dix heures du matin, le plus fréquemment entre six et huit heures, assez souvent à trois ou six heures et huit ou neuf heures du matin.

L'extrémité inférieure de la ligne de rémission forme un angle très-aigu avec la ligne d'ascension.

La rémission ne reste à ce point extrême que quelques minutes dans les cas graves et récents, mais cet angle s'élargit à mesure qu'on avance vers l'amélioration.

L'ascension est tantôt graduelle, tantôt brusque ; souvent elle est successivement lente dans une partie de son trajet et rapide dans l'autre.

La descente quotidienne est, d'ordinaire, lente, et suit une ligne déclive et dentelée ; elle ne devient rapide que dans les cas de tracés acutangles ou très-irréguliers.

Consultez au sujet des conditions de la fluctuation quotidienne dans la fièvre typhoïde : Thomas (*Archiv der Heilkunde*, t. V, p. 456 et t. VIII, p. 49) ; Jürgensen (1866. *Études cliniques*, — *Klinische Studien*, p. 56) ; Ziemssen et Immermann (1870. *Traitement hydrothérapique de la fièvre typhoïde — Kaltwasser behandlung des Typhus abdominalis*, p. 33) ; Immermann (*Deutsches Archiv für klin. Med.*, t. VI, p. 561).

4. La fièvre typhoïde présente *deux types principaux*, semblables au début et à la fin, mais offrant les différences suivantes :

Dans le premier de ces types, la marche est brève et continue, et se termine d'ordinaire après trois semaines révolues ; dans l'autre, il s'interpose, entre l'ascension et la descente, une période assez longue de grande intensité fébrile et d'oscillations thermiques. Dans ce dernier type, la maladie persiste pendant quatre semaines ou quatre semaines et demi, assez souvent, cinq, six et parfois, huit ou dix semaines.

Ces deux modes d'évolution correspondent toujours assez exactement aux lésions anatomiques ; la forme brève se présente dans les cas où il n'y a dans les intestins que des plaques molles ; l'autre, au contraire, se montre toutes les fois que les plaques de Peyer sont confluentes et souvent aussi infiltrés de dépôts successifs.

Dans la forme brève, la régression est simple et facile.

Dans la seconde forme, les processus d'élimination des exsudats sont nécessairement complexes ; cette expulsion est suivie d'ulcérations dont la guérison peut être plus ou moins lente. Non-seulement, dans ces derniers cas, l'évolution de la maladie est déjà en elle-même plus intense, mais le processus de déclin est sujet à de fréquents écarts, à de nombreuses péripéties, enfin à une série de troubles, d'accidents et de dangers.

Ces deux types principaux présentent dans les cas caractéristiques une différence assez notable (*voy.* planche II) ; mais il n'est pas rare de trouver des cas qui tiennent le milieu entre ces deux formes et se rapprochant plus ou moins de l'une ou de l'autre ; de même, les lésions intestinales peuvent présenter des caractères différents sur divers points ; et, à côté de lésions légères et aisément curables, on rencontre des ulcérations profondes et étendues dont la cicatrisation nécessite un processus réparateur long et laborieux.

Dans les cas où les dépôts intestinaux sont successifs, la marche de la maladie peut revêtir une forme intermédiaire aux deux types fondamentaux.

Les deux formes principales de la fièvre typhoïde présentent parfois quelques différences dès le début de la maladie. Mais ces différences s'accusent surtout à la période d'état, aussi bien qu'au moment de la régression et de la guérison des lésions intestinales.

Tandis que ce dernier processus peut se terminer avec la forme légère et brève, dans l'espace d'une semaine, il est très-retardé dans la forme grave et longue et exposé à beaucoup d'éventualités fâcheuses ; c'est précisément dans cette période que la vie des malades est menacée.

Le rapport de fréquence des deux types principaux peut être très-différent suivant le lieu, mais il varie certainement aussi au même endroit suivant les périodes. La mortalité dépend surtout de la prédominance de l'une des deux formes sur l'autre, et les conclusions qu'on tire des résultats d'une modication ont grandement besoin d'être soumis à ce contrôle numérique.

5. Abstraction faite de ces deux différences capitales, les complications et les diverses conditions individuelles peuvent imprimer à la marche morbide un certain nombre de *troubles* et d'*irrégularités* qui se présentent, il est vrai, bien plus rarement dans la forme brève de la fièvre typhoïde que dans celle de longue durée.

Il est à noter que la marche typique la plus parfaite de la fièvre typhoïde rapide se rencontre dans les cas de rechutes ou de réversion de la maladie.

La récidive dont le début coïncide avec la période déjà apyrétique de la maladie première présente tous les caractères d'une fièvre typhoïde normale.

La marche d'une fièvre typhoïde bénigne de moyenne intensité est le plus souvent régulière chez des individus âgés de dix-huit à vingt-huit ans, de bonne constitution et d'une bonne santé habituelle.

En revanche, chez les enfants (et cela d'autant plus qu'ils sont plus jeunes), chez les individus d'un âge avancé (qui, pour la fièvre typhoïde, commence de trente-cinq à quarante ans), chez les sujets qui sont déjà affectés d'une autre maladie, notamment, chez les phthisiques, les hystériques, les accouchées, les scarlatineux, les individus atteints en même temps de maladies locales sérieuses, notamment d'endocardite et de péricardite, de pleurésie, de péritonite, de néphrite parenchymateuse ; dans tous les cas que nous venons d'énumérer, les caractères typiques de la marche fébrile sont plus ou moins effacés.

Dans certaines épidémies et à certaines époques aussi, des irrégularités dans la marche fébrile se présentent plus fréquemment que d'ordinaire ; et c'est ce qu'on observe aussi dans les autres symptômes de la fièvre typhoïde.

En outre, les cas légers aussi bien que les cas extrêmement graves et rapides sont le plus souvent irréguliers.

Le caractère de la marche fébrile peut encore être plus ou moins modifié par des influences nocives exercées sur le malade avant son affection ou à son début, par un manque de soins dans le cours de la maladie, par de graves imprudences commises, des fatigues continues, des accidents sérieux (de très-fortes hémorrhagies, des perforations intestinales) ou par des complications devenues prédominantes.

Certains agents thérapeutiques sont aussi capables de modifier d'une façon avantageuse le type de la maladie.

A l'approche de l'agonie aussi, tout caractère typique disparaît assez souvent.

Les déviations ne sont pas non plus d'une irrégularité extrême ; on y retrouve toujours le caractère primitif plus ou moins prononcé et partant une certaine tendance à revenir à la marche typique ; à moins que la terminaison funeste ne se prépare. — Toutes ces modalités correspondent, du reste, aux conditions particulières du cas.

6. Dans les cas réguliers aussi bien que dans ceux qui ne le sont pas; on remarque aussi, surtout dans les premiers, que la marche de la maladie se décompose en plusieurs *périodes* plus ou moins distinctes.

—Dans la marche de la fièvre typhoïde, on distingue surtout *deux périodes tranchées* et qui se reconnaissent avec une grande précision par l'observation thermométrique. La première correspond à l'infiltration et au dépôt des exsudats; la seconde, à leur régression et à leur élimination ; enfin, à la cicatrisation et à la guérison des parties affectées.

Mais chacune de ces deux périodes principales présente encore différents stades dans lesquels se montrent des modifications de la marche générale qui ne correspondent pas à des lésions anatomiques appréciables.

De toutes les méthodes d'observation, la thermométrie est celle qui nous révèle le mieux ces diverses modalités.

Il faut aussi remarquer que, dans un grand nombre de cas, notamment dans ceux dont la marche est parfaitement régulière, la durée des différents stades et des diverses périodes du cycle morbide correspond assez exactement aux limites des septénaires ou de demi septénaires, que les modifications dans le cours de la maladie, les transitions d'un stade à l'autre, tombent très-fréquemment à la fin et au commencement d'un septénaire pathologique; mais quelquefois aussi au milieu de ce septénaire.

Ce type hebdomadaire se montre de la façon la plus tranchée, dans la forme légère et brève de la fièvre typhoïde ; dans la forme grave, il est souvent effacé ou ne se maintient que durant les trois ou quatre premières semaines. De même, les complications et d'autres irrégularités effacent complétement le type hebdomadaire ou, du moins, l'interrompent pour un certain temps.

7. La période qui se présente comme stade initial de la fièvre typhoïde ne forme pas toujours le début des manifestations morbides. Cette période est précédée dans un certain nombre de cas et pendant un temps plus ou moins long (qui correspond sans doute à la période d'exacerbation) par des symptômes légers et le plus souvent interrompus qui se rapportent à des désordres intesti-

naux, à des manifestations du côté de la tête, de la muqueuse respiratoire et à des troubles de tout l'organisme.

Un léger mouvement fébrile, un frisson de temps en temps, peut aussi parfois venir s'ajouter à ces prodromes. Mais tous ces phénomènes sont trop insignifiants et trop éphémères pour qu'ils méritent d'attirer l'attention ; il ne faut donc faire partir l'observation qu'au moment où commence une série non interrompue de phénomènes pathologiques.

Ce *stade initial* de la fièvre typhoïde qui, comme nous venons de le voir, ne mérite pas toujours son titre, suit une marche d'une grande régularité. Cette marche est toujours la même, quelle que soit la forme qui prévaille dans le cours ultérieur de la maladie.

Pendant la période initiale, la température monte en zigzag, de façon à s'élever dans les trois ou quatre jours que comprend cette période, de 1° à 1° $\frac{1}{2}$ du matin au soir et de tomber de $\frac{1}{2}$ à $\frac{3}{4}$° du soir au matin, jusqu'à ce que, vers le troisième ou le quatrième soir, elle ait atteint ou dépassé 40°.

La formule de cette ascension peut être représentée comme il suit :

1er jour :	le matin,	37°	; le soir,	38°,5.
2e jour	»	37°,9	»	39°,2.
3e jour	»	38°,7	»	39°,8.
4e jour	»	39°,2	»	40°,3.

Il est très-rare qu'une fièvre typhoïde, se développant chez un individu sain ou du moins non fébricitant, ne présente pas pendant son stade initial, une évolution thermique analogue à celle que nous venons de représenter.

Il est encore plus rare qu'une autre maladie présente une semblable période pyrogénétique.

Cette marche poursuivie dans la première moitié du premier septénaire peut donc déjà à elle seule décider du diagnostic.

En d'autres termes :

La température vespérale des deuxième, troisième ou quatrième jours reste-t-elle approximativement normale, il ne s'agit pas d'une fièvre typhoïde.

La température reste-t-elle la même dans les deux ou trois

premières soirées, il ne doit pas être question de fièvre typhoïde.

La température reste-t-elle au même niveau dans les deux ou trois premières matinées, la maladie n'est presque certainement pas un typhus abdominal.

La température monte-t-elle dans les deux premiers jours à 40° ou au-dessus, on n'a probablement pas affaire à cette maladie.

Si la température présente un seul moment d'arrêt ou de recul durant les matinées ou les soirées du premier demi-septénaire, on peut exclure d'emblée l'hypothèse d'une fièvre typhoïde.

Le diagnostic positif est d'autant plus assuré que la marche thermique des quatre premiers jours est plus conforme à la formule indiquée ci-dessus.

Il ne faut cependant pas oublier qu'il peut y avoir parfois des exceptions à ce type initial.

C'est ainsi que le mouvement ascensionnel peut s'achever dans les deux premiers jours ou mettre cinq jours pour atteindre son entier développement; dans ces deux cas, il faut s'attendre à une forme grave de la maladie; dans le dernier, le déclin ne commencera pas avant le milieu de la troisième semaine.

Dans la deuxième matinée, la température peut revenir à l'état normal, mais alors le mouvement ascensionnel vespéral de la seconde soirée sera plus fort que celui de la première.

L'ascension est souvent plus faible (qu'elle ne devrait l'être) le premier et le deuxième jour, mais alors elle est d'autant plus considérable le troisième et le quatrième.

L'élévation thermique du troisième et du quatrième jour n'atteint pas toujours 40°, il peut être de quelques dixièmes en moins; mais, le plus souvent, ce chiffre est dépassé de plusieurs dixièmes et même d'un degré entier.

Dans les cas de fièvre typhoïde secondaire, c'est-à-dire affectant des individus déjà malades et plus ou moins fébricitants, la période initiale est souvent effacée et méconnaissable.

La marche thermique de la période initiale ne peut fournir aucune indication relativement à l'évolution ultérieure de la maladie, à sa bénignité ou à sa violence, car cette marche est la même dans les cas légers et dans les cas graves.

Mais ce n'est que dans l'infime minorité des cas que cette période tombe sous le coup de l'observation; le plus souvent la maladie existe déjà depuis quelques jours, avant que le médecin ne soit appelé à la traiter.

Dans la plupart des cas, on est, par conséquent, privé d'un puissant auxiliaire, et il faut alors attendre que la maladie ait fait des progrès pour pouvoir arriver, à l'aide du thermomètre, au même degré de précision dans le diagnostic.

Il faut bien se garder de se laisser induire en erreur par les malades eux-mêmes qui, trop souvent, oublient le jour précis du début de leur affection.

8. Dans la deuxième moitié du premier septénaire et dans la première moitié de la deuxième semaine, la marche thermique est encore assez uniforme ; dans la plupart des cas, on ne peut, notamment, rien préjuger au sujet de l'intensité de son cours ultérieur, de sa marche et du degré qu'elle doit atteindre.

Très-souvent, ces cas atteignent dans cet espace de temps et dès la deuxième moitié de la première semaine, l'élévation maxima qui, le plus souvent, tombe sur le quatrième ou le cinquième jour, et si la maladie a été abandonnée à elle-même, sur le sixième jour et plus rarement encore sur le septième ou le huitième jour ; cette élévation oscille d'ordinaire entre 40° et 41°,5, mais le plus souvent entre 40°,2 et 40°,8. Ce chiffre n'est atteint que pendant un seul jour (d'ordinaire, dans l'après-midi), parfois aussi pendant deux jours et rarement pendant cinq jours ; dans ce dernier cas, le deuxième ou le troisième maximum correspond d'ordinaire au septième jour ou plus tard encore. Mais habituellement les maxima quotidiens d'exacerbation restent à peu près au niveau du maximum général, pendant toute la deuxième moitié de la première semaine.

Les températures matinales sont, pendant cette époque, plus basses d'un $\frac{1}{2}$° à 1° $\frac{1}{2}$, rarement de moins, mais rarement aussi de plus ; avec cette exception que, parfois, pendant un seul jour se présente une rémission profonde, mais transitoire.

Pendant la première moitié du second septénaire, bien qu'au total la marche s'accorde encore avec celle de la demi-semaine révolue, la hauteur d'exacerbation quotidienne est cependant d'ordinaire un peu moindre que dans la demi-semaine précédente, au moins dans les cas favorables, et les rémissions aussi sont moins profondes ; de sorte que, dans ces cas, le fastigium se décompose en deux parties : une première à exacerbations considérables et à rémissions, en moyenne, peu profondes ; et une seconde à exacerbations modérées et à rémissions un peu plus basses. La fin de la première période du fastigium tombe le plus fréquemment entre le septième et le huitième jour, rarement vers le sixième ou le neuvième et dixième.

Pendant cette marche du fastigium, des diminutions thermiques temporaires ont souvent lieu ; dans la plupart des cas, elles se présentent dans la matinée, et parfois aussi dans la soirée. Elles peuvent se produire dès la première semaine, mais, le plus souvent, le dixième jour seulement ; elles sont plus fréquentes dans les cas bénins, mais sans toutefois en garantir l'existence. En général, le cycle thermique de cette période ne décide pas encore de la nature de la marche que suivra la maladie ; elle peut être grave au milieu de la première de la deuxième semaine et cependant être suivie par un prompt déclin ou bien légère et pourtant conduire à une marche grave et torpide.

Cependant, l'on trouve quelquefois dans cette période des cas graves et légers, offrant un type tout différent, et on peut déjà prévoir avec quelque probabilité le cours que suivra la maladie.

9. En premier lieu, on rencontre parfois des cas dont la marche thermique est extrêmement douce entre le quatrième et le onzième jour.

Les élévations vespérales restent, en général, insignifiantes (39°,6 — 39°,8), ou il se présente même incidemment quelques atténuations vespérales assez notables ;

Ou bien les rémissions matinales sont plus considérables (1° ½ à 2°) ;

Ou bien encore le cours semble abrégé et il se forme de bonne heure un type rétrograde qui, au commencement de la deuxième semaine, peut même aller jusqu'à l'apyrexie.

Dans des cas assez fréquents, il arrive, au début de la maladie, qu'après une action thérapeutique, la température suit cette voie (surtout après l'emploi d'un laxatif). Si auparavant la maladie était déjà bien caractérisée, cette circonstance ne doit pas modifier le diagnostic.

Ces formes légères et brèves de l'évolution thermique peuvent survenir spontanément, mais le plus souvent elles sont consécutives à la médication mise en usage.

Quelquefois, dans ces cas bénins, on observe un amendement dans les phénomènes, tandis que la durée de la maladie ne dépasse pas le minimum de celle des cas normaux (trois semaines) ou ne s'en écarte que faiblement.

Dans d'autres cas, vient s'ajouter ultérieurement une recrudescence fébrile, et alors il est permis de supposer que les altérations typhiques se sont faites par poussées successives; dans ces cas, les premiers dépôts morbides sont très-insignifiants, tandis que les lésions suivantes sont intenses et étendues.

Lorsque la guérison est précoce et très-rapide, la question de l'existence d'une fièvre typhoïde peut rester douteuse. Si le diagnostic ne peut pas être confirmé par l'autopsie, et les autres symptômes n'étant pas assez décisifs, ou faisant même fréquemment défaut dans des formes aussi légères, faut-il, dans ces cas, admettre un typhus abdominal abortif ou exceptionnellement léger, ou bien faut-il conclure à un autre trouble tel qu'un catarrhe intestinal fébrile ou toute autre maladie semblable?

Cette question est assez difficile à résoudre, non-seulement dans l'espèce, mais aussi en principe.

Personne ne peut garantir que la fièvre typhoïde doive avoir toujours une durée déterminée et qu'elle ne puisse pas évoluer sans être accompagnée d'un certain nombre de phénomènes réputés caractéristiques. Tout ce qu'il est permis de dire, c'est que, dans nos climats et à notre époque, cette maladie est comparativement rare; que, dans un cas bien caractérisé de fièvre typhoïde abandonnée pour ainsi dire à elle-même, la marche fébrile est constamment d'au moins deux semaines et demie; qu'au contraire, dans l'immense majorité des cas, une marche même bénigne, n'arrive jamais à l'apyrexie complète avant le vingt et unième jour.

Il est cependant possible de confondre sous la dénomination de typhus abdominal (fièvre typhoïde) deux maladies qui se ressemblent par beaucoup de symptômes, qui présentent même des caractères anatomiques très-analogues, mais qui cependant diffèrent essentiellement l'une de l'autre. C'est, d'une part, une maladie générale (totius substantiæ) et infectieuse, mais dont la principale localisation est l'appareil glandulaire de l'intestin; et, d'autre part, une maladie locale, sorte d'entérite folliculaire dans laquelle les follicules de l'intestin, par suite de conditions purement individuelles, présentent les mêmes lésions que celles de la fièvre typhoïde et sont, partant, accompagnées des symptômes propres à cette dernière affection.

Dans la scarlatine, on rencontre parfois non-seulement des lésions folliculaires semblables à celles de la fièvre typhoïde, mais il peut se présenter aussi dans la période de déclin un ensemble de phénomènes et une marche thermique qui ressemblent plus ou moins à la fièvre typhoïde, bien que cette dernière fasse absolument défaut. — Pareille conclusion doit être aussi tirée de son analogie avec beaucoup d'autres maladies : le choléra, par exemple, où des formes morbides d'origine purement topique peuvent, dans certaines circonstances, être tout à fait semblables à la maladie épidémique d'origine infectieuse.

Il n'est pas impossible que, dans cette dernière maladie, les lésions anatomiques et les phénomènes pathologiques propres à la fièvre typhoïde ne puissent être enrayées ou même arrêtées complétement et qu'il y ait ainsi des affections de nature dothiénentérique au début, mais d'une évolution très-rapide. — Ces cas se confondent presque complétement avec le catarrhe intestinal, car il est impossible d'assigner des limites tranchées entre ces deux maladies.

Dans la fièvre typhoïde d'origine infectieuse, il n'y a pas de raison qui s'oppose à admettre que les formes de la maladie restent rudimentaires, soit que la cause morbifique n'ait qu'incomplétement agi ou que la prédisposition ait été faible, comme cela s'observe assez habituellement dans d'autres maladies infectieuses.

Mais tout cela ne contribue pas peu à compliquer le diagnostic; si la thermométrie ne suffit pas pour lever tous les doutes, elle peut du moins éclairer les points obscurs. — Mais il faudra s'appuyer encore sur l'étiologie, sur les conditions individuelles et sur l'examen des autres symptômes.

Voici ce que la thermométrie pourra nous révéler dans les cas extrêmement légers :

Si la température présente à plusieurs reprises, et sans autres causes, l'élévation vespérale de la fièvre typhoïde, on aura d'autant plus le droit de supposer son existence que ce signe thermique se rencontre chez un sujet bien soigné. Si même les températures restent au-dessous du niveau caractéristique, on peut encore admettre qu'on a affaire à une fièvre typhoïde, si la marche thermique reste conforme à celle de cette maladie, et surtout si les individus affectés sont des adultes (âgés de plus de trente ans), des enfants ou des anémiques.

Lorsqu'un pareil type thermique dure une semaine entière, sans qu'aucune autre cause puisse le justifier, c'est un indice presque certain de la fièvre typhoïde.

10. Mais, si caractéristique que soit la période du fastigium, les erreurs de diagnostic sont toujours possibles dans les cas où la période initiale n'est pas tombée sous le coup de l'observation, et encore plus, si le médecin n'a aucun renseignement sur le début de la maladie, et si, par conséquent, sa durée lui est inconnue.

Ces sortes d'erreurs seront d'autant plus nombreuses, que le lâps de temps pendant lequel on observe le fastigium sera plus court.

Voici les erreurs le plus souvent commises, notamment dans cette période ; on peut confondre la fièvre typhoïde :

α. Avec des *pneumonies*, en particulier avec des cas où l'hépatisation est tardive, et souvent il est impossible pendant deux ou trois jours, du moins, par la température seule de distinguer ces cas d'avec le typhus abdominal. Même dans ces cas de pneumonie où l'on a constaté la lésion des poumons par l'examen stéthoscopique, on peut encore se demander si une fièvre typhoïde ne se trouve pas à côté de la maladie pulmonaire.

En pareils cas, on ne peut arriver à résoudre le problème que par une observation prolongée pendant plusieurs jours.

β. Avec les *exanthèmes aigus*, mais dans lesquels la température fébrile élevée persiste rarement au delà du cinquième jour, sans qu'il se manifeste, soit l'éruption cutanée (exanthème), soit une localisation dans les organes internes (exanthème).

γ. Avec le *typhus exanthématique*, qui, parfois, et dans la période du fastigium, ne peut pas être distingué par la température du typhus abdominal (fièvre typhoïde) ; mais, en général, le typhus exanthématique présente une élévation thermique plus considérable et, en particulier, des rémissions matinales moins fortes que la fièvre typhoïde.

δ. Avec la *méningite cérébro-spinale* où une observation de quelques jours n'est quelquefois pas suffisante.

ε. Avec l'*ostéomyélite aiguë*, dont la marche fébrile peut être très-analogue; mais cette maladie se distingue par les phénomènes locaux intenses qui se produisent dans les muscles.

η. Avec la *tuberculose aiguë*, qui, elle aussi, peut provoquer pendant quelques jours les mêmes modifications thermiques que la fièvre typhoïde.

θ. Avec la *trichinose*, dont la température peut être tout à fait analogue.

λ. Avec les *abcès du foie* et la *pyémie* que, pendant un court espace de temps, on ne peut souvent pas distinguer du fastigium de la fièvre typhoïde.

μ. Avec le *catarrhe intestinal*, mais les élévations y sont bientôt moins considérables (lorsqu'il est convenablement traité) que celles du typhus abdominal.

ν. Avec la *grippe*, à moins qu'une pneumonie catarrhale ne vienne s'y ajouter, et quand celle-ci est bien traitée, la température ne s'y maintient pas non plus longtemps au degré que comporte la fièvre typhoïde.

Dans ces cas, déjà la thermométrie peut vaincre, non pas toujours, mais assez souvent, on le voit, la difficulté du diagnostic, mais il en est d'autres dans lesquels elle peut, à elle seule, résoudre le problème et exclure la fièvre typhoïde :

Chez les jeunes adultes, quand la température vespérale reste au-dessous de 39°,6 pendant le fastigium, surtout quand il coexiste avec d'autres symptômes intenses.

Dans tous les cas où la température redescend à l'état normal, sans de bien fortes causes (telles que les grandes hémorrhagies, les perforations), dans une heure de jour quelconque, dans le temps où s'accusent les symptômes graves.

C'est là un fait qui a sûrement lieu, dans les fièvres intermittentes graves ou même pernicieuses, assez analogues au typhus abdominal, souvent, au moins, dans la pyémie, et parfois dans la pneumonie et la tuberculose aiguë.

Voici le cas où l'on peut le *plus sûrement admettre l'existence positive* d'un typhus abdominal, pendant le fastigium et quand la maladie est d'une intensité moyenne.

Quand, après la durée approximative de cinq à onze jours d'une maladie chez un individu jeune ou d'un âge moyen et qui n'a jamais été malade, il se présente des températures vespérales de 39°,7 *à* 40°,5 *ou peu au-dessus, qui alternent avec des températures matinales de* $\frac{3}{4}$° *à* 1° $\frac{1}{2}$ *plus bas, sans qu'on puisse constater d'autre trouble pour expliquer cette élévation fébrile et sans qu'elle ait été causée par quelque imprudence grave.*

Chez les enfants, chez les individus mal soignés ou chez les vieillards, quand il y a des troubles locaux considérables et démontrables, il faut, même quand la marche thermique s'accorde (avec celle du typhus abdominal), attendre le cours de la deuxième semaine, quand le diagnostic ne peut être assuré autrement que par voie thermométrique.

11. Si, dans la période du fastigium, il se présente des températures disproportionnées, soit des degrés thermiques très-élevés (41° et au-dessus), soit une absence des rémissions matinales, cela peut dépendre de l'intensité du cas en lui-même ou du manque de soins, de différentes imprudences, rarement de la survenue de complications.

Dans ces cas, les mêmes confusions et les mêmes doutes sont possibles ainsi que dans ceux d'une intensité moyenne. Plus le cas est grave, plus difficile est le diagnostic. Cependant une incohérence thermique très-considérable milite plutôt contre la présence du typhus abdominal. Dans ces circonstances, on ne peut positivement risquer l'hypothèse d'une fièvre typhoïde d'après les indications thermiques, qu'en étudiant la marche ultérieure de la maladie.

12. *Au milieu du deuxième septénaire*, entre le neuvième et le douzième jour, les cas graves se distinguent plus facilement des cas légers.

Dans les cas légers, le fastigium, à ce moment, touche à sa fin. Parfois, le revirement est précédé par une courte perturbation, une élévation extraordinaire de la température vespérale, une absence de la rémission matinale ; mais, plus souvent, le déclin se rattache immédiatement au fastigium. L'amélioration se fait sentir, le plus souvent, vers le dixième ou le douzième jour de la maladie, quelquefois cependant plus tôt, surtout après un traitement approprié. Dans les cas favorables, c'est vers cette époque (le plus souvent vers le douzième jour) que se montre la première rémission matinale profonde, qui présente, dans la plupart des cas, un contraste assez frappant avec les rémissions antérieures. Le lendemain, cette rémission peut paraître de nouveau un peu moins considérable; mais bientôt, les rémissions gagnent en profondeur d'une façon continue, les latitudes d'exacerbation deviennent moindres ; en même temps, l'ascension quotidienne commence plus tard, la descente plus tôt, l'intensité d'exacerbation diminue habituellement un peu, une tendance au déclin se fait nettement sentir, et dès la fin de la deuxième semaine ou au commencement de la troisième, la diminution de l'exacerbation vespérale prouve que la maladie est en pleine voie de déclin.

La transformation des courbes quotidiennes brèves du fastigium en courbes à pic de la période du déclin peut être considérée, quand elle arrive dans le courant de la deuxième semaine, comme le signe rarement trompeur de la bénignité du cas. Il est vrai qu'elle ne fournit pas des garanties absolues pour une issue favorable ; car, même dans sa marche la plus légère, cette maladie comporte des dangers qu'il est impossible de prévoir (des perforations, des hémorrhagies, des irritations cérébrales de provenance individuelle), etc. Mais une fois que le processus essentiel prend une tournure favorable — et il n'y a que le thermomètre qui en soit le sûr garant — la probabilité de ces accidents ou de ces troubles accessoires devient incomparablement moindre et l'on peut, en général, en préserver le malade par des soins intelligents.

Ce qui est moins favorable et moins sûr que son passage aux courbes à pic est un abaissement temporaire considérable de la température, un grand abaissement prématuré des exacerbations vespérales, au point qu'elles s'approchent des températures matinales restées stationnaires; dans tous ces cas, la marche devient souvent irrégulière et de nouvelles élévations sont imminentes.

La marche thermique du déclin et de l'amélioration est ordinairement caractérisée par des rémissions croissantes dans les heures matinales, auxquelles succèdent de petites exacerbations, de façon que, dans l'espace de six à dix jours, la température se rapproche en zigzag de l'état normal.

La différence entre les températures matinales et vespérales peut avec cela rester parfois la même pendant plusieurs jours et même toute une semaine, ou bien elle s'agrandit par la progression plus rapide de la rémission.

Des températures matinales normales se présentent déjà d'ordinaire avant le milieu de la troisième semaine. Par l'amoindrissement continu des exacerbations vespérales, les différences quotidiennes deviennent plus faibles et d'habitude à la fin de la troisième semaine, la température est normale dans les heures vespérales et la convalescence a lieu.

Si cette marche se poursuit de la façon précédemment décrite, il serait à peine possible de concevoir encore des doutes sur le diagnostic. Il est vrai que la pneumonie catarrhale, la grippe intense, peuvent suivre la même voie de décroissance ; mais elles procèdent beaucoup plus rapidement, et la fièvre ne se prolonge pas jusqu'à la fin de la troisième semaine. D'un autre côté, le déclin est bien encore de nature rémittente, dans la méningite cérébro-spinale, dans la trichinose, dans le cas où des températures élevées s'y sont montrées, mais la marche y est plus lente, et l'on y constate de plus fréquentes interruptions. D'autres affections à type rémittent pendant leur déclin se distinguent du typhus abdominal en ce qu'elles n'atteignent pas, pendant le fastigium, l'élévation thermique qui caractérise cette maladie dans cette période.

Il est encore vrai qu'il se présente quelquefois des modifications de cette forme de défervescence propres à rendre douteux le diagnostic, et, dans le nombre, notamment, le retour accéléré à l'apyrexie, se produisant parfois tellement vite que des températures vespérales normales sont atteintes dès le milieu ou même au commencement de la troisième semaine. Cet état de choses se présente de préférence après l'action convenable d'agents thérapeutiques, rarement sans qu'il y eût eu auparavant intervention médicale. Pour que, dans ces cas, on ait le droit de maintenir le diagnostic, il faut qu'il ait été complétement établi, aussi bien par les conditions thermiques que par les phénomènes essentiels de la maladie.

Plus rarement encore se présentent d'autres déviations de la défervescence quand le déclin s'établit dans le courant de la troisième semaine. Souvent aussi, elles ne sont qu'apparentes. On est induit en erreur par les fausses indications du malade sur la durée de sa maladie. Toutes les autres conditions étant régulières, on peut souvent établir en s'appuyant sur la marche thermique que le malade s'est trompé sur le début de sa maladie et, souvent, on trouvera encore, après coup, cette indication thermométrique confirmée par une anamnèse plus approfondie.

Avec une pareille marche de la période de déclin, il survient rarement des complications, à moins que les individus atteints ne se soient trouvés, avant l'invasion de cette maladie, dans un état de santé incomplet, ou que des influences particulières aient agi sur eux, ou bien que les conditions épidémiques ne produisent temporairement des complications. Une de ces complications se présente-t-elle, il s'ensuit, à un moment quelconque de la défervescence, un arrêt dans l'abaissement ou une élévation. Parfois, ce revirement est précédé par un abaissement de température subit et profond, ce qui doit toujours paraître suspect.

En revanche, il y a assez souvent, dans ces cas et particulièrement dans les cas très-légers, des recrudescences et des récidives. Il existe une différence essentielle comme marche et comme danger, selon que le renouvellement du processus a eu lieu à des endroits restés jusque-là intacts, et dans un temps où les dépôts antérieurs ne se préparent même pas encore au déclin, ou n'y ont fait que peu de progrès (recrudescence, nouvelles pousses typhoïdes), ou selon que le déclin a déjà fait de notables progrès, que l'apyrexie est déjà atteinte.

Dans le premier cas, le commencement de la recrudescence se caractérise, soit par une ascension thermique au-dessus des élévations modérées actuelles, soit par une modification du type qui s'effectue soudainement après que la marche était déjà devenue descendante : les rémissions quotidiennes sont plus incomplètes, les exacerbations commencent de meilleure heure, s'élèvent un peu plus, durent un peu plus longtemps, et il s'y ajoute une marche, le plus souvent grave, habituellement régulière qui expose le malade à de grands dangers.

Il en est tout autrement des récidives, proprement dites, qui ne commencent qu'une fois l'apyrexie atteinte, ou même seulement pendant la convalescence. Comme nous l'avons déjà dit, ces récidives ont, en général, et notamment quand elles succèdent à une affection primitive légère, une marche très-normale et le plus souvent favorable qui, la plupart du temps, se termine le vingt et unième jour (à partir du début de la récidive).

13. Il faut toujours s'attendre, avec une grande probabilité à une *marche grave*, aussitôt que, dans la deuxième semaine, la température du matin reste constamment au-dessus de 39°,5, que les températures du soir atteignent ou dépassent 40°,5, que les exacerbations quotidiennes se présentent de très-bonne heure ou se prolongent au delà de minuit, que les différences quotidiennes sont insignifiantes et que, par conséquent, la marche est sous-continue, ou que les différences sont plus grandes, mais le minimum quotidien dépasse la limite exacerbatrice la plus basse du typhus (39°,6), enfin dès que le ralentissement n'apparaît pas vers le milieu de la deuxième semaine et au plus tard jusqu'au douzième jour.

On peut considérer comme suspectes toutes les irrégularités qui se produisent dans le courant du second septénaire, toutes les élévations inégales, ainsi que les ralentissements passagers et sans causes ; alors, le cours ultérieur affecte aussi une marche irrégulière dans la plupart des cas. Et bien qu'une guérison assez rapide soit possible, dans ces conditions, les rechutes ou nouvelles élévations thermiques, les complications et les hypostrophes sont cependant très-ordinaires.

L'irrégularité est surtout fâcheuse dans le cas où il ne se manifeste aucune rémission profonde dans la deuxième semaine, bien que la température du soir reste proportionnellement basse ; il en est encore de même lorsque les températures du matin dépassent celles du soir.

Il est un signe presque certain d'une très-grande gravité de la maladie ; c'est quand les températures du matin atteignent 40° et que celles du soir dépassent 41°, en particulier, quand à la fin de la deuxième semaine il se manifeste des élévations croissantes.

Les fluctuations sans motif constituent le signe le plus défavorable, quand bien même elles ne consisteraient qu'en un ralentissement subit, mais insolite dans la fièvre typhoïde.

14. Dans les cas graves, la marche est, en général, plus complexe.

La forme la moins dangereuse est la suivante :

Au commencement de la deuxième moitié du second septénaire, après un ralentissement très-insignifiant, ou même nul, les exacerbations vespérales se tiennent à une hauteur considérable (au-dessus de 40°) et s'élèvent parfois le soir, jusque au-dessus de 41°; mais les rémissions matutinales montent aussi d'un degré et demi et même plus, et ces phénomènes persistent presque avec la même intensité, jusqu'au milieu de la troisième semaine et jusqu'à la fin de ce septénaire. — D'ordinaire, cependant, les exacerbations diminuent un peu dans ces cas (à moins qu'il ne survienne quelque complication, à partir du milieu de la troisième semaine), et par moment il se présente une rémission profonde qui prépare l'amélioration définitive.

Il est vrai que, parfois, il peut y avoir un amendement des phénomènes qui se caractérise comme il suit : l'élévation thermique de la deuxième semaine n'est plus atteinte, la température est d'environ $\frac{1}{2}°$ plus basse que celle de la semaine précédente, mais la fièvre reste cependant très-intense avec des rémissions insignifiantes. Dans les cas relativement favorables, il arrive assez souvent que les grandes rémissions se présentent dans la quatrième semaine.

Ou bien la température reste aussi élevée que dans la deuxième semaine, la dépasse même, et persiste ainsi jusqu'au moins au milieu du troisième septénaire (c'est le cas le plus fréquent), et souvent jusqu'à la fin du quatrième. Dans ces cas, les températures du soir sont aussi élevées ou presque aussi hautes que dans la période précédente, les rémissions sont moindres et la différence quotidienne ne s'élève souvent pas au-dessus d'un demi-degré, sauf dans les cas où l'exacerbation a présenté une élévation excessive. Quant aux températures du matin, elles se maintiennent le plus souvent entre 39°,5 et 40°, même entre 40° et 40°,5. Rarement la température s'élève au-dessus de ce chiffre, tandis que, pendant la période d'exacerbation, elle monte parfois au-dessus de 41° et peut même atteindre et dépasser 42°. En même temps, les exacerbations sont plus étendues et l'élévation quotidienne commence dès neuf heures ou même dès huit heures du matin ; et cette température élevée se maintient jusqu'à près de minuit ou plus longtemps encore, fréquemment avec une ou plusieurs cimes ; la rémission matutinale est d'une durée relativement courte et dépasse à peine quelques heures.

Ou bien, il se produit dans la marche des irrégularités qui ordinairement en engendrent d'autres. Souvent ces irrégularités sont la conséquence de la gravité seule du cas ou des conditions défavorables dans lesquelles se trouve le malade, des prédispositions individuelles ou du caractère particulier de l'épidémie. Mais, très-fréquemment, les complications sont la cause de l'irrégularité.

Si ces complications consistent en inflammations locales, en bronchites intenses, en pneumonies ou parotidites, tantôt la température monte, tantôt les rémissions matinales précédentes deviennent moindres. Le *choléra asiatique* venant s'ajouter à une fièvre typhoïde présente un caractère tout particulier. Friedlander a publié à ce sujet (1867. *Archiv der Heilkunde*, p. 439) des observations prises dans mon service. Il a montré que le choléra, non-seulement, exerce sur la température une influence dépressive, mais que le premier ralentissement thermique appréciable se présente chez les individus affectés de fièvre typhoïde trente à trente-six heures avant le collapsus cholérique et même douze à vingt-quatre heures avant l'apparition de la diarrhée profuse et que, par conséquent, il peut servir de premier symptôme à l'infection cholérique.

Si, dans le cours de la fièvre typhoïde, il se présente de fortes *hémorrhagies*, notamment des entérorrhagies, il peut y avoir un abaissement thermique considérable allant même jusque au-dessous de l'état normal ; mais, d'ordinaire, la température recouvre bientôt son élévation antérieure et peut même la dépasser.

L'élévation ou l'abaissement momentanés sont loin d'être les seuls effets des complications intercurrentes. Au contraire, celles-ci enlèvent plus ou moins à la marche thermique son caractère de régularité, et les plus grandes variations peuvent se présenter encore après coup, même quand la complication est déjà depuis longtemps dissipée.

Dans certains cas, très-graves à plus d'un titre, des rémissions se présentent au moment du plus grand danger sans qu'il y ait collapsus proprement dit et sans cause appréciable ; mais il ne faut nullement les considérer comme favorables ; elles se rattachent, au contraire, à une augmentation des autres phénomènes fâcheux : la faiblesse des contractions et des bruits du cœur, la fréquence énorme du pouls, le délire et les contractions automatiques des muscles, la carphologie, les soubresauts des tendons, le coma et la prostration la plus profonde ; ces rémissions présentent la plus grande ressemblance avec les rémissions proagoniques dont il sera question plus loin. Assurément, elles ne constituent pas une crise favorable dans la maladie ; mais, parfois, il arrive que la mort imminente peut être encore évitée par une médication énergique ; la température revient alors à son niveau primitif, c'est-à-dire qu'elle s'élève avec les progrès de l'amélioration. On peut désigner ces modifications de température sous le nom d'*abaissements thermiques proagoniformes*.

Mais, même dans les cas graves devenus irréguliers, le type de la marche thermique se rétablit aussitôt que la maladie prend une tournure plus favorable. Il est vrai que, souvent, ce revirement ne se présente plus à l'acmé de la maladie, pendant le fastigium, mais seulement au moment de son déclin.

Tous les cas graves, à moins qu'ils ne se terminent par la mort, ont cela de commun, que la marche du fastigium et de la maladie toute entière est traînante et prolongée. Avec cela, il se présente dans beaucoup de cas à des époques assez précises de la maladie, un ralentissement transitoire et à d'autres moments plutôt une ascension de la température. Les ralentissements se montrent de préférence au milieu ou à la fin de chaque septénaire, tandis que les élévations correspondent aux premiers jours ou au commencement de chaque semaine ; mais, le plus ordinairement, on aperçoit lorsque la maladie est de longue durée, une élévation notable le vingt-cinquième jour, souvent aussi un jour plutôt ou plus tard. L'élévation est encore très-fréquemment manifeste, même quand, à cette époque, la marche se trouve sensiblement ralentie ou bien en voie de déclin, et cette décroissance est très-fréquemment interrompue à la date précitée par des élévations thermiques qui dépassent d'un demi-degré et plus celles des jours précédents.

A cette période, le diagnostic est rarement douteux; ce n'est qu'exceptionnellement qu'on pourra encore songer à une tuberculose aiguë ou à une méningite cérébro-spinale, et, en particulier, si cette dernière maladie règne épidémiquement ou si des symptômes cérébro-spinaux très-accusés viennent s'ajouter à la fièvre typhoïde et, en augmentant les points de ressemblance, prêter ainsi à la confusion.

En revanche, c'est surtout le pronostic qui, dans cette période, offre un plus grand intérêt pratique. La thermométrie ne peut pas toujours lui donner de solides points d'appui, mais elle peut fournir de précieuses indications.

En général, le cas est toujours grave toutes les fois que cette forme de la maladie est arrivée à son plein développement.

Le danger s'accroît aussitôt que la température atteint 41°,2; même dans les cas les plus favorables, il faut s'attendre à une convalescence très-lente. A 41°,4, les chances de mort sont déjà deux fois plus grandes que celles de guérison; à 41°,5 et au-dessus, le rétablissement est un fait exceptionnel. Fiedler (*Deutsche Archiv für klin. Med.*, p. 534) indique comme température maxima pour les cas heureux, 41°15; à cette élévation, on ne compte que deux cas de guérison, toutes les autres fièvres typhoïdes avec température pareille ou plus élevée, se sont terminées par la mort. Cependant, dans l'une de mes observations, la guérison est survenue avec une température de $42°\frac{1}{8} = 33°,1$ R. Cette élévation thermique se montra pendant un accès de frisson.

Une élévation thermique très-considérable (41°) se répétant plusieurs fois par jour est l'indice d'un danger croissant. Cependant, le malade supporte même ces degrés extrêmes de température avec plus de facilité quand, dans les intervalles et en particulier le matin, la température est beaucoup plus basse. Des températures très-élevées, avec des rémissions intercurrentes, sont moins dangereuses que des conditions thermiques plus modérées, mais qui persistent presque sans interruption le matin comme le soir. Si, dans les heures matutinales, l'élévation de 40° est dépassée, la mort est presque certaine.

Si la température de la troisième semaine est plus élevée que celle de la deuxième, ou si celle de la troisième semaine suit une marche ascendante, c'est un symptôme très-grave.

Toutes les fortes irrégularités conduisent à un pronostic fatal; du moins, faut-il, en pareil cas, s'attendre à des complications ultérieures.

Il est très-exceptionnel de voir un cas grave changer brusquement de direction et se terminer par une prompte et heureuse issue.

15. Au contraire, avant d'y arriver, la maladie traverse ordinairement une série de péripéties, d'incidents et de fluctuations, une période d'indécision et d'incertitude : le *stade amphibole*, en un mot.

Souvent ce stade vient s'intercaler aussi dans des cas qui, au début, ne présentent qu'une faible intensité, mais doivent cependant éveiller les soupçons d'un médecin expérimenté : ainsi, dans les cas de fièvre typhoïde, chez des personnes âgées, chez des individus atteints déjà d'affections antérieures, dans les rechutes qui se manifestent avant que la période de déclin de la première maladie ait fait de grands progrès, dans les cas où se présentent de bonne heure de grandes irrégularités (à moins que celles-ci ne soient liées à des cas très-bénins) chez les malades qui, continuellement, s'exposent à des influences nocives ou qui se livrent à de trop violents efforts musculaires pendant la première période de leur maladie, etc., etc.

Le stade *amphibole* commence le plus souvent au milieu, rarement dès le début de la troisième ou même de la quatrième semaine ; dans quelques cas, il est précédé d'une rémission extrêmement profonde ou même d'un collapsus et manifeste sa présence par des irrégularités plus ou moins considérables, des améliorations ou des aggravations non motivées.

Les températures vespérales sont, en général, encore très-élevées dans cette période ; mais, en moyenne, cependant, pas aussi hautes que durant le fastigium. Bien que, à certains jours, le maximum fastigial puisse être atteint ou même dépassé, la température reste cependant presque toujours plus basse le soir. Par temps, il se présente des rémissions qui peuvent s'étendre jusque dans la soirée, mais elles sont très-passagères; tandis que, pendant quelques jours, les phénomènes peuvent présenter une tournure des plus favorables, tout à coup des aggravations surgissent. Il est assez rare que les abaissements thermiques intercurrents descendent dans ce stade jusqu'à des températures de collapsus sans qu'il y ait à cela de causes sérieuses et inquiétantes, et quand ces températures apparaissent, elles sont presque toujours dangereuses ou, du moins, suivies d'une élévation nouvelle et considérable.

Parfois, et durant un espace de temps plus ou moins prolongé, on voit des exacerbations uniformes alterner avec des rémissions profondes allant jusqu'à l'état normal et même au-dessous; dans le cours de ces dernières, il se présente alors assez souvent des phénomènes de collapsus. Bien que, dans ces cas, la défervescence puisse se produire, sans autres troubles et après une durée de trois semaines de cette alternance, il arrive fréquemment qu'après quelque temps, les rémissions deviennent moins profondes et qu'elles s'approchent même des exacerbations.

Dans quelques cas, des abaissements thermiques profonds et même des températures de collapsus se montrent dans la période d'exacerbation.

On ne rencontre pas trop rarement d'hétérochronisme des époques d'exacerbation et de rémission, celle-là se montrant aux heures de la matinée et celle-ci aux heures vespérales. Cet hétérochronisme paraît de médiocre importance, au point de vue du pronostic.

On observe habituellement dans ce stade des complications multiples qui, non-seulement font monter la température d'une façon générale, mais qui, encore, effacent les rémissions.

On ne constate (pendant cette période) d'abaissements rapides et considérables que dans les cas de fortes hémorrhagies ou de perforation intestinale.

Assez souvent, la marche présente des recrudescences avec reproduction du fastigium, probablement déterminées par des poussées nouvelles d'altérations anatomiques. Dans ces cas, il faut surtout craindre les hémorrhagies graves ou mortelles et les perforations intestinales.

Parfois, on observe aussi des frissons avec fortes élévations thermiques : ces frissons proviennent, d'ordinaire, de nouveaux troubles intercurrents (tels que les processus pyémiques, septicémiques).

La période *amphibole* ne dure quelquefois que la moitié d'une semaine, le plus souvent, une semaine ou une semaine et demie, parfois plus longtemps.

16. Si la maladie touche à une terminaison fatale, la période proagonique est le plus souvent annoncée par des abaissements thermiques trompeurs qui, cependant, contrastent avec les autres phénomènes, mais, d'ordinaire, se présentent aussi avec une certaine irrégularité.

Dans d'autres cas, au contraire, on remarque une élévation extrême de la température, dépassant 41° et se maintenant aussi à ce niveau dans la matinée.

Ou bien c'est une augmentation subite allant jusqu'à 42°,5 et au-dessus (rarement à 43° et au-dessus).

D'autres fois, on observe un abaissement thermique profond et brusque accompagné des phénomènes d'un collapsus intense.

L'agonie n'est pas toujours précédée d'un stade proagonique manifeste. Parfois, au contraire, elle apparaît dans ce stade d'une façon soudaine et inopinée.

Dans l'agonie elle-même et au moment de la mort, il peut se présenter, suivant les cas, des températures basses, très-fébriles ou hyperpyrétiques ; ce qui dépend probablement de la nature des conditions qui occasionnent immédiatement la terminaison funeste.

Si la température s'élève dans l'agonie, elle parcourt sa marche ascendante avec d'autant plus de rapidité que la mort est plus proche, elle s'élève quelquefois d'un degré et plus dans l'espace d'une heure. Le plus souvent alors, la mort survient entre 42° et 43°.

Des élévations *post mortem* se produisent ; mais, d'ordinaire, elles sont peu considérables et durent à peine quelques minutes.

17. Si, dans des cas graves, la maladie tourne à l'amélioration, cette heureuse terminaison se produit très-fréquemment après une

perturbation critique; tantôt fugace, elle disparaît au bout de quelques heures; tantôt plus longue, elle peut s'étendre même à plusieurs jours.

Souvent, pourtant, cette amélioration est précédée par un ralentissement prémonitoire; dans ce cas, le commencement de la décroissance ne se dessine pas nettement.

Le ralentissement préparatoire se manifeste soit par une rémission isolée un peu plus basse (qu'à l'ordinaire), ou par une exacerbation moindre, ou dans une direction descendante s'étendant sur plusieurs jours; avec cela le type thermique peut, dans les cas graves, rester toujours sous-continu et la moyenne quotidienne se maintenir à 40°. Ces abaissements si lents continuent pendant la moitié d'une semaine souvent pendant une semaine entière, avant que la maladie n'arrive à une amélioration décisive.

Celle-ci s'annonce très-souvent, d'abord par une forte baisse thermique qui, d'ordinaire, tombe dans le temps de la rémission, et, le plus souvent, est un peu plus profonde que les rémissions des jours suivants.

Le commencement de l'amélioration décisive correspond, dans les cas légers, souvent au milieu de la troisième semaine; dans les cas très-graves, rarement à la fin de la troisième semaine, le plus souvent au milieu de la quatrième semaine (immédiatement après l'élévation du vingt-cinquième jour), quelquefois plus tard encore.

La défervescence procède par rémittence, comme dans les cas à évolution rapide.

Mais sa durée est, en général sinon toujours, plus longue.

La défervescence a souvent des temps d'arrêt, ou même de petits mouvements de recul.

Bientôt, sa marche est interrompue par des variations isolées, faibles ou énormes, tantôt par une seule élévation vespérale considérable, tantôt par plusieurs, entre lesquelles la température revient chaque fois à l'état normal dans la matinée, tantôt enfin par une élévation sous-contiune s'étendant à plusieurs jours.

Mais on observe assez souvent aussi, pendant ce temps, des rechutes réelles.

18. Parfois, au lieu d'être immédiatement terminé par la mort ou par la guérison, le stade amphibole est suivi d'une phase lan-

guissante qui provient le plus souvent d'ulcérations intestinales persistantes, quelquefois d'une bronchite suppurée et d'autres affections locales lentes à disparaître, parfois aussi il peut être produit uniquement par le marasme.

La marche de la fièvre, dans ces cas, est chronique, avec des exaspérations quotidiennes vespérales plus ou moins élevées et avec des rémissions matinales allant jusqu'à l'état normal ; la durée de ce stade est illimitée.

19. La pleine et entière convalescence, dans la fièvre typhoïde, n'est admissible que quand la température présente le soir une apyrexie complète. Le début de la convalescence ne peut donc être constatée qu'au moyen de la thermométrie, et l'on ne peut la considérer comme définitive que si les températures basses se sont maintenues pendant au moins deux jours de suite.

Souvent la température y est même un peu plus basse qu'à l'état normal ; on constatera le matin de 36° à 36°,5, le soir moins de 37°. Mais cela indique plutôt une convalescence confirmée qu'un état défavorable quelconque. La période de convalescence est fréquemment troublée.

La perturbation la plus légère consiste en une élévation thermique de courte durée, bien que souvent très-considérable, se manifestant après la première ingestion de viande ou d'autres aliments nourrissants, et chez des convalescents d'une fièvre typhoïde, très-souvent après une visite d'amis.

Dans beaucoup de fièvres typhoïdes, plus souvent dans les cas graves que légers, il se présente pendant la convalescence, sans motifs appréciables et durant un à trois jours, de nouveaux accès fébriles. En elles-mêmes, ces rechutes n'offrent pas de dangers sérieux, mais elles retardent la convalescence, et, si l'on ne modifie pas les conditions du malade, elles peuvent probablement avoir ultérieurement de graves conséquences. La température est habituellement le seul signe qui les fasse reconnaître et indique aussi avec exactitude leur disparition. A certains moments, pendant la durée d'une épidémie, par exemple, il peut arriver que toute convalescence soit interrompue par des rechutes fébriles semblables ; rechutes qui peuvent se répéter jusqu'à trois fois chez le même individu.

Le plus souvent, à certaines époques, plus rarement à d'autres moments indéterminés, il se présente, pendant la convalescence, de vraies récidives du processus morbide ; dans les premiers jours, elles ne sont, d'ordinaire, rendues manifestes que par la température, aucun autre phénomène ne pouvant les révéler.

Il faut en redouter l'apparition plutôt dans les cas où il existe encore des élévations anormales de la température du soir, et ces rechutes peuvent se développer huit jours et même plus tard encore après l'apparition de la convalescence. Elles sont ordinairement sans danger quand des soins appropriés sont donnés en temps opportun et elles offrent l'exemple le plus net d'un processus typhique simple, favorable et rapide.

Dans la convalescence du typhus abdominal, il peut y avoir aussi plusieurs réversions (*hypostrophes*), et elles se reconnaissent, le plus souvent aussi, d'abord à une nouvelle élévation de la température. La nature de cette dernière perturbation ne peut habituellement se préciser qu'au bout de quelques jours.

A en juger par là, l'exploration thermique continuée chez les convalescents de fièvre typhoïde, au moins une fois par soirée, est de la plus haute importance pratique, et si cet examen quotidien ne peut pas être poursuivi avec persévérance, on ne saurait, du moins, méconnaître l'utilité d'une méthode d'examen aussi simple que facile, indiquant, avec la plus grande sûreté, le moment dans lequel il faut de nouveau procéder à une investigation plus attentive de la température du convalescent.

20. *Dans le jeune âge*, la marche thermique de la fièvre typhoïde est d'autant plus irrégulière que l'enfant est plus jeune.

Souvent on trouve des cycles morbides très-bénins. Mais, dans les premiers jours, la température monte plus rapidement, et elle atteint, en moyenne, des degrés très-considérables dès la première semaine.

La période de réparation est plus précoce, et la défervescence, en général, plus rapide.

Mais les complications y sont communes, et quand elles apparaissent, l'élévation de la température peut alors devenir, après coup, très-considérable.

Le diagnostic du typhus abdominal peut être obscurci par l'irrégularité de la marche thermique.

21. Chez les hommes âgés *de plus de quarante ans*, qui sont atteints de fièvre typhoïde, la température est souvent plus basse que chez les adultes plus jeunes. Pendant le fastigium, elle n'atteint le plus souvent que des élévations de 39°, 39°,5 et 40° et au-dessus de ce chiffre, elle est exceptionnelle ; dans les heures matinales, elle retombe au-dessous de 39°.

Sa marche se caractérise par plus d'irrégularités que celle des individus plus jeunes.

Le fastigium s'étend rarement au delà de la deuxième semaine ; mais un stade amphibole lui succède souvent ; du moins, la période de déclin est traînante et sujette à des perturbations. Les collapsus sont fréquents ; pendant le déclin et la convalescence, la température descend plus souvent au-dessous de l'état normal que chez des individus plus jeunes.

Dans les cas mortels, on voit paraître assez souvent, au début, une fièvre d'une trompeuse bénignité, tandis que, plus tard, la température peut atteindre des élévations considérables. La mort est parfois annoncée par une température élevée, mais, le plus souvent, par des degrés thermiques bas ou modérés.

Tandis que ce mode thermique est très-habituel chez des individus âgés de quarante ans et plus (c'est-à-dire qu'il se présente environ dans la moitié des cas de cette maladie affectant des individus de l'âge précité, et ne manque, le plus souvent, que chez des personnes bien conservées pour leur âge), il est déjà beaucoup plus rare (un septième des cas environ) chez des hommes de trente-six à quarante ans, et encore plus rare chez des individus de trente et un à trente-cinq ans (à peu près un dixième des cas).

Consultez Uhle (1859. *Archiv für physiolog. Heilk.*, t. XVIII, p. 95).

22. Chez les sujets *anémiques* et particulièrement quand l'anémie n'est pas trop considérable, le typhus abdominal présente, en général, une évolution thermique modérée, et le déclin est relativement assez précoce. Ce qui n'empêche pas que l'existence de ces

malades anémiques ne puisse être compromise par des complications et que, dans ces cas aussi, la marche thermique de leur affection ne puisse prendre un caractère très-sérieux. Les complications qui, principalement chez les anémiques, ont une plus grande importance, et exercent une influence plus fâcheuse que chez d'autres individus, sont les suivantes : les hémorrhagies, même modérées, les affections pulmonaires, les troubles cérébraux graves, les parotidites et le décubitus.

23. Les maladies antérieures et qui se continuent pendant le cours du typhus abdominal, rendent presque sans exception cette dernière affection très-irrégulière ; et cette irrégularité peut prendre des proportions telles, que le diagnostic reste assez longtemps obscur et parfois même douteux jusqu'au décès. Les températures élevées du soir font rarement défaut. On peut aussi observer des rémissions très-profondes ; mais la succession des phénomènes thermiques est irrégulière et peu tranchée, et, dès le début, la marche présente les oscillations du stade amphibole.

Les principales maladies qui exercent une pareille influence, sont :

La phthisie pulmonaire, l'emphysème étendu, les maladies du cœur, le catarrhe gastrique, les ulcérations intestinales, les néphrites chroniques intenses, la diathèse hémorrhagique, l'alcoolisme chronique, l'intoxication saturnine chronique, l'hystérie, et parmi les maladies aiguës, dans le cours desquelles débute la fièvre typhoïde, il faut citer : la péritonite, la scarlatine, le choléra.

La grossesse et l'état puerpéral ont aussi une action semblable, mais elle est moins constante.

24. Le FROID employé énergiquement sous forme de bains froids plus ou moins répétés, d'affusions très-froides, de compresses trempées dans l'eau glacée et appliquées sur le tronc, ou d'enveloppements fréquents dans un drap mouillé (traitement hydrothérapique) ; le froid, sous toutes ces formes, nous le répétons, est incontestablement le procédé le plus puissant que nous connaissions jusqu'ici, pour modifier la température des fièvres typhoïdes.

Abstraction faite de son action sur beaucoup d'autres phénomènes de la maladie, l'emploi de l'eau froide sous toutes ces formes produit encore, lorsqu'on y a recours avec l'énergie et la persévérance nécessaires, les résultats suivants :

a. Une diminution thermique plus ou moins considérable, plus ou moins durable après chaque application. L'abaissement thermique est parfois précédé, au premier moment, par une petite élévation. Et même on n'est pas toujours sûr que l'abaissement thermique existe réellement, car souvent la température prise dans le rectum ne tombe que très-faiblement (de quelques dixièmes) ou reste stationnaire ou s'élève même après une forte application du froid, par exemple, après un bain froid continué pendant plus d'un quart d'heure, après l'application de compresses glacées pendant plusieurs heures, etc. ; le plus souvent cependant, on la trouve quinze ou trente minutes après l'application du froid, tombée de 1° ou 3°, et quelquefois plus ; alors seulement, elle recommence à monter et n'atteint les élévations fébriles intenses que deux heures ou six heures après ou même plus tard encore. Quelquefois, quand les circonstances sont extrêmement propices, elle ne regagne même plus son élévation primitive. Ces différences résultent, en partie, de la nature et de l'intensité de l'application, mais, d'un autre côté, des circonstances particulières du cas, de la forme et du stade de la maladie.

L'action est, en général, plus efficace et plus durable avec des bains froids entiers et des enveloppements rapidement répétés dans le drap mouillé, puis chez les enfants, dans les formes rémittentes à marche bénigne, dans les cas où il n'y a pas de complications, dans une période très-avancée de la maladie, et quand on l'applique à l'époque de la rémission naturelle. L'action est moindre, et même souvent nulle quand on fait usage d'applications moins énergiques ; en outre, chez les adultes, vers le début de la maladie et quand le degré de la maladie est assez intense, quand la marche est sous-continue, quand il y a des complications et pendant l'ascension quotidienne ou à l'acmé de l'exacerbation quotidienne.

b. Sous l'influence de l'application énergique et suffisamment répétée du froid, le type thermique est plus ou moins considérablement altéré. D'abord, les rémissions quotidiennes naturelles sont souvent effacées, les exacerbations souvent déplacées.

Par exception seulement, l'action du froid paraît abréger réellement la durée de la maladie ; le plus souvent, elle semble plutôt la prolonger.

En revanche, elle produit d'ordinaire une atténuation générale des phénomènes pathologiques. Surtout dans les cas d'exacerbations extrêmement fébriles : celles-ci sont coupées et l'ascension ultérieure de la température est empêchée ; toutefois, quand on suspend trop tôt l'application, l'ascension reprend son cours. Il paraît aussi que l'emploi soutenu et répété des applications froides, transforme la marche sous-continue en un type rémittent, bien que d'abord sous une forme anormale ; les rémissions une fois survenues, leur persistance peut être assurée par cette application.

D'où il résulte déjà que l'hydrothérapie empêche ou modère les accidents sérieux et les conséquences de la fièvre typhoïde ; grâce à cette médication, on peut parer à de graves dangers et sauver la vie de beaucoup de malades.

Les autres effets de cette méthode de traitement ne peuvent trouver place ici ; qu'on nous permette seulement d'ajouter que par son emploi, d'après les témoignages concordants de tous les observateurs et d'après ma propre expérience, la mortalité dans cette maladie en est très-considérablement diminuée et que, dans certains cas désespérés, on obtient par l'application de cette méthode, des revirements favorables et des cures presque inespérées.

Consultez :

Hallmann (*loco citato*).

Brand (*Die Hydrotherapie des Typhus*, 1861 et *Die Heilung des Typhus*, 1868).

Liebermeister et Hagenbach (*Beobachtungen und Versuche über die Anwendung des kalten Wassers bei fieberhaften Krankheiten*, 1868).

Jürgensein (*Klinische Studien über die Behandlung des Abdominal-Typhus mit kalter Wasser*, 1866).

Ziemssen et Immermann (*Die Kaltwasser Behandlung des Typhus abdominalis*, 1870).

25. L'usage interne du CALOMEL à doses modérées (30 centigrammes) administré de très-bonne heure, c'est-à-dire au milieu

de la première semaine exerce plus que les autres laxatifs une influence sur la marche de la maladie et amène une rémission plus forte que celle qui se produit spontanément à cette période. Cependant, après cet abaissement, la température remonte, mais, d'ordinaire, n'atteint pas son élévation primitive, et il arrive, dans un certain nombre de cas, qu'après peu de jours d'une marche modérée, la défervescence se présente avec son caractère rémittent habituel. Parfois même avec une allure accélérée, la convalescence est plus précoce que dans la moyenne des cas bénins abandonnés à eux-mêmes.

Si on ne donne pas le calomel de bonne heure, c'est-à-dire au milieu du premier septénaire, la forte rémission a toujours lieu, mais l'ascension qui lui succède est parfois plus considérable (bien que cela n'ait pas lieu dans la majorité des cas) et peut dépasser les degrés thermiques qu'elle avait primitivement atteints avant l'emploi du calomel.

Il paraît qu'en administrant le calomel au début de la maladie, on peut retarder parfois l'élévation maxima de la température ; du moins, les maxima se présentent, dans ces cas, le septième et le huitième jour encore, et même plus tard, et l'action de ce médicament reste, en général, assez douteuse, si son emploi est suivi par des températures de plus de 40°,5.

Si l'on n'administre le calomel que dans la deuxième semaine, ou plus tard, son emploi est encore suivi de fortes rémissions ; mais son action sur la marche générale n'est plus qu'exceptionnelle; cette action est d'autant plus rare et plus faible que la marche de la maladie était plus avancée au moment de son administration.

Comparez mon travail intitulé : *Examen de l'action du calomel dans la fièvre typhoïde* (1857, *Arch. für physiol. Heilk.*, t. XVI, p. 367).

26. La DIGITALE employée à la dose de 2 à 4 grammes et audessus (dans l'espace de trois à cinq jours) dans une fièvre typhoïde fortement accentuée, pendant la deuxième et la troisième semaine, produit, dans la plupart des cas, d'abord un léger ralentissement de la température, puis un fort abaissement qui, au moment de l'exacerbation, peut monter à 2° et plus. Mais cet abais-

sement ne persiste pas au delà d'un jour, après l'administration de ce médicament. Alors la température remonte, mais n'atteint pas son ancienne élévation dans des cas où des influences favorables se sont produites, et reste à des degrés modérés en même temps que le pouls est fortement ralenti; la défervescence se produit ici aussi comme à l'ordinaire, tandis que le pouls ne se relève de son ralentissement artificiel qu'environ quinze jours après l'emploi de la digitale et au moment où la décroissance est déjà bien avancée.

Comparez mon traité *Sur l'utilité de l'emploi de la digitale dans la fièvre typhoïde* (1862. *Archiv der Heilkunde*, t. III, page 97).

Ferber (1864. Virchow's *Archiv*, t. XXX, p. 290).

Thomas (1865. *Archiv der Heilkunde*, t. VI, p. 329).

27. Le SULFATE DE QUININE, pris en quantités considérables (1gr,20 à 1gr,80, en trois fois, à quelques heures d'intervalle) exerce une forte action dépressive sur la température dans la fièvre typhoïde. Les premières observations relatives à ce sujet ont été faites par Wachsmuth, qui employait 60 centigrammes (à trois reprises différentes séparées chacune par un intervalle de trois heures), et notait un abaissement rapide de la température tombant de 40°,25 à 36°,75. Après deux jours de cette diminution, la température remonta le soir à 40°,2, mais, avec cela, il se produisit des rémissions allant jusqu'à l'état normal, et la défervescence fut complète et rapide. Dans l'un des cas observés par moi, un rapide abaissement thermique se montra dans la nuit, accompagné de symptômes d'ivresse, après l'administration de 1 à 2 grammes de sulfate de quinine entre cinq heures du soir et minuit; la chaleur propre étant dans la soirée de 41°, le lendemain matin elle n'était plus que de 37°,1, et à midi, elle tombait même à 36°,25. Le soir, elle remonta à 40°,1. L'administration d'un gramme de quinine, en quarante-huit heures, fit de nouveau descendre la température jusqu'à 36°,9; elle remonta ensuite; mais, malgré cela, la maladie suivit dès lors une marche plus douce. L'usage du sulfate de quinine à hautes doses ne garantit cependant pas toujours un résultat favorable. Il est bon aussi de remarquer que, d'après une commu-

nication de Quincke (*Berliner klinische Wochenschrift*, 1869, n° 29, etc.), une fille traitée par le sulfate de quinine, pendant plusieurs jours de suite à la dose de $1^{gr},02$, dans un cas de fièvre typhoïde de moyenne intensité, mourut subitement dans la troisième semaine de la maladie avec une température excessive (43°,4). Des doses plus faibles (60 centigrammes à 80 centigrammes en vingt-quatre heures) peuvent produire un abaissement thermique dans la fièvre typhoïde, mais on ne saurait le garantir.

Comparez Wachsmuth (1863. *Archiv der Heilkunde*, t. IV, p. 74).

Thomas (1864. *Ibid.*, t. V, p. 536).

Liebermeister (1867. *Deutsches Archiv*, t. III, p. 26).

28. Sur aucune forme morbide, nous ne possédons des faits aussi riches et des recherches aussi nombreuses, touchant les conditions thermiques, que sur la fièvre typhoïde.

Rappelons ici, d'abord, les travaux plus ou moins détaillés sur cette matière, des auteurs cités dans cet ouvrage, tels que : Gierse, Hallmann, Roger, Zimmermann, mais surtout les travaux de Bärensprung et de Traube. Les conditions thermiques ont, en dehors de ces auteurs, encore été traitées dans quelques récentes monographies sur la fièvre typhoïde, ainsi que dans les divers ouvrages parus récemment, sans parler de mon traité de *Pathologie et de Thérapeutie*, 2e éd. 1856, principalement dans le *Traité des maladies infectieuses* de Griesinger, 2 éd. 1864, qui repose sur de nombreuses observations personnelles de thermométrie.

Il faut encore citer ici le travail de Thierfelder, dont les observations ont été recueillies dans mon service (*Archiv für physiol. Heilkunde*, t. XIV, p. 173. 1855).

Wunderlich (1857. *Ibid.*, t. XVI, p. 367 ; et 1858, t. XVII, p. 19).

Uhle (1859. *Ibid.*, t. XVIII, p. 76).

Wunderlich (1861. *Archiv der Heilkunde*, t. II, p. 433 et 1862, t. III, p. 97).

Fiedler (1862. *Ibid.*, p. 265).

Waschsmuth (1863. *Ibid.*, t. IV, p. 55).

Thomas (1864. *Ibid.*, t. V, pages 431 et 527, et 1867, *Ibid.*, t. VIII, p. 49).

Ladé (*De la température du corps dans les maladies, et en particulier dans la fièvre typhoïde*, 1866).

Bäumler (1867. *Deutsches Archiv für klinisch. Medic.*, t. III, p. 365).

Seidel (1868. *Jena'sche Zeitschrift*, t. IV, p. 480).

On trouve dispersé dans les divers traités classiques, outre ces indications bibliographiques, de nombreuses notes sur certains points de thermométrie ou la confirmation des faits observés par les auteurs précédents.

Voyez également les tableaux I, II et III.

II. TYPHUS EXANTHÉMATIQUE

(*Typhus vrai. — Fièvre pétéchiale.*)

1. Dans le typhus exanthématique, la fièvre présente un caractère typique très-prononcé et qui se fait aisément reconnaître dans les cas légers et de moyenne intensité. C'est ce qui résulte d'observations peu nombreuses, il est vrai, mais, en revanche, très-précises.

La fièvre dans le typhus exanthématique se distingue des états fébriles qui se produisent dans toutes les autres maladies, notamment dans la fièvre typhoïde. Elle montre cependant certains points d'analogie avec cette dernière.

La fièvre du typhus exanthématique est plus brève que les formes fébriles les plus courtes et encore normales de la fièvre typhoïde. En revanche, elle est de plus longue durée que la fièvre de toutes autres maladies à marche aiguë et typique.

Les périodes caractéristiques de la fièvre pétéchiale, sont :

1° La période initiale ;
2° Le fastigium, auquel on distingue souvent deux parties ;
3° La période de défervescence.

En observant la température pendant une seule de ces périodes, on peut parfois avec un grand degré de vraisemblance soupçonner l'existence d'un typhus exanthématique. Si on continue la mensuration durant deux de ces périodes, on arrive presque toujours à un diagnostic parfaitement sûr.

D'après la marche thermique, on peut distinguer avec une assez grande précision les cas légers, ceux de moyenne intensité, enfin les cas tout à fait graves et dangereux.

Mais quand le typhus exanthématique est très-grave, le type s'efface fréquemment et le diagnostic devient beaucoup plus difficile et même parfois impossible.

Des irrégularités dans la marche, avec ou sans complications, se présentent aussi dans le typhus exanthématique, mais, vu le petit nombre d'observations exactes que nous possédons, il n'a pas encore été possible jusqu'ici d'en préciser le caractère.

2. Au *début* de la maladie, la température monte d'habitude plus rapidement que dans le typhus abdominal, surtout lorsque l'invasion est annoncée par un frisson.

Dès le premier soir, la température atteint d'ordinaire 40° ou 40°,5. Le lendemain matin, elle retombe un peu, quelquefois elle se rapproche même sensiblement de la température normale ; mais le plus souvent elle s'arrête entre 39°,5 et 40°. Le deuxième soir, elle remonte et peut déjà franchir 40°,5 ; le troisième soir, elle se relève encore plus et va même jusqu'à 41°,5.

L'accroissement dure au moins jusqu'à la quatrième soirée, la température est rarement alors au-dessous de 40°,5, et elle se trouve le plus souvent à 41° et au delà, aussi bien dans les cas mortels que dans ceux dont l'issue est heureuse.

A cette période de la maladie, ni l'observation thermométrique, ni l'appréciation d'autres symptômes quels qu'ils soient, ne sauraient assurer le diagnostic ; il est notamment impossible à cette période de distinguer le typhus exanthématique d'avec les fièvres éruptives et la fièvre récurrente. Mais il se différencie très-positivement de la fièvre typhoïde par l'ascension thermique beaucoup plus rapide.

Le diagnostic positif du typhus exanthématique ne peut se faire à cette époque avec un certain degré d'exactitude qu'en s'appuyant sur l'étiologie (preuves de la contagion).

3. Dans les cas modérés et à tendance favorable, la température peut atteindre son acmé dès le quatrième jour et dans le courant de la deuxième moitié du premier septénaire ; vers le quatrième,

cinquième ou sixième jour, il se présente déjà un changement qui ne se manifeste, il est vrai, que par une diminution très-faible de la chaleur propre. Dans les cas favorables, une rémission un peu plus forte survient au septième ou huitième jour, la température remonte bien un peu dans la deuxième semaine, mais cette élévation n'est que momentanée, et elle n'atteint plus régulièrement l'élévation du maximum de la première semaine.

Cette ascension commence assez uniformément le huitième et neuvième jour, rarement plus tard, et ne se meut que dans un intervalle compris entre quelques dixièmes et deux degrés.

Dans les cas favorables, elle n'est que de très-courte durée quelquefois même d'un, de deux ou trois jours seulement, après quoi la température redescend lentement.

Une rémission plus forte, pour ainsi dire préparatoire, arrive dans les cas favorables vers le dixième jour. Cette rémission se maintient, tantôt pendant une journée, tantôt pendant une demi-journée seulement, et d'autres fois, pendant deux matinées.

Puis se montre une troisième ascension, le plus souvent de très-courte durée qui présente, tous les caractères d'une perturbation critique et se termine bientôt par une défervescence définitive.

Ou bien la décroissance se rattache immédiatement et sans avoir été précédée par une élévation, à la diminution thermique, d'abord insignifiante, qui se produit au milieu de la deuxième semaine.

Dans ces cas légers, le diagnostic reste le plus souvent douteux pendant le fastigium, à moins d'être confirmé par l'étiologie. La thermométrie ne saurait fournir qu'une certaine probabilité en faveur du typhus exanthématique, et cette probabilité est basée sur l'existence de températures extrêmement hautes pendant la deuxième moitié de la première semaine, et de températures à peu près aussi élevées dans les premiers jours de la deuxième semaine. Cette probabilité devient encore bien plus grande, quand, à côté de ces températures excessives, les symptômes cérébraux sont très-accusés et les autres phénomènes morbides relativement moindres; ces derniers à eux seuls fournissent, il est vrai, une série de présomptions, mais aucun indice certain.

Si l'on a observé le cas, à partir du début jusque dans la première moitié de la deuxième semaine, on peut, le plus souvent, faire le diagnostic avec la plus grande précision en se guidant sur l'évolution thermométrique. Il y a, en dehors du typhus exanthématique, une autre forme morbide, qui commence de la même façon et présente la même marche pendant le fastigium (qui, notamment, peut arriver après une forte fièvre continue au second septénaire sans qu'il se soit développé de sérieuses localisations.) Cette maladie, comme on le voit, facile à confondre avec le typhus exanthématique, est la fièvre récurrente, mais ne présente ce type que dans des cas rares et particuliers ; le plus souvent l'état fébrile n'atteint pas la deuxième semaine dans la fièvre récurrente.

4. Dans les cas graves, peut-être aussi dans les cas où la maladie est abandonnée à elle-même, l'augmentation des élévations exacerbatrices se continue dans le typhus exanthématique pendant toute la première semaine et arrive à des degrés très-considérables (41°,2 à 41°,6 et au-dessus). La rémission du septième jour ne se montre pas, et la chaleur fébrile se maintient à un degré très-considérable et dans les types exacerbants pendant toute la deuxième semaine ou au moins durant la plus grande partie de ce septénaire, de sorte que, le matin, on trouve des températures de 40° ou à peu près et que, dans la soirée, la chaleur peut encore monter d'un degré et même davantage.

Dans les cas de ce genre, le ralentissement du douzième jour fait également défaut ou n'est que très-légèrement indiqué ; et bien que, dans les cas graves à issue heureuse, la température s'abaisse légèrement vers la fin de la deuxième semaine, il reste toujours des élévations très-considérables dans la matinée et dans la soirée jusque au commencement de la troisième semaine.

Le diagnostic, dans le fastigium, est presque encore plus difficile dans les cas graves que dans les cas légers, en particulier, quand il s'agit de différencier cette maladie d'avec la fièvre typhoïde ; car les cas graves du typhus exanthématique et de la fièvre typhoïde se ressemblent, pendant le fastigium, beaucoup plus sous tous les rapports, que les cas légers ; les maxima thermiques quotidiens sont, il est vrai, plus élevés d'ordinaire dans le typhus exanthématique que même dans les cas graves du typhus abdominal ; la tendance aux grandes rémissions se rencontre beaucoup moins dans le typhus exanthématique ; mais ce ne sont là que des différences de quantités qui ne fournissent en général que des données insuffisantes. En réfléchissant, en outre, que, précisément dans des formes graves des deux maladies, les autres symptômes peuvent aussi s'accorder beaucoup, que les taches rosées, par exemple, peuvent aussi être très-confluentes dans la fièvre typhoïde, et discrètes, au contraire, dans la forme exanthématique ; que les symptômes cérébraux peuvent être aussi graves dans la forme abdominale que dans la forme exanthématique, et que, dans cette dernière, la diarrhée, le ballonnement du ventre, ne manquent pas toujours, on comprendra la nécessité de procéder avec prudence au diagnostic dans ce stade.

5. Le stade de *défervescence* est, le plus souvent, très-caractéristique dans le typhus exanthématique.

Dans la grande majorité des cas, la défervescence est précédée d'une perturbation critique, le plus souvent, de courte durée (une ou deux soirées), qui consiste dans une augmentation de température allant de quelques dixièmes jusqu'à 2° et plus au-dessus de l'élévation de la soirée précédente, et contrastant davantage encore avec la température de la matinée précédente souvent déjà très-abaissée.

Cette perturbation est promptement remplacée par la défervescence ; ou bien (mais le fait est plus rare), immédiatement après l'augmentation thermique perturbatrice, se produit une diminution légère et momentanée qui fait ensuite place à un abaissement rapide.

Dans les cas où la perturbation critique n'apparaît pas, la température est, le plus souvent déjà descendue à une intensité moyenne dans la deuxième moitié du fastigium.

La défervescence survient le plus souvent entre le treizième et le dix-septième jour, beaucoup plus rarement entre le douzième et le treizième, et beaucoup moins souvent encore à une époque antérieure. Les défervescences plus tardives se montrant après le dix-septième jour sont aussi rares et douteuses, à moins que le ralentissement de la fièvre ait été retardé par une complication.

La marche de la défervescence est rapide dans la plupart des cas. Dans des cas assez fréquents, la température descend même dans le courant d'une seule nuit, d'une élévation approchant 40° ou même supérieure jusqu'à l'état normal, c'est-à-dire de 2° à 3°, et à partir de ce point elle ne remonte plus à une élévation fébrile.

Un peu plus fréquemment encore, et surtout dans les cas graves, il arrive que, le matin, après le premier abaissement nocturne, la température ne tombe pas tout à fait jusqu'à l'état normal (jusqu'à 38° à 38°,5), qu'elle remonte la soirée suivante de 38°,8 à 39°,2, et que, le lendemain matin seulement, l'état normal est atteint.

Dans les cas plus rares, la défervescence est lente dans la soirée, où elle suit une pente entrecoupée d'oscillations et arrive à l'état normal après quarante-huit heures, ou bien un abaissement plus ralenti mais presque continu et graduel s'étend sur plusieurs jours, de sorte que l'état normal n'est atteint qu'en trois ou cinq jours.

Il est d'ailleurs exceptionnel que la défervescence du typhus exanthématique se rapproche de celle de la fièvre typhoïde, en ce qu'elle présente des rémissions. Mais, même en pareils cas, la température parvient plus vite à son degré normal que dans cette dernière maladie.

Ce sont ces caractères de la défervescence qui différencient de la façon la plus nette le typhus exanthématique de la fièvre typhoïde, et bien que d'autres maladies aussi, telles que les pneumonies, la variole, la rougeole, la scarlatine, etc., présentent un stade de défervescence, il diffère cependant de celui du typhus exanthématique par la marche du fastigium et par sa durée. Pour ce qui est du typhus récurrent, le typhus exanthématique s'en distingue dans la défervescence par ce seul fait, que l'abaissement n'y est jamais aussi énorme que dans cette autre affection.

6. Les cas mortels de typhus se reconnaissent, d'ordinaire, dès le début, par l'énorme élévation de la température (41°,2 et au delà). A la fin de la première semaine, la rémission transitoire cesse de se produire.

La mort peut se présenter dans la deuxième semaine, avec des températures toujours très-élevées.

La maladie est-elle parvenue à son troisième septénaire, un ralentissement thermique peut se produire le quatorzième jour; mais celle-ci n'implique pas encore un pronostic favorable et, le plus souvent, cette rémission est bientôt compensée.

Mais, dans les cas mortels, les températures de la troisième semaine ne sont plus aussi élevées qu'auparavant, au moins jusqu'à la période de l'agonie. Les maxima quotidiens ne montent pas au-dessus de 40°,8 et, le plus souvent même, n'atteignent pas ce chiffre. L'indice du danger pendant cette semaine n'est pas dans l'intensité de la fièvre, mais bien dans sa durée.

Avant la mort et dans l'agonie, la température monte constamment dans le typhus.

Dans tous les cas observés par moi et dans lesquels la mensuration a pu être faite, j'ai noté une augmentation thermique au moment de l'agonie, d'au moins 1°,25, dans un cas même de 3°,6 en moyenne de 1°,8. Il était rare que la température ne s'élevât qu'à 40°, d'ordinaire, elle montait de 41° à 42°, une fois à 43°.

7. Le cycle thermique du typhus a été, pour la première fois, décrit par moi dans un mémoire intitulé : *Observations sur le typhus exanthématique* (1857. *Arch. für Physiolog. der Heilkunde*, N. F. Bd. I, p. 177). Mes résultats ont été pleinement confirmés dans tous leurs points essentiels par les observations de Griesinger (1861. *Archiv der Heilkunde*, t. II, p. 557), de Moers (1866. *Deutschen Archiv für klinische Medicin*, t. II, p. 36), de Murchison (1866. *Lancet*, 8 décembre). — Même les mensurations thermométriques de Grimshaw (1867. *Dublin Journal*), quelque insuffisantes qu'elles soient (cet observateur n'a, en effet, pratiqué qu'une seule mensuration par jour et il a noté un certain nombre de degrés qui nous semblent douteux), bien qu'il s'appuie sur eux pour réfuter mes résultats publiés par Aitkin, ces mensurations permettent cependant de reconnaître à première vue, en jetant un coup d'œil sur les tracés thermométriques, que, malgré leurs imperfections, elles ne font que confirmer mes propres données (voyez le tableau IV).

III. TYPHUS RÉCURRENT

(*Fièvre à rechutes, fièvre récurrente.*)

1. La fièvre récurrente se présente sous deux formes principales : comme fièvre récurrente simple (le *relapsing fever* des Anglais) ou comme fièvre typhoïde bilieuse, introduite d'abord dans la pathologie par Griesinger.

La marche fébrile dans la fièvre récurrente simple est essentiellement typique et se distingue par cette particularité toute spéciale que deux, parfois trois, rarement quatre accès fébriles polyhémères caractérisés par une élévation thermique excessive sont interrompus par une apyrexie qui dure aussi plusieurs jours, de sorte que cette maladie apparaît plus que toutes les autres comme le modèle du type fébrile récurrent.

On peut également trouver dans la forme bilieuse typhoïde qui, il est vrai, est beaucoup plus rare et moins exactement étudiée, dans son évolution fébrile, une marche typique qui ressemble à la précédente. Mais aussi bien dans les cas mortels que dans ceux dont l'issue est heureuse, le deuxième paroxysme fébrile manque souvent ; en outre, l'interruption apyrétique propre à la première variété cesse d'exister ici, et le caractère particulier du type se trouve effacé.

2. D'ordinaire, la maladie débute par des frissons avec élévation rapide de la température. Cette dernière dépasse généralement au deuxième jour le chiffre de 40° et même de 41°. La marche ultérieure de la première période fébrile est d'abord essentiellement continue, cependant avec quelques exacerbations qui oscillent entre 41° et 42° et peuvent se présenter à toute heure de la journée. Il n'est pas rare de trouver même deux paroxysmes thermiques dans un seul jour. Des rémissions réelles, c'est-à-dire des abaissements de la température allant jusqu'à 39°,8 ne se présentent pas pendant la partie principale de cet accès fébrile qui dure, en général, cinq ou sept jours, plus rarement trois ou quatre, et même de huit à treize jours. Ce n'est que le dernier ou les deux derniers jours, quand la durée de la marche fébrile est plus longue aussi dans les trois et quatre derniers jours de la crise que se produit une certaine tendance vers la décroissance ; cette tendance se manifeste, tantôt par un abaissement continu et assez notable de la température, tantôt par de fortes rémissions, suivies d'exacerbations moindres. C'est surtout le jour avant la crise que l'on voit une rémission très-forte allant jusqu'à environ 38° ; mais, ensuite, la température remonte plus ou moins ; le plus souvent, elle n'atteint pas le sommet de l'exacerbation de la journée précédente, mais parfois aussi elle la dépasse.

L'élévation thermique qui précède immédiatement la crise flotte d'ordinaire entre 39°,8 et 40°,5; elle est, par conséquent, essentiellement plus basse que les maxima. Ce n'est qu'exceptionnellement que la température monte immédiatement avant la défervescence, et sous forme d'une perturbation critique jusqu'à la hauteur du maximum précédent.

La chute thermique se fait très-vite avec ou sans le concours de la transpiration, de sorte qu'en moins de douze heures et d'un seul trait, la chaleur propre baisse de 4° à 6° (rarement de moins de 3°) et atteint d'ordinaire des degrés sous-normaux.

D'après Zorn, la fièvre n'est pas aussi élevée, quoiqu'elle soit beaucoup plus intense dans la forme bilieuse que dans la forme simple. La colonne mercurielle monte rarement au-dessus de 41° et oscille, le plus souvent, entre 39° et 40°,5 ; souvent même les parties périphériques sont fraîches au toucher, ce qui, précisément, est l'indice d'un danger imminent. Dans la forme bilieuse, on rencontre aussi, dès le premier accès, beaucoup de cas mortels. Dans la typhoïde bilieuse aussi, un tel abaissement rapide paraît pouvoir terminer la fièvre; parfois, elle disparaît après un nouveau frisson suivi de sueurs profuses. Mais ce n'est pas le cas habituel. La marche fébrile peut prendre aussitôt une tournure fatale, ou bien passer lentement à la défervescence. Hermann fait observer que, dans les cas où la sueur n'est pas sécrétée et où la crise est remplacée par une *lysis* interrompue par de nouvelles exacerbations, il faut redouter des lésions profondes ou des complications accidentelles.

3. A la défervescence succède la période APYRÉTIQUE, qui dure le plus souvent une demi-semaine ou une semaine et demie, rarement un ou trois jours seulement, et parfois deux semaines, deux semaines et demie. Mais cette période ne présente qu'exceptionnellement une phase dans laquelle la température reste normale et uniforme avec les fluctuations quotidiennes physiologiques ou de la convalescence. Le cycle thermique est, au contraire, ordinairement interrompu par des élévations plus ou moins considérables.

Dès que la température a atteint, à la fin de la défervescence, le point le plus bas, elle remonte, dans beaucoup de cas, plus ou moins rapidement et passe non-seulement des degrés sous-normaux aux degrés normaux, mais très-habituellement jusqu'au niveau thermique sous-fébrile ou même fébrile (38°,5). Cette nouvelle ascension est généralement éphémère : déjà, après quelques heures, une demi-journée, un jour entier, la température revient à l'état normal. Parfois, dans la journée suivante, se montre une deuxième ascension, à la vérité plus faible, et ces fluctuations peuvent durer de trois à cinq jours, tandis que, dans d'autres cas, ces ascensions font complétement défaut, ou se meuvent seulement dans les limites physiologiques, ou bien la température reste encore pendant plusieurs jours au-dessous de l'état normal.

Quel que soit l'état de la température dans les premiers jours de la période intercalaire, dite apyrétique, il se présente presque toujours au milieu de cette période une ascension thermique acméenne de courte durée, qui n'arrive parfois qu'à un degré, mais qui peut atteindre 2° et 3°. Puis l'apyrexie revient très-vite et souvent elle n'est complète qu'après cette ascension épisodique ; d'autres fois, cependant, la température est plus normale avant qu'après cette ascension. En général, cette courte ascension divise l'apyrexie en deux moitiés à peu près égales, mais dont chacune présente un caractère un peu différent.

On dit cependant que la période apyrétique n'est pas tout à fait sans danger, et que la mort peut survenir accidentellement dans la simple fièvre récurrente, et qu'elle n'est pas rare dans la typhoïde bilieuse.

4. Le DEUXIÈME ACCÈS de la maladie se rencontre plus souvent dans la forme simple que dans la forme bilieuse : dans la première, presque toujours dans les cas favorables ; dans la seconde, d'après Zorn, environ seulement dans la moitié des cas.

Le début du deuxième accès arrive plus ou moins promptement, précédé parfois par une légère ascension. Puis, l'élévation se continue avec rapidité, et la température parvient à une première cime d'exacerbation, tantôt en quelques heures déjà, tantôt seulement après vingt-quatre heures. Cette cime est d'ordinaire de 40° à 41° ; elle reste, cependant, presque toujours au-dessous du maximum de la seconde période fébrile.

La durée de cette seconde période est d'ordinaire de trois à quatre jours. La marche thermique dans cette période suit, le plus souvent, un trajet ascendant avec des rémissions plus ou moins profondes ; parfois, c'est une température continue ascendante, plus rarement une vraie intermittente avec type tertiaire ou autre, avec deux ou quatre accès ; rarement aussi, la marche thermique présente une seule élévation acméenne de courte durée.

Les cimes deviennent d'ordinaire progressivement plus hautes; le plus souvent, il n'y en a qu'une par jour, quelquefois deux ; la dernière de ces cimes représente habituellement les maxima de la seconde période fébrile, qui est habituellement un peu plus considérable que celle de la première. Elle est rarement au-dessous de 41° ; le plus souvent, elle varie entre 41°,4 et 41°; souvent même elle s'élève plus haut (dans deux de mes observations, elle montait jusqu'à 42°,2) ; elle peut donc atteindre, en général, la température la plus élevée que l'on rencontre dans toute maladie dont la terminaison n'est pas mortelle.

Les abaissements intercurrents sont parfois insignifiants ; dans la plupart des cas cependant, une ou plusieurs (le plus souvent, la première ou la dernière) sont considérables, de sorte que, pour quelques heures, la température peut tomber de 2°, 3° et plus. Mais, aussitôt après elle remonte et dépasse promptement le point d'élévation d'où elle était antérieurement retombée. Ce n'est que dans la forme intermittente que les basses températures incidentes se maintiennent pendant plus longtemps, tandis que les paroxysmes montent plus haut que dans la fièvre intermittente paludéenne ordinaire. La dernière cime qui, en même temps, est la plus élevée est assez souvent atteinte dans les premières heures de la matinée. Aussitôt après commence la défervescence avec ou sans transpiration caractérisée par une chute subite et ininterrompue de la température, c'est-à-dire de 4° à 7°, dans le cours d'une demi-journée, rarement de moins de 3° $\frac{1}{2}$, et souvent, allant à des degrés sous-normaux qui sont atteints sans qu'il y ait de collapsus. Vers la fin de cet abaissement se présentent encore de petites fluctuations isolées.

Avec cette seconde défervescence qui présente une chute thermique, comme il ne s'en produit dans aucune autre affection, cette maladie est habituellement achevée. Çà et là se présentent encore quelques fluctuations insignifiantes allant jusqu'au-dessous de l'état normal ; mais, le plus souvent, la convalescence est définitive. Parfois, une terminaison funeste peut encore se produire après la défervescence.

Après une seconde et courte apyrexie, se manifeste parfois un troisième accès qui peut même être suivi d'un quatrième. Mais ces accès ultérieurs font le plus souvent défaut ; ils sont déjà très-rares dans la fièvre récurrente simple et plus rares encore dans la forme bilieuse. S'ils se présentent, ils revêtent les mêmes caractères que les deux premiers. Ils sont cependant, le plus souvent, moins violents que ceux-ci, la température y est moins élevée ; néanmoins, ils peuvent avoir une terminaison funeste. Dans les cas heureux, le troisième accès dure deux ou quatre jours, rarement plus longtemps ; la défervescence est rapide. Mais la chute est moins profonde à cause de la moindre élévation fébrile : elle n'est que de 1°,6 à 3° environ.

5. La mort peut survenir dans des conditions diverses : tantôt dans un accès fébrile des plus intenses, tantôt dans le collapsus le plus complet ou bien avec un cortége de phénomènes variés. Nous manquons encore à cet égard de données thermométriques. Dans le seul cas mortel que j'ai observé, j'ai remarqué une période amphibole de la durée d'une semaine avec une élévation ultime allant jusqu'à 41°,4.

Consultez : Hermann, *De la fièvre dans le typhus récurrent* (*Petersburger Zeitschrift*, t. VIII, p. 14).

Zorn (*Ibid.*, t. IX, p. 16).

Wunderlich (*Arch. für Heilkunde*, 1869, t. X, p. 314).

Wyss et Bock (*Studien über febris recurrens*, 1869), etc. — Voyez les tracés de la fièvre récurrente, tableau IV.

IV. VARIOLE

1. Dans la variole, la fièvre présente *deux types différents* qui cependant se ressemblent au début de la maladie.

Les deux types correspondent aux deux modalités principales de la variole : une forme continue de courte durée qui appartient à la forme légère de la maladie : la VARIOLOÏDE, telle qu'elle se montre de préférence chez les individus vaccinés ; et un type rémittent qui est caractéristique de la forme complète avec fièvre de suppuration : la VARIOLE VRAIE. Celle-ci se présente surtout chez les individus non vaccinés, mais elle peut exceptionnellement affecter des personnes vaccinées.

La marche de la fièvre ne distingue pas, il est vrai, la variole des autres maladies ; notamment dans la période initiale et dans la fièvre de la varioloïde, la température peut suivre une marche qui se retrouve aussi dans d'autres affections, notamment dans la pneumonie.

En revanche, au moment de l'éruption, la fièvre présente des particularités telles, que, jointes à l'exanthème, même pendant que celui-ci ne présente pas encore de type caractéristique, elles peuvent rendre le diagnostic complétement sûr.

Dans le stade initial, la marche de la fièvre ne permet pas de distinguer la varioloïde de la variole. Mais, dès que l'exanthème se développe, l'état thermique n'est pas seulement le critère le plus certain, mais aussi le seul positif pour différencier la varioloïde d'avec la variole. Non-seulement l'apparition d'une deuxième fièvre plus ou moins développée (fièvre secondaire ou de suppuration) est le moyen le plus sûr de distinguer les deux formes, mais le mode de défervescence de la fièvre d'éruption fournit un indice presque infaillible de la marche ultérieure à laquelle on doit s'attendre.

Quant à l'intensité de la maladie, la température dans la période initiale n'a aucune signification à cet égard. Ce n'est qu'après l'éruption que l'état thermique peut fournir des indications précises.

Les complications survenant après le commencement de l'éruption sont reconnues, le plus souvent, par la marche de la température.

2. La PÉRIODE INITIALE est commune aux deux variétés.

La température atteint, dès le premier ou le deuxième jour de la maladie, une élévation considérable (40° ou à peu près, parfois même au delà), soit qu'elle y arrive d'un trait avec une extrême rapidité (dans ce dernier cas, le plus souvent accompagnée de frisson), soit qu'elle monte plus lentement avec une rémission matinale après l'ascension de la seconde soirée.

Chez des individus déjà malades (par exemple, chez les phthisiques), l'ascension peut être plus lente et plus faible.

La température peut avoir atteint, dès le deuxième jour, son maximum ou bien monter encore un peu le troisième et même le quatrième jour, avec des rémissions très-insignifiantes dans la matinée.

Le maximum de la période initiale (fièvre prodromique) n'est qu'exceptionnellement au-dessous de 40°. Le plus souvent, il est un peu supérieur parfois il va même jusqu'à 41° et quelques dixièmes en sus.

Dès que la hauteur maxima est atteinte, il se produit d'abord un léger abaissement qui, en général, ne dure qu'un seul jour. A ce moment, on aperçoit d'ordinaire les premières traces de l'éruption sous forme de taches rouges.

Cette période dure de deux à cinq jours ; le diagnostic différentiel, d'après la marche thermique avec un typhus exanthématique, une fièvre récurrente ou une fièvre pneumonique qui ne présente pas encore des symptômes locaux n'est pas possible pendant cette période ; les autres symptômes ne permettent pas non plus de se prononcer avec sûreté. Mais, d'un côté, l'hypothèse d'une pneumonie devient d'autant plus invraisemblable que la fièvre violente persiste plus longtemps sans que des symptômes locaux se soient produits ; d'un autre côté, l'existence de la variole devient très-douteuse quand le cinquième jour de la maladie est franchi sans qu'il y ait eu d'éruption.

3. Bientôt après que les boutons varioliques se sont développés, la température tombe plus ou moins rapidement. Cette défervescence commence, dans des cas rares, dès le deuxième ou le troisième jour de la maladie, le plus souvent, le quatrième ou sixième. La décroissance peut ne durer que vingt-quatre heures ou même moins et, dans ces cas, elle est continue ; ou bien dure deux ou même trois jours et alors, elle est fréquemment discontinue, c'est-à-dire interrompue par une élévation vespérale légère.

Dans les cas de varioloïde sans complications, la température, dans cette période de défervescence, atteint rapidement l'état normal ou le dépasse même un peu ; à partir de ce point, elle reste normale ou au moins approximativement normale, à moins qu'une complication intercurrente ne détermine une nouvelle élévation, ce qui, d'ailleurs, est assez rare.

Il n'y a que dans le cas où les pustules de la varioloïde sont très-abondantes qu'il se produit parfois à l'époque de la dessiccation, une élévation thermique modérée à peine fébrile, et, en tout cas, de très-courte durée ; il est rare que cette élévation soit positivement fébrile.

Cette espèce de décroissance caractérise essentiellement la varioloïde, surtout si l'on considère que la défervescence n'attend pas le plein développement de l'éruption, mais qu'elle a lieu peu de temps après son début, au moment où les taches commencent à se montrer sur la peau. Si les choses se passent de la sorte et si la température commence à baisser à mesure que se développe l'éruption, on peut en toute assurance opter pour la varioloïde, à supposer que le diagnostic fût encore resté douteux et qu'on ait hésité entre une variole, une rougeole, un typhus exanthématique.

De même, on peut être complétement sûr que, si dans cette défervescence, la température normale est très-rapidement atteinte, il s'agit bien d'une variole modérée : d'une varioloïde et non d'une variole complète, dite variole vraie.

4. Dans la VARIOLE VRAIE, la température tend à l'abaissement après la période prodromique ou bien ne revient pas du tout à l'état normal, se maintient parfois d'abord à un degré sous-fébrile, souvent à un degré hyperpyrétique, y persiste avec ou sans fluctuations quotidiennes pendant plusieurs jours et ne revient à l'état normal que très-lentement et après une défervescence lytique.

Avec la poussée nouvelle de congestion cutanée qui est le prélude de la suppuration, la température commence à remonter.

Cette deuxième fièvre, la *fièvre secondaire* ou de *suppuration* est de durée indéterminée, variable suivant l'intensité de la maladie ; en même temps, son élévation et sa marche sont en rapport avec l'intensité de la maladie.

Dans les varioles modérées, la température ne monte souvent qu'à 39°, rarement à 40° et au-dessus ; elle offre des rémissions matinales, et sa durée est le plus souvent de peu de jours.

Dans la variole grave, la température est, en général, plus élevée ; sa marche, tantôt rémittente avec des exacerbations très-considérables, tantôt continue avec des ascensions isolées et accidentelles. C'est l'indice d'un grand danger quand, dans la fièvre secondaire, la température monte à plusieurs reprises au-dessus de 40°. Dans les cas graves non mortels, la durée de la fièvre de suppuration est rarement au-dessous d'une semaine.

Dans les cas favorables, la fièvre passe graduellement à l'apyrexie. Parfois, il se présente, à l'époque de la dessiccation, une nouvelle et courte ascension, ou bien la fièvre persiste jusqu'à la dessiccation et même au delà.

Dans les cas *mortels*, les températures peuvent passer assez rapidement d'un degré modéré à une élévation très-considérable et la mort arriver à 42° et au-dessus, bien qu'elle puisse aussi survenir pendant la suppuration sans augmentation thermique appréciable. Simon (*Charité Annalen*, t. XIII, Bd. 5) a publié des cas où la température s'était élevée à 43°,75 et 44°,5. (Il est vrai qu'elle n'avait été mesurée qu'*après* la mort.)

5. Des COMPLICATIONS sérieuses peuvent déterminer des incidents et des irrégularités qui n'ont cependant rien de caractéristique en ce qui touche la variole elle-même.

Comparez mon travail (1858. *Archiv für Physiolog. der Heilkunde*, N. F., t. II, p. 18).

En outre, le mémoire de Léo sur une épidémie de variole observée dans mon service (1864. *Archiv der Heilkunde*, t. V, p. 481).

Frölich (1867. *Ibid.*, t. VIII, p. 420).

Körber (*Petersb. Zeitschrift*, t. XIII, p. 303).

Pour les tracés thermiques de la variole, voyez le tableau IV.

V. ROUGEOLE

1. La rougeole présente une fièvre assez rigoureusement typique, précédant l'exanthème, et l'accompagnant jusque dans son plus complet développement.

Mais, comme cette maladie est sujette à des irrégularités extrêmement nombreuses, qui sont surtout marquées dans certaines épidémies, on doit s'attendre à ce que la marche thermique présente elle-même beaucoup d'écarts.

Comme, en outre, la rougeole constitue de préférence une maladie de l'enfance, et qu'à cet âge, la température est plus facilement accessible aux influences accidentelles qu'à toute autre période de la vie, on conçoit aisément que, souvent, on rencontre des cas présentant une aberration plus ou moins accusée du type thermique qui se montre après l'action régulière du contage morbilleux sur des individus auparavant bien portants et dispos, ni trop irritables, ni trop sensibles.

Le début de la fièvre morbilleuse offre déjà bien des côtés caractéristiques, de même que l'élévation maxima qui s'y produit. Mais c'est surtout le mode et le temps de la décroissance fébrile qui offrent des caractères particuliers dans cette maladie et qui la distinguent très-nettement des autres formes morbides aiguës exanthématiques.

Même dans les formes irrégulières, on peut encore le plus souvent reconnaître ce type de défervescence avec des traits plus ou moins marqués, et, d'un autre côté, l'accord incomplet de la décroissance thermique avec le type, l'irrégularité de la défervescence, dans les cas isolés, constituent un point important pour le pronostic, et dénotent la présence d'une anomalie.

2. Avant la période fébrile propre, pendant le *stade d'incubation*, c'est-à-dire dans un temps où les manifestations morbides ne sont pas ordinairement accessibles à nos moyens d'investigation, quoique l'infection se soit déjà produite, dans ce stade se présente, selon Thomas, une courte fièvre analogue à la fièvre éphémère ou synoque, dans laquelle le maximum thermique oscille entre 38°,8 et 39°,8, suivie d'une apyrexie complète de plusieurs jours.

Des élévations moindres (allant tout au plus jusqu'à 38°,3) se rencontrent encore plus fréquemment à un moment quelconque du stade d'incubation, et elles peuvent même se répéter pendant plusieurs jours consécutifs. Dans l'intervalle de ces élévations éphémères, la température est normale ou même sous-normale.

3. Les phénomènes les plus importants et les plus connexes dé-

butent par une augmentation thermique rapide plus ou moins considérable (fièvre initiale), qui s'achève en douze ou vingt-quatre heures et qui atteint le soir, dans la grande majorité des cas, une élévation de 39°,1 à 40°; beaucoup plus rarement, on observe, en pareils cas, une température de 38°,1 à 39° (Thomas). Mais, dans cette première élévation, la température n'atteint que très-exceptionnellement le maximum de toute la fièvre morbilleuse. Par contre, la hauteur de cette élévation initiale permet de prévoir, avec grande probabilité, celle du maxima thermique qui se présente plus tard, puisque celle-ci dépasse d'habitude en moyenne de 0°,8 à 1° l'élévation de l'accroissement initial, et il ne se présente de grand excédant que quand la hauteur de cette dernière est très-considérable.

L'élévation thermique initiale est presque toujours suivie d'une rémission dès le lendemain soir, de sorte que, dans la matinée, on ne trouve plus qu'une température normale accrue de quelques dixièmes, allant rarement au-dessus de 38°, et cela presque seulement dans les cas très-graves ou anormaux. Tantôt cet abaissement thermique ne se maintient que pendant quelques heures, tantôt pendant une journée entière (pendant la soirée et le lendemain matin).

La fièvre initiale présente une augmentation et une diminution si rapides qu'on pourrait la prendre pour un accès de fièvre intermittente, si la température ne restait pas un peu trop basse pour un cas semblable. En revanche, la confusion avec une fièvre éphémère est très-possible, et si la température normale suivante ne se maintient pas un peu plus longtemps, on sera tenté d'admettre que la maladie est déjà terminée. Mais, la persistance des autres symptômes (notamment des phénomènes du côté des yeux et des organes respiratoires) fera reconnaître, dans la plupart des cas, que la maladie est encore en voie d'évolution.

4. La fièvre d'éruption commence par une nouvelle ascension qui, jusqu'au complet développement de l'exanthème, ne présente aucun retour vers la température normale, ou bien offre des rémissions de très-courte durée.

Dans la plupart des cas, cette fièvre morbilleuse se décompose en deux parties : un stade modérément fébrile et le fastigium.

1° Le stade *modérément fébrile* dure, d'ordinaire, de trente-six à quarante-huit heures, rarement moins, et se compose d'une ou deux exacerbations légères (38° à 39°) qui n'atteignent habituellement pas l'élévation de la fièvre initiale. Dans le cas où il y a deux exacerbations, la deuxième est plus importante que la première, et la rémission matinale qui les sépare descend ordinairement moins qu'après la fièvre initiale ; mais ici la température normale est encore une fois atteinte.

2° La *période de fastigium* est caractérisée par une élévation thermique considérable et persistante ; et, de plus, la température normale ou modérée des jours précédents est définitivement franchie (Thomas). Cette période commence tantôt le matin, tantôt le soir. Dans le premier de ces deux cas, la température monte encore davantage dans la soirée, puis apparaît le lendemain une petite rémission, ou même il n'y a pas de changement ; l'élévation maxima est atteinte dans la deuxième soirée. Si l'élévation du fastigium commence le soir, la rémission du lendemain matin est toujours très-peu considérable, ou n'existe même pas.

On peut cependant rencontrer des rémissions considérables dans le fastigium, mais cela arrive très-rarement.

La *température maxima* du fastigium, et par conséquent de toute la maladie, correspond dans les cas normaux au moment où l'exanthème arrive à l'apogée de son développement et de son extension. Mais ce fait est soumis à bien des exceptions ; en ce sens que déjà peu après la première éruption de l'exanthème, c'est-à-dire entre son début et son développement extrême, la température atteint son maximum et qu'au moment de la complète extension de l'exanthème, elle est déjà un peu retombée. Mais, presque toujours, le maximum thermique est plus près de l'apogée de l'exanthème que du commencement de l'éruption. Si le maximum thermique est franchi pendant que l'exanthème va encore en augmentant, la décroissance de la température est toujours, jusqu'au moment du plus complet développement de l'éruption, très-peu considérable. En outre, il n'est pas improbable que des complications puissent contribuer à hâter l'arrivée de l'acmé thermique.

Le maximum de la température tombe d'ordinaire dans les heures vespérales ; s'il se montre au contraire dans la matinée, l'abaissement du soir est très-faible, et il semble arbitraire de le mettre déjà sur le compte de la défervescence.

La durée entière du fastigium est de un jour et demi à deux jours et demi, et la fièvre d'éruption, au total, par conséquent, de trois à quatre jours et demi. Des complications peuvent cependant en prolonger le cours.

5. La *défervescence* positive commence d'ordinaire dans la nuit et suit, le plus souvent, une marche rapide dans les cas réguliers; tantôt la température atteint, dès le lendemain matin, l'état normal et le dépasse même ; tantôt l'abaissement est moins complet dans la nuit, se continue faiblement dans le courant de la journée, remonte encore le soir et n'arrive à la norme que le lendemain matin. Dans les cas réguliers et simples, le taux physiologique est atteint au moins le surlendemain et se maintient à partir de cette date. Tout au plus si, une ou deux fois encore, il se produit une petite élévation vespérale à des degrés sous-fébriles.

La marche de la défervescence peut être retardée par une bronchite intense ou par des complications. De même, la marche de la défervescence peut être anormale dans les cas où la rougeole a, dès le début, suivi un cours irrégulier. Il ne faut pas négliger non plus cette circonstance que, chez les petits enfants, des dérangements insignifiants peuvent déterminer une ascension thermique.

Parfois, la recrudescence de la fièvre est produite par une poussée exanthématique nouvelle. Dans ces conditions, la température peut s'approcher du maximum primitif; cependant, cette ascension n'est que de très-courte durée, s'il ne s'y ajoute aucune complication nouvelle.

6. Les COMPLICATIONS qui surviennent dans la rougeole peuvent amener des modifications dans le cycle thermique, mais, dans ces cas, celui-ci n'est plus déterminé par la rougeole elle-même, mais bien par la nature de l'affection intercurrente. Ce n'est guère que si la complication précède l'exanthème qu'il se développe, habituellement pendant l'éruption et immédiatement après, une seconde ascension thermique, sans doute amenée par l'exanthème.

La terminaison fatale dans la rougeole dépendant sans doute toujours de complications, la température, elle aussi, dépend, en pareils cas, de la nature de la complication.

Consultez, au sujet du type fébrile dans la rougeole, mon travail : *Sur le cours normal de la température dans quelques formes morbides typiques :*

Wunderlich (1858. *Archiv für Physiologie der Heilkunde*, Bd. II, p 14).

Siegel, Observations sur la rougeole (*Archiv der Heilkunde*, t. II, p. 521).

Ziemssen et Krabler (1863. *Greisfwalder Beiträge*, t. I).

Wunderlich, Réflexions personnelles (1863. *Archiv der Heilkunde*, t. IV, p. 331).

Pfeilsticker (*Beitr. zur Pathologie der Masern*, 1863).

Monti (*Jahrb. für Kinderheilk.*, t. VII, p. 21).

Thomas (1867. *Archiv der Heilkunde*, t. VIII, p. 385).

Pour les courbes thermiques de la rougeole, voyez le tableau V.

VI. SCARLATINE

1. La scarlatine est une maladie d'un type incomparablement moins régulier que celui des affections traitées précédemment. Cependant, ce sont précisément les caractères thermiques qui, même dans des cas différents sous d'autres rapports, présentent les plus grandes analogies, et les exceptions à cette règle semblent, à cet égard, être les cas les moins nombreux.

Les formes les plus bénignes sont assez fréquentes ; elles sont parfois, notamment au début, tellement insignifiantes en apparence, qu'elles ne semblent même pas mériter l'attention. Mais une pareille négligence de la part du médecin peut souvent entraîner les plus graves conséquences.

Parmi ces cas d'une trompeuse bénignité s'en trouve-t-il dans lesquels la température n'est pas du tout ou seulement très-peu altérée ? Je ne saurais le dire, d'après ma propre expérience, n'ayant jamais pu observer le début de la maladie dans les cas tout à fait légers. Cependant Thomas, dit récemment (1870. *Archiv der Heilkunde*, Heft II) avoir observé des cas où il n'y avait pas de température fébrile dans la première période, c'est-à-dire avant l'éruption ou à son début. Moi aussi, d'ailleurs, je connais des cas où les parents m'ont positivement assuré que la rougeur très-modérée, suivie plus tard de desquamation et même d'une grave maladie rénale, était apparue d'abord sans aucune irrégularité dans l'état général. Souvent l'état fébrile est caractéristique même quand l'infection scarlatineuse n'est suivie que d'une manifestation rudimentaire ou même d'une angine sans exanthème.

2. Dans tous les cas un peu intenses de scarlatine, nous trouvons, soit comme phénomène unique ou bien accompagné de quelques autres symptômes, ou même parfois n'apparaissant que quelques heures après tous les autres, une élévation thermique rapide et continue faisant monter la température à une hauteur considérable (39°,5 à 40°,5) dans l'espace de quelques heures, souvent avec des frissons plus ou moins intenses.

Parfois, aussitôt après cette première ascension, ou, ce qui arrive encore plus fréquemment, le lendemain, l'exanthème commence à apparaître. Dans le cas où celui-ci est tardif, la température continue de monter lentement après la première et forte ascension, sans rémissions propres, tout au plus avec quelques reculs matinaux tout à fait insignifiants. La température se maintient d'ailleurs habituellement à de hauts degrés, ou continue de s'élever jusqu'à ce que l'exanthème ait atteint son maximum et se soit répandu sur tout le corps, même lorsqu'il commence déjà à pâlir sur les parties primitivement attaquées.

La durée de cette ascension varie beaucoup : elle peut n'être que de douze heures ou se continuer pendant quatre jours.

L'élévation à laquelle la température arrive en dernier lieu, est presque toujours au-dessus de 40°, fréquemment au-dessus de 40°,5, mais rarement au delà de 41° dans les cas dont la terminaison est favorable.

En général, l'élévation thermique offre un certain parallélisme avec l'intensité de l'exanthème ; cependant il y a aussi des cas où l'exanthème est à peine prononcé et même nul, tandis que la température est très-élevée ; par contre, il est rare de trouver des scarlatines très-confluentes accompagnées d'une fièvre modérée.

Lorsque l'ascension thermique est continue ou quand la durée du stade d'éruption est prolongée, le maintien de la température à une hauteur à peu près uniforme n'est qu'exceptionnellement interrompu par un abaissement isolé, abstraction faite toujours des rémissions matinales insignifiantes et assez souvent nulles ; c'est ce qui arrive le plus souvent quand l'éruption se fait par poussées successives.

Avant que l'éruption ait atteint au moins la majeure partie de son développement, il n'y a généralement pas de ralentissement définitif de la température.

L'ascension thermique, au commencement de la maladie, d'un côté, et son maintien continu à des degrés élevés sans rémission proprement dite, d'autre part, est commune, il est vrai, à la scarlatine et à bien d'autres maladies, et les seuls signes tirés de la température ne permettent donc pas de poser le diagnostic. Mais c'est cependant par le côté thermique que la scarlatine se distingue très-bien des affections avec lesquelles elle pourrait, pour d'autres raisons, être le plus facilement confondue. Ce sont surtout la rougeole et la rubéole, et, dans les cas où l'exanthème n'est pas visible : la fièvre typhoïde, la diphthérite, l'angine simple et la néphrite parenchymateuse aiguë.

3. Après que le maximum de l'éruption a été franchi commence la *défervescence*.

Sa marche n'est pas uniforme.

Dans les cas où l'élévation de la température est modérée, il peut se faire, bien que ce soit seulement par exception, que la température tombe rapidement et revienne à l'état normal dans l'espace d'une demi-journée.

Dans la grande majorité des cas, la défervescence se fait d'une façon traînante et n'est complète qu'en trois ou huit jours. Voici la marche qu'elle suit d'ordinaire : de jour en jour, la température devient plus basse et descend par saccades, par degrés ou bien entrecoupée de faibles rémissions. L'abaissement se produit surtout la nuit, tandis que du matin au soir l'état thermique reste le même à moins que la température ne continue de descendre jusqu'à ce que l'état normal soit atteint. Parfois, la décroissance est interrompue dans la soirée par de petites élévations ne dépassant pas quelques dixièmes; dans ces cas-là, l'abaissement nocturne est un peu plus considérable. Mais il est très rare de voir une défervescence rémittente offrir la moindre ressemblance avec celle qui est particulière au typhus abdominal.

Quand la défervescence est considérablement retardée, la décroissance est assez faible le premier jour, et souvent le deuxième et le troisième ; c'est alors seulement que l'abaissement se fait avec un peu plus de rapidité.

Des complications intercurrentes peuvent arrêter encore davantage la défervescence ou même amener de nouvelles ascensions thermiques.

La température descend fréquemment au-dessous de l'état normal; avant d'avoir définitivement repris son équilibre, elle se complique aussi parfois ultérieurement de phénomènes de collapsus. La température sous-normale descend cependant rarement au-dessous de 36° ; mais elle se maintient souvent à cette limite pendant plusieurs jours.

Cette forme de la défervescence caractérise la scarlatine avec beaucoup de précision, quoiqu'elle ne se présente pas dans tous les cas. Il est certain qu'elle n'est dans aucun autre genre de maladie aussi habituelle que dans celle-là. On la rencontre accidentellement dans le typhus exanthématique et dans les pneumonies catarrhales.

4. Il n'est pas rare d'observer dans la scarlatine des anomalies dans la marche thermique.

Parfois, la température reste dès le début à un niveau assez bas, ce qui n'exclut pas le danger et ne garantit nullement une terminaison favorable ; celle-ci, au contraire, est souvent entravée par des accidents ayant peu d'influence sur la température (et que, partant, l'état thermique ne peut pas faire prévoir), tels que la diphthérite, le croup, la néphrite, l'irritation cérébrale, la parotidite, etc.

La marche régressive de la température peut être interrompue çà et là par de nouvelles ascensions variables d'amplitude et de durée. Souvent, on peut attribuer à bon droit ces recrudescences thermiques à des complications; mais, parfois aussi elles surviennent spontanément. En tout cas, elles retardent la guérison.

Le cycle thermique présente aussi des particularités quand la maladie revêt un caractère typhoïde, quand il se présente des troubles cérébraux persistants, de la diarrhée, du météorisme, un gonflement de la rate plus considérable qu'à l'ordinaire; en pareils cas, la maladie peut se prolonger jusqu'à deux ou plusieurs semaines après que l'exanthème a déjà pâli; la fièvre est plus ou moins intense, sous-continue ou rémittente; mais, en général, elle suit une marche descendante.

5. Dans la *période de convalescence*, la température reste normale, tant que la convalescence elle-même n'est pas troublée par des complications ou par quelques maladies nouvelles, ou bien aussi par une seconde éruption. La persistance de l'état normal offre donc une assez forte garantie en faveur de l'absence d'autres troubles; au contraire, le retour à de nouvelles élévations peut être regardée comme un signe avant-coureur et doit engager à faire une exploration minutieuse et à exercer une surveillance active. Si un trouble accidentel quelconque cause une élévation thermique dans le cours de la convalescence, la scarlatine, que le malade vient de traverser, n'exerce plus d'influence sur l'évolution ultérieure de la marche thermique.

6. Dans les cas mortels, l'état thermique varie suivant la période dans laquelle survient l'issue funeste et suivant la condition pathologique qui l'a causée.

Si le malade vient à succomber pendant la période d'éruption, la température peut atteindre des degrés très-considérables, mais, dans ce cas aussi, elle peut s'abaisser notablement pendant l'agonie.

Si la mort survient après que l'éruption est arrivée à son complet développement et que la température a commencé à diminuer, l'issue léthale est le plus souvent déjà annoncée par des irrégularités antérieures. Sous beaucoup de rapports, c'est de la nature du processus qui produit le résultat fatal que dépendent, soit les élévations, soit les abaissements thermiques ultimes, ainsi que les degrés qu'ils peuvent atteindre.

Il se présente aussi des cas dans lesquels la température monte immédiatement avant la mort à des hauteurs énormes, subitement et sans motifs appréciables. (Dans une de mes observations, elle s'était élevée jusqu'à 43°,5.)

Comparez, à propos de l'état de la température dans la scarlatine, mon travail déjà plusieurs fois cité : *Sur la marche normale de quelques formes morbides typiques* (*Ueber den normal Verlauf einiger typischen Krankheitsformen*) ; ensuite, Hübler : *Observations sur la scarlatine* (*Beobachtungen über Scharlach ;* thèse, Leipzig, 1861).

Voyez aussi les tracés thermiques de la scarlatine, planche V.

VII. ROSÉOLE

1. La roséole, dont on ne peut bien connaître les particularités qu'après l'avoir observée dans le cours d'une grande épidémie, est tantôt complétement apyrétique, ou ne présente que des élévations thermiques faibles, le plus souvent sous-fébriles, tout au plus modérément fébriles et toujours de plus courte durée qu'avant et après l'éruption. Si, dans quelques cas isolés, l'ascension thermique est plus considérable, cela peut être le fait de complications intercurrentes, ou de la mobilité particulière de la température ches les enfants.

Consultez, à ce sujet, Thomas (*Jahrb. der Kinderheilkunde*, N. F., t. II, p. 240).

2. Dans la VARICELLE, Thomas (*Archiv der Heilkunde*, t. VIII, p. 376, et *Archiv für Dermatologie und Syphilis*, t. I, p. 309) a trouvé parfois des élévations peu considérables de la température dès la période d'incubation, et, dans d'autres cas, il a constaté des ascensions thermiques très-insignifiantes, même dans la période d'éruption.

Dans la plupart des cas, cependant, il a observé une élévation comparativement rapide et considérable dès le début de la période éruptive aussitôt après qu'une éruption abondante avait eu lieu ; mais cette élévation n'allait pas parfois au delà de 38° et quelques dixièmes ; dans des cas plus intenses, cependant, elle allait à 38°,5 — 40°, rarement au-dessus. Ce stade d'élévation durait de deux à cinq jours, la fièvre était rémittente et se trouvait en corrélation assez étroite avec la confluence de l'exanthème. Le maximum thermique tombe quelquefois dans la première moitié du fastigium, mais plus souvent dans sa seconde; les rémissions survenant après le maximum sont parfois un peu plus considérables que celles qui le précèdent. La défervescence peut être rapide et souvent complète en une seule journée.

VIII. ÉRYSIPÈLE

1. L'érysipèle de la face est une forme morbide, de préférence polytypique; dans beaucoup de cas, cependant, elle est atypique.

Cela tient peut-être à ce que les mêmes modifications anatomiques peuvent être produites par des causes très-différentes et présenter diverses significations.

Les érysipèles provenant d'une cause purement locale, soit de l'irritation de parties blessées, l'érysipèle ayant son origine dans une disposition locale, l'érysipèle qui accompagne les troubles gastriques et abdominaux, l'érysipèle ambulant et à marche lente, celui qui ressemble aux exanthèmes aigus et qui est le plus souvent primitif, l'érysipèle déterminé par une infection pyémique, l'érysipèle morveux, l'érysipèle terminal ultime qui se développe chez les individus gravement malades ou plongés dans le marasme et qui ne précède la mort que d'un ou de plusieurs jours. — Toutes ces variétés appartiennent en grande partie indubitablement à des maladies essentiellement différentes et qui n'ont presque rien de commun en dehors de la dermatite circonscrite et du nom même de la maladie. On conçoit, d'après cela, que la participation de l'organisme, et, par conséquent, la marche thermique, doivent être extrêmement variables.

Mais, jusqu'ici, il n'a pas été possible de rattacher avec précision et sûreté les formes de la marche fébrile, à des espèces et à des conditions causales déterminées.

Les érysipèles qui se produisent sur d'autres parties du corps présentent des divergences semblables; mais, dans ces dernières formes, la marche entièrement atypique est plutôt la règle que l'exception.

2. Dans la grande majorité des cas, la maladie commence, abstraction faite des cas apyrétiques et de ceux à marche atypique,

par une élévation thermique intense et à développement rapide, souvent compliquée de frissons intenses.

Autant qu'on en peut juger d'après le nombre relativement peu considérable des cas où l'observation peut être prise dès le début, la température monte en quelques heures à 40° et même au-dessus.

Le plus souvent, on aperçoit l'inflammation cutanée de la face dès le lendemain, bien qu'elle ne soit pas encore très-développée à ce moment et qu'elle puisse parfois être confondue avec une simple rougeur fébrile.

Il est beaucoup plus rare que la température suive une progression plus lente, et que les degrés fébriles très-considérables ne soient atteints que le deuxième ou le troisième jour.

3. C'est dans le *fastigium* que se présentent le plus de divergences.

Dans des cas assez rares, ce fastigium ne consiste qu'en une seule acmé de très-courte durée.

Le plus souvent, l'élévation de la température se maintient d'une façon continue ou discontinue et même croissante avec des abaissements matinaux insignifiants, jusqu'au moment où l'inflammation se développe et s'étend uniformément. D'ordinaire, la température présente alors, dans les heures vespérales, plus de 40°, mais elle peut aussi atteindre 41° à 41°,5 et même (mais le fait est plus rare) 42°, tandis que les rémissions matinales descendent peu au-dessous de 40° et vont rarement jusqu'à 39°.

Cependant, on rencontre çà et là des cas où le fastigium affecte une marche plutôt rémittente et même intermittente, le plus souvent avec des exacerbations très-intenses.

Le maximum n'est ordinairement pas atteint à la terminaison de cette période fébrile ; mais déjà un ou deux jours avant; alors il se produit un petit ralentissement correspondant à la moindre intensité de l'inflammation, mais qui, cependant, est remplacé parfois avant que la défervescence se produise, par une seconde perturbation critique. Parfois, on rencontre tout près de la terminaison (du fastigium) une fausse crise dans laquelle la température descend jusqu'à l'état normal ou à peu près ; puis il survient une dernière élévation de courte durée, montant jusqu'à 40° et même au-dessus.

4. Le fastigium est suivi de la défervescence qui, souvent, fait de si rapides progrès que, dans le cours de douze heures ou dans l'espace d'une nuit, la température descend jusqu'à l'état normal ou à peu près. D'autres fois, notamment quand la température précédente a été très-élevée, l'état thermique normal n'est pas atteint dans les premières douze heures de la défervescence ; la température remonte encore une fois dans la soirée et n'arrive à son élévation normale que dans la nuit suivante.

Dans certains cas, la défervescence ne suit pas une marche aussi rapide, et se présente sous une forme plutôt rémittente; cependant, son évolution est plus prompte que celle du typhus abdominal. C'est ce qui arrive dans les cas où les fluctuations quotidiennes ont déjà été plus considérables pendant le fastigium et où l'inflammation cutanée fait encore quelques progrès dans la période de défervescence. L'abaissement rémittent se termine parfois, dans ce cas, par une dernière chute plus rapide que les autres; après quoi la défervescence arrive à son terme.

Lorsque l'éruption cutanée s'éteint en même temps que la fièvre, l'état apyrétique se maintient et la convalescence vient s'y joindre sans trouble ultérieur.

5. Les cas où le premier et fort abaissement de la température conduit à la défervescence définitive ou dans lesquels l'état apyrétique se maintient, sont, il est vrai, très-fréquents en général. Cependant, il n'est pas rare de voir se produire, après une courte interruption (un à six jours), une ascension nouvelle et considérable que la température normale ait été atteinte auparavant ou non. Cette ascension est accompagnée d'une nouvelle extension de l'inflammation cutanée ou lui sert de prélude. Il peut se faire que de pareilles rechutes de la fièvre arrivent à plusieurs reprises ; cependant, le plus souvent, elles n'atteignent pas la durée du premier fastigium et disparaissent au bout d'un à deux jours. Plus l'érysipèle contracte la forme ambulante, plus ces reprises peuvent se multiplier. La fièvre ne disparaît qu'au moment où l'érysipèle s'arrête, et celui-ci ne cesse que quand il ne se produit plus de nouvelle ascension thermique. Cependant, on remarque que, quand l'affection et ses périgrinations durent plus que le temps ordinaire, les élévations thermiques baissent gra-

duellement et que, souvent, elles se transforment en ascension vespérales quotidiennes et modiques.

6. En cas d'issue *léthale*, la mort semble se produire, le plus souvent, à une température très-élevée ; du moins, il en était ainsi dans les cas observés par moi (ainsi que dans ceux observés par Eulenburg).

Consultez mes publications antérieures *sur la marche régulière des maladies typiques* (*Ueber der normal Verlauf typischer Krankeiten*, p. 15).

Blass, *Observations d'érysipèle* (*Beobachtungen der Erysipelas.* Leipzig, thèse, 1863).

Eulenburg, *Sur les modifications ante et post mortem de la température dans l'érysipèle* (*Ueber præmortale und postmortale der Eigenwärme bei Erysipelas.* Mémoire original dans le *Centralblatt*, 1866, p. 65).

Ponfick (*Deutsche Klinik*, 1867, p. 20-26).

Voyez les tracés thermiques de l'érysipèle, planche V.

IX. FIÈVRE RÉMITTENTE AVEC ÉRUPTION PHLYCTÉNULAIRE

1. J'ai décrit sous ce nom (*Archiv der Heilkunde*, 1864, t. V, p. 57 et *ibid.*, 1867, t. VIII, p. 174) un état morbide qui m'a semblé particulier, quoi qu'il ait jusqu'ici passé inaperçu. J'en ai relaté moi-même sept cas, un autre m'a été communiqué par M. Ladé (de Genève). Cette maladie est caractérisée par un exanthème particulier, tant comme forme que comme siége et comme évolution, par un certain nombre de phénomènes typhiques (surtout les symptômes nerveux, spléniques et intestinaux; mais ces derniers, il est vrai, sont moins marqués), par des troubles considérables dans les organes respiratoires, et, enfin, par la marche que suit la fièvre.

2. La fièvre, dont la marche n'avait dans aucun des cas pu être observée avant la fin de la première semaine, était d'une grande intensité, mais ne ressemblait à aucun des types fébriles des autres exanthèmes.

Elle ne baissait pas au moment de l'éruption comme dans les varioloïdes ; elle ne présentait pas non plus une seconde ascension intense arrivant après coup comme dans la variole ; ni une défervescence rapide accompagnant le maximum de l'exanthème comme dans la rougeole ; ni la défervescence ralentie de la scarlatine ; ni les irrégularités que l'on constate dans les fièvres miliaires ; ni encore l'abaissement très-rapide ou accéléré indépendant de l'exanthème, tel qu'il se présente dans la fièvre pétéchiale ; ni enfin les descentes brusques avec tendance à des recrudescences comme dans l'érysipèle.

Dans les premiers (deux à onze) jours qui suivaient leur entrée à l'hôpital, j'observais chez les malades présentant le type fébrile sus mentionné, une fièvre rémittente très-marquée avec des exacerbations vespérales de plus de 40°, et même de plus de 41°, et avec des rémissions matinales de 1° à 2° ; il y eut, dans l'un de ces cas, le huitième jour, dans les autres, vers la fin de la deuxième ou dans le cours de la troisième semaine, une décroissance dans les grandes fluctuations quotidiennes, présentant une analogie avec la période correspondante de déclin de la fièvre typhoïde ; pendant huit ou quinze jours on observait les particularités suivantes : de jour en jour les rémissions matutinales devenaient un peu moins basses, et, le plus souvent, les exacerbations vespérales aussi baissaient graduellement, jusqu'à ce que, d'abord dans la matinée, ensuite le soir, la température redevint normale ou à peu près. Dans quatre cas, la convalescence fut interrompue par des rechutes fébriles peu considérables et de courte durée. Dans ces cas la marche de la maladie traînait considérablement en longueur et dans tous l'exanthème persistait pendant la plus grande partie du temps que durait la fièvre.

Voyez, pour plus de détails, *loco citato* ; pour la courbe thermique, planche V.

X. FÉBRICULE

1. Deux catégories morbides peuvent être rangées dans la fébricule :

En premier lieu, les mouvements fébriles qui durent plus ou moins longtemps, mais dans lesquels la température ne s'élève pas sensiblement au-dessus des degrés sous-fébriles, même dans les exacerbations vespérales, ou ne présente qu'isolément des ascensions considérables.

En second lieu, il faut y ranger les *éphémères*, c'est-à-dire des accès de fièvre qui durent seulement deux ou quelques jours et se terminent par la guérison. Dans cette forme de la maladie, il se présente dès le premier malaise une ascension rapide de la température qui, dans l'espace de quelques heures peut s'élever de 2° à 3° et plus, avec ou sans frissons.

Parfois, le maximum n'est pas atteint d'un trait et en quelques heures, mais seulement dans le cours de vingt-quatre à trente-six heures, interrompue par un abaissement modéré dans la matinée qui suit le début de la maladie (*éphémère prolongée*). Le fastigium dure quelques heures seulement, tout au plus une journée ; pendant cet espace de temps, la chaleur propre est plus ou moins considérable ; parfois elle s'élève même à 40° et au-dessus. Aussitôt après, elle est suivie d'une rapide décroissance de la température qui, déjà en douze, vingt-quatre ou trente-six heures est revenue à l'état normal.

Quand la défervescence suit cette marche, il n'est pas extraordinaire de la voir interrompue dans les heures vespérales par une petite élévation. Il peut aussi se faire que le complet retour à l'apyrexie soit un peu retardé et que deux ou trois jours se passent avant que la température ne revienne définitivement à l'état normal.

2. Ces deux catégories se présentent dans des circonstances différentes à plusieurs points de vue.

L'état pathologique qui succède à un traumatisme (opérations chirurgicales, etc.) détermine fréquemment une fébricule, dont les conditions ont été recherchées avec soin par Billroth (*Arch. für klinische Chirurgie*, t. II).

Il est vrai qu'après un grand nombre de blessures et même des traumatismes considérables, il peut n'y avoir aucun mouvement fébrile.

Mais, très-souvent aussi, notamment dans la plupart des blessures graves, on observe une élévation thermique dans les journées qui suivent immédiatement l'accident (FIÈVRE TRAUMATIQUE, *Wundfieber*).

La fièvre qui, d'ordinaire, se produit dès les premières vingt-quatre heures après la blessure, présente une rapide ascension de la température, de sorte que le maximum thermique est atteint dans la plupart des cas, dès le premier ou le deuxième jour, le plus souvent, entre le troisième et le sixième jour.

L'ascension se fait, d'ordinaire, d'une façon continue; seulement, dans le cas où le maximum thermique est tardif, l'ascension est interrompue par des rémissions matinales.

L'acmé se montre généralement dans la soirée, par exception seulement le matin, et l'heure du jour dans laquelle la blessure a été reçue n'exerce aucune influence à cet égard.

Dans la grande majorité des cas, le maximum reste au-dessous de 40°, assez fréquemment au-dessous de 39°; c'est par exception seulement que la température monte à 40°,5 et au-dessus.

Il est de plus favorable augure qu'un maximum considérable soit atteint dès les deux premiers jours, que si la température n'avait été, au début, que modérément fébrile, pour monter tout d'un coup plus tard; dans ce dernier cas, on doit soupçonner l'existence d'une inflammation accidentelle ou de la pyémie.

La hauteur à laquelle s'élève la température n'a aucun rapport avec la durée de l'élévation complète.

La température ne reste dans la grande majorité des cas que quelques heures par jour dans le voisinage des points culminants du maximum.

Parfois, il se forme pendant deux soirées des cimes exacerbatrices d'une élévation à peu près égale, et entre les deux se place une rémission matinale.

Toute durée prolongée d'une élévation thermique considérable ou bien le fréquent retour de fortes exacerbations permettent de supposer une inflammation interne, une complication ou le début de la pyémie.

La défervescence commence souvent dès le premier jour de la fièvre, plus souvent, le deuxième, assez fréquemment encore le troisième et le quatrième, rarement le cinquième ou seulement le septième jour.

Elle est tantôt rapide, tantôt traînante; dans ce dernier cas, elle est accompagnée d'élévations vespérales. Ces deux conditions paraissent se présenter avec une égale fréquence. Jamais la température ne descend pendant la défervescence au-dessous de l'état normal.

L'âge, la constitution, etc., ne semblent pas exercer d'influence sur le moment où se produit l'ascension thermique ni sur la marche de la fièvre traumatique.

Si la blessure a entraîné une abondante hémorrhagie, il se présente souvent d'abord un abaissement thermique, tantôt insignifiant, tantôt considérable. Cet abaissement n'est que passager; la fièvre traumatique n'est pas pour cela empêchée. Au contraire, elle suit l'abaissement après quelques heures déjà et peut devenir aussi intense que dans les cas où il n'y a pas de perte considérable de sang.

Quand la blessure a été précédée par une fièvre chronique, la fièvre traumatique devient le plus souvent très-violente, dépasse l'élévation ordinaire, dure plus longtemps, et est très-exposée à de nouvelles complications.

Il en est de même quand le traumatisme a frappé des individus atteints de maladies chroniques sans fièvre, de phthisie apyrétique, de maladie de Bright ou de dégénérescence amyloïde.

Toutes les élévations thermiques excessives déterminent assez souvent, chez les blessés, d'autres complications, augmentent les dangers de la plaie et déjouent fréquemment le succès des opérations.

3. Assez souvent, mais non dans la majorité des cas, les blessés sont repris de fièvre après le quatrième jour, c'est la FIÈVRE SECONDAIRE (*Nachfieber*).

L'intensité et la durée de la fièvre traumatique n'ont aucune influence sur le développement de la fièvre secondaire. Cette dernière peut même se produire dans les cas où il n'y a pas eu de fièvre traumatique (primitive). D'un autre côté, la fièvre traumatique prolongée ne se distingue pas toujours de la fièvre secondaire.

Parfois, on ne saurait trouver de cause spéciale à la fièvre secondaire; dans ce cas, elle est habituellement légère et de courte durée.

Mais la fièvre secondaire provient presque toujours de causes déterminées et peut, de son côté, servir à éveiller l'attention et à engager à rechercher des troubles qui enrayent la guérison. Ces causes peuvent être : la rétention des produits sécrétés par la plaie, la propagation de la phlegmasie au tissu cellulaire sous-cutané ou intermusculaire, la constipation et la rétention d'urine, ou le développement de nouveaux processus morbides, l'inflammation des organes internes : telles sont les principales conditions pathogéniques de la fièvre secondaire.

Cette fièvre peut se produire chaque jour à partir de la deuxième moitié de la première semaine, jusque dans les semaines suivantes, et même à la fin de la sixième inclusivement.

Les accès légers de cette fièvre se produisent d'une façon presque insensible ; ils ne sont pas précédés de frissons et leur durée est courte ; un ou deux jours, tout au plus une semaine.

Les fièvres secondaires intenses débutent souvent par un frisson.

L'état thermique, dans les fièvres secondaires est très variable, par suite des conditions multiples qui les déterminent ; notons, en outre, que ces fièvres n'ont, en somme, rien de commun entre elles, si ce n'est qu'elles se produisent à un certain moment après les traumatismes. Elles sont l'expression générale des troubles multiples, légers ou graves, auxquels un blessé est exposé dans les six premières semaines qui suivent l'accident primitif. Il est, par conséquent, impossible qu'elles revêtent un type déterminé ; leur seule signification pratique est la suivante : elles constituent un des premiers symptômes indiquant que, par suite d'une prédisposition morbide créée par le traumatisme, une influence nocive quelconque est venue troubler l'évolution régulière du processus curateur.

4. Quand LE TRAVAIL DE L'ACCOUCHEMENT est anormal, la thermométrie est capable, comme l'a démontré Winckel, d'établir la distinction importante entre les faibles contractions de l'utérus (premières douleurs) et les douleurs dites expultrices.

S'il s'agit des premières douleurs utérines, l'élévation thermique particulière à l'accouchement normal, ne se produit pas ; la température est, d'ordinaire, plus basse dans ce cas, et suit la fluctuation quotidienne physiologique.

Si ce sont, au contraire, des douleurs expultrices, quelle qu'en soit la cause, la température s'élève d'une façon correspondante à leur durée. Cette élévation n'est pas considérable, il est vrai, elle ne dépasse pas facilement 1° ; cependant, elle persiste sans être influencée par les fluctuations quotidiennes normales.

Immédiatement après l'accouchement, à la suite des tranchées utérines, la température reste également élevée ; mais si, dans cet intervalle, aucune inflammation n'est survenue, elle retombe dans les douze heures suivantes.

5. Pendant les COUCHES, une température au-dessus de 38° n'est pas encore, il est vrai, l'indice certain d'un processus pathologique, mais elle est au moins suspecte ; une température normale chez une accouchée n'est cependant pas une garantie absolue de la marche régulière des couches.

Chez bien des accouchées, on trouve une élévation modérée dans les premières vingt-quatre heures après l'accouchement, une espèce de fièvre traumatique légère sans lésion locale démontrable. La température dans ce faible mouvement fébrile ne dépasse pas 38°,5. Elle ne dure d'ordinaire qu'une seule journée.

Chez certaines accouchées, il se montre une fièvre assez forte, parfois précédée d'un frisson. Le plus souvent, cette forme fébrile intense se produit le deuxième ou troisième, quelquefois, le quatrième, cinquième ou sixième jour, et coïncide, par conséquent, avec la turgescence croissante des seins (FIÈVRE DE LAIT).

Cette fièvre peut atteindre son apogée après quelques heures ou seulement après quelques jours (de deux à cinq jours) ; arrivée à son point culminant, la température peut, assez souvent, atteindre 40° ; alors elle redescend rapidement vers la défervescence, à moins qu'il ne survienne quelque complication locale, de sorte que, très-peu de temps après avoir commencé à décliner, la température a regagné son niveau normal.

A partir de ce moment, tantôt la température reste normale, tantôt il se présente, après une apyrexie complète d'une certaine durée, une fièvre secondaire avec des élévations allant quelquefois jusqu'à 42° ; mais cette fièvre s'apaise dans l'espace de un à vingt-cinq jours et disparaît sans laisser de traces.

Toutes les élévations thermiques différant des précédentes par leur amplitude, par leur durée, dénotent une maladie grave : soit une inflammation locale, soit une affection essentiellement constitutionnelle.

6. Une foule d'autres circonstances peuvent déterminer des accès fébriles éphémères.

Ainsi, ils se produisent chez des individus faibles, maladifs, chez des enfants, des femmes, sans la moindre cause appréciable.

Souvent, ils se montrent pendant la période de forte croissance, durant le travail de la dentition, dans l'inanition et aux époques cataméniales.

Ils peuvent annoncer le début ou l'accroissement d'un processus morbide plus ou moins latent et torpide.

Ils servent de prélude à des lésions éphémères ; ainsi l'éruption d'un herpès labialis isolé est souvent précédée par un violent mouvement fébrile.

Assez souvent aussi, ces accès éphémères se présentent isolément dans la période d'exacerbation des maladies infectieuses.

Parfois, ils se produisent au moment où se fait l'extension d'un virus, au sein de l'organisme (par l'intermédiaire des vaisseaux lymphatiques), mais qui reste sans conséquences ultérieures, ou quand il se produit une obstruction embolique.

Quand l'infection de l'organisme a été incomplète, ou bien dans les cas où les sujets ne présentaient qu'une faible prédisposition morbide, ces accès fébriles éphémères constituent l'unique expression et le seul effet de l'influence d'une cause morbide spécifique. Ils peuvent aussi se présenter après des conditions étiologiques puissantes (les grands refroidissements, l'impression de l'humidité, les émotions morales), sans être nécessairement suivis de conséquences ultérieures.

XI. PYÉMIE

La fièvre purulente (c'est-à-dire la fièvre dont se compliquent les inflammations aiguës multiples) est rarement primitive et spontanée, mais presque toujours consécutive à d'autres processus, notamment au traumatisme, ou se produit dans la puerpéralité, et a, sans doute, une origine infectieuse; cette fièvre se développe, soit dans un état complétement apyrétique, ou bien elle est précédée par un état fébrile plus ou moins considérable, déterminé par les processus préparatoires.

Dans les deux cas, le début de la pyémie est nettement circonscrit ; dans le dernier cas cependant, on observe parfois, immédiatement avant le début des phénomènes pyémiques, un abaissement thermique tantôt léger et tantôt considérable ; dans d'autres cas, une légère élévation préalable ; il est possible et même probable que ces modifications thermiques proviennent déjà de la maladie pyémique et constituent le premier effet de l'infection.

Le première élévation par laquelle débutent d'ordinaire les premières manifestations de la maladie et qui est accompagnée généralement d'un grand frisson, a, le plus souvent, une marche rapide, s'accomplit parfois dans l'espace de quelques heures ou d'une demi-journée, le plus souvent dans le cours d'une seule journée, s'étend rarement à plus d'un jour et demi, et monte jusqu'à $2^{\circ}\frac{1}{2}$ à $3^{\circ}\frac{1}{2}$, et plus ; on peut exceptionnellement la trouver moins marquée. Dans cette élévation, la température dépasse presque toujours 40°, va le plus souvent au-dessus de 41° et s'approche parfois de 42°.

Pour mieux dire, cette ascension se produit de la façon suivante : Dans les premières douze ou quinze heures, du matin, par exemple, jusque vers minuit, la température monte de 1° à $1^{\circ}\frac{1}{2}$, ce qui pourrait ressembler, dans le cas où une autre fièvre l'aurait précédée, à la fluctuation quotidienne déterminée par celle-là, mais s'en écarte cependant dans un sens ou dans l'autre. Puis survient, après minuit, une ascension plus rapide, et le matin on constate une température beaucoup plus élevée ; quand elle a été précédée par une fièvre d'une autre nature, cette élévation dépasse de $1^{\circ}\frac{1}{2}$ à $2^{\circ}\frac{1}{2}$ les maxima quotidiens des journées précédentes. Parfois cependant, une ascension un peu plus modérée se montre aussi pendant la journée qui suit la nuit du premier accès fébrile. Dans la minorité des cas, l'élévation est essentiellement plus rapide pendant le premier accès, surtout si la fièvre existait auparavant, de sorte que la première acmé est atteinte au bout de quelques heures.

2. Le premier accès est acméiforme. Après que la température a atteint son maximum, elle commence aussitôt à tomber d'une façon tout aussi rapide et même plus brusque ; elle redescend dans l'espace de quelques heures de 2° ou 4°, de sorte qu'en général la température est moins élevée qu'elle ne l'avait été avant

le début de la pyémie. Cependant, après le premier accès, la température n'atteint d'ordinaire pas l'état normal, mais elle s'en rapproche parfois, baissant jusqu'à 38° à 38°,5.

La température basse qui suit le premier accès ne se maintient d'ordinaire pas longtemps, à peine durant une demi-journée, dans la plupart des cas, remonte aussitôt après avoir atteint le minimum, et cette ascension, qu'elle soit compliquée de frisson ou non, est presque aussi rapide que la première; elle ne parvient cependant pas à la même hauteur.

Le premier accès pyémique ressemble beaucoup au début des autres maladies aiguës; il s'en distingue cependant par une courte période pyrogénétique. Mais, d'un côté, l'élévation thermique, qui est habituellement atteinte en peu de temps dans la pyémie, est de beaucoup plus considérable que dans ces autres maladies, et, de l'autre côté, le premier accès pyémique se distingue, du moins des formes fébriles continues, par un prompt retour à la chute rapide de la température.

Il est plus difficile de le distinguer d'un accès de fièvre intermittente. Cependant, dès le premier accès pyémique, il se présente une ascension sensiblement plus lente que dans un accès de fièvre intermittente. Aussitôt après l'accès pyémique, la température ne revient que rarement à l'état normal; au contraire, elle présente beaucoup plus souvent une nouvelle ascension, avant d'avoir franchi 37,5°.

3. Dans le cours ultérieur de la maladie, on observe les modalités suivantes :

1° Ascension brusque de la température à des élévations plus ou moins considérables, s'approchant plus ou moins de l'acmé du premier accès; elles ne manquent presque jamais, et se répètent dans la grande majorité des cas, sans régularité et avec plus ou moins de fréquence, deux ou trois fois dans une même journée; revirement brusque de la température vers l'abaissement après son arrivée au maximum. Ce n'est qu'exceptionnellement que la chaleur propre reste pendant plus d'une demi-journée dans le voisinage du maximum; le plus souvent elle descend rapidement aussitôt après avoir atteint son apogée;

2° Abaissement thermique rapide à la façon d'une défervescence brusque, se produisant souvent encore plus vite, et descendant, dans les accès suivants, jusqu'à l'état normal et au-dessous, mais souvent aussi s'arrêtant à 39° et même au-dessus ;

3° Périodes intercalaires d'apyrexie de la durée d'une demi-journée ou d'une journée entière ;

4° D'ordinaire il se trouve, dans l'intervalle des accès fébriles ou bien aussi au moment de l'issue léthale de la maladie, des périodes d'une ou de plusieurs journées où il y a une marche continue ou rémittente avec une direction ascendante, ou bien aussi avec un cours irrégulier ;

5° Les frissons bien connus, qui se répètent plus ou moins fréquemment, coïncident le plus souvent avec l'ascension rapide de la température, mais souvent aussi en sont indépendants, et peuvent même faire défaut. Par ces conditions, la marche de la fièvre pyémique est très-complétement caractérisée et se distingue de toute autre maladie. Les formes principales de la maladie telles qu'elles sont établies par Heubner aident beaucoup à s'orienter à travers le dédale des différences individuelles. Les voici :

a) Des cas avec succession rapide d'ascensions et d'abaissements brusques ;

b) Des cas avec accès fébriles séparés les uns des autres par des intervalles apyrétiques ou à peine fébriles ;

c) Des cas avec fièvre continue et fortes élévations intercurrentes.

La durée de la fièvre pyémique est d'ordinaire environ d'une semaine, rarement moins d'une demi-semaine, rarement aussi plus d'une semaine et demie.

4. La mort n'est ordinairement pas précédée par un stade proagonique indiqué par la thermométrie et succède tantôt à une température relativement basse et même normale, tantôt à une température modérément fébrile, tantôt à une température très-fébrile, et parfois même à une température hyperpyrétique, comme c'est le cas notamment dans la fièvre puerpérale promptement mortelle.

Mais il ne faut pas perdre de vue qu'il se produit aussi de temps en temps des infractions à cette règle.

Chez des individus gravement malades, la mort peut être prématurée et survenir dès le début de la pyémie ; la marche thermique perdra ainsi ce qu'elle offre de caractéristique. Dans des cas rares, la pyémie se présente sous forme de fièvre continue sans frissons, ou seulement avec un frisson initial. Cette marche se rencontre parfois dans la pyémie traumatique, mais beaucoup plus fréquemment dans la fièvre puerpérale, notamment dans celle de ses formes qui tue rapidement et n'arrive pas jusqu'à la formation d'abcès. Dans des cas rares aussi se présente, dès le début de la pyémie, une ascension en zigzag échelonnée qui s'étend sur plusieurs journées, ou une diminution des rémissions, quand la pyémie a été précédée par une forte fièvre rémittente ; puis apparaît, mais seulement plus tard, une forte élévation presque subite.

Maints cas présentent, au moins pendant quelque temps, un certain rhythme dans le retour des accès.

Parfois la maladie traîne en longueur ; les accès deviennent même pendant un certain temps plus rares et plus faibles ; finalement une terminaison fatale peut cependant encore se produire.

Enfin, il y a des cas à marche très-lente dans lesquels un cours apyrétique ou faiblement fébrile n'est interrompu pendant assez longtemps que par des accès éventuels de fièvre intense, qui sont parfois séparés par une intervalle d'une ou de deux semaines et déterminent ainsi une durée plus longue, correspondant à ces intervalles. Les accès fébriles finiront alors par cesser, et la guérison s'établira, ou bien la mort surviendra à la suite de la répétition des accès, ou sera précédée par une fièvre continue de courte durée.

Consultez, au sujet de la marche rapide de la pyémie, le travail de Heubner (1868. *Archiv der Heilkunde*, IX, p. 289), qui repose sur des observations prises dans mon service et à la clinique chirurgicale de Leipzig.

Pour les courbes thermiques de la pyémie, voyez planche VI.

XII. AFFECTIONS CATARRHALES DES MEMBRANES MUQUEUSES

1. La température dans les catarrhes muqueux ne présente pas en général de caractère typique.

Dans beaucoup de cas, tout écart thermique fait défaut, ou du moins les fluctuations quotidiennes ne sont qu'un peu plus fortes qu'à l'état physiologique, de sorte que, dans la soirée, les températures ne s'élèvent qu'à des hauteurs plus que normales, sous-fébriles ou modérément fébriles.

Parfois on observe, dès le début de la maladie, ou accidentellement dans son cours, une ascension éphémère, mais qui n'entraîne pas de conséquences ultérieures.

Par temps, il se présente aussi des élévations irrégulières, liées le plus souvent à de nouvelles influences nocives, ou à des recrudescences accidentelles de l'affection catarrhale.

On rencontre de semblables élévations, notamment chez des individus très-sensibles et chez des personnes qui, avant d'être affectées de catarrhe, étaient déjà atteintes de maladies chroniques.

Chez les enfants aussi, les affections catarrhales peuvent provoquer des températures assez élevées.

Quand la marche du catarrhe est chronique, il se présente parfois une fièvre de forme hectique, surtout si le catarrhe chronique a été exaspéré pendant quelque temps.

Dans un grand nombre d'affections catarrhales, l'apparition d'élévations thermiques est un symptôme assez sûr de complications naissantes : ainsi notamment dans la coqueluche. Dans cette maladie, une mensuration quotidienne continue de la température offre par conséquent une grande valeur pratique.

La température suit la même marche dans les catarrhes du pharynx, du larynx, des organes respiratoires, du tube intestinal, des voies urinaires et des organes génitaux. Dans tous les cas, la fièvre est l'indice d'une irritation intense de la muqueuse ; elle apparaît et disparaît avec celle-ci ; ou bien dépend de circonstances accidentelles, de prédispositions individuelles, d'influences nuisibles ou de complications.

L'élévation thermique peut aussi présenter une marche plus connexe et à peu près typique.

Dans les catarrhes intenses de la muqueuse respiratoire, notamment quand ils sont épidémiques, et qu'alors ils se compliquent fréquemment de catarrhe intestinal et de symptômes nerveux plus ou moins accusés (la grippe).

Dans les catarrhes intenses de la muqueuse de l'estomac et des intestins, surtout quand ils sont d'origine épidémique, ou dans des cas où ils avaient été extrêmement négligés.

2. Dans la grippe, on n'observe d'élévation thermique considérable que dans les cas graves.

Le début de l'élévation est rarement rapide. La température monte comme dans la période initiale du typhus abdominal, mais sans la même régularité, ni la même constance, tantôt avec plus de rapidité, tantôt avec plus de lenteur, et le plus souvent elle n'atteint pas la même hauteur que dans la fièvre typhoïde.

Les caractères du fastigium sont semblables à celles du fastigium dans le typhus abdominal ; il présente, du moins dans les deux cas, les mêmes rémissions et exacerbations quotidiennes. Ces dernières peuvent monter aussi haut que dans l'iléotyphus et la température tend à s'abaisser (au moins quand le malade est bien traité, et quand d'autres affections ne viennent pas s'y mêler), dans l'espace de peu de jours.

La défervescence présente aussi en général le même type lytique et rémittent que dans le typhus abdominal ; cependant la diminution thermique s'opère plus rapidement et sa terminaison arrive plus tôt. En revanche, il n'est pas rare de remarquer dans la grippe que la température, après s'être approchée de l'état normal, s'arrête pendant un certain temps à un niveau un peu supérieur à la norme, ou du moins présente de plus grandes élévations vespérales que dans la convalescence complète.

La question la plus importante pour le diagnostic relativement à cet état thermique est la suivante : Faut-il supposer, dans un cas donné, l'existence d'une grippe grave ou d'une fièvre typhoïde? Cette question est d'autant plus difficile à résoudre que les deux maladies offrent, dans les cas graves, un certain nombre de phénomènes communs, tels que : la prostration, les symptômes nerveux et cérébraux, les troubles intestinaux ; et que, quand il y a augmentation de volume de la rate, on ignore souvent si cette mégalosplénie n'a pas déjà existé avant la maladie ; qu'enfin l'absence de taches rosées n'est pas un signe suffisant pour exclure la fièvre typhoïde.

Si la température reste positivement au-dessous de la limite typhique, la réponse à cette question est facile, surtout chez de jeunes adultes, et l'hypothèse de la fièvre typhoïde n'est plus alors admissible.

Mais si la limite typhique de la température est atteinte ou franchie, — ce qui n'est pas trop rare, surtout dans les fortes épidémies de grippe — il n'est assez souvent pas possible de faire le diagnostic différentiel pendant plusieurs jours. Mais quand le traitement a été bien institué et qu'une pneumonie catarrhale n'est pas survenue, on peut être sûr que l'élévation thermique commence à descendre beaucoup plus tôt dans une grippe, quelque intense qu'elle soit, que dans le typhus abdominal. Dans des cas défavorables, ainsi quand viennent s'y joindre des bronchites très-intenses, une bronchite capillaire (bronchiolite) ou des péribronchites, et quand la terminaison est mortelle, la température revient d'habitude à un degré incompatible avec le typhus, tandis qu'en même temps d'autres symptômes graves continuent à se montrer et contrastent avec l'abaissement de la température. Relativement à la marche que suit la température, quand à la grippe vient se joindre une infiltration pulmonaire, voyez *Pneunomie*.

3. Il en est à peu près de même de la température dans les catarrhes gastro-intestinaux fébriles qui, surtout quand on les néglige ou que l'individu atteint est impressionnable, présentent une température élevée. On observe le même type dans la période d'augment, le même fastigium rémittent et la même défervescence en zigzag ; et il se pose la même question dans la pratique ; n'avons-nous pas peut-être affaire à une fièvre typhoïde ? Les mêmes éléments diagnostiques de la grippe sont décisifs aussi dans ce cas, et même l'abaissement thermique se présente d'habitude presque plus rapidement encore dans le catarrhe intestinal fébrile que dans la grippe, nécessairement quand le malade a été soumis auparavant à un traitement approprié.

XIII. INFLAMMATIONS CROUPEUSES ET DIPHTHÉRITIQUES DES MUQUEUSES

La température, dans aucune des autres affections graves aiguës, n'est aussi peu importante que dans les affections croupeuses et diphthéritiques, à savoir : la diphthérite pharyngée, le croup du larynx, le croup des intestins, la dysenterie et l'endométrite diphthéritique et croupeuse puerpérale.

Il est vrai que, dans ces affections aussi, on peut considérer une température très-élevée, comme un surcroît de danger. Mais, des températures modérées même normales ne fournissent pas encore la moindre garantie en faveur d'une issue favorable.

La température élevée peut redescendre, tandis que la maladie progresse avec une fièvre excessive, jusqu'à ce que l'individu succombe.

Comparez au sujet de la température dans la diphthérite :

Richardson (*The Medical Record*, 1867, t. II, p. 219).

XIV. PNEUMONIE

1. Les formes morbides que l'on désigne sous le nom de pneumonie présentent des conditions thermométriques très-diverses. Dans quelques cas, la température n'est nullement modifiée, même quand la maladie est aiguë ; dans d'autres, il n'y a que des mouvements fébriles insignifiants ; le plus souvent on observe, il est vrai, un cycle thermique plus ou moins nettement défini ; mais cette marche fébrile offre à première vue les différences les plus tranchées ; il se présente des formes continues, rémittentes, à rechutes et intermittentes.

Et cependant, on peut réunir des séries de cas dans lesquels la marche thermique présente le plus parfait accord et auxquels on doit, par conséquent, assigner un caractère typique aussi bien qu'à tout autre maladie.

Évidemment, les différences de types ne sont pas fondées sur le même élément que dans la fièvre typhoïde et dans la variole, où l'on distingue une forme simple et une forme compliquée.

Les variétés du cycle thermique qu'il ne faut nullement considérer, d'après ce qui précède, comme des accidents irréguliers, pourraient plutôt indiquer qu'on réunit sous le terme de pneumonie des affections présentant entre elles des différences très-notables. Les recherches anatomiques ont, depuis longtemps, démontré l'exactitude de ce fait. Les pneumonies fibrineuses hémorrhagiques, séreuses, emboliques, purulentes, putrides (ou septiques), la pneumonie lobulaire, etc., présentent entre elles des différences tellement importantes, qu'elles doivent être nécessairement considérées comme des processus morbides dissemblables.

Mais on ne saurait contester que, même les formes identiques au point de vue anatomo-pathologique, peuvent cependant essentiellement différer, sous d'autres rapports, et que, de plus, à côté des variétés anatomiques, les conditions étiologiques peuvent aussi déterminer des différences qui séparent essentiellement les unes des autres des maladies comprises sous la même dénomination.

Il nous semble presque aussi irrationnel de réunir toutes les phlegmasies pulmonaires sous le nom de pneumonie que de comprendre toutes les maladies de la peau à processus inflammatoire sous la dénomination générique de dermatite. Mais cette base de classification est nécessaire, parce que, dans beaucoup de cas, on ne parvient pas à faire un diagnostic plus précis, chez les malades encore vivants ni à séparer les uns des autres les différents processus; et que, même après la mort, on ne peut souvent pas déterminer leurs caractères différentiels.

La symptomatologie a déjà découvert, il est vrai, un certain nombre de phénomènes correspondant aux processus divers dont les poumons peuvent être le siége dans les maladies désignées sous le nom de pneumonies; mais il faut reconnaître que les signes distinctifs tirés de la séméiologie ne sont encore que d'un faible secours pour le diagnostic différentiel.

La thermométrie est capable d'élargir considérablement le cercle des moyens diagnostiques; mais il faut avouer qu'elle aussi, a encore laissé bien des lacunes à combler, et il ne faut pas se dissimuler que, même en goûtant les services rendus par la thermométrie, nos connaissances et notre appréciation des pneumoniques ne soient encore très-limitées et incomplètes dans bien des cas.

2. La thermométrie à elle seule ne fournit jamais de signes suffisants pour faire admettre ou rejeter la présence d'une pneumonie, en général.

En revanche, l'observation thermométrique est capable de révéler des différences dans les affections pneumoniques déjà diagnostiquées qu'on ne saurait reconnaître par aucune autre voie, et de contribuer puissamment au diagnostic de ces formes particulières. Elle peut aussi indiquer l'intensité et la gravité de l'affection, les améliorations et les aggravations qu'elle présente, et déterminer ainsi les effets des agents thérapeutiques mis en usage. Elle fait reconnaître aussi l'apparition et l'existence de complications, ainsi que la fin du processus pathologique.

Grâce à elle, il est permis d'affirmer que la convalescence touche à son terme et que le rétablissement est complet ou bien que les phénomènes morbides n'ont pas été complétement dissipés ou qu'ils ont fait place à des maladies consécutives.

Dans d'autres formes morbides où l'invasion d'une pneumonie est surtout à craindre (dans la rougeole, le catarrhe des bronches, la coqueluche, la phthisie pulmonaire, la pleurésie), c'est encore la thermométrie qui fournit les signes avant-coureurs les plus certains du développement réel de cette complication.

Mais on ne doit pas perdre de vue que la thermométrie ne constitue, dans les phlegmasies pulmonaires, qu'un élément accessoire, qu'un auxiliaire du diagnostic (tandis qu'elle joue un rôle capital dans la fièvre typhoïde, etc.). Il faut que, d'abord, les moyens d'explorations plus décisifs, ou si l'on veut, plus concluants aient donné tous les résultats qu'on est en droit d'en attendre et que le diagnostic soit établi pour ainsi dire *grosso modo;* ce fait étant alors acquis, on s'apercevra que les questions les plus importantes, en pratique, ne peuvent être résolues que par la thermométrie.

3. Abstraction faite des cas toujours assez rares, où la marche de la pneumonie est tout à fait apyrétique, on en rencontre quelques autres dans lesquels, avec des élévations thermiques très-modérées et ne durant que quelques heures, la limite inférieure de la fièvre modérée (38°,5) est atteinte, le plus souvent, dès le premier ou le deuxième jour de la maladie, après quoi, la pneumonie reste apyrétique dans son cours.

La fièvre éphémère pneumonique peut être un peu plus intense et, dans ce cas, elle affecte les deux types suivants :

Dans l'une de ces formes, il se présente brusquement une élévation thermique plus ou moins considérable (allant même jusqu'au-dessus de 41°), puis survient aussitôt une défervescence rapide, de sorte que, dès le deuxième ou troisième jour, la température est redevenue normale (*fièvre éphémère acméiforme*).

Dans une seconde série de cas, l'élévation est lente et graduelle et faiblement rémittente. La température n'atteint son point culminant (qui est plus bas que dans la première forme : à peine 40°) que le troisième jour de la maladie. Aussitôt après, la température tend à l'abaissement et descend à peu près de la même façon qu'elle était montée (*fièvre éphémère prolongée*).

Tous ces cas de fébricules tiennent à des processus locaux insignifiants et ne deviennent dangereux parfois qu'à la suite de circonstances accessoires. Ils correspondent aux infiltrations modérées plutôt œdémateuses ou aux infiltrations très-circonscrites. La forme de l'éphémère acméenne se présente, en outre, dans la pneumonie embolique, celle de l'éphémère prolongée, dans des maladies où de petits foyers pneumoniques se forment à la suite d'un catarrhe bronchique.

La fébricule pneumonique se présente encore assez fréquemment dans les pneumonies secondaires ; ensuite dans les inflammations pneumoniques modérées des petits enfants et des vieillards, des phthisiques, des sujets cachectiques ou très-affaiblis : dans ces cas, elle peut, en effet, avoir des suites très-fâcheuses.

Ces deux formes de la fébricule intense présentent en même temps les types rudimentaires des deux états morbides principaux de la fièvre des pneumoniques. Qu'on se figure l'acmé de l'éphémère plus étendue et l'on a le type continu avec son brusque début et sa fin rapide ; qu'on s'imagine plus grande encore la durée de l'éphémère prolongée, on obtient le type rémittent avec son début progressif et sa terminaison lytique.

Mais la fièvre des pneumoniques présente encore, aussitôt qu'elle parvient à un plus haut degré de développement, une particularité qui, il est vrai, se présente aussi dans d'autres formes morbides, mais beaucoup plus fréquemment dans la pneumonie que dans toute autre maladie. Cette particularité consiste dans les élévations brusques isolées et dans les abaissements thermiques intercurrents.

Les *élévations brusques*, qui ne sont pour ainsi dire qu'une sorte d'éphémère acméenne interrompue, telle qu'elle se montre par moments à la période avancée de la convalescence du typhus abdominal, se présentent très-fréquemmment dans la pneumonie, et cela non-seulement après l'établissement définitif de la convalescence, mais encore plus souvent immédiatement après la défervescence, ou même au milieu de sa marche, qu'elles enrayent momentanément, enfin aussi dans le cours de la fièvre ; dans ce dernier cas, l'élévation thermique présente une exacerbation extrêmement considérable, mais de courte durée montant à des hauteurs de 41°,5 et au-dessus.

Les élévations éphémères qui se présentent pendant et après la défervescence s'élèvent très-habituellement au-dessus de 39°, souvent au-dessus de 40°, mais rarement jusque près de 41° et encore moins souvent au delà.

4. Les *abaissements thermiques intercurrents*, sont précisément l'inverse de ces élévations brusques. Presque dans toutes les formes de la pneumonie considérées dans leur cours, il peut arriver que le cycle thermique régulier soit brusquement interrompu par un abaissement profond contrastant nettement avec l'allure précédente et ultérieure de la température.

Cet abaissement intercurrent se présente dans la plupart des cas de pneumonie, aussi bien légers que graves et même mortels.

La chute se produit d'ailleurs avec une extrême rapidité et varie de 1° ½ jusqu'à 4° et même 5°, la température s'approche plus ou moins de l'état normal, l'atteint fréquemment et le dépasse même quelquefois, si l'abaissement est relativement faible (1° ½ à 2°), il ne frappe l'attention que s'il vient s'intercaler dans une marche essentiellement continue ; en général, c'est l'abaissement intercurrent qui frappe le plus dans cette évolution morbide. Les bas degrés thermiques atteints, ne se maintiennent d'ordinaire que pendant un temps très-court, aussitôt après, la température remonte souvent à son élévation antérieure ou à un degré un peu moins élevé, mais souvent aussi à une hauteur plus considérable. Toute l'interruption ne dure d'ordinaire qu'une demi-journée et encore moins. Cependant, la chute thermique s'étend quelquefois aussi à une apyrexie intercalaire plus longue.

L'abaissement thermique intercurrent peut se présenter à tout instant de la marche, à partir du deuxième jour de la maladie jusqu'au dernier jour de la défervescence ou jusqu'à l'agonie. Le plus souvent, il ne se présente qu'une fois dans le cours de la maladie, mais parfois aussi deux ou trois fois.

D'après ces différences, les abaissements intercurrents peuvent avoir aussi une signification variable, mais ils peuvent notamment modifier le caractère de la marche et donner ainsi lieu à de fausses interprétations.

On conçoit que l'abaissement intercurrent fasse naître l'espoir de voir commencer la défervescence; si cet abaissement se produit très-tôt, il peut faire croire que la pneumonie va se terminer à sa première phase d'évolution. Mais la température remonte bientôt à son ancienne élévation, et on reconnaît alors que l'abaissement n'est qu'une pseudocrise trompeuse n'ayant interrompue que momentanément le cours de la maladie qui, après cela, reprend sa marche ordinaire ; mais il peut aussi se faire que la température, en remontant, ne revienne pas à son ancienne élévation et qu'elle ne reprenne passagèrement une direction descendante. Dans ce cas, l'abaissement intercurrent sépare le fastigium en deux parties distinctes et peut même paraître être le début d'un amendement dans la marche.

Dans les pneumonies de longue durée, c'est-à-dire dans celles qui dépassent une semaine, la pseudocrise correspond assez souvent au septième jour, puis la marche peut continuer avec une grande violence et aboutir à la mort ou bien à l'abaissement intercurrent suivi de conditions plus favorables.

Cet abaissement peut encore avec plus de sûreté être considéré comme un premier signe d'amélioration, quand il se présente (ce qui arrive fréquemment, mais ne saurait être prévu) un jour avant la défervescence définitive. Dans ce cas, il est difficile de savoir si l'on doit déjà ranger le premier abaissement dans le processus de la défervescence et considérer la réascension suivante comme une simple interruption de la défervescence, ou bien si la maladie est encore dans sa période de fastigium.

Si ces abaissements se répètent plusieurs fois, c'est une transition au type rémittent.

Si un abaissement brusque revient plusieurs fois avec une grande régularité, la pneumonie revêt un véritable caractère intermittent.

Si la répétition des abaissements successifs se fait d'une manière moins régulière, le cours de la maladie se rattache aux brusques variations de la fièvre pyémique.

Si la température basse se maintient pendant longtemps et que la réascension ne se produise qu'après deux ou trois jours, on a la forme à rechutes et, si, à cette occasion, la température normale n'avait pas été tout à fait atteinte, c'est la forme pneumonique à fastigium recrudescent.

L'abaissement qui se montre avant l'agonie a la signification d'un stade proagonique.

Les raisons de ces abaissements thermiques intercurrents ne sont pas toujours très-nettes et claires. Dans bien des cas, l'abaissement semble évidemment être déterminé par une médication énergique, mais qui n'avait cependant pas été assez puissante pour juguler la maladie. Dans d'autres cas, certainement nombreux aussi, cet abaissement peut provenir de ce que le processus local ayant déjà disparu à l'endroit primitivement atteint continue sa marche se reconstitue à un autre endroit voisin ou éloigné; à cette occasion, il peut bien se faire que le second accès pneumonique atteigne un degré de développement moins complet que le premier.

Mais tous les cas ne s'expliquent pas de l'une ou de l'autre de ces manières, et ce cycle thermique étant extrêmement fréquent, dans la pneumonie, on doit présumer qu'il est en général propre à cette maladie, et, d'après cela, on conçoit que même des actions thérapeutiques peu actives dans d'autres maladies produisent précisément dans la pneumonie, déjà prédisposée par elle-même à ces interruptions, l'abaissement intercurrent.

Il est de la plus grande importance pratique de distinguer l'abaissement pseudocritique de la défervescence définitive et de l'amendement préparatoire. On ne réussit pas toujours à faire cette distinction.

Plus l'abaissement critique se présente de bonne heure, plus il faut s'attendre à une nouvelle ascension thermique, bien qu'il y ait assez de cas où, dès le troisième et même dès le deuxième jour, la résolution est complète et définitive. En outre, plus l'abaissement est survenu d'une façon inopinée, moins il est en rapport avec les autres phénomènes accusés par le malade; plus il se rattache immédiatement à une action thérapeutique, plus il se fait d'une façon rapide, plus on doit supposer une pseudocrise. D'ailleurs, l'abaissement préparatoire rapide, qui ne précède la défervescence que d'une journée, ne peut être distingué, dans beaucoup de cas, de la défervescence réelle, pas même avec une sûreté approximative, et il faut donc s'attendre, dans tout abaissement rapide, à une réascension pour le lendemain.

5. Le type *continu* ou *sous-continu* de la marche thermique appartient de préférence à la pneumonie primitive fibrineuse et lobaire ; il se présente cependant souvent aussi dans les affections secondaires. Le début de la marche est marqué par une élévation thermique brusque (le plus souvent accompagné de frisson). La température s'élève en peu d'heures au-dessus de 39° et continue à monter plus tard aussi, jusqu'à ce qu'elle arrive à une élévation voisine de 40°, dans des cas graves même à 41° et au-dessus.

Pendant les premiers phénomènes fébriles, il n'existe souvent pas encore de symptômes indiquant directement une maladie des poumons. Parfois seulement se présentent la toux, le point de côté et la dyspnée. Les signes stéthoscopiques sont très-rarement perçus à cette première période. Les phénomènes que l'on constate le plus souvent sont de la céphalalgie, du délire, de l'anorexie et du malaise. Parfois les symptômes thoraciques et souvent les signes stéthoscopiques ne se présentent pas encore dans la deuxième journée, ni même dans la troisième ; ils peuvent manquer même au quatrième jour, tandis que la fièvre persiste, avec une grande intensité. Ces cas se rapprochent ainsi de la période initiale des fièvres éruptives, et si l'on peut admettre une différence entre la fièvre pneumonique et la pneumonie fébrile, les cas dans lesquels la marche thermique est continue appartiennent en majeure partie à la première de ces deux catégories.

Dans les premiers jours, la température se maintient à une hauteur considérable, c'est-à-dire le plus souvent à 2° à $3°\frac{1}{2}$ au-dessus de la norme (dans les cas légers à 39°,2-39°,6, dans les cas graves au-dessus de 40°), elle présente bien quelques petites fluctuations de $\frac{1}{4}°$ à 1° qui tantôt se présentent sous forme de courtes rémissions matinales avec un prompt retour des exacerbations, parfois même avec une seconde ascension vers minuit, tantôt sous forme d'exacerbations quotidiennes multiples ou de variations tout à fait irrégulières composées de petites augmentations et diminutions thermiques. Cette marche persiste intégralement tant que le processus fait des progrès dans les poumons, rarement moins de trois jours, rarement au delà d'une semaine. Des abaissements intercurrents peuvent chaque jour interrompre la marche ; au reste, les maxima et minima quotidiens se maintiennent parfois au même niveau pendant toute cette période, cela n'arrive cependant que dans des cas assez rares. Plus souvent, on observe une augmentation quotidienne de la température moyenne, un affaiblissement des rémissions, des exacerbations toujours plus élevés, et enfin la température maxima de la maladie ne se montre que très-tard.

Mais dans la grande majorité des cas c'est le contraire qui a lieu. Le maximum correspond au deuxième ou troisième jour (le plus souvent vers une heure de l'après-midi), ou au jour où l'on commence à observer le malade ; à partir de ce moment, la température commence à baisser de quelques dixièmes seulement par jour. Même dans les cas mortels, on observe ces abaissements pendant plusieurs jours. Il est d'ailleurs probable que cet abaissement habituel, lent, mais continu, doit être le résultat du traitement mis en usage, ou du moins des soins mieux entendus dont le malade est entouré.

Même dans les cas mortels, la tendance à l'abaissement thermique s'observe assez souvent dans le fastigium. Cependant, il s'y présente des irrégularités plus ou moins notables. Tantôt c'est une rémission matinale qui fait défaut, tantôt cette remission se montre à des heures inaccoutumées, les exacerbations sont très-élevées, au moins dans les premiers jours, et ne se modèrent plus tard aussi que d'une façon insuffisante. Avant la terminaison funeste, il se présente encore parfois un abaissement particulièrement profond. Une température basse peut être notée au moment de la mort, mais le plus souvent elle commence à se relever vers la fin, d'abord lentement, ensuite avec plus de rapidité. Si la mort a lieu par suffocation, l'élévation ultime est relativement peu considérable ; mais, le plus souvent, inférieure à 40°. Mais si la mort a été précédée par des phénomènes nerveux graves, il se produit une ascension terminale rapide, allant jusqu'à 41° et au-dessus, même jusqu'à 43°.

Dans les cas favorables, l'amélioration s'effectue souvent à vue d'œil. La direction descendante se poursuit distinctement après que le maximum a été atteint, ou après un abaissement intercurrent, tantôt les rémissions augmentent, tantôt les exacerbations s'affaiblissent. Très-souvent, un jour avant la défervescence définitive, il se produit une pseudo-crise dans laquelle la température normale est atteinte ; après quoi il survient une dernière élévation de courte durée, bien que très-considérable. Il n'est pas rare non plus de voir au dernier jour, parfois déjà à l'avant-dernier jour du fastigium, un accroissement vespéral comparativement plus long, ou bien, en opposition avec la hauteur continue du fastigium, (dans le cas où cet accroissement ne se serait pas présenté du tout) un abaissement manifeste (de $\frac{1}{2}$ à $\frac{3}{4}$ et, quand la température a été très-élevée, d'un degré et même de plus). Toutes ces modalités peuvent être considérées comme un amendement préparatoire précédant la défervescence.

D'un autre côté, fréquemment aussi avant le processus de défervescence, il se fait une ascension thermique considérable (perturbation critique). Elle se maintient d'ordinaire seulement pendant une soirée, ou aussi (ce qui arrive un peu plus rarement) pendant une matinée, parfois elle dure vingt-quatre heures entières. La température n'atteint ou ne franchit cependant qu'exceptionnellement la hauteur du maximum antérieur.

La défervescence commence dans la plupart des cas dans les heures avancées de la soirée, parfois déjà dans l'après-midi, ou bien dans la nuit ; il est relativement rare de la voir se produire, dans la matinée ou dans l'après-midi, et cela le plus souvent entre le cinquième et le septième jour, assez fréquemment le troisième et le quatrième, ainsi que le huitième, plus rarement le neuvième et le dixième, ou encore plus tard ; et si Traube et après lui quelques auteurs prétendent que les jours impairs prévalent en ce qui concerne la crise, ils sont certainement dans l'erreur. Consultez Thomas (1865. *De la théorie des jours critiques dans la pneumonie croupeuse — Ueber die Lehre von den kritischen Tagen*, in *Arch. der Heilk.*, VI, 118).

La défervescence se produit en général d'une façon rapide, de sorte que, dans le cas où la température n'a pas été trop élevée, l'état normal est atteint dans une seule nuit ; dans la plupart des cas cependant, la défervescence est achevée dans l'espace de vingt-quatre à trente-six heures. Dans la soirée intermédiaire l'abaissement se produit d'une façon plus lente, ou bien il est interrompu par une réascension le plus souvent modérée, mais parfois assez considérable.

Il n'est pas rare que la défervescence demande quarante-huit heures pour s'accomplir, surtout quand la fièvre précédente a été très-forte.

Assez souvent il arrive que, dans l'abaissement, le niveau normal soit dépassé et que des températures de collapsus soient atteintes; de même, pendant la période de défervescence, il peut se produire des symptômes graves qui d'ordinaire n'appartiennent qu'à l'état de collapsus. Ces symptômes paraissent extrêmement dangereux à quelques médecins inexpérimentés, mais, en réalité, ils sont très-positivement les signes avant-coureurs de la convalescence.

Dans la plupart des cas, le temps d'arrêt dans l'extension des symptômes locaux de la pneumonie et leur diminution ne commencent que pendant la défervescence ou après son achèvement. En revanche, les phénomènes nerveux persistent souvent encore dans toute leur intensité pendant la période de défervescence, ou même ne se manifestent assez souvent qu'à cette période dans les cas où ils n'avaient pas encore fait leur apparition.

La marche de la défervescence peut être troublée par la coexistence d'une bronchite intense ou d'une forte pleurésie avec la pneumonie, ainsi que dans les cas où la pneumonie atteint un individu déjà malade auparavant.

D'ordinaire, les écarts thermiques disparaissent dès que commence la guérison, et la convalescence suit régulièrement son cours. Mais parfois des élévations consécutives peu considérables se présentent encore dans la soirée du jour où l'amélioration s'est fait sentir, ou même dans les soirées suivantes, et par leur répétition même justifient le soupçon d'une complication intercurrente ou de la guérison imparfaite de la lésion pulmonaire. Dans les premiers jours de la convalescence, il se présente assez souvent aussi des élévations considérables, mais éphémères; cependant, ces cas-là ne peuvent pas être distingués de la pneumonie à rechutes.

Si, dans la défervescence, une température sous-normale avait été atteinte et avait été accompagnée d'un état de collapsus plus ou moins profond, ces phénomènes peuvent persister pendant plusieurs jours avec des fluctuations, jusqu'à ce qu'enfin ils cèdent la place à l'état normal.

7. Le type continu de la fièvre pneumonique est moins parfait, la marche thermique restant essentiellement uniforme ; mais tantôt au commencement, tantôt vers la fin, tantôt même au milieu de son cours elle présente des écarts plus ou moins considérables. Ainsi, le début est parfois moins rapide et moins brusque ; et cela dure ainsi pendant deux jours et plus, jusqu'au moment où la température a atteint un niveau plus élevé.

Tantôt la température se maintient à des degrés plus bas que cela n'a lieu dans les pneumonies bien développées, tantôt elle se rapproche du type rémittent par des fluctuations considérables, ou bien du type intermittent ou récurrent par de profondes descentes thermiques.

D'autres fois, c'est le contraire qui a lieu : c'est-à-dire que la marche du fastigium n'est pas seulement extraordinairement grave, mais aussi extrêmement prolongée, comme dans les pneumonies doubles, et dans les pneumonies aiguës du lobe supérieur, ou bien dans l'inflammation d'un poumon tout entier. Dans ce cas, le fastigium s'étend souvent jusque dans la deuxième semaine, et va même jusqu'au bout de la quinzaine ; cependant, en pareille occurrence, le fastigium n'est guère uniforme : une phase de variation, un stade amphibole, avec des alternatives d'améliorations et d'aggravations, se présentent d'habitude vers la fin de la première semaine, parfois même avant. Dans ce cas-là, il ne faut pas s'attendre à une défervescence rapide.

En général, la défervescence sera traînante et compliquée, elle se fera moins rapidement et il s'y présentera dans la suite quelques élévations légères.

De telles déviations de la marche continue se rencontrent dans des conditions très-multiples :

1° D'un côté, chez les enfants, de l'autre, chez les vieillards, ou en général chez les malades qui sont individuellement prédisposés à des irrégularités dans la marche de la fièvre ;

2° Dans la pneumonie secondaire fibrineuse qui, parfois, il est vrai, se conforme à toutes les règles de la pneumonie primitive; mais, dans d'autres cas, en diffère par des écarts plus ou moins considérables ;

3° De pareils écarts peuvent éventuellement se présenter dans toutes les phlegmasies pulmonaires, de même que dans d'autres affections ordinairement typiques, les cas irréguliers peuvent prédominer à l'occasion de certaines épidémies ;

4° Des complications accidentelles de la maladie (tantôt formant en réalité des affections à part, tantôt uniquement constituées par la prédominance de troubles fonctionnels d'autres organes, tels que : un délire violent, une constipation opiniâtre, une rétention d'urine, etc.), peuvent très-bien provoquer des écarts plus ou moins considérables dans la marche thermique ; c'est ce qui arrive surtout quand la pneumonie se complique d'emphysème, de fortes pleurésies, de phénomènes bilieux, d'albuminurie, de diarrhée abondante ou de vomissements ;

5° Même dans les cas où la fièvre vient seulement s'ajouter à une inflammation pulmonaire déjà en voie de développement (comme cela se voit de la façon la plus nette dans les pneumonies traumatiques), on observe toujours des déviations du type purement continu ;

6° Souvent, des écarts de la marche régulière de la pneumonie sont produits par l'action d'un traitement énergique ou encore à la suite de quelque éventualité favorable, et peuvent ainsi tourner à l'avantage du malade ; une des causes qui exercent le plus d'influence sur le cycle fébrile, c'est une émission sanguine spontanée ou artificielle (phlébotomie, épistaxis, flux cataménial). La conséquence immédiate d'une abondante perte de sang est presque toujours un fort abaissement thermique ; mais, suivant les cas, cet abaissement tournera en défervescence définitive, ou sera suivi d'une nouvelle ascension ; dans cette dernière modalité, la marche thermique se rapproche plus ou moins complétement du type recurrent (type à rechutes). Le tartre stibié agit à l'égal de la perte de sang, l'action de la digitaline et de la vératrine est un peu plus lente, tandis que l'influence d'autres médicaments sur le type de la marche thermique (tel que l'aconit, le nitrate de potasse) est moins accusée dans la pneumonie et peut être aussi moins bien connue.

D'un autre côté, un mauvais traitement aussi bien que d'autres influences nuisibles accidentelles peuvent avoir de fâcheux effets sur la marche thermique.

7° Enfin, dans des cas assez fréquents de pneumonie, où le cours de la température s'écarte un peu de la règle, on ne saurait qu'en soupçonner la cause (on peut être porté, par exemple, à penser que l'infiltration se rapproche de la forme hémorrhagique ou de l'œdème) ; dans d'autres cas, cette cause nous échappe même complétement.

8. La marche RÉMITTENTE de la fièvre appartient aux pneumonies qui se développent à la suite d'un catarrhe bronchique plus ou moins invétéré, à celles qui surviennent dans la grippe ainsi qu'aux pneumonies catarrhales.

Mais, dans ces cas aussi, le type rémittent ne se produit, le plus souvent, que quand la pneumonie a été compliquée d'une bronchite intense.

A côté des formes précédentes doivent se ranger également les pneumonies qui surviennent chez les sujets atteints de rougeole ou de coqueluche et dans lesquelles il n'est par rare de retrouver la forme fébrile rémittente.

Parfois il se présente aussi des cas de type rémittent où l'on ne saurait démontrer, ni avant ni pendant la pneumonie, la plus légère affection bronchique.

Chez les enfants et les vieillards, les formes rémittentes de la fièvre sont particulièrement fréquentes dans la pneumonie.

A certaines époques, les pneumonies ont de la tendance à suivre une marche rémittente.

Le commencement de l'ascension thermique se fait moins rapidement dans le type rémittent, que dans le type continu, même quand la pneumonie a été précédée par un état apyrétique ; ce début se produit parfois même en forme de zigzag, semblable en cela au début de la fièvre typhoïde et de la grippe, mais, le plus souvent, un peu plus rapidement et d'une façon plus irrégulière que dans ces deux maladies, surtout que dans la première d'entre elles.

Si la maladie des poumons se développe dans le cours d'une affection déjà fébrile, mais légère, par exemple, dans le cours d'un catarrhe bronchique modérément fébrile, le commencement de l'ascension thermique appartenant à la pneumonie n'est, le plus souvent, pas encore bien nettement marqué.

Pendant le fastigium, la marche thermique présente des fluctuations plus ou moins fortes, semblables aux rémissions matinales et aux exacerbations vespérales de la fièvre typhoïde. Dans les cas modérés, les exacerbations n'atteignent souvent pas la hauteur des maxima quotidiens de la fièvre typhoïde ni celle des maxima de la marche continue de la pneumonie. Mais, dans les cas plus intenses, elles les atteignent et les dépassent.

Ce ne sont même pas encore des cas bien intenses quand, dans les heures de l'après-midi, l'élévation arrive un peu au delà de 40°.

La marche thermique présente rarement une régularité aussi grande que dans la fièvre typhoïde ; on voit, au contraire, alterner des exacerbations plus ou moins considérables et des abaissements quotidiens plus ou moins profonds.

La durée de la pneumonie rémittente dépasse, en moyenne, celle de la pneumonie continue, sans cependant être aussi longue que celle de la fièvre typhoïde.

La terminaison de la fièvre ne se fait qu'exceptionnellement par une défervescence rapide ; le plus souvent, elle se fait lentement par l'accroissement progressif des rémissions matinales et l'amoindrissement graduel des exacerbations vespérales ; elle se produit cependant plus rapidement que dans la fièvre typhoïde. Il est aussi assez ordinaire de voir après que les oscillations diurnes sont déjà devenues très-considérables, la fin de la fièvre marquée par une dernière et rapide descente et par une exacerbation vespérale encore très-considérable.

Les convalescences imparfaites se rattachent plus fréquemment à la forme rémittente qu'à la forme continue.

Les formes de transition entre la marche continue et la marche rémittente ne sont nullement rares ; de même, les pneumonies catarrhales et fibrineuses peuvent aussi s'associer entre elles ou se succéder l'une à l'autre.

La forme pneumonique rémittente et catarrhale tout à fait caractéristique se présente exceptionnellement à l'état sporadique, mais elle est très-commune pendant les épidémies de grippe.

La question de savoir si, dans la marche rémittente, il n'existe qu'une bronchite ou bien une pneumonie, ne peut pas être tranchée par la thermométrie seule, mais elle l'est, le plus souvent, par ce procédé d'investigation joint aux signes stéthoscopiques. Cependant, l'existence d'une pneumonie devient extrêmement probable quand les hauteurs d'exacerbation dépassent 40°.

Le diagnostic différentiel de la pneumonie et de la fièvre typhoïde présente des difficultés d'autant plus grandes que, dans cette dernière affection, il peut y avoir aussi des infiltrations pneumoniques, et que, d'un autre côté, dans la pneumonie catarrhale, les symptômes cérébraux et intestinaux ressemblent souvent beaucoup à ceux du typhus et qu'il peut même s'y joindre une certaine augmentation de volume de la rate. Si l'on n'a à sa disposition qu'une courte partie de la marche, le diagnostic ne peut parfois même pas être établi avec sûreté. Au contraire, si l'observation a été poursuivie pendant plus de quatre jours, le diagnostic peut être établi, du moins dans les pneumonies à marche favorable. Si ce sont les quatre premiers jours de la maladie, l'ascension thermique ne présente pas dans la pneumonie la même régularité que dans le typhus abdominal. Si ce sont des jours d'une période plus avancée de la maladie, on observe d'ordinaire, déjà dans le cas de pneumonie bénigne, une diminution des hauteurs vespérales, et si la maladie est déjà à son déclin au moment de l'observation, on s'aperçoit que ce déclin fait des progrès plus rapides dans la pneumonie que dans la fièvre typhoïde.

9. Comme modification, soit du type continu, soit du type rémittent, il se présente assez souvent un cycle à fastigium recrudescent, et on l'observe dans les cas où, après l'hépatisation d'une partie des poumons, un second lobe, ou bien l'autre poumon sont atteints (pneumonies progressant par saccades ou extensive saccadée).

Quand la marche a été d'abord elle-même modérée, ou si elle est déjà en voie d'amendement, on observe tout à coup une ascension, à laquelle se rattache ultérieurement un cycle thermique continu ou discontinu.

Si la mort ne survient pas, la guérison se fait en général de la même façon que dans tous les autres cas ; elle présente cependant de fréquentes irrégularités, du moins elle est souvent plus traînante que dans une marche simplement continue.

10. La fièvre des pneumoniques affecte parfois une marche RÉCURRENTE. Cet état peut se produire après l'emploi de saignées générales ou d'émissions sanguines locales abondantes, mais souvent cette fièvre peut suivre la même marche, indépendamment de toute influence extérieure.

Il se produit généralement de très-bonne heure, dès le deuxième ou troisième jour, cependant parfois aussi plus tard, une défervescence rapide, semblable à celle que l'on observe dans le déclin de la pneumonie croupale (exsudative ou fibrineuse).

La température reste tout à fait normale, ou du moins sous-fébrile, pendant 18, 24 ou 36 heures, et parfois même pendant plusieurs jours, au point de faire croire à la guérison ; cependant, le plus souvent cette basse température n'est pas accompagnée de modifications correspondantes dans les phénomènes locaux.

Tout à coup la température remonte rapidement, mais n'arrive d'ordinaire pas tout à fait à l'élévation antérieure. Elle ne se maintient que pendant quelques jours au fastigium et redescend alors vers la défervescence définitive, ou bien la fièvre se renouvelle une seconde ou même une troisième fois.

Ces sortes de pneumonies à rechutes se rattachent cependant par des gradations insensibles aux cas susmentionnés, dans lesquels se produisent de profondes rémissions ou des pseudo-crises avec apyrexie prolongée.

Quand la fièvre se répète, les signes locaux restent les mêmes, ou bien deviennent plus accusés (la matité est plus complète, le souffle bronchique plus intense), ils peuvent même s'étendre davantage.

Les pneumonies erratiques, c'est-à-dire ces formes morbides particulières, semblables à l'érysipèle ambulant ou à quelques cas de rhumatisme polyarticulaire, les pneumonies erratiques, disons-nous, présentent aussi parfois l'allure de la fièvre à rechute ; la maladie des poumons se déplace brusquement, les parties d'abord attaquées guérissent, tandis que d'autres sont affectées à leur tour ; avec cela l'infiltration aussi bien que la guérison s'opèrent avec une extrême rapidité, comme il est facile de le constater par l'auscultation.

11. La marche INTERMITTENTE se rattache à la forme à rechute et n'est uniquement caractérisée que par ce fait :

L'apyrexie et l'accès alternent dans un rhythme assez régulier et sont encore plus nettement séparés l'un de l'autre que dans la forme à rechutes. Les paroxysmes fébriles eux-mêmes ressemblent à l'éphémère pneumonique acméenne. Les phénomènes locaux peuvent aussi diminuer pendant la période intercalaire ou d'apyrexie. Cette forme-là ne s'observe dans son complet développement qu'aux époques où règnent des épidémies de fièvres intermittentes. Les pneumonies emboliques à répétition peuvent aussi affecter le type intermittent.

Le diagnostic de la pneumonie intermittente est exposé à deux genres d'erreurs. En premier lieu, on peut être trompé par le début de la défervescence qui fait supposer que la maladie est à sa fin, ou bien qu'elle a été jugulée par le traitement. En second lieu, cette répétition d'accès fébriles suivis d'apyrexie peut en imposer pour une fièvre intermittente. Cependant, dans la pneumonie intermittente (du moins autant que j'ai pu l'observer), les accès s'affaiblissent spontanément après deux ou trois paroxysmes, ce qui a rarement lieu dans la fièvre intermittente, si l'on n'a pas recours à un traitement approprié.

La pneumonie intermittente se termine de l'une des deux façons suivantes :

1° Ou bien la défervescence n'est pas suivie d'une nouvelle ascension et la convalescence s'établit ;

2° Ou bien le caractère d'intermittence s'efface et la pneumonie tourne à la guérison d'une façon lytique avec des températures modérément élevées, comme dans la forme rémittente. Je n'y ai jamais observé d'issue mortelle.

12. Quand la pneumonie présente une marche caractérisée par des abaissements brusques, mais imparfaits et des réascensions irrégulières, elle offre la plus grande ressemblance avec la *pyémie*, et elle n'est sans doute pas autre chose qu'une pyémie avec affection pulmonaire prédominante. Les cas qui présentent une pareille évolution sont, en partie, des processus emboliques répétés dans les poumons avec des foyers multiples, en partie des processus septicémiques ; ces cas se terminent d'ordinaire par la mort. Si

les individus affectés sont dans le marasme, les ascensions peuvent alterner avec des collapsus plus ou moins profonds.

13. Les pneumonies à marche traînante ne présentent d'ordinaire rien de particulier au début. Dans les premiers jours, elles suivent tantôt une marche continue, tantôt une marche discontinue. Des rémissions se produisent alors, du moins dans le cours ultérieur de la maladie. Mais, au lieu de tendre à la guérison, les fluctuations se maintiennent à la même hauteur.

De fortes températures vespérales alternent avec de grands collapsus. Fréquemment le maximum quotidien tombe vers midi ; le soir survient alors une rémission qui tend à dégénérer en collapsus, puis une seconde exacerbation plus faible vers minuit. Il peut arriver dans ces cas que les rémissions deviennent de plus en plus profondes et les exacerbations sans cesse plus élevées, et qu'ainsi la différence quotidienne soit accrue. Cependant, la marche ne reste en général régulière que durant peu de jours ; alors viennent s'intercaler d'autres modalités qui, à leur tour, peuvent faire place aux grands oscillations quotidiennes. Si, dans l'intervalle, le malade ne succombe pas, il n'est pas rare de voir, au moment même où la fièvre est près de toucher à sa fin, le cycle thermique, interrompu encore une fois par une série de fortes réascensions, durant un ou plusieurs jours.

Dans les cas où des exacerbations vespérales modérées se continuent pendant assez longtemps (ce qui peut dépendre en partie de la guérison imparfaite de la pneumonie, en partie de complications sérieuses, telles que la pleurésie, les bronchiectasies purulentes, etc.), la transition à l'état apyrétique se fait (quand elle a lieu) toujours par gradations presque insensibles.

14. Dans les pneumonies *ultimes* (*pneumonies des agonisants*) il n'y a pas toujours d'élévation thermique, lors même que la température aurait été auparavant élevée, elle n'est point du tout nécessairement modifiée par l'invasion d'une pneumonie.

Mais, d'un autre côté, on constate aussi assez souvent que, dans les cas où une pneumonie ayant atteint un individu déjà très-malade, entraîne sa mort, cette terminaison fatale est annoncée par une élévation thermique (que la maladie primitive ait été aiguë ou chronique).

La température ne monte d'abord que modérément, mais le dernier jour avant la mort, et quelquefois plus tôt, elle peut s'élever à des degrés plus considérables. Il n'est cependant pas douteux qu'une température extrêmement fébrile ne soit produite que très-exceptionnellement par une pareille pneumonie terminale, et quand cette température extrême se présente, elle est certainement déterminée par des conditions morbides autres que la pneumonie.

15. Traube, dans son travail sur l'action de la digitaline (1850, *Charité Annalen*, p. 622) et dans son mémoire sur les crises et les jours critiques (*Deutsche Klinik*, 1851-1852) a publié des faits intéressants sur la marche particulière de la température dans la pneumonie. En outre, il faut comparer mes publications relatives à la pneumonie (*Archiv für physiol. Heilkunde*, 1856, p. 17 et 1858, p. 27 et *Archiv der Heilkunde*, 1862, p. 13).

Ziemssen (Pleurésie et pneumonie de l'enfance. — *Pleuritis und pneumonie im Kindesalter*, 1862).

Thomas (*Archiv der Heilkunde*, 1864, p. 30 et 1865, p. 118).

Kocher (Traitement de la pneumonie franche par le *veratrum viride*. — *Behandlung d. croupösen Pneumonie mit Veratrum*, 1866).

Schrötter (*Sitz. Ber. d. Kais. Acad. d. Wissenschaft.* — Juillet, 1868).

Kieman (*Prager Vierteljahrsschrift*, 1868, p. 72).

Grimshaw (*Dublin Quarterly Journal.* — Mai, 1869).

Maclaga (*Edinburgh Medical Journal.* — Février, 1869, page 684).

Warnatz (*Leipz. Dissertat.* — 1869).

Pour les tracés thermiques de la pneumonie, voy. planche VI.

XV. AMYGDALITE

1. L'angine tonsillaire présente, sous plusieurs rapports, des analogies avec la pneumonie et ses diverses variétés ; mais, abstraction faite des affections diphthéritiques du pharynx, elle n'offre jamais les mêmes dangers, et, par conséquent, sa marche est toujours plus bénigne.

Tout comme dans la pneumonie, on constate aussi dans l'amygdalite deux formes différentes, au point de vue du rapport chronologique de la fièvre avec les lésions locales. Tandis que, dans un certain nombre de cas, la fièvre se développe en même temps que les phénomènes locaux ou leur est consécutive, il s'en présente d'autres dans lesquels une fièvre intense, du genre de la fièvre prodromique des exanthèmes, précède de vingt-quatre, trente-six heures et même de deux ou trois jours le développement de l'angine tonsillaire (comme cela arrive souvent dans la pneumonie lobaire).

Cette dernière forme se rencontre dans l'amygdalite catarrhale aussi bien que dans la parenchymateuse, elle est relativement plus fréquente dans la première; mais, prise dans un sens absolu, elle y est plus rare, car les angines catarrhales fébriles sont beaucoup plus rares que les angines parenchymateuses.

Il est d'ailleurs impossible d'établir une différence tranchée entre le type fébrile de l'amygdalite catarrhale et celui de l'amygdalite parenchymateuse, il est seulement permis de dire que certaines conditions se rencontrent plus fréquemment dans l'une de ces deux formes que dans l'autre.

2. Si la fièvre fait son apparition dans la période initiale de la maladie les symptômes fébriles se développent presque toujours rapidement, souvent accompagnés de frisson, plus souvent encore d'une grande impression de froid, mais pouvant aussi débuter par la chaleur, qu'il y ait ou non des lésions locales sur les amygdales. Sous ce rapport, il n'y a pas de différence essentielle entre les formes parenchymateuse et catarrhale. Les caractères de l'ascension thermique initiale ne sauraient encore être précisés, car on a trop rarement l'occasion d'observer la maladie à son début.

D'ordinaire, la température atteint, dès les premiers jours, le maximum de l'élévation, le plus fréquemment cela a lieu le troisième jour de la maladie, très-souvent aussi, le deuxième et le quatrième.

Les *élévations maxima* dans la forme catarrhale sont, en moyenne, plus basses que dans la forme parenchymateuse; dans la première, elles n'atteignent que rarement 40°, tandis que dans la seconde, elles dépassent parfois 40° et 40°,75 (mais ce n'est pas le cas le plus fréquent). Dans la grande majorité des cas, la température maxima reste entre 39° et 40° dans l'amygdalite parenchymateuse, et dans la forme catarrhale au-dessous de 39°.

Après avoir atteint leur maximum, les deux formes prennent d'ordinaire une direction descendante, à moins que la crise se soit aussitôt produite.

La marche de la température pendant le *fastigium* est, en général, discontinue dans les deux formes ; cependant, dans la forme catarrhale, quand des maxima quotidiens ont été atteints, les fluctuations sont plus grandes et les rémissions descendent quelquefois jusqu'à l'état normal, tandis que, dans la forme parenchymateuse, l'évolution thermique se rapproche plutôt du type continu, au moins dans les premiers jours, ou bien arrive à un sommet unique, précisément dans les cas où la température est très-élevée.

La crise est précédée, dans quelques cas, à la vérité, peu fréquents, d'une perturbation critique (*perturbatio critica*).

3. La *défervescence* se produit dans les deux formes d'une façon le plus souvent rapide : dans les deux tiers des cas seulement, pour la forme catarrhale; dans les cinq sixièmes environ, dans la forme parenchymateuse.

En général, la crise commence entre le troisième et le cinquième jour, rarement le deuxième, le sixième ou le septième et beaucoup plus rarement encore plus tard.

Il est plus fréquent de voir la crise retardée jusqu'au sixième ou septième jour dans l'amygdalite catarrhale, que dans la forme catarrhale.

En revanche, la défervescence dans la forme catarrhale, quand elle se fait avec rapidité, se termine plus rapidement que dans la forme parenchymateuse (sans doute à cause de l'élévation moins considérable), d'ordinaire, dans une seule nuit, tandis que dans la forme parenchymateuse, elle met souvent vingt-quatre à trente-six heures à s'achever, bien qu'elle se termine souvent aussi également dans une seule nuit.

Après la défervescence, il ne se produit jamais dans la forme catarrhale des températures sous-normales, dans la forme parenchymateuse, il s'en produit parfois.

Si le défervescence présente une marche lytique, ce qui a principalement lieu dans les cas à élévation modérée, de petites élévations thermiques se maintiennent encore pendant quelques jours et le rétablissement est retardé d'autant.

Consultez Thomas (1864. *Archiv der Heilkunde*, t. V, p. 170) et Treibmann (*Ueber Angina Tonsill.* — Dissert. inaug. 1865); tous les deux ont utilisé les observations recueillies dans mon service.

XVI. PAROTIDITE

La parotidite présente les conditions thermiques les plus variées ; on ne saurait s'attendre à autre chose quand on songe dans combien de circonstances différentes se rencontrent les affections inflammatoires des glandes salivaires et des parties circonvoisines. Elle se montre comme affection épidémique primitive (le plus souvent avec très-peu de fièvre), comme forme catarrhale, comme inflammation de voisinage, comme complication dans les maladies constitutionnelles infectieuses de toute sorte, comme forme métastatique dans la pyémie, comme trouble terminal dans les fièvres graves, ainsi que dans les cachexies, etc., etc.

Un grand nombre de ces formes, et précisément celles qui sont accompagnées de fièvre ne se produisent pas assez fréquemment pour qu'il soit possible d'établir des règles générales relativement à la marche thermique dans chacune d'entre elles ; d'autre part, ces cas sont presque toujours complexes, et il faudrait s'appuyer sur un grand nombre d'expériences, pour pouvoir distinguer la part d'influence sur la marche thermique qui revient à la parotidite elle-même de celle qu'exerce la maladie primitive.

On ne peut donc, en attendant, qu'énumérer en général les conditions thermiques qui peuvent se présenter dans les diverses formes de parotidites. Les voici :

1° Aucune modification de la température qui, précédemment, avait été normale ou fébrile (cas assez fréquent) ;

2° Élévations thermiques modérées ;

3° Ascension *éphéméréennes* (semblables à celles de la fièvre éphémère) avec chute rapide ou ralentie ;

4° Fièvre continue pendant plusieurs jours (*polyhémère*) ;

5° Fièvre rémittente ;

6° Cycle thermique analogue à celui de la pyémie ;
7° Ascensions terminales très-élevées ;
8° Collapsus.

XVII. MÉNINGITE

1. Il y a beaucoup de cas de méningite qui évoluent sans aucune espèce de fièvre ou bien ne présentent que des élévations thermiques irrégulières et sans caractères particuliers ; ce sont les inflammations chroniques et partielles des méninges. — Les inflammations aiguës étendues des méninges n'affectent pas non plus d'allure thermique constante ; cependant, on peut y établir certaines règles qui ne sont nullement précises et applicables sans exceptions, mais qui s'adaptent pourtant à la grande majorité des cas.

Au point de vue du cycle thermique, on distingue principalement trois espèces de méningite :

a. L'inflammation aiguë sporadique de la pie-mère qui revêt la face convexe des hémisphères.

b. La forme granuleuse (tuberculeuse) qui a son siége principalement à la base dans les scissures de Sylvius et sur le cervelet.

c. La forme épidémique qui attaque pour la plupart simultanément la convexité et la base, et s'étend aussi à la moelle épinière (méningite cérébro-spinale épidémique).

Ces formes différentes, au point de vue étiologique et séméiologique, présentent aussi des divergences dans leurs caractères thermiques.

2. Dans la MÉNINGITE AIGUË DE LA CONVEXITÉ, la fièvre débute, tantôt d'une façon rapide, tantôt plus ou moins lentement suivant la cause déterminante de la maladie.

Autant que je puis en juger d'après le petit nombre de cas que j'ai à ma disposition, l'ascension thermique devient bientôt très-considérable, se maintient à une grande hauteur (au-dessus de 40°) d'une façon continue et monte encore davantage pendant l'agonie, de sorte que la mort survient habituellement à une température hyperpyrétique. La durée totale de la maladie ne dépasse pas quelques jours.

3. Dans la MÉNINGITE BASILAIRE GRANULEUSE, le commencement de l'ascension thermique se dérobe d'ordinaire à l'observation, soit qu'on n'ait pas pratiqué de mensuration dans les premiers jours du début insidieux de la maladie, soit que les lésions antérieures (tuberculose des glandes, des poumons, etc.) aient déterminé déjà une élévation thermique.

Dans le cours de la maladie, la température se maintient tantôt seulement un peu au-dessus de l'état normal, tantôt à une élévation fébrile modérée avec un type d'ordinaire rémittent. Mais elle atteint aussi assez souvent les degrés fébriles d'une fièvre typhoïde, d'autres fois, elle présente quelques forts abaissements et d'autres irrégularités, parfois aussi des intervalles apyrétiques de quelques jours.

Quand l'issue léthale approche, après une durée plus ou moins longue de la maladie, la température ne monte qu'exceptionnellement si elle a été auparavant fébrile ; le plus souvent, au contraire, elle tombe ; bien qu'elle ne descende pas à l'état normal, elle diminue cependant de plusieurs degrés, tandis que le pouls s'accélère en même temps.

Dans l'agonie, cet abaissement continue ou bien il se présente encore avant la mort une dernière ascension plus ou moins considérable ; le pouls, au contraire, augmente rapidement de fréquence jusque presqu'au moment où les contractions du cœur cessent.

4. La MÉNINGITE ÉPIDÉMIQUE CÉRÉBRO-SPINALE est, on le sait, une forme morbide qui, malgré son essentialité, peut présenter un ensemble très-différent de symptômes.

Les conditions thermiques sont aussi très-diverses. Mais, comme c'est seulement à l'occasion des dernières épidémies qui ont régné en Allemagne que l'on a commencé en quelques endroits d'étendre l'observation clinique à la température, les expériences sont encore trop peu nombreuses, pour qu'elles puissent présenter d'une façon complète tous les côtés de la question.

D'après les trente et quelques cas de cette maladie que j'ai observés moi-même, il me semble qu'il y aurait lieu de distinguer trois variétés principales dans le cycle fébrile :

a. Dans quelques cas *très-graves* et rapidement mortels, la température présente une allure semblable à celle de la méningite de la convexité.

Bien qu'elle ne soit pas toujours très-élevée au début de la maladie, elle atteint cependant en très-peu de temps des degrés extrêmement considérables, auxquels elle se maintient durant plusieurs jours ; à l'approche du moment suprême, elle peut atteindre des élévations extraordinaires (42° et au-dessus ; dans un cas elle était de 43°,75) et, après la mort même, elle peut s'élever encore de quelques dixièmes ; dans le cas susmentionné, elle était montée trois quarts d'heure après la mort jusqu'à 44°,16. — Parmi les cas mortels, on en trouve aussi dans lesquels la température très-peu élevée pendant un certain temps montait soudain à des hauteurs considérables à la fin de la maladie.

b. D'un autre côté, des cas relativement *légers* ne présentent qu'une fièvre de courte durée, bien que parfois avec de considérables élévations (en opposition apparente avec la lenteur du pouls) et avec une marche le plus souvent discontinue. La guérison ne s'effectue pas nettement sous forme de crise, mais avec une défervescence plutôt rémittente, le pouls commence précisément à s'accélérer quand la température est devenue à peu près ou complétement normale. Il arrive qu'après la défervescence, au moment où la guérison semble prochaine, une récidive se produit tout d'un coup avec une élévation rapide et une marche semblable à celle décrite dans le paragraphe précédent.

En opposition avec ces marches fébriles de courte durée, présentant un caractère léger ou extrêmement grave, on trouve des cas dans lesquels le décours de la température est plus ou moins traînant et dans lesquels la fièvre suit une marche correspondante. L'élévation thermique peut être très-différente et varier d'une façon multiple dans un seul et même cas ; cela doit dépendre principalement des diverses complications qui peuvent affecter les bronches, les poumons, les intestins, les séreuses, etc.

Parfois, la durée et les exacerbations thermiques de la fièvre sont semblables à celles de la fièvre typhoïde, et, jusqu'à un certain point, le tracé thermique peut présenter une très-grande ressemblance avec celui de la maladie susmentionnée ; mais il n'offre pas la régularité qui caractérise la fièvre typhoïde, et l'on n'y retrouve tout au plus que les traits de la période amphibole du typhus abdominal ; on pourrait cependant le comparer encore à la forme irrégulière de cette maladie. On peut y constater des fluctuations d'une grande étendue, des améliorations apparentes, des réascensions subites. Parfois l'état thermique ressemble à celui d'un phthisique fébricitant.

La défervescence peut se faire avec rapidité, mais, d'ordinaire, elle suit une marche lente. Quand l'issue est mortelle, il se produit des élévations ou des diminutions thermiques suivant la variété du cas et selon la cause qui a directement produit la mort.

J'ai relaté en détails (*Archiv der Heilkunde*, t. VI, p. 271) un cas très-intéressant dans lequel le diagnostic restait indécis entre une fièvre typhoïde et une méningite cérébro-spinale, tant au point de vue de l'état thermique qu'eu égard aux autres phénomènes morbides.

Consultez mes deux mémoires (1864, *Archiv der Heilkunde*, t. V, p. 417 et 1865 *ibid.*, t. VI, p. 268).

Ziemssen et Hess (1865, *Deutsches Archiv für klinische Medicin*, t. I, p. 72 et 346).

Mannkopf (*Ueber Meningitiis cerebrospin. epid.* 1866).

Voyez planche VI.

XVIII. PLEURÉSIE, ENDOCARDITE, PÉRICARDITE ET PÉRITONITE

La température dans les inflammations des membranes séreuses de la poitrine et de l'abdomen, présente le plus souvent une absence complète de caractère typique.

Ces affections peuvent suivre leur cours sans présenter la moindre élévation thermique ou bien être complétement apyrétiques à certains moments et offrir de temps en temps quelques élévations de température.

Si elles viennent s'ajouter à d'autres maladies fébriles, elles ne modifient presque en rien la marche thermique de ces dernières, ou la rendent seulement irrégulière sans lui imprimer de caractère particulier. D'ordinaire, elles retardent la défervescence de la maladie qu'elles compliquent, la rendent plus lente, plus incomplète et produisent des réascensions tardives.

Mais elles peuvent aussi par elles-mêmes provoquer des élévations, tantôt modérées, tantôt considérables.

Elles peuvent encore amener des abaissements thermiques sous-normaux et des températures de collapsus.

Malgré le grand nombre de tracés thermiques que je possède sur ces affections, il ne m'a encore été possible jusqu'ici que de poser quelques conclusions générales relativement à la valeur seméiologique de la température dans ces maladies.

Elles peuvent être formulées de la façon suivante :

1. Dans ces maladies, aucune modalité thermique n'offre de signification sûrement favorable ; quelle que soit la marche de la température, la mort peut toujours survenir. En se guidant sur la température, on ne peut donc en aucune façon garantir que la maladie se terminera par une guérison complète.

2. Les conditions thermiques qui semblent les plus favorables, c'est-à-dire celles qui rendent la plus probable une terminaison heureuse, sont les suivantes :

α. Quand la température n'a nullement été altérée par la maladie.

β. Quand elle est restée dans les limites d'une température hypopyrétique, ou d'un léger mouvement fébrile ; et ne la dépasse même pas passagèrement, ou n'est pas notamment descendue à des degrés sous-normaux.

γ. Quand il y a une fièvre modérée à type rémittent, ne dépassant pas la durée de deux semaines et s'éteignant ensuite après des abaissements progressifs, sans que d'autres symptômes suspects soient venus s'y ajouter.

3. Les températures sous-normales se présentent surtout fréquemment dans la péritonite et sont toujours excessivement suspectes. La mort survient assez souvent dans ces conditions ther-

miques, soit que cette basse température ne se produise que peu avant la mort, soit qu'elle ait existé longtemps auparavant, ou qu'elle ait alterné avec des degrés normaux et élevés.

4. Les températures hyperpyrétiques, comme toutes les températures ascendantes en général, ne sont pas encore par elles-mêmes, il est vrai, l'indice d'une terminaison fâcheuse, mais, du moins, elles ajoutent un nouvel élément de gravité aux autres circonstances défavorables qui existent déjà.

Quand des températures auparavant très-hautes descendent à des degrés modérés, le danger n'est nullement conjuré pour cela, mais il est, à la vérité, moins grand que si les températures restaient à leur élévation primitive.

5. Outre l'ascension fébrile, ce qui augmente le danger, c'est la persistance de la température à un niveau fixe et l'absence de rémissions, ce sont surtout des températures restant très-hautes pendant un espace de temps assez long et même de grandes exacerbations vespérales alternant avec des rémissions matinales considérables. Dans le premier cas, la maladie est absolument grave; dans le second, le rétablissement complet est au moins douteux. Le retard que subit dans ces affections le retour complet à l'état normal des températures élevées (que ces maladies aient été primitives ou consécutives à d'autres affections fébriles) ralentit, à la vérité, la guérison complète et détermine des troubles dans la convalescence, mais n'empêche pas, en fin de compte, le rétablissement définitif de l'équilibre.

6. Des fluctuations très-considérables et des alternatives irrégulières de températures très-élevées et d'abaissements profonds, du genre de celles de la pyémie, se produisent surtout dans les endocardites, parfois aussi dans les inflammations du péricarde, de la plèvre et du péritoine; elles sont toujours extrêmement dangereuses et rendent très-probables une issue mortelle.

7. Les températures hyperpyrétiques se rencontrent principalement dans quelques cas de péritonite, notamment dans la forme puerpérale, et permettent de supposer qu'à côté de l'inflammation

de la membrane séreuse, il y a encore une autre processus (déterminé par l'infection), tandis que les péritonites des couches, qui ne sont pas accompagnées d'élévations considérables, ne doivent probablement être considérées que comme des affections locales. Toutes les fois que dans des affections de ce genre on notera des élévations thermiques plus ou moins considérables, l'issue mortelle sera à craindre et pourra même être regardée comme imminente.

Il convient ici de faire mention d'une observation très-intéressante de Kussmaul (1868. *Deutsches Archiv für klin. Med.*, t. IV, p. 1). Il a vu, dans des pleurésies fébriles purulentes et fétides, un rapide retour de la température à l'état normal après la thoracentèse. J'ai observé moi-même un fait analogue aux précédents, tandis que dans le cas d'un épanchement de matière séro-fibrineuse, la fièvre modérée n'était pas sensiblement modifiée après la ponction.

XIX. RHUMATISME ARTICULAIRE AIGU

1. La fièvre dans le rhumatisme polyarticulaire aigu semble présenter des divergences très-considérables quand on ne compare que superficiellement quelques observations isolées. On y trouve, en effet, une apyrexie complète à côté d'états fébriles intenses, ici une longue durée, là une durée très-courte ; dans un cas, une marche continue, dans l'autre, rémittente; tantôt des élévations subites, tantôt des abaissements accidentels, et tout cela avec le même diagnostic nominal.

Cependant, si l'on compare une grande quantité de cas de cette maladie, il devient évident que certaines modalités du cycle thermique se répètent plus fréquemment, de sorte qu'on peut les diviser en types bien caractérisés et en types moins bien définis du rhumatisme polyarticulaire, quoiqu'il ne soit pas toujours facile de déterminer pourquoi certains cas appartiennent plutôt à l'un des types qu'à l'autre, et qu'on ne puisse fixer les conditions qui régissent la marche de la maladie et en font varier le cours.

On peut en outre remarquer qu'en ne tenant compte que de quelques centaines de cas, les modalités thermiques présentent une multiplicité vraiment inextricable, tandis que si le nombre des cas examinés est encore plus considérable, on s'aperçoit bientôt que les différents cycles thermiques ne se subdivisent pas à l'infini et qu'il est, au contraire, possible dans ces conditions, de démêler les diverses variétés et de les ramener toutes à un petit nombre de formes caractéristiques.

2. Un nombre très-considérable, environ la moitié des cas de rhumatisme aigu, notamment les cas légers ou de moyenne intensité, mais en partie aussi des cas graves présentent au total une fièvre modérée dans laquelle la température monte graduellement au début et atteint le maximum à la fin de la première semaine, se maintient à cette hauteur ou dans son voisinage avec des oscillations insignifiantes ou nulles, durant peu de jours seulement (parfois même pendant une seule nuit), et descend alors (quand le malade est bien soigné) par étapes successives, le plus souvent, avec des ré- missions matinales modérées ; à ce moment, ces cas paraissent encore très-accessibles aux agents extérieurs, mais fort peu influencés par les inflammations intercurrentes des organes internes (tant que celles-ci ne sont pas très-intenses), avec cela on trouve fréquemment une disproportion entre l'élévation de la température et la fréquence du pouls, même en l'absence de lésions cardiaques. Avec un bon traitement, appliqué en temps opportun, toutes les autres conditions étant du reste favorables, la fièvre tombe complétement ou à peu près dans le cours de la deuxième semaine ou au moins vers sa fin ; dans les cas graves, l'apyrexie n'apparaît que vers la troisième semaine.

Mais cette esquisse générale de la marche thermique demande à être expliquée en détails.

L'évolution entière se décompose en trois périodes. Ce sont :

1° L'*ascension* de la température (période pyrogénétique) ;

2° L'*apogée* de la fièvre qui, tantôt, ne consiste que dans une seule acmé, et, d'autres fois, présente un fastigium de plusieurs jours ;

3° La *période de déclin* qui se confond insensiblement avec la défervescence.

a. On peut rarement observer le *début* de la fièvre dans le rhumatisme polyarticulaire, les malades ne se présentant presque jamais à l'observation dans les premiers jours de l'invasion. Mais les renseignements qu'ils fournissent permettent avec raison de supposer que la fièvre ne débute pas ici d'une façon brusque, comme dans la pneumonie fibrineuse ou dans la plupart des affections exanthématiques aiguës, mais qu'elle se développe plutôt d'une façon graduelle qui, parfois, semble même plus lente que dans la fièvre typhoïde.

A la vérité, il se trouve des cas où les malades présentent déjà, dès le deuxième ou le quatrième jour, une élévation thermique de presque 40° ; mais ce ne sont là que des exceptions. — Il n'est pas rare, d'autre part, de trouver une température très-modérée vers le milieu ou à la fin du premier septénaire ; au delà de ce terme, elle s'élève ensuite et peut rester au même degré si le malade est bien traité.

b. La période d'*augment* ne doit pas non plus être complétement perdue de vue dans les observations. Chez les individus affectés de rhumatisme articulaire aigu qui se trouvent à l'hôpital, la température maxima correspond, dans la grande majorité des cas, au moment de l'entrée du malade à l'hôpital, souvent même à la première soirée qu'il passe dans la salle ; puis on observe un abaissement progressif et continu, et après un fastigium uniforme de deux à quatre jours, la tendance à la diminution se fait positivement sentir. Cette allure thermique très-habituelle paraît démontrer l'un des deux faits suivants ; ou que le transport exerce une influence très-nuisible sur les rhumatisants et qu'il est capable d'élever sensiblement leur température, ou bien qu'un traitement habilement dirigé peut promptement abattre la fièvre.

Il est impossible d'admettre que ce soit par un simple effet du hasard que les malades entrent en traitement précisément à l'époque du fastigium naturel et spontané de leur fièvre. Car cette élévation maxima qui se montre le jour même de l'entrée du malade à l'hôpital, et le prompt abaissement qui lui succède, se produisent avec la même fréquence, soit que le malade ait été amené à l'hôpital dès le début de sa maladie, ou à une période plus avancée. Il me semble même que la diminution thermique succède à l'élévation maxima d'autant plus vite que le malade a été admis plus tôt à l'hôpital, c'est-à-dire que cette succession est d'autant plus prompte que la maladie dans sa période d'augment est soumise à un traitement mieux approprié.

Quand ce n'est pas l'élévation thermique maxima qu'on trouve à la première mensuration, et que l'on constate chez le malade, au moment de son entrée, une température plus basse, ce maximum se présente néanmoins parfois sur le tracé sous forme d'une cime unique qui contraste souvent beaucoup avec les températures plus basses qui le précèdent ou le suivent. Dans des cas semblables, il ne saurait même pas être question d'une période de fastigium, mais d'une seule acmé momentanée. Cette ascension maxima qui se montre en général dans la soirée, est souvent assez considérable et peut aisément s'élever au-dessus de 40°, dépasser d'un degré et plus l'élévation vespérale de la veille et du lendemain et même de deux degrés la température des matinées précédentes et suivantes.

Cette cime acméenne apparaît d'habitude entre le cinquième et le neuvième jour de la maladie, mais elle peut aussi se présenter plus tôt (dès le troisième jour) ou plus tard. Souvent elle s'étend même au point de devenir un vrai fastigium. Mais ce fastigium est dans la plupart des cas très-court relativement à la durée totale de la maladie; il l'est d'autant plus, que la température a atteint de plus grandes élévations, quoique le cas en lui-même n'ait pas été intense. Fréquemment, il ne dure pas plus de deux ou trois jours. C'est un fait exceptionnel que l'élévation de 40° soit atteinte ou dépassée pendant plus de trois jours consécutifs (c'est ce qui a lieu notamment dans les cas très-graves). Dans un grand nombre de cas de rhumatisme articulaire très-complétement développé, les maxima quotidiens restent aussi à l'apogée de la maladie entre 38°,6 et 39°,5.

Dans ces cas, le fastigium dure parfois un peu plus longtemps, mais presque toujours, même qnand il se maintient durant une semaine, il est plus court que la période suivante.

La marche thermique dans le fastiguim est tantôt continue, tantôt exacerbante, tantôt sous-rémittente, tantôt enfin elle présente de grandes et profondes rémissions.

c. La période descendante (ou de déclin) montre un type différent, par rapport à la promptitude et à la forme de la diminution.

Dans les cas les plus favorables, notamment dans ceux où l'intervention a été précoce, la descente est relativement rapide; elle se fait le plus souvent en zigzag, dans le genre de celle de la fièvre typhoïde légère; parfois aussi sans ascensions vespérales, comme dans quelques cas de scarlatine; l'abaissement prend alors l'aspect d'une défervescence lytique, qui peut s'achever en cinq ou six jours.

C'est seulement par exception que cette descente est encore plus rapide, et peut offrir même l'apparence d'une crise.

En revanche, la diminution thermique lente ou saccadée est plus fréquente; après un premier abaissement, une fièvre modérée le plus souvent rémittente, d'une moyenne quotidienne assez uniforme, se maintiendra pendant assez longtemps, et l'on n'observera en général qu'une faible tendance à la diminution, ou bien les diminutions ont lieu à la vérité tous les jours, mais elles sont insignifiantes, et il faut dix ou vingt jours avant que l'état normal ne soit atteint, ce qui rend la descente de la température presque imperceptible. Lorsque l'apyrexie est complète et que le malade entre en convalescence, la température, le plus souvent fluctuante, reste encore pendant un certain temps à un niveau plus élevé de quelques dixièmes que le taux physiologique ou que la température d'un convalescent de maladie aiguë typique. Les températures vespérales peuvent encore accidentellement présenter une légère élévation fébrile, et l'on peut même constater par temps des ascensions momentanées plus considérables encore.

A en juger d'après ce qui précède, la fièvre est, dans ces cas de rhumatisme aigu, *modérée*, tout au plus d'une *moyenne gravité*. Abstraction faite de la courte acmé, elle se maintient à un niveau qui ne dépasse qu'exceptionnellement la limite d'une fièvre modérée.

5. Il y a cependant de nombreuses et de fréquentes exceptions à la forme précédente, que l'on peut considérer comme la marche la plus habituelle et la plus favorable. Le nombre des cas exceptionnels est toutefois bien inférieur au chiffre des cas réguliers.

Il faut citer en premier lieu les formes extrêmement légères dans lesquelles la température n'éprouve que des modifications insignifiantes ou nulles, tandis que les lésions locales sont relativement plus accusées. Souvent, en effet, on ne saurait dire pourquoi dans des affections articulaires assez intenses la fièvre reste aussi peu marquée ou manque même tout à fait. Les complications cardiaques ne doivent pas être exclues pour cela. Les affections rhumatismales avec fièvre insignifiante (ne dépassant pas 38°,5) ou avec des températures sous-fébriles représentent le tiers des cas de rhumatisme articulaire aigu.

Toutes les formes plus ou moins graves qui s'écartent de ce type ne représentent probablement pas (au moins dans nos contrées) dans leur ensemble plus du sixième de tous les cas.

4. Une des variétés les plus fréquentes parmi ces dernières est la *forme ralentie* (traînante). Dans cette forme, la durée de la maladie est essentiellement prolongée. La fièvre persiste jusque dans la quatrième et la cinquième semaine. Les différences quotidiennes sont d'ordinaire beaucoup plus considérables que dans les autres formes, tandis que dans les heures matinales, la température peut quelquefois tomber jusqu'à l'état normal; le soir, la fièvre est plus ou moins forte, et le thermomètre marque même souvent plus de 40°. Il y a fréquemment des irrégularités et des modifications dans le type, et la température ne revient que très-lentement à l'état normal.

Les grandes fluctuations quotidiennes sont d'autant plus accusées que les manifestations articulaires et osseuses ont plus de tendance à se localiser; on peut observer en pareil cas des variations de trois degrés et plus dans une seule journée.

Des *recrudescences* de la fièvre ou des ascensions intercalaires sans cause appréciable se produisent assez souvent; dans le cours d'une fièvre souvent très-modérée, ou même après le retour à l'état sous-fébrile ou apyrétique, on observe une élévation thermique plus ou moins considérable (même de 2° et plus), qui souvent est tout à fait éphémère, parfois est bientôt compensée, quelquefois aussi se maintient pendant assez longtemps. Cette ascension n'est pas toujours en rapport avec un nouvel accroissement de l'affection articulaire ou avec le développement d'une complication. Notamment dans les ascensions intercalaires qui ne durent qu'un jour ou très-peu de temps, on ne découvre souvent rien qui explique l'accident, et le court paroxysme fébrile, dont le malade lui-même n'a souvent pas conscience, reste aussi sans la moindre influence sur la terminaison régulière. Les élévations thermiques qui se développent lentement et persistent pendant assez longtemps peuvent se compliquer d'une recrudescence de tous les symptômes.

Les cas où la température a été artificiellement abaissée, dans le fastigium de la maladie, par des médicaments (digitale, aconit), et où elle remonte dès que les agents thérapeutiques ont épuisé leur action, peuvent ressembler à des recrudescences.

5. Les *complications* de rhumatisme aigu, notamment les péricardites et les endocardites, ne modifient, dans beaucoup de cas, en rien la marche de la fièvre. Elles se produisent quelquefois sans que la température monte même d'un dixième ou que la tendance à l'abaissement en soit nullement altérée. Dans d'autres cas, au contraire, il se produit les modifications suivantes :

a. Le cycle thermique n'est pas troublé, à la vérité, pendant le fastigium et la période de décroissance ; mais, dans la période de convalescence, la température se maintient à un niveau un peu plus élevé que d'habitude, et monte même encore un peu dans le cours ultérieur de la convalescence. Cela a lieu aussi bien dans les péricardites que dans les endocardites valvulaires. Souvent il s'écoule un certain temps avant que la température ne redescende.

b. Ajoutons encore une autre particularité : après que la maladie aiguë a été essentiellement guérie, il peut se présenter un état sous-fébrile ou même fébrile, parfois avec des paroxysmes assez intenses, de plusieurs jours de durée. Ces fièvres secondaires, sous la dépendance d'une péricardite, consistent en plusieurs accès fébriles, chacun d'une durée de plusieurs semaines et au-dessus, séparés par de brefs intervalles d'une apyrexie parfois incomplète. Au début d'une insuffisance des valvules aortiques déterminée par une endocardite, il se produit aussi des ascensions thermiques considérables, tandis que les insuffisances de la valvule mitrale paraissent beaucoup moins influer sur la température.

c. Parfois cependant on constate, à la suite de complications, des ascensions thermiques plus ou moins considérables; dans les périodes initiales de rhumatisme aigu, l'invasion d'une pneumonie exerce une action manifeste, sinon constante, sur la température dans le sens de l'augmentation. Les autres complications (telles que la péricardite, l'endocardite, la bronchite, la péritonite, l'urticaire, la miliaire, etc.) ne produisent des ascensions thermiques qu'exceptionnellement quand elles sont très-intenses, ou peut-être selon la prédisposition du sujet, peut-être aussi suivant l'évolution particulière de l'inflammation qui est venue compliquer la maladie primitive.

6. Le rhumatisme peut traîner pendant très-longtemps en se fixant sur les os ou les articulations, ou à la suite de poussées nouvelles du processus morbide, ou enfin consécutivement à des complications ultérieures.

Ces formes invétérées et persistantes se présentent assez rarement dans mon service à l'hôpital, mais je ne crois pas me tromper en supposant qu'elles se rencontrent beaucoup plus fréquemment dans la pratique privée.

Les rhumatismes opiniâtres à localisations fixes, changeantes ou successives, présentent tantôt une grande intensité, tantôt elles ne déterminent que des symptômes légers. Ces différences se reflètent manifestement sur la marche de la température, bien que d'un autre côté, çà et là, surgissent des accidents graves sans ascensions thermiques correspondantes.

7. Parmi les maladies *mortelles* qui sont accompagnées de phénomènes rhumatismaux ou rhumatoïdes multiples, on observe deux formes essentiellement différentes, et qui se produisent sans ascension thermique correspondante.

a. Dans le premier groupe, la mort est déterminée par une localisation fixe, le plus souvent par des affections cardiaques ou par leurs conséquences, tantôt se rattachant directement au rhumatisme articulaire, tantôt ne se produisant qu'après la guérison complète de la maladie primitive. La marche thermique n'est pas nécessairement modifiée pendant le cours du rhumatisme, mais elle présente des irrégularités, et quand la mort a lieu de bonne heure, l'abaissement caractéristique fait défaut ou bien est interrompu. La mort qui, dans ce cas, n'est pas essentiellement déterminée par la maladie primitive, mais par le caractère fâcheux qu'a revêtu certaine manifestation locale ou par une complication, peut être précédée d'un fort abaissement thermique.

b. D'autres cas, qui d'ordinaire sont aussi rangés parmi les rhumatismes aigus, revêtent tantôt dès le début, tantôt dans le cours de la maladie, un caractère *de malignité* qui prend bientôt de très-sérieuses proportions, après avoir été tout d'abord à peine accusé. Les signes de perniciosité qu'on observe le plus souvent sont : des frissons, une fièvre extrêmement intense, divers symptômes nerveux graves, de l'ictère, des hémorrhagies, de la diarrhée et une augmentation considérable du volume de la rate. Aucun de ces symptômes n'est en lui-même absolument caractéristique ; la malignité ne résulte que de la combinaison multiple de tous ces phénomènes. Les douleurs articulaires sont plus ou moins violentes et s'étendent fréquemment aussi aux muscles, à la tête, à la poitrine et à l'abdomen. La mort survient presque toujours à une température extrêmement élevée, parfois énorme, allant jusqu'à 43°, même 44° et au-dessus, comme dans les cas de Quincke, de H. Weber (de Londres), et dans mes propres observations.

Il serait peut-être plus rationnel de désigner ces cas sous le nom de *maladies rhumatoïdes* que de les appeler des rhumatismes articulaires vrais. Ces affections rhumatoïdes peuvent revêtir trois formes différentes : une forme pyémique, une forme ictérique et une forme nerveuse. Elles se rattachent l'une à la pyémie spontanée, l'autre à l'ictère grave essentiel, et la troisième aux accidents nerveux pernicieux à marche rapide sans lésion anatomique appréciable, et elles ne se distinguent des maladies précédentes qu'en ce que les fortes douleurs articulaires peuvent, pendant un certain temps, être prises pour un rhumatisme aigu ; ces différences ne sont cependant pas très-rigoureusement tranchées, et l'on est autorisé à dire que la forme nerveuse est la moins complétement développée, que la forme ictérique l'est davantage et la forme pyémique est la plus nette.

Dans la forme la plus parfaite (forme pyémique), on peut noter de bonne heure des indices de la malignité du processus. La fièvre est très-intense, et il survient des frissons, de l'ictère, du gonflement splénique, tandis que les amendements ne sont que passagers, trompeurs et imparfaits. Une semblable atténuation se présente notamment dans la période proagonique; tandis que le jour même du décès, la température monte d'ordinaire considérablement.

L'évolution thermique est à peu près la même quand il ne se forme pas des foyers de pus, mais que l'ensemble des troubles fonctionnels se rapproche du tableau morbide de l'ictère grave.

Dans les cas mortels où il n'y a ni foyers purulents multiples ni ictère, la maladie présente d'abord la marche d'un rhumatisme articulaire très-intense. Il se peut même que la température prenne une direction descendante, mais simultanément apparaissent des symptômes suspects, qui sont du domaine du système nerveux. Tout à coup ces phénomènes augmentent d'intensité en même temps que la température remonte; en très-peu de temps, ces symptômes prennent une extrême gravité, la mort survient tout à coup avec une température hyperpyrétique, et l'on ne trouve pas de lésions appréciables dans le cerveau, si ce n'est de légères traces de méningite. Des ascensions thermiques peuvent se produire après la mort.

Voyez, pour les tracés thermiques, planche VII.

XX. OSTÉOMYÉLITE

Dans l'ostéomyélite aiguë, qui offre certaines analogies avec le typhus, et pour cette raison a été appelée typhus des os, les conditions thermiques ne s'accordent que très-imparfaitement avec celles des maladies typhiques, et encore cela n'a-t-il lieu que dans des cas exceptionnels.

Sur les six cas que j'ai observés, il y en avait cinq à marche brève et plutôt continue jusqu'à la terminaison ultime; trois durèrent huit jours, un quinze jours; dans le cinquième, le début de la maladie ne pût pas être fixé avec précision; cependant dans celui-ci non plus la marche ne s'étendait pas au delà de deux semaines; quatre de ces cas furent observés dans les quatre ou cinq derniers jours; le cinquième, le jour même de la mort : le malade succomba en présentant une température de 40°,7', et après la mort la température monta à 41°,0'. Dans les autres cas, les limites d'une fièvre considérable (40°,5') ne furent pas franchies ; la marche thermique présenta des fluctuations irrégulières, mais en réalité insignifiantes et quelques abaissements ne dépassant pas 38°,4'-38°,6'. Le contraste était remarquable entre l'élévation thermique relativement modérée et la fréquence excessive du pouls (allant dans un cas jusqu'à 188 pulsations par minute, douze heures avant la mort) ; dans un cas cependant, ce contraste faisait défaut.

En opposition avec ces modalités thermiques qui ne sont pas absolument conformes à celles du typhus, nous avons vu (dans un cas qui s'est présenté à notre observation au septième jour de la maladie et dans lequel l'affection, limitée de très-bonne heure au fémur gauche, s'étendit progressivement plus tard) la marche rémittente caractéristique de la fièvre typhoïde dans toute la deuxième semaine (jusqu'au douzième jour 39°,8'—40° maximum quotidien, 38°,6'—39°,2' minimum quotidien ; à partir du douzième jour, diminution graduelle avec grandes rémissions), de telle façon que, le diagnostic restant douteux pendant toute la semaine, les symptômes cérébraux, intestinaux, spléniques, pouvaient aisément faire admettre l'existence d'une fièvre typhoïde. Plus tard, à mesure la fièvre s'éteignait, elle prit peu à peu le type hectique.

XXI. INFLAMMATION PARENCHYMATEUSE DES REINS

La maladie de Bright aiguë présente un cycle thermique très-peu régulier ; cela tient probablement en partie à la rapidité et à l'intensité variables de la maladie, en partie aux conditions qui président à son développement. Assez souvent la température n'est que fébrile ou modérément fébrile ; en d'autres cas, elle atteint des élévations de 39°,5 — 40° et au-dessus. Dans les cas favorables, elle descend de là lentement vers une défervescence lytique ; dans les cas mortels, la fin peut avoir lieu avec augmentation ou diminution de la température.

Le mal de Bright chronique n'exerce en général qu'une très-faible influence sur la température ; dans les cas mortels mêmes, les ascensions terminales constituent l'exception.

XXII. HÉPATITE

L'inflammation *parenchymateuse* aiguë du foie offre des différences très-marquées sous le rapport thermique, mais les cas sont trop rares pour que l'on puisse en déduire des conclusions positives.

Dans la forme de l'hépatite avec ictère grave (avec ou sans intoxication phosphorée), la température n'est tantôt pas du tout altérée jusqu'à la mort, tantôt elle n'est que très-modérément élevée ou monte encore vers la fin, tantôt on rencontre des températures considérablement fébriles ou même hyperpyrétiques.

La marche de la température dans la *fièvre jaune* a été consignée dans les intéressantes publications de Schmidtlein (*Deutsches Archiv für klin. Medecin*, IV, 50). D'après cet auteur, la température dans cette maladie arrive à son élévation *maxima* dans les premiers jours et atteint 40°-41°, assez souvent avec de petites exacerbations vespérales. Du quatrième au cinquième jour, elle tombe d'une façon continue et descend jusqu'à l'état normal et même au-dessous. Dans les cas mortels, elle remonte de 2° et plus au moment de la terminaison fatale.

Dans l'inflammation suppurative du foie (*abcès du foie*), la température peut présenter les mêmes caractères que dans la pyémie ou dans les suppurations chroniques. Traube dit (*Berliner Wochenschrift*, 1869, p. 5) que des accès de frissons violents et répétés avec forte élévation thermique ne se rencontrent que dans deux maladies du foie : dans le catarrhe des voies biliaires et dans l'abcès du foie. Puis il ajoute (p. 13) : à l'exception des abcès du foie produits par la pyémie, l'endocardite et la pyléphlébite, tous les autres abcès présentent toujours (aussitôt qu'ils occasionnent une fièvre intermittente et sont accompagnés de frissons) une marche fébrile absolument régulière, c'est-à-dire que les accès ou paroxysmes fébriles affectent presque toujours le même rhythme, ou à peu près, que ceux de l'infection palustre; la fièvre présente tantôt le type d'une simple fièvre quotidienne, tantôt le type double quotidien ou tierce. Au contraire, les accès et paroxysmes fébriles produits par la pyémie, l'endocardite et la pyléphlébite, et précédés de frissons, présentent toujours un rhythme absolument irrégulier et apparaissent à des intervalles beaucoup plus courts, jusqu'à trois et quatre fois en vingt-quatre heures.

XXIII. SYPHILIS CONSTITUTIONNELLE (*Lues*).

1. Je désigne sous le nom de *lues* les affections multiples appelées autrefois syphilis secondaire et tertiaire. Ainsi se trouve évité d'une part le terme trop vague de syphilis, devenu susceptible de plusieurs interprétations; d'un autre côté, rien n'est préjugé du rapport douteux qui relie cette maladie au chancre local.

Assurément les manifestations syphilitiques peuvent se produire sans la moindre fièvre, et il n'en existe peut-être pas qui ne puissent avoir une évolution complétement apyrétique.

Certains accidents vénériens sont plus souvent accompagnés de fièvre qu'on ne le croit généralement, et cette fièvre présente des particularités toutes spéciales; parfois elle est même assez caractéristique pour qu'on puisse par la marche thermique seule soupçonner au moins la nature propre de la maladie.

2. Les élévations thermiques se produisent chez les syphilitiques le plus souvent à l'époque où se développent les premières manifestations cutanées, érythémateuses, papuleuses ou pustuleuses.

La fièvre qui accompagne les syphilides précoces peut être très-intense, et les températures maxima peuvent atteindre près de 41°.

Le cycle thermique est éminemment rémittent (pseudo-intermittent) avec retour quotidien à l'état normal, ou du moins à un degré voisin de la norme. La succession de ces rémissions matinales profondes avec les exaspérations vespérales est assez régulière; mais, malgré la rapidité avec laquelle survient l'ascension du soir, elle n'est qu'exceptionnellement accompagnée de frissons. De même il faut compter au nombre des exceptions les cas où une journée entièrement apyrétique s'intercale entre les jours fébriles, et où, par conséquent, la fièvre affecte le type tierce, ou bien aussi ceux dans lesquels les exacerbations considérables alternent d'un jour entre autres avec des ascensions moins élevées. La durée du fastigium n'est pas limitée ; tantôt courte, ne se maintenant que pendant quelques jours, tantôt pouvant persister jusqu'au delà de deux semaines. L'abaissement se fait par une diminution successive des exacerbations vespérales, concordant assez avec la marche thermique du typhus abdominal dans sa période de décroissance.

3. Dans maintes affections syphilitiques internes et aiguës du foie et du cerveau, ainsi que des os, on rencontre parfois un cycle thermique analogue, quoique moins régulier, dans lequel en général de profondes rémissions matinales alternent avec des exacerbations vespérales plus ou moins considérables.

Dans les formes de syphilis maligne qui produisent la mort à la suite d'accès rapides, il se présente également des élévations thermiques considérables (40° et au-dessus) ; mais on en rencontre aussi de moins considérables, et les rémissions bien que réelles sont moins régulières, moins profondes et parfois même font entièrement défaut. La fièvre ne suit aucune règle déterminée dans sa marche, les abaissements thermiques sont trompeurs et ne doivent en aucune façon être considérées comme signes d'une terminaison favorable.

Au sujet du cycle thermique de la cachexie syphilitique, voyez *Cachexie*.

XXIV. MORVE

Je ne connais jusqu'ici qu'une seule observation thermométrique[1] dans la morve chez l'homme ; elle a été faite par Gold-

[1] Cette observation n'est pas la seule. Notre savant maître, M. Jaccoud, a figuré dans son traité de pathologie interne, le tracé thermique d'un cas de morve aiguë, emprunté à J. Sommerbrodt (Virchow's *Archiv*, 1864, p. 463-483). Notre collègue et ami, R. Solmon, a eu l'obligeance de nous communiquer une observation de morve laryngée avec tracé thermique (*Bull. de la Soc. anatom.* 1870). Dans ces deux cas, le cycle de la température présentait un caractère remittent très-nettement accusé.

On peut trouver enfin dans le : *British Medical Journal* (avril 1870) un troisième cas relaté par M. de Morgan, dans lequel la température n'était pas, il est vrai, très-élevée et ne monta qu'à 40°,2' au moment de la mort qui survint au vingtième jour de la maladie. (*Note du traducteur.*)

schmidt (*Dissers.* — Giessen., 1866), et présente un certain intérêt. La fièvre, dans ce cas, était rémittente (l'observation a commencé le quatorzième jour), et son intensité d'abord modérée au début s'accrût à partir du dix-neuvième jour de la maladie. La ligne thermique monta peu à peu en zigzag jusqu'à ce qu'elle atteignit des degrés très-fébriles ; à partir du vingt-cinquième jour, elle ne descendit plus au-dessous de 40°, et dans les derniers jours (cinquième semaine de la maladie), elle suivit une marche continue uniforme (41°,3', 41°,6'). Dans les dernières vingt-quatre heures, les mensurations ne purent être faites.

XXV. TUBERCULOSE MILIAIRE AIGUË

La tuberculose miliaire aiguë produit dans la majorité des cas une modification profonde de la température. Ces écarts thermiques sont en général d'autant plus rapides que les dépôts de granulations sont plus abondants et plus étendus, que la santé de l'individu atteint a été altérée avant la formation des granulations miliaires.

Quand les granulations miliaires sont clair-semées et peu étendues, ou lorsqu'elles se développent chez des malades atteints déjà antérieurement d'affections graves (phthisie pulmonaire avancée, pneumonie, maladies cérébrales, etc.), l'influence de la tuberculose miliaire sur la température est parfois nulle ou du moins insignifiante.

La marche thermique revêt dans la tuberculose miliaire les types principaux suivants :

a. Au début, semblable à une fièvre catarrhale; plus tard, à une fièvre hectique intense ;

b. Semblable au cycle thermique de la fièvre typhoïde ;

c. Semblable à la marche de la fièvre intermittente.

Ces trois formes peuvent se succéder dans un seul et même cas. La première se rencontre dans les cas subaigus. La maladie suit absolument au début, au moins sous le rapport thermique, la marche d'une grippe intense ou d'une pneumonie catarrhale. Il n'y a que la persistance opiniâtre de la fièvre qui fasse naître des soupçons. Peu à peu apparaissent des rémissions profondes allant jusqu'à l'état normal et alternant avec des exaspérations vespérables considérables. Cependant, même dans ces conditions, il est impossible d'établir le diagnostic entre la tuberculose aiguë et la phthisie aiguë non tuberculeuse. Le doute persiste ainsi jusqu'à la mort du malade, à moins qu'il ne se développe des tubercules dans les méninges, et que les signes caractéristiques d'une méningite basilaire ne deviennent manifestes.

Quant à la deuxième forme, il est souvent impossible, pendant un certain temps et même jusqu'à la fin, de la distinguer d'une fièvre typhoïde. Cependant la marche est souvent plus irrégulière dans la tuberculose aiguë que dans le typhus abdominal; les rémissions sont le plus souvent un peu plus profondes que dans cette dernière maladie, puisqu'elles descendent même assez souvent jusqu'à l'état normal. Les cas de tuberculose aiguë à marche fébrile typhique sont d'ordinaire les plus promptement mortels. Si, par exception, la vie se maintient un peu plus longtemps, la fièvre change plus tard de caractère, soit qu'elle prenne le type hectique, soit qu'elle revête le type intermittent.

Dans la tuberculose aiguë le type intermittent est assurément le plus rare. La marche thermique de chaque accès fébrile isolé peut parfaitement ressembler à celle d'une fièvre intermittente, et se répéter avec la même régularité que dans le type tierce ou double quotidien. Cependant il est permis de soupçonner l'existence d'une tuberculose aiguë si les accès se produisent de préférence dans l'après-midi, si les élévations atteintes sont plus faibles que dans la fièvre intermittente ou s'amoindrissent dans le cours de la maladie, et qu'en revanche dans la période d'apyrexie la température tombe plus au-dessous de l'état normal que dans la fièvre intermittente. Dans la marche ultérieure de la tuberculose aiguë, le caractère intermittent s'efface le plus souvent, et le développement d'une fièvre de moins en moins rémittente assure le diagnostic dans le cas où il n'aurait pas déjà été établi par d'autres circonstances.

XXVI. PHTHISIE AIGUË

1. La phthisie aiguë peut avoir son point de départ dans un état apyrétique et présenter à son début un tracé en zigzag constitué par des rémissions et des ascensions progressives et croissantes, mais qui sont cependant moins régulières et plus lentes que dans le typhus abdominal.

Ou bien la phthisie aiguë succède à la fièvre d'une bronchite, d'une pneumonie ou de toute autre maladie aiguë. Dans ce cas, les rémissions diurnes deviennent plus profondes dès que la phthisie commence à évoluer, tandis que les exarcerbations quotidiennes restent les mêmes ou diminuent un peu, ou bien s'accroissent très-légèrement.

Ces deux modalités du cycle thermique initial de la phthisie aiguë autorisent à en soupçonner l'existence, mais ne peuvent conduire à un diagnostic certain sans l'aide d'autres symptômes.

2. Dans le cours ultérieur de la maladie, le cycle thermique présente d'ordinaire d'une façon persistante ou prédominante un type discontinu.

Les différences quotidiennes sont d'ordinaire très-considérables et vont souvent jusqu'à 3° et plus.

Les maxima quotidiens tombent, à la vérité, le plus souvent dans l'après-midi ou dans la soirée, mais assez souvent aussi dans la matinée, et s'approchent de 40°, et peuvent même dépasser ce chiffre; il n'est pas rare en effet d'observer des élévations de 41° et plus. Elles peuvent se présenter deux fois par jour, et plus rarement une fois tous les deux jours. Tantôt elles se maintiennent à peu près au même niveau pendant une série de jours, tantôt elles présentent de jour en jour un accroissement ou une diminution assez régulière, tantôt enfin des ascensions extrêmes alternent incessamment avec des exacerbations modérées, et cela se voit aussi bien dans le type quotidien simple que dans le double quotidien. Les chutes quotidiennes sont très-brusques et les maxima peuvent descendre jusqu'à l'état normal et au-dessous.

De profonds collapsus même ne sont pas rares. Les rémissions présentent aussi des fluctuations quotidiennes moins fréquentes, il est vrai, que les élévations exacerbatrices.

Dans cette marche viennent s'interposer des intervalles pendant lesquels les rémissions s'affaiblissent notablement, et où la marche thermique devient sous-continue ou uniformément ascendante; dans chaque intervalle, l'élévation peut atteindre ou non le sommet des exacerbations antérieures. Cette modification peut se produire sous l'influence de complications (par exemple des pneumonies intermittentes). D'autres fois, elle est tout à fait spontanée.

Souvent aussi la fièvre est interrompue par de courts épisodes (rarement par de longues périodes) de fièvre modérée, sous-fébrile, ou même de température normale.

Ce qui, en revanche, est assez rare, c'est une marche sous-continue persistante avec fièvre considérable ou modérée depuis le début jusqu'à la terminaison fatale.

3. A la période ultime, la température retombe, dans la plupart des cas, de ses élévations antérieures, et les rémissions s'effacent. Les différences quotidiennes deviennent moindres, tandis que la moyenne quotidienne peut monter ou descendre; la mort peut très-bien survenir à une température assez basse; ou bien la température abaissée remonte de nouveau dans l'agonie et va parfois à des élévations hyperpyrétiques. Il arrive, au contraire, très-rarement que la mort ait lieu à une température en voie d'augmentation, et se rattache immédiatement à la fièvre précédente.

XXVII. TRICHINOSE

La trichinose ne peut revêtir aucune forme fébrile typique, car la participation de tout l'organisme est essentiellement déterminée par les proportions numériques des petits foyers d'inflammation plus ou moins nombreux occasionnés par les parasites.

Cependant l'évolution thermique présente dans cette maladie un intérêt tout particulier, parce qu'elle fournit le seul exemple certain de troubles inflammatoires purement locaux, bien que d'une multiplicité infinie, pouvant produire une élévation considérable de la température, au moins pendant un certain temps, car si les troubles durent un peu plus longtemps ou si la trichinose fait des progrès, des complications ne tardent pas à apparaître dans le cerveau, les poumons, les reins, etc., c'est-à-dire dans une foule d'organes où les trichines ne pénètrent pas. A une époque aussi avancée, on comprend qu'il soit impossible de déterminer ce qu'il faut mettre sur le compte des inflammations topiques des muscles, et la part qui revient aux troubles cérébraux, à la pneumonie, à la néphrite, etc.

Les observations chez les malades infestés de trichines font constater les phénomènes suivants :

1. Malgré des douleurs musculaires assez considérables, il peut encore exister, après une généralisation suffisamment considérable des trichines, une apyrexie complète, un état sous-fébrile, ou des mouvements fébriles insignifiants.

2. De même, au début de la maladie musculaire, la fièvre manque ou bien est très-légère.

3. Quand, dans la marche ultérieure, les phénomènes deviennent de plus en plus graves, il peut se présenter des élévations thermiques assez considérables et qui atteignent même des hauteurs de 40°, 41°; mais elles sont interrompues par des rémissions plus ou moins profondes, descendant souvent jusqu'à l'état normal et même au-dessous, de sorte qu'il se produit presque tous les jours une compensation thermique.

4. Les grandes élévations ne se maintiennent pas longtemps; même dans les cas mortels, elles sont entrecoupées d'ascensions peu considérables ou de températures tout à fait normales durant plusieurs jours.

5. Ces caractères impriment à la marche thermique dans la trichinose un cachet particulier, au moins dans les cas où la température atteint des degrés supérieurs. Dans ces cas, la confusion n'est guère possible avec la fièvre typhoïde ni avec un rhumatisme articulaire, elle le serait plutôt avec la fièvre de la tuberculose

aiguë ou des suppurations internes rapides. Lorsque, au contraire, la fièvre reste peu considérable, toute marche caractéristique s'efface. (Voyez les tracés de la planche VII.)

XXVIII. AFFECTIONS PALUDÉENNES (*Malaria*)

Sous le rapport thermique, il n'y a que la forme intermittente de l'infection palustre qui soit assez exactement connue. Les formes rémittentes ne s'observent pas dans nos contrées.

Dans cette forme morbide, il convient de séparer, au point de vue de la marche thermique l'accès isolé de l'évolution générale de la maladie.

1. L'*accès fébrile isolé* se caractérise par une élévation rapide (le plus souvent accompagnée de frissons), presqu'à une hauteur hyperpyrétique, et un retour tout aussi rapide à l'état normal ou à peu près.

La température commence déjà à monter avant qu'aucun autre symptôme ne trahisse le début de l'accès.

L'ascension initiale est relativement lente, c'est-à-dire qu'elle peut durer quelques heures sans dépasser 38°,5 — 39°. Dès que se montre le frisson, qui peut paraître à divers degrés thermiques, l'ascension devient plus rapide et arrive dans l'espace d'une heure environ jusqu'à 41°—41°,5, et par exception seulement un peu au-dessus. Dans cet intervalle, la chaleur peut être devenue mordicante, et dans cet état, l'ascension peut encore continuer. Cette ascension continue le plus souvent sans interruptions jusqu'à l'apogée thermique de l'accès; tout au plus si, une ou plusieurs fois, la température reste pendant quelques minutes à une même élévation, et s'il se produit dans le voisinage de la cime une fluctuation insignifiante.

Le maximum thermique est atteint pendant la période de chaleur mordicante, parfois aussi après que des sueurs partielles ont déjà apparu ; il ne se maintient que durant quelques minutes.

Dès que les sueurs deviennent générales et profuses, la température recommence à baisser ; dans la première heure, ou même dans la première demi-heure, cet abaissement se fait avec lenteur et est parfois entrecoupé de fluctuations; puis la colonne mercurielle descend plus rapidement et sans se relever. Pendant un quart d'heure ou une demi-heure, la température se maintient au même niveau, ensuite elle tombe de $\frac{1}{10}$ ou $\frac{2}{10}$, s'arrête de nouveau, retombe, et ainsi de suite (en échelons). Après environ quatre heures de cette évolution, et lorsque la température est redescendue à peu près à 40°, l'abaissement devient un peu plus rapide; il faut cependant le plus souvent dix ou douze heures et plus pour que l'état normal soit définitivement atteint.

Dans l'apyrexie qui succède, la température reste parfois un peu au-dessus de l'état normal; mais quand l'apyrexie dure un peu plus d'une journée, il s'y présente une très-légère exacerbation vespérale qui dépasse à peine la fluctuation quotidienne normale.

Il n'est pas rare de voir se produire, surtout après l'emploi de médicaments antipyrétiques (sulfate de quinine et autres), des accès qui ne présentent pas de symptômes subjectifs, et ne se manifestent uniquement que par l'élévation thermique; ils ne sont pas précédés de frissons et ne déterminent que peu ou point de transpirations. Dans ces accès, le maximum thermique peut égaler ou approcher celui des accès fébriles complets, mais l'abaissement et la chute se suivent de plus près que dans les paroxysmes accompagnés de frissons.

Déjà ce cycle thermique, pendant les accès isolés et pendant l'apyrexie qui leur succède, est si caractéristique de la fièvre intermittente que le diagnostic est déjà suffisamment établi par ce seul fait. Il existe très-peu de formes morbides où se produise une ascension thermique aussi rapide du niveau normal à une élévation de 41°, 41°,5, et aussitôt après, un retour tout aussi rapide à la température normale. Il n'y a guère que la fièvre éphémère et quelques rechutes fébriles isolées dans la convalescence du typhus abdominal, les paroxysmes dans la tuberculose aiguë et dans la pyémie, qui présentent une allure semblable, et il suffit presque toujours, pour distinguer la fièvre intermittente de l'une de ces maladies, d'attendre le second accès et de prendre en considération en même temps le moment où celui-ci survient.

En tout cas, déjà le premier accès de cette maladie permet de la distinguer des affections qui pourraient le plus facilement être confondues avec les symptômes graves de la fièvre intermittente, telles que le typhus, la méningite et le choléra. Dans ces maladies, qui souvent peuvent présenter, sous tous les autres rapports, des symptômes très-analogues à ceux d'une fièvre intermittente extrêmement intense et pernicieuse, la marche de la température est si différente que l'observation thermométrique suffit pour établir le diagnostic.

2. Quant à la succession des paroxysmes dans la forme intermittente, on sait depuis longtemps qu'elle peut se faire suivant des rhythmes divers. L'évolution la plus normale, c'est-à-dire celle qui n'est pas troublée par des influences individuelles (complications, etc.), me paraît être, d'après de nombreuses observations, la suivante : les paroxysmes se répètent toutes les quarante-quatre ou quarante-six heures (*tertiana anteponens*).

Assez souvent la thermométrie seule est capable de découvrir que le rhythme quotidien, tierce, quarte, en apparence pur, est doublé, ou que de forts accès alternent avec des accès faibles (dans le rhythme en apparence quotidien), ou bien qu'entre les divers paroxysmes tous leurs symptômes s'interposent des accès fébriles, qui ne se révèlent uniquement que par des élévations thermiques.

De même la guérison complète de la fièvre intermittente ne peut être garantie que par la thermométrie ; l'observation thermométrique apprend que souvent la maladie ne se termine pas par un paroxysme complet, mais qu'il peut survenir d'autres accès qui ne consistent qu'en élévations thermiques, parfois très-considérables, et ne se trahissent par aucun autre phénomène, et cependant qui peuvent parfaitement se transformer en accès réels si le traitement est prématurément suspendu.

Consultez, en dehors de Zimmermann et Bærensprung, surtout Michael (*Observations spéciales de la température du corps dans la fièvre intermittente — Specialbeobachtungen der Körpertemperatur im intermittirenden Fieber*, 1856 ; *Archiv für physiol. Heilk.*, XV, 39.)

Pour les tracés thermiques, voyez planche VII.

XXIX. CHOLÉRA

Les mensurations thermiques présentent quelques difficultés spéciales dans le choléra ; il faut surtout apprécier différemment les résultats obtenus, car les températures locales ne marchent pas parallèlement entre elles sur les différents points du corps.

Les mensurations dans l'aisselle ne sont pas sûres à moins qu'elles ne soient faites avec de grandes précautions. La colonne mercurielle monte très-lentement et ne s'arrête qu'après une demi-heure, surtout dans la période algide. Mais ces recherches thermométriques pratiquées dans la période algide ne donnent pas la mesure exacte de la température générale (température du sang), même quand elles sont faites avec le soin le plus scrupuleux. En revanche, elles sont précieuses au point de vue de la température de la peau, sur l'état de laquelle elles fournissent des renseignements très-précis. Dans le stade de réaction, c'est au contraire la température axillaire qui révèle de la façon la plus nette la température générale du corps.

Le degré de chaleur cutanée, ou plus exactement le degré de refroidissement de la peau, est marqué principalement sur les parties découvertes du corps, notamment aux mains et aux pieds. Mais, dans ces régions, une mensuration rigoureuse est presque impossible, et les résultats obtenus n'ont pas par conséquent beaucoup de valeur.

L'exploration thermoscopique de la cavité buccale ne donne aucun renseignement sur la température générale dans la période algide, mais elle a plus de valeur quand il s'agit d'apprécier la température de l'air expiré ; ce dernier point du reste ne présente qu'un médiocre intérêt.

Il n'y a que les explorations dans le rectum et dans le vagin qui seules puissent fournir la vraie mesure de la température générale ; mais les premières sont précisément, dans cette maladie, difficiles, incommodes, dégoûtantes, et facilement dérangées par les évacuations alvines. Les mensurations dans le vagin sont encore meilleures, mais on ne saurait les employer chez toutes les femmes, du moins on ne peut pas les répéter assez souvent, et les résultats en sont encore modifiés par la coexistence fréquente d'une vaginite pseudo-membraneuse.

Les résultats thermométriques obtenus sur divers points du corps offrent souvent entre eux un singulier contraste, et c'est précisément ce contraste même qui peut fournir des indications importantes pour le pronostic. Ainsi une grande différence entre la température de l'aisselle et celles du vagin ou du rectum est un symptôme positivement défavorable, et dans le cas de guérison, on observe souvent que la température de la cavité buccale monte, tandis que celle du vagin descend.

Les conditions thermiques du choléra sporadique très-intense ne diffèrent pas essentiellement de celles du choléra épidémique. Les écarts seulement y sont en général plus insignifiants, à moins que l'accès cholériforme ne se complique d'une autre affection, qui détermine de son côté une modification considérable de la température.

2. Déjà même avant l'apparition des autres symptômes, on constate chez les individus antérieurement affectés de fièvre et atteints de choléra un abaissement thermique (Friedlænder l'a démontré d'après des observations prises à ma clinique). Cet abaissement provient donc de l'infection, d'ailleurs encore latente ; mais en même temps il prouve que la diminution thermique à la surface du corps n'est nullement la conséquence exclusive des déjections.

Dans la *période des évacuations*, les températures tant de l'aisselle que du vagin et du rectum sont d'ordinaire normales ou très-peu élevées (notamment celle du vagin) dans les cas légers qui ne vont pas jusqu'à l'asphyxie.

Mais aussitôt qu'apparaissent les premiers phénomènes d'asphyxie, les températures s'écartent davantage l'une de l'autre ; la température vaginale est un peu plus élevée, la température axillaire en général un peu plus basse qu'à l'état normal.

Quand c'est la forme algide qui se développe, la température des parties internes est d'ordinaire modérée, et même peu élevée dans les cas de guérison, parfois cependant elle peut être considérable (elle s'élevait jusqu'à 39°,6 dans un cas observé par Güterbock), et ce n'est qu'exceptionnellement qu'elle est normale ou diminuée.

Dans les cas où le malade succombe dans le stade d'asphyxie, les températures vaginale et rectale atteignent parfois des élévations encore plus considérables (40° et au-dessus — 42°,4 même dans un cas de Güterbock).

Toute ascension considérable, de même que tout abaissement d'une certaine étendue, indique un grand danger, et dans les deux espèces d'écarts, il peut y avoir dyspnée, cyanose, asphyxie et rétention d'urine.

Des évacuations violentes et profuses sont accompagnées d'ordinaire et parfois précédées d'une chute de la température, mais cet abaissement n'est que relatif.

Dès que la température s'élève, alors même que son ascension ne serait que relative, les évacuations cessent, et quand cette élévation s'accroît, le sopor se produit.

Un fort et rapide abaissement, aussi bien qu'une grande et prompte ascension, sont l'indice d'une mort prochaine.

Moins, au contraire, les fluctuations sont considérables, moins elles s'écartent de la température normale, et plus la guérison est probable.

A la surface de la peau, même dans l'aisselle, la température est d'ordinaire diminuée dans le stade algide, parfois même très-notablement, mais elle ne descend pas facilement au-dessous de 35°. La température axillaire présente en général des fluctuations moins accusées que la chaleur des parties internes. C'est un signe particulièrement grave quand la température extérieure du corps persiste à un niveau bas, ou quand elle monte rapidement après une considérable diminution, ou quand elle retombe de nouveau après avoir monté. C'est au contraire, un signe favorable quand la température basse tout d'abord remonte lentement, d'une façon continue, avec d'insignifiantes oscillations, et ne franchit plus ou dépasse à peine le niveau physiologique.

Les diminutions thermiques peuvent devenir encore bien plus considérables sous la langue. Dans le stade asphyxique, la température n'arrive pas facilement au-dessus de 31°, et même dans les cas de guérison elle peut descendre jusqu'à 26°. Si elle tombe encore plus bas, il ne reste plus aucune chance de salut.

Dans le stade *post-cholérique*, la température est, dans les cas favorables, normale ou à peu près. Quand elle a été anomale d'abord, elle revient à la norme dans ce stade.

Des élévations fébriles modérées ne sont, à la vérité, pas encore des indices d'un grand danger; mais elles sont toujours suspectes et trahissent quelque complication.

Les fortes élévations thermiques sont produites notamment par la parotidite et l'érysipèle, parfois aussi par la pneumonie, mais le fait est plus rare; cette dernière affection ne présente qu'exceptionnellement une marche typique. Les exanthèmes ne produisent pas invariablement d'ascension thermique.

Mais une élévation normale ou approximativement normale de la température dans le stade post-cholérique n'est pas une suffisante garantie en faveur de la guérison. Lorsque la période de réaction revêt la forme typhoïde, la température est dans beaucoup de cas normale ou peu élevée; ce sont, il est vrai, en général, des cas favorables à évolution bénigne et sans complications locales graves, ils ne sont cependant pas à l'abri de tout danger. La température peut bien aussi s'élever dans la forme typhoïde, même à de très-grandes hauteurs, et revêtir le plus souvent un type rémittent. C'est ce que l'on constate habituellement dans les cas dont la marche est violente, où les désordres locaux sont intenses et qui, s'ils ne tournent pas rapidement vers une issue léthale, donnent droit à supposer une grande lenteur dans l'évolution des phénomènes pathologiques. La néphrite parenchymateuse se produit aussi bien dans les cas où la température est modérée que dans ceux où l'élévation thermique est plus considérable.

Une des circonstances les plus défavorables, c'est quand, dans le stade post-cholérique, une température auparavant normale ou élevée tombe subitement au-dessous de la normale. Un abaissement subit de la chaleur périphérique est même un des signes les plus graves de cette période.

Après la mort, la température tombe dans beaucoup de cas plus ou moins rapidement; mais elle peut parfois monter après la mort pendant quelques minutes, quelquefois même pendant une demi-heure, et cela se voit aussi bien dans les cas où la température avait été peu élevée auparavant que dans ceux où l'élévation avait déjà été considérable.

4. Depuis longtemps déjà, l'attention a été éveillée sur l'état de la température dans le choléra, et dès la première apparition de l'épidémie cholérique en Europe, des observations thermométriques relatives à ce sujet, ont été publiées par Czermak, Göppert, Lockstät. Elles étaient cependant bien imparfaites. Les observations faites dans les années 1848-52 (Ross, Mair, Reinhardt et Leubuscher, Roger, Doyère, Briquet et Mignot, Hübenet, Bärensprung) présentent déjà une plus grande importance. Les faits décisifs n'ont pourtant été constatés que pendant l'épidémie de 1866. Consultez surtout Charcot (*Température rectale dans le choléra. Gaz. méd.*, 1866, 11), Monti (*Jahrb. d. Kinderheilkunde*, 1866, p. 109), et Güterbock (*De la température dans le choléra. — Die Temperaturverhältnisse in der Cholera*, 1867; Virchow's *Archiv*, XXXVIII, 30).

XXX. LÉSIONS TRAUMATIQUES DE LA MOELLE CERVICALE

B. Brodie (1837, *Medico-chirurgical transactions*, XV, 146) a été le premier à remarquer, en s'appuyant sur les expériences de Chossat, dans plusieurs cas de blessures de la moelle cervicale, une augmentation considérable de la chaleur propre. Il a communiqué en même temps son cas célèbre, relatif à une déchirure de la moelle cervicale inférieure, terminé par la mort après vingt-deux heures. Chez ce malade, les inspirations étaient tombées à cinq ou six par minute, et le thermomètre, appliqué entre le scrotum et les cuisses, avait marqué 43°,9.

Plusieurs observations ont été faites depuis, et toutes confirment l'influence que les blessures de la moelle cervicale exercent sur l'élévation extrême de la température. Nous citerons celles de Billroth (Langenbeck's *Archiv*, 1862, augmentation thermique allant jusqu'à 42°,2); Quincke (*Berliner klinische Wochenschrift*, 1869, n° 29, deux cas dans lesquels la température s'élevait à 43°,4 et 43°,6); Weber (de Londres) (*Transact. of the Clinical Society*, 1868, vol. I; deux cas : dans l'un, l'élévation thermique atteignait 44°; dans l'autre, le thermomètre appliqué immédiatement après la mort marquait 43°,5); Fischer (*Centralblatt*, 1869, p. 259; la température était de 42°,9); ce dernier auteur a cependant observé deux cas de plaies de la partie cervicale, avec diminution thermique allant dans l'un jusqu'à 34° (température rectale), dans l'autre jusqu'à 30°,2 (température axillaire).

XXXI. NÉVROSES

Les névroses simples, qu'elles troublent les fonctions psychiques, sensitives ou motrices, évoluent en général aussi bien à leur début qu'à une période plus ou moins avancée de leur développement, sans aucun écart thermique, ou du moins les modifications de la température qui s'y produisent ne sont que tout à fait insignifiantes.

Il y a cependant des exceptions. Ce sont :

1° Parfois les névroses intermittentes nées sous l'influence du miasme paludéen, dont les accès peuvent être aussi accompagnés d'augmentations thermiques.

2° Les névroses hystériques, dans lesquelles on peut observer, à côté des autres phénomènes, des élévations de la température, qui peuvent atteindre des hauteurs excessives, et, sans aucun motif apparent.

3° Certaines affections, dont la nature est encore loin d'être parfaitement connue, et que l'on peut désigner sous le nom de névroses vaso-motrices ; on y rencontre également parfois des troubles de la température.

4° Dans les névroses psychiques, on n'observe pas, en général, de modifications thermiques considérables, à moins que des maladies intercurrentes ne viennent en produire à leur tour. On constate cependant chez certains aliénés une température permanente un peu sous-normale ; chez d'autres, des élévations temporaires modérées, en apparence sans motif, qui le plus souvent s'élèvent à peine à une hauteur fébrile. Chez les aliénés plongés dans une inanition profonde et exposés à un violent refroidissement, la température peut aussi tomber à des degrés extrêmement bas. — (Voy., à la page 197, les faits remarquables cités par Lövenhardt.)

D'un autre côté, Westphal (Griesinger *Archiv für Psychiatrie*, I, 537) a rapporté des observations dans lesquelles des élévations thermiques très-considérables ont pu accidentellement se produire chez des aliénés paralytiques. Il est vrai que c'était au moment des attaques épileptiformes et apoplectiques; mais Westphal démontre que ces élévations n'ont aucun rapport avec les convulsions ni avec leur degré de violence, qu'elles se produisent aussi quand les mouvements convulsifs sont très-légers, et même quand ils font complétement défaut; qu'en outre, les accès épileptiques par eux-mêmes n'élèvent pas sensiblement la température. Westphal ne croit pas non plus que les ascensions thermiques dépendent des affections aiguës des organes respiratoires qui coexistent le plus souvent en pareil cas; ces affections concomitantes n'existaient pas toutes les fois que se sont manifestées les attaques accompagnées d'élévation thermique.

Il faut naturellement qualifier d'exception seulement apparente les cas de modifications thermiques survenant dans les maladies où l'on ne peut encore reconnaître que la névrose, mais dans lesquelles il existe déjà des processus latents qui produisent ces écarts; il en sera de même pour les cas dans lesquels se développent, dans le cours d'une névrose, des complications qui ne sont pas encore nettement appréciables, mais influent déjà sur la température.

D'un autre côté, il est un phénomène extrêmement particulier sur lequel j'ai appelé le premier l'attention, et qui depuis a été signalé par plusieurs observateurs (Billroth, Leyden, Ebmeier, Ferber, Erb, Quincke, Monti); voici en quoi il consiste : dans le dernier stade des névroses mortelles, le plus souvent dans le tétanos, mais aussi dans beaucoup d'autres lésions des centres nerveux (du cerveau), la température s'élève brusquement et atteint en très-peu d'instants des hauteurs extraordinaires. Ces élévations sont tellement excessives qu'on ne les rencontre qu'exceptionnellement; dans les pyrexies elles-mêmes, elles peuvent aller parfois jusqu'à 43°, même jusqu'au-dessus de 44° (dans un cas de tétanos jusqu'à 44°,75'), et le plus souvent la température monte encore de plusieurs dixièmes de degré après la mort.

M. Unterberger, professeur à l'École vétérinaire de Dorpat, m'a communiqué les résultats de ses observations; il a constaté chez les chevaux, dans les cas de tétanos mortels, des températures de plus de 42°.

Ces faits rapprochés des températures également excessives qu'on observe dans les lésions aiguës graves du cerveau et de la moelle, semblent indiquer qu'il existe probablement dans le cerveau, comme j'ai déjà eu l'occasion de le dire (p. 147-149), des centres modérateurs dont la paralysie a pour conséquence un surcroît d'activité pathologique thermogène.

Mais cette expérience a aussi un côté pratique, puisqu'elle enseigne que toute ascension thermique un peu considérable est d'un pronostic très-fâcheux dans les névroses, à moins qu'on ne trouve d'autres raisons pour expliquer la fièvre.

Mes publications antérieures sur ce sujet se trouvent dans : *Archiv der Heilkunde* (1861, p. 547; 1862, p. 175; 1864, p. 205), et les travaux de Erb sont consignés dans : *Deutsches Archiv für klin. Medicin* (1866, p. 175).

XXXII. ALTÉRATIONS DU SANG ET DES SÉCRÉTIONS LÉSIONS ORGANIQUES

(*Maladies chroniques. — Dyscrasies. — Cachexies.*)

Les divers troubles nutritifs et sécrétoires à marche essentiellement chronique, ainsi que les nombreuses altérations de la crase sanguine, peuvent aussi exercer une certaine influence sur la température. Mais la relation qui lie les modifications thermiques à ces différents processus pathologiques n'est pas toujours bien nette. Tantôt la température reste normale ou même sous-normale pendant tout le cours de la maladie, parfois il se produit des élévations accidentelles plus ou moins considérables qui dépendent probablement de maladies aiguës intercurrentes, d'autrefois il existe une fièvre chronique variable dans ses caractères. A la période ultime de ces maladies, la marche de la température est également très-variable.

Jochmann a publié une série d'observations sur la température dans les maladies fébriles chroniques (*Beobachtungen über die Körperwarme in chronischen fieberhaften Krankheiten*, 1853), en se fondant principalement sur des mensurations faites chez des phthisiques, et a établi plusieurs types de fièvre chronique.

Il suffira de relever dans ce qui suit les résultats empiriques les plus importants relativement à l'état de la température dans les dyscrasies et dans les troubles chroniques de la nutrition et des sécrétions.

1. Dans l'INANITION, la température est souvent très-basse. On retrouve un pareil abaissement transitoire et souvent ultime dans divers états chroniques compliqués de marasme, bien que le marasme n'exclue en aucune façon les élévations de la température. L'inanition, qui est si souvent la conséquence des maladies chroniques les plus diverses, quand elle ne marche pas de pair avec elles, peut aussi modifier de plusieurs façons l'état de la température dans ces maladies. Elle abaisse fréquemment et d'une façon persistante la température, qu'elle fait quelquefois descendre, même sans cause appréciable, jusqu'aux plus bas degrés du collapsus. Il faut noter aussi que dans cet état d'inanition, les refroidissements extérieurs, la diète, les efforts, les sueurs, les vomissements et les évacuations intestinales, les pertes de sang enfin exercent en général sur la température une influence dépressive beaucoup plus marquée que dans l'état physiologique; la production de chaleur amoindrie n'étant plus capable de compenser les pertes. Cela se montre principalement à la période ultime. L'abaissement de la température est aussi très-considérable peu de temps avant la mort chez les enfants plongés dans le marasme, et il est surtout marqué dans l'état cachectique de la syphilis infantile. Dans un cas semblable que j'ai récemment observé à ma clinique, la température tomba au-dessous de l'état normal six jours avant la mort, et descendit successivement jusqu'à 25° C. (mensuration rectale); dans un cas, d'*atrophie infantile commune* (étisie) elle tomba à 28°,6 C.

2. D'après les observations de Roger, la température présente un abaissement extraordinaire (au moins dans l'aisselle) dans le SCLÉRÈME DES NOUVEAU-NÉS. Il dit qu'elle n'avait été en moyenne que de 31°, et était descendue même à 26° chez sept enfants. Bärensprung rappelle à ce propos les expériences de diminutions thermiques considérables, produites par la suppression artificielle de la sécrétion cutanée.

3. On a cru que la thermométrie pouvait être un puissant auxi-

liaire pour le diagnostic entre les PHTHISIES tuberculeuse et non tuberculeuse, ou plutôt, à vrai dire, pour déterminer pendant la vie l'existence ou la non-existence de tubercules chez un phthisique. Cette espérance est illusoire, au moins en grande partie. Vu les différentes interprétations qu'on attache maintenant au terme tubercule, il n'est pas superflu de préciser l'état des choses en plusieurs propositions.

a. L'existence de produits caséeux ne peut être révélée par aucune particularité thermométrique, ni d'une façon générale, ni en particulier chez les phthisiques.

b. La thermométrie ne peut faire présumer le développement d'une phthisie consécutive à la pneumonie caséeuse que si les mensurations ont été faites dès le début de la pneumonie et continuées au delà de la période de transition. On peut soupçonner à bon droit la caséification des exsudats pneumoniques d'après la persistance d'une température élevée, d'après le type intermittent du fastigium, enfin d'après la succession alternative d'élévations considérables et de basses températures.

c. Tous les phénomènes de la fièvre hectique, soit qu'ils se présentent sous formes de mouvements fébriles modérés, ou d'une fièvre rémittente sous-continue ou continue, mais seulement par intervalles, peuvent déjà être produits uniquement par des bronchites chroniques suppurées avec dilatation progressive des bronches, par les péribronchites, les pneumonies chroniques, par des pneumonies lobulaires et vésiculaires répétées, mais sans régression caséeuse des exsudats, ni développement de granulations tuberculeuses. De même la mort peut survenir dans la phthisie non tuberculeuse aussi bien avec une diminution qu'avec une ascension thermique, et cette dernière peut être continue, en zigzag, ou bien présenter des sommets très-aigus.

d. La présence de granulations tuberculeuses rares ou abondantes dans les poumons, la plèvre, la rate, le foie, ne modifie absolument en rien la marche de la température.

e. En outre, la présence de granulations miliaires abondantes dans le péritoine, mais surtout le développement d'une méningite granuleuse, peuvent altérer le cycle de la température chez les phthisiques.

4. Un fait singulier, c'est que chez les CANCÉREUX les élévations thermiques sont relativement rares, et que la température se maintient le plus souvent chez eux à un niveau normal et même sous-normal ; ce qui n'empêche pas que des températures élevées peuvent être produites par des complications intercurrentes ou se montrer à la période ultime de la maladie. Des températures fébriles de longue durée sont cependant rares dans les cas de cancer.

5. Dans les MALADIES CHRONIQUES DU CŒUR, on ne constate d'élévations considérables que dans le cas où elles sont compliquées de graves affections intercurrentes. Dans les insuffisances (congénitales) du cœur avec cyanose (rétrécissement de l'artère pulmonaire), il se produit assez souvent des températures sous-normales.

6. Dans le DIABÈTE SUCRÉ, la température ne s'élève qu'exceptionnellement au-dessus du taux physiologique. Elle persiste assez souvent à un degré sous-normal, et même des anthrax, des pneumonies ou la phthisie pulmonaire ne modifient souvent en rien la température dans la glycosurie.

7. L'ICTÈRE suit habituellement son cours sans élévation thermique, à moins qu'il ne devienne pernicieux; l'augmentation de la température est, par conséquent, toujours un signe grave chez les ictériques.

8. Chez les individus atteints d'HYDROPISIE, la température axillaire est souvent basse, mais assez souvent aussi elle est élevée.

9. Lorsque des écarts de température se produisent dans les MALADIES CHRONIQUES, ils présentent le plus souvent dans un seul et même cas une allure variable. Mais il peut aussi arriver qu'un niveau thermique assez uniforme se maintienne non-seulement pendant des semaines, mais même pendant des mois; j'ai observé des fièvres chroniques avec une marche spéciale et invariable pendant une année entière.

La température dans les maladies chroniques est le plus souvent très-accessible aux influences extérieures, et présente d'ordinaire une extrême mobilité, des fluctuations étendues et même irrégulières. Les exacerbations s'y montrent aussi assez souvent de très-grand matin, s'approchent de la limite d'un mouvement fébrile léger ou l'atteignent ; souvent aussi, en même temps, la rémission thermique quotidienne n'est pas absolument normale (rarement trop basse, souvent trop haute, presque toujours variable), la température se meut en général à un niveau moyen un peu plus élevé qu'à l'état physiologique, et en outre, il se présente accidentellement des élévations considérables, assez souvent de plus de 40°, d'une durée de quelques heures à quelques jours, qui offrent de grandes analogies avec la fièvre éphémère. Cette modalité thermique peut se rencontrer dans les circonstances les plus diverses, et n'a pas partant de grande valeur pour le diagnostic, mais elle témoigne toutefois que le cas n'est pas normal.

11. Tandis que dans la matinée la température est normale ou à peu près, parfois même sous-normale, elle peut s'élever plus ou moins dans les heures vespérales, quelquefois même de 4° ou 6° ; dans ce dernier cas, des températures de collapsus alternent souvent avec des élévations extrêmement fébriles (*type intermittent*). Ce mode d'évolution thermique peut se continuer longtemps d'une façon assez uniforme, surtout quand les fluctuations quotidiennes ne sont pas très-considérables et que l'étendue des exacerbations n'est pas trop grande. Parfois, on trouve dans la même journée, deux exacerbations séparées par une température complétement ou approximativement normale ; de ces exacerbations, l'une peut être plus forte, l'autre plus faible, semblable en cela à la fièvre double quotidienne (*quotidiana duplex*). Quand il n'y a qu'un seul paroxysme quotidien, des exacerbations faibles alternent quelquefois très-régulièrement avec de fortes exacerbations; il est plus rare que le paroxysme ne se montre que tous les deux jours (type tierce) ; les intervalles peuvent être plus grands encore (type quintane et sextane). Dans le cas où le retour des accès est aussi retardé, le jour d'exacerbation ne revient plus tout à fait à époque fixe, et le rhythme se perd insensiblement en une sorte de fièvre éphémère avec élévations irrégulières et répétées.

Une pareille marche intermittente est assez fréquente dans la FIÈVRE CHRONIQUE, mais on ne saurait indiquer les conditions qui lui donnent naissance. Elle apparaît dans les suppurations chroniques et dans les états cachectiques, ainsi que dans les maladies mal définies dans lesquelles il n'existe d'autres phénomènes morbides appréciables qu'une fièvre qui peut se prolonger pendant plusieurs mois avec tuméfaction de quelques organes internes. Ces maladies peuvent se terminer par la guérison, ou bien être compliquées d'affections graves et mortelles. Dans ce dernier cas, le type fébrile est tellement altéré qu'il est impossible d'expliquer la relation qui existait entre la marche intermittente de la température et la maladie primitive. Il est vrai toutefois que cette évolution thermique, à forme intermittente, ne se présente pas sous l'aspect du type fébrile ordinaire.

Ce qui est encore remarquable, c'est que le *sulfate de quinine* et surtout l'*arsenic* exercent une influence incontestable sur la marche de cette fièvre chronique ; ils en ralentissent les accès et peuvent même les dissiper temporairement sinon les supprimer tout à fait.

La fièvre chronique revêt très-souvent le *type rémittent*. Dans les rémissions, la température ne s'élève le plus souvent que très-peu au-dessus de la limite d'un mouvement fébrile léger ; dans la période d'exacerbation, au contraire, elle est de 39°,5, 40° et au-dessus. Les rémissions apparaissent le plus souvent de très-grand matin, les exacerbations correspondent aux heures de l'après-midi et du soir. Mais souvent aussi il arrive que la température atteint son maximum vers midi ou présente deux exacerbations, l'une à midi et l'autre (le plus souvent la plus faible) à minuit. Le cycle thermique conserve pendant peu de temps une aussi parfaite uniformité, et fait bientôt place à d'autres types plus graves ou plus légers. Cette marche offre déjà en elle-même un certain danger. Elle se rencontre dans les suppurations chroniques, dans les affections consomptives, dans les épanchements séreux considérables. On la retrouve encore toutes les fois que le processus morbide essentiel fait de rapides progrès, se complique ou s'aggrave.

13. La fièvre chronique peut aussi de temps en temps affecter le *type continu*. Dans ce cas, la température est en même temps assez élevée et souvent très-haute. Une pareille fièvre, notamment quand l'élévation thermique est considérable, exerce une action rapidement consomptive et ne peut donc pas persister indéfiniment.

Tantôt elle se ralentit et passe à un autre type, ou bien elle fait périr le malade. Cette forme fébrile appartient aux aggravations et complications qui surviennent dans le cours ou à la fin des maladies chroniques mortelles.

14. Les collapsus intercurrents peuvent se produire dans toutes les formes de la fièvre chronique. Ils sont d'autant plus fréquents, que la température a été antérieurement plus élevée ; après le collapsus, celle-ci revient tantôt rapidement à son niveau primitif, tantôt elle n'y arrive que lentement et parfois même ne peut l'atteindre. Dans d'autres cas, les collapsus se montrent sans avoir été précédés d'élévations thermiques notables. Si à ce moment la température n'est pas très-élevée, il n'est pas rare de la voir plusieurs fois tomber au-dessous du niveau normal dans la période ultime.

15. Les abaissements thermiques, semblables à des crises qui se produisent à la suite d'une marche rémittente ou continue de la fièvre chronique, offrent une certaine analogie avec les collapsus, surtout si la crise a été précédée immédiatement par une ascension considérable (*perturbatio critica*). Mais l'abaissement n'est ni aussi rapide ni aussi profond en pareil cas que dans les collapsus, c'est à peine, en effet, s'il descend au-dessous du niveau normal. Ces défervescences sont parfois réellement favorables et pourraient bien indiquer dans ce cas la fin d'une complication quelconque. Dans la plupart des cas cependant, ce sont des pseudo-crises trompeuses, et la température remonte peu à peu ou rapidement après s'être maintenue peu de jours seulement à l'état normal.

16. Dans le COURS DES AFFECTIONS CHRONIQUES, on observe très-fréquemment de grandes irrégularités dans la marche thermique, telles que des fluctuations étendues et sans cause apparente ; bien qu'une élévation thermique considérable soit toujours un symptôme grave, on ne peut cependant, en aucune façon, fonder des espérances sur des abaissements éventuels. Ils sont, en effet, souvent très-passagers, et d'autre part, la maladie peut se terminer par la mort avec une élévation peu considérable de la température. Plus les changements sont brusques et plus ils sont trompeurs.

17. Dans la PÉRIODE ULTIME DES MALADIES CHRONIQUES et au moment de l'agonie, l'état de la température peut être infiniment variable. Ce fait n'a rien de bien surprenant, puisque la mort est produite dans les maladies chroniques par différentes causes, qui souvent ne présentent qu'un rapport très-éloigné avec le processus morbide initial.

En général, dans les maladies chroniques, la température tombe avant la mort plutôt qu'elle ne s'élève ; parfois elle ne descend que faiblement en comparaison de l'élévation antérieure ; dans d'autres cas, l'abaissement est plus considérable et arrive aux plus bas degrés de l'échelle thermométrique, comme par exemple dans le marasme, surtout dans celui des enfants et des aliénés, dans la cachexie syphilitique, ainsi que nous l'avons mentionné précédemment (p. 435). Cependant les mensurations axillaires ne sont pas décisives en pareils cas ; il n'y a que l'introduction du thermomètre très-avant dans le rectum qui puisse donner des indications positives.

18. En revanche, on peut y rencontrer aussi des élévations ultimes. La température qui, auparavant, avait été normale ou peu élevée, commence à monter peu avant la mort, et cet accroissement d'abord modéré et lent peut devenir dans la suite considérable et rapide, et atteindre en douze ou trente-six heures une température de 40° à 41° (FIÈVRE TERMINALE). Parfois on peut trouver la raison de cet accroissement thermique dans les autres conditions du mourant, telles que un érysipèle terminal, une parotidite, une méningite ou une pneumonie ; dans beaucoup d'autres cas, la cause de ces ascensions reste cachée.

XII

INFLUENCE DES MODIFICATIONS DE LA CHALEUR PROPRE

SUR L'ORGANISME

1. On ne peut se refuser à admettre qu'une élévation considérable de la température du corps exerce une action plus ou moins grande sur l'organisme et sur ses différentes parties, sur leurs fonctions, sur les sécrétions et sur la nutrition intime des tissus. Il est reconnu, depuis longtemps, que l'état fébrile exerce, suivant son intensité, une certaine influence sur les phénomènes subjectifs, sur la fréquence du pouls et de la respiration, et détermine des modifications de l'urine et de la sueur; on sait aussi que la fièvre produit l'amaigrissement.

Les physiologistes modernes ont démontré, par voie expérimentale, que les modifications thermiques ont une action marquée sur l'irritabilité des nerfs et des muscles.

Consultez: Eckhard (*Zeitschrift für rat. Medicin*, 1850, X, 165).

Calliburcès (*Comptes rendus*, XLV, 1095 et XLVII, 638).

J. Rosenthal (*Allg. med. Centralzeitung*, 1859, 761).

Harless (*Lietschr. für ration. Medicin*, 1860, c. VIII, 122).

Schelske (*Des modifications de l'irritabilité produites par la chaleur. — Ueber des Veränderungen der Erregbarkeit durch die Wärme*, 1860).

Afanasieff (Reichert's *Archiv*, 1865, 691)[1].

[1] On peut aussi consulter les travaux suivants relatifs au même sujet :

J. Chmonlevitch, De l'influence de la chaleur sur le travail mécanique des muscles de la grenouille (*Revue médicale*, 1867; p. 491).

Andral (*Revue médicale*, 1869, p. 716).

Ce qui se rattache encore de plus près aux expériences cliniques, c'est le travail d'E. Cyon intitulé *De l'influence des modifications thermiques sur le nombre, la durée et la force des battements du cœur* (*Berichte über die Verhandlungen der k. sächs. Gesellsch. d. Wissenschaften*, XVIII, 1866, 258), dans lequel il a étudié, au moyen d'un ingénieux appareil, les effets du sérum sanguin, à différentes températures, circulant dans des tubes de verre et traversant un cœur de grenouille extrait du corps de l'animal. Les résultats sont particulièrement intéressants quand la température commence peu à peu à monter; on observe, en pareil cas, d'abord un accroissement lent du nombre des contractions cardiaques; avec l'augmentation ultérieure de la température, on remarque une rapide diminution de la fréquence des battements, accompagnée d'irrégularités dans les contractions jusqu'à ce que celles-ci s'éteignent complétement. Il faut noter, en outre, que l'étendue des contractions s'agrandit également au début, mais qu'elle diminue déjà tandis que le nombre des battements s'accroît encore longtemps. Cyon a constaté que le cœur ne pouvait seconder la circulation du sang qu'à un certain degré de température. En revanche, les expériences communiquées par Cyon se rapportant aux modifications thermiques subites sont inapplicables aux conditions pathologiques, parce que, dans ces dernières, il ne se présente jamais des écarts thermiques aussi brusques.

Mais en répétant ces expériences, on a déjà pu remarquer que tous les cœurs ne présentaient pas la même irritabilité, tandis que

J. Moutier, Mémoire sur la théorie mécanique de la chaleur (*Annales de chimie*, tome XIV, 4e série; p. 247).

Hirn, Mémoires sur la thermodynamique (*Ibid.*, tome X, 4e série; p. 32; — tome XI, p. 5).

Berthelot, Nouvelles recherches de thermochimie (*Ibid.*, tome XVIII, p. 5-196).

A. et P. Dupré, Sur la théorie mécanique de la chaleur (5 mémoires. *Ibid.*, ome II, 4e série; p. 185; — tome III, p. 76; — tome IV, p. 426; — tome VI, p. 274; — tome VIII, p. 236-406; — tome XI, p. 194; — tome XIV, p. 64).

Tscheschichin, *Zur Lehre von der thierische Wärme* (Reichert's *Archiv*, 1866, p. 151.)

J. Schiffer, *Ueber die Warmbildung erstarrender Muskeln* (*Ibid.*, 1868; p. 442).

E. Cyon, *Der Einfluss der Temperatur Veränderungen auf Zahl der Herzschläge* (*Arbeiten aus d. phys. Anstalt zu Leipzig*. 1866. — Leipzig, 1867; p. 77-127).

Cavagnès, *Versuch über die Tastempfindlichkeit* (*Ann. univers.*, p. 268; août 1867. — Schmidt's *Jahrbücher*, 1868. Bd. 137, p. 157).

les effets précédemment indiqués se manifestaient sur les uns à un bas degré de température, sur les autres, au contraire, ils n'étaient perçus qu'à une température très-élevée. Ces différences individuelles ne doivent-elles pas entrer encore bien plus en ligne de compte dans les cas pathologiques ? En général, les conditions sont, on le conçoit, essentiellement plus complexes que dans une expérience où l'on s'efforce précisément de reproduire le phénomène dans toute sa simplicité.

Ainsi il faut soigneusement apprécier, dans les conditions morbides, les différents effets produits, suivant que les degrés thermiques sont plus ou moins éloignés les uns des autres, suivant que la modification est lente ou rapide et que la température normale est de longue ou de courte durée. Il importe aussi de savoir si l'écart thermique est déterminé dans tel ou tel cas par un trouble dans la production ou dans la dépense de chaleur, ou bien si ces deux conditions n'entrent pas simultanément en jeu, et quelle est la part qui revient à chacune d'elles. L'idiosyncrasie des sujets, qui certes est toute autre que les prédispositions particulières des cœurs de grenouilles, contribue à son tour à modifier les phénomènes ; il faudrait, il est vrai, que l'on pût calculer et éliminer le concours complexe des modifications pathologiques des organes et des sécrétions ; mais il reste à déterminer dans beaucoup de formes pathologiques en particulier, l'action de la cause morbifique elle-même, et, dans toutes les maladies en général, les effets de facteurs multiples échappant à toute analyse ainsi que les différentes influences qui peuvent intervenir dans le cours de la maladie elle-même. Il faudrait pouvoir apprécier ces divers éléments pour déterminer avec précision l'influence des modifications de la température sur l'organisme et sur les parties qui le constituent.

Un tel problème est impossible à résoudre, et si l'on réfléchit encore à la difficulté qu'on éprouve à distinguer dans un cas donné l'effet produit et la cause agissante, il faut presque désespérer d'arriver même à une appréciation approximative de l'influence qu'exerce une température anormale sur l'organisme et sur ses parties.

2. Malgré tout, la tentative faite par Liebermeister (*Deutsches Archiv für klinische Medicin*, I, 298) pour rechercher au moins

les effets de l'élévation thermique fébrile, ne nous en semble pas moins digne d'attention. On ne peut que l'approuver d'avoir essentiellement simplifié sa tâche en limitant ses recherches à l'influence qu'exercent les températures hyperpyrétiques. Il semble admettre l'existence d'une limite thermique variable selon les individus, au delà de laquelle l'influence nocive se fait sentir chez les différents malades. Il croit spécialement pouvoir ranger au nombre des effets produits par une température hyperpyrétique, la malignité qui se montre dans le cours de certaines maladies, un grand nombre de troubles fonctionnels des centres nerveux, l'apparition d'hémorrhagies multiples dans les fièvres graves, ainsi que le développement d'une foule de processus locaux. Pour confirmer ses vues, il a mis à profit un grand nombre d'observations personnelles et de recherches bibliographiques.

Les hypothèses de Liebermeister ont été, si je ne me trompe, généralement très-bien accueillies. Le traitement des maladies fébriles par l'eau froide qui, dans ces derniers temps, a pris une si grande et si légitime extension, était basé, en grande partie, sur la supposition du danger qu'impliquent de hauts degrés de température; d'un autre côté, les résultats heureux de cette méthode thérapeutique semblent avoir fourni une éclatante confirmation à la théorie du caractère consomptif de la fièvre.

3. Mais quelque disposé que l'on soit à admettre les effets produits par les écarts thermiques sur l'organisme et sur ses diverses parties, on ne doit cependant pas oublier que dans une foule de cas cette influence paraît souvent très-effacée. On est donc ainsi conduit à reconnaître qu'il doit y avoir dans l'organisme des appareils qui peuvent annihiler parfois et souvent compenser jusqu'à un certain point l'influence d'une température anomale aussi bien que celle de beaucoup d'autres troubles pathologiques. Sous ce rapport comme à bien d'autres titres, il n'est pas de forme morbide plus intéressante que la fièvre récurrente. Dans cette pyrexie en effet, non-seulement le malade supporte impunément des températures excessives et prolongées qui seraient assurément mortelles dans tout autre cas, non-seulement, dis-je, les fluctuations thermiques les plus considérables et les plus brusques s'accomplissent presque sans laisser de traces, mais même l'individu

présente parfois des phénomènes généraux graves et des troubles nerveux intenses dans la période intercalaire d'apyrexie, pendant laquelle l'élévation thermique est insignifiante et de courte durée, tandis qu'au contraire il est essentiellement moins affecté dans les accès violents dans lesquels on constate des élévations brusques de 4° ou 6°, et des chutes soudaines de 5° ou 7°.

4. Les organes et les divers points du corps qui peuvent être troublés dans leurs fonctions et dans leur nutrition par des écarts thermiques sont sans nul doute très-nombreux, ou plûtôt il n'existe probablement aucune partie du corps qui jouisse à cet égard d'une immunité complète et absolue.

Nous allons rechercher maintenant dans quelles parties du corps les effets de la température se manifestent le plus souvent et de la façon la plus nette, et nous aurons soin d'indiquer les conditions dans lesquelles se produisent ces phénomènes.

1° Système nerveux. — Il faut cependant tenir compte de cette circonstance que le système nerveux est soumis à l'influence de processus multiples et de causes diverses, et que son impressionnabilité est extrêmement variable suivant les individus; par conséquent, c'est dans les troubles fonctionnels du cerveau et des nerfs qu'on peut le moins prouver d'une façon concluante l'influence particulière de la température. Il est certain que dans toutes les élévations qui sont encore compatibles avec la vie, les fonctions cérébrales peuvent se conserver dans leur parfaite intégrité, au moins tant qu'on ne leur demande pas de surcroît de travail. Dans les températures hyperpyrétiques, telles qu'elles se produisent peu avant et pendant l'agonie, on observe il est vrai presque toujours, un certain trouble psychique, une certaine obnubilation intellectuelle; cependant, dans les cas où les lésions sont nombreuses et anciennes, on ne saurait chercher dans la température seule, la cause du trouble cérébral. La fièvre intense peut bien déterminer de l'agitation, de la céphalalgie, de l'insomnie, des cauchemars et parfois même du délire, mais il est rare que ces phénomènes soient sous la dépendance exclusive des conditions thermiques.

2° Contractions du cœur. — Il est vrai qu'elles aussi sont soumises à beaucoup d'autres influences indépendamment des maladies locales; le contraste de leur fréquence et de leur intensité avec le degré de la température est si commun, qu'il se produit presque dans tous les cas, au moins à un moment quelconque de la marche morbide. Néanmoins, on ne peut méconnaître qu'il existe certains rapports entre l'état du pouls et celui de la température. Il est notamment certain que dans les températures extrêmement fébriles, des contractions calmes et pleines ne se produisent plus, et qu'au contraire elles deviennent le plus souvent accélérées, et en même temps insuffisantes et surtout irrégulières. Mais ce fait ne suffit pas pour démontrer que les troubles dans les contractions du cœur soient déterminées par les modifications thermiques; on observe, au contraire, très-souvent que les modifications du pouls précèdent d'un peu celles de la température, et peuvent donc servir jusqu'à un certain point à les annoncer.

3° L'ÉTAT DE REPLÉTION DES VAISSEAUX CAPILLAIRES exerce une grande influence sur la température par l'émission de chaleur qui en résulte, de sorte que leurs relations réciproques sont très-complexes.

4° FRÉQUENCE DE LA RESPIRATION. — Il en est de celle-ci comme des contractions du cœur; il faut ajouter cependant que, dans tous les cas un peu graves, il se développe de bonne heure des lésions pulmonaires qui influent à leur tour sur la fréquence de la respiration.

5° LANGUE. — Il est vrai que l'état de plus grande sécheresse de cet organe s'observe assez souvent avec des températures normales même sans qu'il y ait affection locale de la bouche.

6° FONCTIONS DIGESTIVES. — Bien que l'influence directe de la température sur la digestion ne soit jamais bien nette, la fréquence du catarrhe gastrique dans toutes les maladies est un fait habituel.

7° La CONTRACTILITÉ MUSCULAIRE est presque toujours légèrement émoussée, mais ce trouble passager peut reconnaître bien d'autres causes.

8° Les SÉCRÉTIONS, notamment la SÉCRÉTION URINAIRE, subissent en général des modifications, mais les rapports de ces troubles sécrétoires avec les écarts thermiques, sont encore bien loin d'être précisés.

9° ÉTAT DU SANG. — On constate en particulier une diminution notable du chiffre des globules; mais cette anémie globulaire peut aussi se développer à la suite des phlegmasies exsudatives, de l'inanition, etc.

10° TENDANCE AUX EXTRAVASIONS ET AUX TRANSSUDATIONS, à la formation de dépôts. — Mais tous ces effets peuvent être le résultat de divers facteurs.

11° LÉSIONS PARENCHYMATEUSES ÉTENDUES (stéatose aiguë). — Ces lésions peuvent aussi se produire sans écart thermique considérable (empoisonnement par le phosphore).

12° ARRÊT OU TROUBLES DE LA NUTRITION GÉNÉRALE. — L'amaigrissement et la consomption ne doivent pas toujours être considérées comme la conséquence de l'état fébrile ou du collapsus, et la part que prennent les autres processus morbides à l'amoindrissement de la nutrition ne se calcule pas plus que celle qui revient à l'influence des modifications thermiques.

5. En examinant sans parti pris de grandes séries d'observations isolées, on est conduit à formuler les conclusions suivantes :

1° Dans les ÉCARTS THERMIQUES MODÉRÉS, soit au-dessus soit au-dessous du taux physiologique, on ne constate dans l'organisme aucun phénomène qui puisse être envisagé comme la conséquence nécessaire de la température anormale et qui ne puisse se produire assez souvent aussi sans écart thermique. Ce qui cependant paraît dans certains cas être le plus facilement influencé par les modifications de la température, ce sont : les phénomènes subjectifs, la turgescence générale du système capillaire et l'aspect qui en résulte, les fonctions digestives, l'activité cérébrale, la contraction musculaire, la quantité et la composition de l'urine, peut être aussi des autres produits de sécrétion. Ces effets sont d'ordinaire d'autant plus accusés, que l'organisme est obligé en même temps de réagir plus énergiquement.

2° Dans les ÉLÉVATIONS BRUSQUES et plus ou moins étendues de la température à *des degrés considérables*, il se produit souvent des troubles nerveux intenses et quelques autres troubles fonctionnels; mais, dans des cas assez fréquents, tous ces phénomènes échappent à l'attention aussi bien du malade que de ceux qui le soignent; on ne peut alors précisément les reconnaître qu'à l'aide de la mensuration. Chose singulière, c'est que même dans les cas où l'élévation thermique brusque s'accompagne de symptômes nombreux et intenses, on rencontre très-rarement le délire, tandis que la céphalalgie, l'obtusion intellectuelle, le vertige et même le sopor sont assez habituels.

3° Une élévation thermique alternant avec des rémissions quotidiennes peut se maintenir pendant assez longtemps, même quand elle est très-considérable sans être accompagnée momentanément de phénomènes imputables à l'anomalie thermique elle-même. Les troubles fonctionnels concomitants n'offrent du moins assez souvent aucun parallélisme avec la hauteur des exacerbations, et, en pareil cas, l'action immédiate éventuelle de l'élévation de la température pourrait bien être de beaucoup surpassée par l'influence de la cause morbifique et des lésions multiples produites dans les organes par la maladie elle-même. Cela n'exclut pas cependant le fait que la température rémittente fébrile ne puisse avoir aussi sa part dans l'anémie globulaire consécutive, dans les troubles sécrétoires et nutritifs. Ces effets paraissent cependant être déterminés plutôt par la durée que par l'intensité de la marche fébrile rémittente.

4° Dans les grandes élévations thermiques sous-continues et continues, il existe soit d'autres conditions tellement graves qu'il est difficile de rattacher les troubles fonctionnels isolés à l'augmentation de la température, ou bien ce sont en général des cas obscurs qui ne doivent raisonnablement servir de base à aucune conclusion générale, ni d'arguments en faveur d'aucune théorie. En tous cas, il n'existe pas un seul phénomène morbide qui offre la moindre trace de parallélisme même approximatif avec les degrés thermiques, et dont on puisse dire avec raison qu'à une certaine limite de température il doive infailliblement se produire. Mais cela n'empêche pas que l'anomalie thermique ne puisse avoir des résultats divers ou indirects, et des conséquences ultérieures plus ou moins éloignées.

5° Ce n'est qu'à l'approche de la mort que les symptômes morbides sont en rapport direct avec l'élévation de la température, en tant que celle-ci soit évidemment incompatible avec la continuation de la vie. Quoique la raison de ce fait nous échappe complétement, il est peu probable cependant que l'explication donnée par Weckart soit la vraie (*Archiv der Heilkunde*, IV, 193), selon cet auteur, à un certain degré thermique, la fibrine commencerait à se séparer de la masse sanguine. Cependant, sous ce rapport aussi, la fièvre récurrente nous a appris que la limite extrême de la température compatible avec la vie doit être portée plus loin qu'on ne semblait auparavant autorisé à l'admettre.

6° Quand la température descend des hauts degrés à l'état normal et au-dessous, il se présente souvent de grandes anomalies fonctionnelles dans des cas où aucune influence défavorable n'agit sur le malade, et où celui-ci peut être dans la meilleure voie de guérison. Dans le typhus exanthématique, le délire persiste souvent plusieurs jours après la disparition de la fièvre ; dans la fièvre typhoïde également, les troubles cérébraux les plus intenses correspondent parfois à l'époque où la température tend manifestement à décroître. Dans les pneumonies, les graves désordres fonctionnels du cerveau, et notamment le délire, se présentent beaucoup plus souvent après que le maximum thermique a été franchi, ou même quand la température est déjà redevenue normale, que pendant le paroxysme de la fièvre. Il en est de même dans une foule d'autres affections morbides. Mais tout aussi fréquemment les abaissements thermiques les plus subits peuvent se produire sans que les fonctions du cerveau, pas plus que celles de tout autre organe, n'en soient nullement affectées.

7° On ne saurait, à la vérité, méconnaître l'influence des TEMPÉRATURES SOUS-NORMALES sur la turgescence de la surface du corps, et par conséquent sur l'habitus extérieur du malade. Mais quand les abaissements thermiques sont un peu considérables, les conditions sont toujours tellement obscures et complexes qu'il paraît impossible d'attribuer les phénomènes produits à la seule diminution de la température.

SUPPLÉMENT

Addenda à la page 109 (*Influence du repos et du travail*) et à la page 118 (*Influence de la pression atmosphérique*).

Lortet a fait une étude comparative très-intéressante sur les différences de température, dans l'état de repos et pendant le mouvement, dans les plaines et sur les hautes montagnes, et a communiqué récemment les résultats de ses recherches dans les *Comptes rendus* (1869, p. 709; séance de l'Ac. des sc., 20 sept.). Les expériences furent faites à Lyon (à 200 mètres d'altitude), sous une température atmosphérique de 22°,7; la chaleur propre était de 36°,4 dans le repos, de 36°,2 dans le mouvement.

Au contraire, dans deux ascensions du Mont-Blanc, le 17 et le 26 août 1869, Lortet a trouvé :

		PREMIÈRE ASCENSION			DEUXIÈME ASCENSION		
	ALTITUDE.	TEMPÉRATURE ATMOSPHÉRIQUE.	TEMPÉRATURE A L'ÉTAT DE REPOS.	TEMPÉRATURE PENDANT LA MARCHE.	TEMPÉRATURE ATMOSPHÉRIQUE.	TEMPÉRATURE AU REPOS.	TEMPÉRATURE PENDANT LA MARCHE.
		Degrés.	Degrés.	Degrés.	Degrés.	Degrés.	Degrés.
A Chamonix	1050	+10,1	36,5	36,3	+12,4	37,0	35,3
A la Cascade-du-Durd.	1500	+11,2	36,4	35,7	+13,4	36,3	34,3
Au Chalet-de-la-Para.	1605	+11,8	36,6	34,8	+13,6	36,3	34,2
A la Pierre-Perduc. .	2049	+13,2	36,5	33,3	+14,1	36,4	33,4
Aux Grands-Mulets. .	3050	— 0,3	36,5	33,1	— 1,5	36,3	33,3
Sur le Grand-Plateau.	3932	— 8,2	36,3	32,8	— 6,4	36,7	32,5
Aux Bosses du Dromadaire.	4556	—10,3	36,4	32,2	— 4,2	35,7	32,3
Au sommet du Mont-Blanc.	4810	— 9,1	36,3	32	— 3,4	36,6	31,8

Les processus chimiques, sans doute diminués par la raréfaction de l'air, étaient cependant encore suffisants, quand le corps était en repos, pour maintenir l'équilibre. Mais aussitôt que des efforts étaient produits et que les forces chimiques devaient par conséquent se transformer en travail mécanique, elles ne suffisaient plus à produire la quantité de chaleur nécessaire pour la conservation de la température normale. La chaleur propre diminuait donc rapidement de plusieurs degrés (même de 5°) ; mais, aussitôt après un repos de quelques secondes, les forces chimiques se transformaient de nouveau en chaleur, et la température revenait rapidement à l'état normal. Au sommet du Mont-Blanc, une demi-heure de repos était nécessaire pour que la température normale fut de nouveau atteinte.

Pendant la digestion, cette différence entre l'état de repos et de mouvement n'était pas sensible ; la température se maintenait, malgré les efforts, entre 36° et 37°, et atteignait même 37°,3'. L'influence compensatrice de la nourriture ne durait cependant pas longtemps. Une heure déjà après le repas, le refroidissement causé par les efforts musculaires se faisait de nouveau sentir.

TABLE

DES ÉQUIVALENTS THERMOMÉTRIQUES

CALCULÉS D'APRÈS LES ÉCHELLES

DE CELSIUS, DE RÉAUMUR ET DE FAHRENHEIT

CELSIUS.	RÉAUMUR.	FAHRENHEIT.	CELSIUS.	RÉAUMUR.	FAHRENHEIT.
0	**0**	**32**	33,4	26,72	92,12
5	**4**	**41**	33,5	26,8	92,3
10	**8**	**50**	33,6	26,88	92,48
15	**12**	**59**	33,7	26,96	92,66
17,5	**14**	63,5	33,8	27,04	92,84
20	**16**	**68**	33,9	27,12	93,02
22,5	**18**	72,5	**34**	27,2	93,2
25	**20**	**77**	34,1	27,28	93,38
27,5	**22**	81,5	34,2	27,36	93,56
30	**24**	**86**	34,3	27,44	93,74
30,5	24,4	86,9	34,4	27,52	93,92
31	24,8	87,8	34,5	27,6	94,1
31,5	25,2	88,7	34,6	27,68	94,28
32	25,6	89,6	34,7	27,76	94,46
32,5	**26**	90,5	34,8	27,84	94,64
32,6	26,08	90,68	34,9	27,92	94,82
32,7	26,16	90,86	**35**	**28**	**95**
32,8	26,24	91,04	35,1	28,08	95,18
32,9	26,32	91,22	35,2	28,16	95,36
33	26,4	91,4	35,3	28,24	95,54
33,1	26,48	91,58	35,4	28,32	95,72
33,2	26,56	91,76	35,5	28,4	95,9
33,3	26,64	91,94	35,6	28,48	96,08

CELSIUS.	RÉAUMUR.	FAHRENHEIT.	CELSIUS.	RÉAUMUR.	FAHRENHEIT.
35,7	28,56	96,26	**39**	31,2	102,2
35,8	28,64	96,44	39,1	31,28	102,38
35,9	28,72	96,62	39,2	31,36	102,56
36	28,8	96,8	39,25	31,4	102,65
36,1	28,88	96,98	39,3	31,44	102,74
36,2	28,96	97,16	39,75	31,5	102,875
36,25	**29**	97,25	39,4	31,52	102,92
36,3	29,04	97,34	39,5	31,6	103,1
36,4	29,12	97,52	39,6	31,68	103,28
36,5	29,2	97,7	39,7	31,76	103,46
36,6	29,28	97,88	39,75	31,8	103,55
36,7	29,36	98,06	39,8	31,84	103,64
36,75	29,4	98,15	39,9	31,92	103,32
36,8	29,44	98,24	**40**	**32**	**104**
36,9	29,52	98,42	40,1	32,08	104,18
37	29,6	98,6	40,2	32,16	104,36
37,1	29,68	98,78	40,25	32,2	104,45
37,2	29,76	98,96	40,3	32,24	104,54
37,25	29,8	99,05	40,4	32,32	104,72
37,3	29,84	99,14	40,5	32,4	104,9
37,4	29,92	99,32	40,6	32,48	105,08
37,5	**30**	99,5	40,625	32,5	105,125
37,6	30,08	99,68	40,7	32,56	105,26
37,7	30,16	99,86	40,75	32,6	105,37
37,75	30,2	99,95	40,8	32,64	105,44
37,8	30,24	100,04	40,9	32,72	105,62
37,9	30,32	100,22	**41**	32,8	105,8
38	30,4	100,4	41,1	32,88	105,98
38,1	30,48	100,58	41,125	32,9	106,025
38,25	30,5	100,625	41,2	32,96	106,16
38,2	30,56	100,76	41,25	**33**	106,25
38,25	30,6	100,85	41,3	33,04	106,34
38,3	30,64	100,94	41,4	33,12	106,52
38,4	30,72	100,16	41,5	33,2	106,7
38,5	30,8	101,3	41,6	33,28	106,88
38,6	30,88	101,48	41,625	33,3	106,925
38,7	30,96	101,66	41,7	33,36	107,06
38,75	**31**	101,75	41,75	33,4	107,15
38,8	31,04	102,84	41,8	33,44	107,24
38,9	31,12	102,02	41,875	33,5	107,375

CELSIUS.	RÉAUMUR.	FAHRENHEIT.	CELSIUS.	RÉAUMUR.	FAHRENHEIT.
41,9	33,52	107,42	43,3	34,64	109,94
42	33,6	107,6	43,375	34,7	110,075
42,1	33,68	107,78	43,4	34,72	110,12
42,125	33,7	107,825	43,5	34,8	110,3
42,2	33,76	107,96	43,6	34,88	110,48
42,25	33,8	108,05	43,625	34,9	110,525
42,3	33,84	108,14	43,7	34,96	110,66
42,375	33,9	108,185	43,75	**35**	110,75
42,4	33,92	108,32	43,8	35,04	110,84
42,5	**34**	108,5	43,9	35,12	111,02
42,6	34,08	108,68	**44**	35,2	111,2
42,625	34,1	108,725	44,1	35,28	111,38
42,7	34,16	108,86	44,2	35,36	111,56
42,75	34,2	108,95	44,3	35,44	111,74
42,8	34,24	109,04	44,375	35,5	111,875
42,875	34,3	109,175	44,4	35,52	111,92
42,9	34,32	109,22	44,5	35,6	112,1
43	34,4	109,4	44,6	35,68	112,28
43,1	34,48	109,58	44,7	35,76	112,46
43,125	34,5	109,625	44,8	35,84	112,64
43,2	34,56	109,76	44,9	35,92	112,82
43,25	34,6	109,85	**45**	**36**	**113**

EXPLICATION DES PLANCHES

La planche I représente un modèle de registre graphique pour la température, le pouls et la respiration. La ligne verticale fortement marquée représente sur ce cadre graphique, comme sur les tracés des autres tableaux, le minuit, la ligne perpendiculaire plus mince, le midi. Les intervalles compris entre ces deux colonnes peuvent être utilisées pour les mensurations faites à n'importe quelle heure du jour et de la nuit. Pour plus de clarté, les degrés de Celsius et de Réaumur ont été mis côte à côte.

Afin de faire mieux ressortir l'utilité pratique de pareils tableaux, j'y ai transcrit l'observation d'un cas très-intéressant en lui-même par les diverses péripéties qu'il a présentées. Il est aisé de reconnaître tout l'avantage de ces tracés graphiques, qui reproduisent fidèlement le cycle de la maladie. Quelques notes additionnelles relatives aux particularités spéciales qu'a présenté le cas en question, ainsi qu'aux agents thérapeutiques auxquels on a eu recours, suffiront pour embrasser d'un seul coup d'œil l'histoire sommaire de la maladie.

Ce tableau thermographique présente encore d'autres indications, à savoir : dans la partie supérieure, les noms, âge, profession, nationalité, dernier domicile, date de l'invasion, diagnostic général de la maladie, numéro du thermomètre; les jours du mois sont marqués en chiffres arabes, les jours de la maladie en chiffres romains. Les principaux agents thérapeutiques mis en usage sont également indiqués; vient ensuite la courbe thermique avec six mensurations par jour en moyenne, puis le tracé graphique du pouls compté le matin et le soir, enfin le tracé pnéométrique. A la partie inférieure du tableau se trouvent encore notés les résultats de plusieurs pesées, indiqués en kilogrammes, et à la fin encore quelques remarques. Il est facile de rendre encore plus complet ce tableau, en y ajoutant par exemple le tracé graphique des modifications de volume de la rate ou celui d'un épanchement pleurétique et autres phénomènes pathologiques importants. Pour les commençants, il ne sera peut-être pas superflu de marquer à l'encre rouge l'espace compris entre 37°,5 et 36°,5, qui représente la latitude de la température normale.

Le cas que j'ai mis à profit pour l'intelligence du présent tableau était extraordinairement grave et compliqué.

Il s'agissait, en effet, d'une fièvre typhoïde avec rechute au milieu de la quatrième semaine, et contre laquelle plusieurs médications avaient été successivement employées. On reconnaît d'abord l'action du calomel à une chute rapide de la température; on ne pouvait s'attendre à un effet durable du remède, car la maladie était déjà très-avancée au moment où on avait eu recours à cet agent. Quand la température commença à se relever, on administra, le douzième jour de la maladie, et malgré l'existence d'une bronchite assez intense, un bain froid (à 18° C. = 14° ½ R.) pendant vingt minutes; des douches d'eau glacée furent en outre appliquées et répétées trois fois par jour. Les effets immédiats des bains sur la température (prise dans le rectum) sont marqués en lignes ponctuées. Après le premier bain, la température descend de 40° à 39°,1; après le second bain, de 40°,3 à 39°,5, et retombe ensuite spontanément à 39°,1 (*voy.* la ligne ponctuée correspondante); après le troisième bain, de 39°,9 à 38°,3; après le quatrième, l'effet immédiat se réduit à un dixième de degré. Dans l'intervalle de chaque bain, le tronc fut couvert de compresses glacées. Mais bien que tous les symptômes se fussent amendés sous l'influence de ce traitement, que la langue d'abord sèche et fuligineuse se fût complétement dépouillée, que l'appétit revînt, que le météorisme eût presque disparu, que la rate eût diminué de volume, que surtout les phénomènes cérébraux se fussent notablement amendés, et que la bronchite aussi ait été moins forte, la malade se plaignait tellement des souffrances que lui causaient les bains froids qu'on fut obligé de faire usage de l'eau tiède (25° à 32° C.). Le résultat (*voy.* la ligne ponctuée) fut bien moins favorable : à partir du quinzième jour, la malade se refusa obstinément à continuer ses bains. Dès que les bains eurent été abandonnés, la température remonta, malgré la continuation des compresses froides; mais à partir du dix-septième jour, la maladie paraissait prendre une meilleure tournure. Une recrudescence de la fièvre (le dix-neuvième jour) qui incommoda fort la malade, la décida d'autant plus à reprendre des bains qu'elle avait constaté leur favorable effet sur une malade voisine; elle en prit un le lendemain. Le résultat fut avantageux ; les rémissions devinrent plus profondes. Mais une exacerbation s'étant produite le vingt et unième jour, la malade refusa de nouveau de prendre son bain; on n'insista plus, car elle paraissait être dans de meilleures conditions. Mais à partir du vingt-cinquième jour, les hautes exacerbations apparurent à nouveau, et les rémissions devinrent de jour en jour plus faibles. La rate augmenta de volume. Ces symptômes ne furent d'abord accompagnés d'aucun autre phénomène subjectif, et la malade persista dans son refus de re prendre des bains. Tous les signes du fastigium se manifestèrent de nouveau : troubles cérébraux intenses allant même jusqu'au délire, météorisme croissant, rate énorme, nouvelle éruption de taches rosées, adynamie profonde. A cela vint s'ajouter une bronchite intense avec infiltration des deux lobes inférieurs, petitesse et fréquence du pouls, albuminurie, thrombose douloureuse des extrémités inférieures avec œdème considérable. A la vérité, au trente-cinquième jour, la température extrêmement fébrile fut abaissée par l'emploi de la digitaline, mais la malade tomba dans le collapsus, la face était pâle avec rougeur nettement circonscrite des pommettes, le nez, les oreilles, les mains et les pieds étaient glacés; la respiration était irrégulière, fréquente, entrecoupée; elle perdit complétement connaissance, ne fit plus que murmurer vaguement quelques mots et présenta continuellement des mouvements automatiques dans les muscles du visage et des mains. Le deuxième bruit du cœur commença à disparaître, la malade paraissait agonisante. A ce moment, on eut de nouveau recours aux bains (à 25°,5 C.). L'effet qu'on osait à peine espérer fut surprenant. Déjà après quelques bains les symptômes les plus effrayants disparurent. Non-seulement l'influence sur la température fut très-marquée, mais la langue se dépouilla aussi très-rapidement, le météorisme diminua, l'appétit revint et les selles devinrent demi-molles, la rate commença à diminuer, la malade recouvra connaissance, le sommeil reparut, de grandes quantités d'urine sans albumine furent excrétées, la respiration devint plus régulière et l'infiltration des poumons et la bronchite s'amendèrent. L'œdème des membres inférieurs diminua, et après six jours la malade entrait en convalescence et les bains purent alors être impunément supprimés.

Les autres planches représentent des spécimens de cycle thermique dans différentes maladies. Ils sont aussi tous relatifs à des cas observés par moi. Les segments de la courbe thermique compris entre minuit et midi correspondent d'ordinaire au minimum quotidien (et sans prendre en considération l'heure de la matinée sur laquelle il tombe). Les segments compris entre midi et minuit correspondent de leur côté au maximum quotidien.

Plusieurs fois nous avons jugé utile de noter plusieurs points d'observations entre les deux lignes perpendiculaires. Il est impossible de commettre à cet égard la moindre erreur. Quant aux autres tracés thermiques, l'épigraphe qui surmonte chacun d'eux nous dispense de plus amples explications.

BIBLIOGRAPHIE

1862. Bertrand, *De Quelques considérations sur l'élément fièvre, au point de vue clinique.* (Thèse de Strasbourg.) — Coblence, *De l'Emploi de la digitale comme agent antipyrétique.* (Thèse de Strasbourg.) — Leyden, *Température dans l'épilepsie et les maladies convulsives.* (*Archiv für path. Anat.*, de Virchow, Bd. XXVI.) — Weickart, *Recherches sur l'élévation maximum de la température dans les maladies.* (*Archiv für physiolog. Heilkunde*, p. 193.) — Ziemssen, *Pneumonie der Kindesalter*, Berlin.

1863. Coquengnol (Claude), *Traitement de la pneumonie par la digitale.* (Thèse de Strasbourg.) — Doyère, *Mémoire sur la respiration et la chaleur humaine dans le choléra.* Paris, 1863. — Traube et Leyden, *De la Température dans la fièvre puerpérale.* (*Annales de la Charité.* Berlin, 1863.) — Wachsmuth, *Typhus ohne Fieber.* (*Archiv der Heilkunde*, p. 55; 1863.)

1864. Duclos, *Quelques Recherches sur l'état de la température dans les maladies.* (Thèse de Paris.) — Kernig, *Experimentelle Beiträge zur Kenntniss der Wärmeregulirung beim Menschen.* Dorpat.

1865. Aronnsohn, *De la Fièvre.* (Thèse d'agrégation, de Strasbourg.) — Colin, *Sur la température du sang veineux et artériel.* (*Archives générales de médecine*, 1865.) — Immermann, *Casuist. Beiträge zur Theorie d. fieberhaft. Temperatur.* (*Deutsche Klinik.*, nº 1.) — *Zur Theorie der Tageschwankung im Abdominal Typhus.* (*Deutsch. Archiv*, VI, p. 561.) — Hüppert, *Ueber die Beziehung der Harnstoffauscheidung z. Körpertemperatur.* (*Archiv für Heilkunde*, I.) — Laederich, *De l emploi de la digitale pourprée dans le traitement de la fièvre typhoïde.* — Thompson, *On Temperatures in Typhus Epidemic*, 1864-65. (*St George's Hosp. Reports*, vol. I, p. 47.)

1866. Becquerel, *Des Piles et appareils thermo-électriques.* (*Annales de chimie et de physique*, t. VIII.) — Bergeron, *Recherches sur la pneumonie des vieillards.* (Thèse inaug. Paris.) — Charcot, *De l'État fébrile chez les vieillards.* (*Gaz. des hôp.*, juin.) — *Leçons cliniques sur les maladies des vieillards et les maladies chroniques*, recueillies par B. Ball. (1er fascicule, 1867.) — Compton et Warter, *On*

Temperature in Acute diseases. (Dublin, *Quarterly Journal*, août 1866, p. 60.) — Coze et Feltz, *Recherches sur les maladies infectieuses.* (*Gazette de Strasbourg*, p. 65; 1866) — Desnos, *De l'État fébrile.* (Thèse d'agrégation, de Paris.) — Frankland, *Proceedings of the royal Institute.* Juin. — Gibson, *On Temperature.* (*Brit. med. Journal*, 1866, p. 249.) — M' Donnell, *On Temperature in Injuries of Spine.* (Dublin, *Quarterly Journal*, août 1866, p. 28.) — Montegazza, *De la Douleur, par rapport à la production de la chaleur.* (*Gaz. Lomb.*, n°s 26-29; 1866.) — Marvaud, *Étude sur le frisson et les sensations de froid perçues dans les maladies.* (Thèse de Strasbourg.) — Onimus et Virey, *Journal d'anatomie et de physiologie*, de Robin, t. III, 1866. — Ringerz (Sidney) et Rickards, *On Effects of Alcohol on Temperature.* (*Lancet*, vol. II, p. 208, 1866.) — Schroder, *Temperaturbeobachtungen im Wochenbette* (*Monatsschrift für Geburtskunde*, t. XXVII, p. 108, février 1866.) — Spring, *On the Relation of Sense of Touch, Temperature and Pain.* (*Med. Press and Circular*, 1866, vol. I, p. 400.) — Sutton, *Cases of acute Rheumatism.* (*Guy's Hosp. Reports*, 1866.) — Voisin et Liouville, *Mémoire sur le curare.* (*Gaz. hebdomad. de méd. et de chirurg.*, août.)

1867. *American Journal, of medical Sciences*, vol. I, p. 506, 525, 245; vol. II, p. 539. — Berthelot, *Des Carbures* (*Annales de chimie*, 1867.) — Carter, *On Thermometer as a Test of Death.* (*Lancet*, 1867, vol. II, p. 544.) — Czernicki, *Étude clinique sur la fièvre typhoïde, sa marche, sa physiologie pathologique, ses indications thérapeutiques.* (Thèse de Paris.) — Da Costa, *Temperature of Body in Cancer and Tuberculosis.* (*Brit. and For. Med.-Chir. Rev.*, vol. XXXIX, avril 1867, p. 535). — Frese, *De la Température après la transfusion du sang.* (Virchow's *Archiv*, 1867, Bd 40, Heft. II, p. 302.) — Grimshaw, *On Temperature in Typhus.* (Dublin, *Quarterly Journal*, mai 1867, p. 313) — Hayden et Cruise, *On Temperature in Cholera.* (Dublin, *Quarterly Journal*, mai 1867, p. 396.) — Hirtz et Demarquay, article *Chaleur.* (*Nouv. Dict. de méd. et de chir. prat.*, t. VI.) — Hollis, *On value of Thermometer to Physicians.* (*St Bartholomew's Hosp. Reports*, vol. II, 1867, p. 285.) — Jaccoud, *Leçons de clinique médicale.* Paris. — Jordan, *Temperatures in Shock.* (*Brit. med. Journal*, 1867, vol. I, p. 164.) — Journal, *Quelques considérations sur les effets physiologiques de la saignée, dite générale.* (Thèse de Strasbourg.) — Jürgensen, *Zur Lehre v. d. Behandlung d. fieberhaft. Krankheiten mittelst d. kalten Wasser.* (*Deutsches Archiv*, III, p. 165.) — Leroux, *Des Courants thermo-électriques.* (*Annales de chimie*, t. X, 1867, p. 201.) — Liebermeister, *Ueber die antipyretische Wirkung des Chinins.* (*Deutsch. Arch. f. klin. Medic.*, vol. III, p. 23.) — Naumann, *Influence des épispastiques sur le pouls et la température.* (*Schmidt's Jahrbücher*, Bd 133, 1867.) — Oehl, de Rienzi et Traube, *On Temperature in Cancer and Tuberculosis.* (*Brit. and For. Med.-Chir. Rev.*, juillet 1867.) — Peter, *Des Relations entre les modifications de la température générale et les changements de volume de quelques organes internes.* (*Gaz. des hôp.*, p. 186.) — *Modifications de la température.* (*Archives de médecine*, t. I, 1867.) — Sidney Ringer, *Température excessive dans le rhumatisme articulaire aigu* (4 cas). (*Med. Times and Gaz.*, 5 octobre.) — Squarey, *Observations on the Temperature, Urea and Chlorides in Typhus Fever.* (*Trans. Med.-Chir. Society*, 1867.) — Vigenaud, *Des affusions froides, comme agent antifébrile.* (Thèse de Strasbourg.) — Southey Warther (John), *Remarques sur la température normale du corps et sur les effets de certaines substances sur elle.* (*The Lancet.*) — Williams, *On Temperatures in insanity.* (*Med. Times and Gaz.* 1867, t. II, p. 224.) — Wittshire et Squire, *On puerperal Temperatures.* (*British and Journal*, 1867, vol. II, p. 410.)

1868. *American Journal of medical Sciences*, vol. I, p. 495-537. — Anfrun (J.-F.), *De la Valeur diagnostique et pronostique de la température et du pouls dans quelques maladies.* (Thèse de Paris.) — Bernheim, *Des Fièvres typhiques, en général.* (Thèse d'agrégation, de Strasbourg.) — Brand (E.), *Die Heilung des Typhus.* (Berlin, *Schmidt's Jahrb.*, n° 1, 1870.) — Bergmann (E.), *Ueber das durch Faül-*

niss und Entzündungs-producte erzeugte Fieber. (*Petersburg. med. Zeitschrift*, XV, 1 et 2, 16; III, 1868; *Schmidt's Jahrb.*, n° 7, 1870, p. 151.) — Brown-Séquard et Lombard, *Des Effets de l'irritation des nerfs sensitifs sur la température.* (*Archives de physiologie*, 1868.) — Clark et Legros, *The Temperature in diseases.* (*British med. Journal*, 1868, p. 451.) — Clouston, *On Bromide of potassium in Epilepsy.* (*Journal of mental Science*, octobre 1868, p. 305. — Clouston (T.-S.), *De la Température dans la folie*, observations thermométriques faites sur 2,000 malades deux fois par jour, le matin entre dix heures et midi, le soir entre neuf et dix heures. (*Journal of mental Sciences*, XIV, p. 34, april 1868; *Schmidt's Jahrb.*, n° 10, p. 44, 1870.) — Français, *Du Frisson dans l'état puerpéral.* (Thèse de Paris, 1868.) — Wrigley Grimshaw, *Observations thermométriques dans la méningite cérébro-spinale.* (*British medical Journal*, 24 octobre 1868; *Schmidt's Jahrbücher*, n° 7, p. 56-57.) — Hénocque (A.), *Revue critique et analytique sur la fièvre traumatique.* (*Archives de physiologie normale et pathologique*, t. I, p. 191-207.) — Hérard, *Union médicale*, 1868. — Jürgensen, *Deutsches Archiv*, III, p. 323, et IV.) — Liebermeister, *Ueber die quantitate Bestimmung des Warmeproduction in kalten Bade.* (*Deutsch. Arch. f. klin. Medic.*, vol. V, p. 217.) — Liebermeister et Hagenbach, *Aus der medecinischen Klinik zu Basel. Beobachtungen und Versuche über die Anwendung der kalten Wasser bei Krankheiten.* — Linon, *Essai sur le* Veratrum viride, *comme agent antipyrétique.* (Thèse de Strasbourg.) — Lombard (J.-S.), *Expériences sur l'influence du travail intellectuel sur la température de la tête.* (*Archives de physiologie normale et pathologique*, t. I, p. 670.) — Brown-Séquard et Lombard, *Expériences sur l'influence de l'irritation des nerfs de la peau sur la température des membres.* (*Ibid.*, p. 688-692.) — Lombard, *Nouveaux appareils thermo-électriques.* (*Archives de physiologie*, 1868, p. 498.) — Lorain, *Le Choléra observé à l'hôpital Saint-Antoine.* (*Études de médecine clinique.* Paris.) — Lowenhardt, de Sachtenberg, *Ueber eine Form von Manie mit tiefer Temperatursenkung.* (*Allg. Zeitsch. für Psychiatrie*, t. XXV, 5 et 6, p. 685, 1868; *Schmidt's Jahrb.*, n° 3, p. 297, 1870.) — Marvaud, *Nouvelle Théorie de la fièvre.* (*Journal de médecine de Bordeaux; Gazette médicale de Paris*, 1870.) — Miller (J.-W.), *Temperatur in Typhoïd Fever.* (*Brit. Rev.*, t. XLII, p. 450, octobre 1868; *Sch. Jahrb.*, n° 1, p. 97, 1870.) — Nicol, *De la méthode antipyrétique dans le traitement de la pneumonie.* (Thèse.) — Onimus et Viret, *Relations de l'activité musculaire avec la température.* (*Revue médicale*, t. I, 1868.) — Peter (M.), *Réflexions à propos d'un cas de rage.* — *Comment l'asphyxie élève la température des mourants.* (*Union médicale*, mai 1868, p. 693 et 707.) — Potain, *Thermomètre à alcool.* (*Revue médicale*, t. I, 1868.) — Prior, *On Temperature*, etc. (*British Med. Journal*, 1868, vol. I, p. 451.) — Redwood, *Temperature in Typhoïd.* (*Lancet*, 1868.) — Roch, *On Heat Apoplexy.* (*Medical Press and Circular*, 1868, vol. I, p. 519.) — Rosetti, *Sur l'usage des couples thermo-électriques dans la mesure des températures.* (*Annales de chimie*, t. XIII, p. 68.) — Seidel (M.), *Ueber den enterischen Typhus bei Kindern.* — *Ienasche Zeitschrift f. med. und Naturwissench.*, IV, 3 et 4, p. 4380; 1868. (*Schm. Jahrb.*, n° 1, p. 91, 1870.) — Schneider, *Broncho-œsophagealer Fistel in Folge von Epithelialkrebs.* (*Température dans l'inanition.* Berl., *Klin. Wochenschrift*, v. 31 et 32; *Schm. Jahrb.*, Bd 145, p. 162, n° 2, 1870.) — Scoutetten, *De la Température de l'homme sain et malade. Ses variations pendant et après le bain. Influence de l'altitude des lieux sur les fonctions physiologiques.* Paris. — Theurkauf, *Ueber Typhus.* (*Virchows' Archiv*, Bd. 41, Heft, IV, p. 443.) — Trousseau, *Clinique médicale de l'Hôtel-Dieu de Paris*, 1868. — Vallin, *De l'Insolation.* (*Archives de médecine*, t. I, 1868.)

1869. Alcock, *On nervous Power in relation to Temperatur, and rise after Death.* (*Medical Times and Gaz.*, vol. I, p. 206; vol. II, p. 621.). — *American Journal of medical Sciences*, 243, 425, 521; 1869. — Andral (M.), *De la Température chez les enfants.* (*Archives de médecine*, 2, 716; 1869.) — Aufrun, *Thermométrie médicale.* (*Bulletin de thérapeutique*, 1869.) — Bernhardt, *Trois cas de fièvre récurrente et un de fièvre typhoïde bilieuse.* (Berlin, *Klin. Wochenschr.*, t. VI, p. 2; *Schm. Jahrb.*, n° 2, p. 202; 1870.) — BILLET (Ch.), *Études cliniques sur la température, le pouls et la respiration.* (Thèse de Strasbourg, n° 151.) — BINZ, *Pharmak. Studien über Chinin.* (Virchow's *Archiv*, 1869, Bd. 46, p. 67.) — BLUM, *Étude sur la fièvre traumatique primitive.* Thèse de doctorat, Paris. (*Archives générales*, 1869.) — BOLLENAT, *De la Température dans la fièvre typhoïde.* (Thèse de Paris.) — BOSSCHA, *Des Thermomètres à air et à mercure.* (*Comptes rendus de l'Acad. des sciences*, t. LXIX, p. 875-879. Paris, 1869.) — BOUVIER (C.), *Ueber die Virkung des Alkohol auf die Körpertemper.* Bonn., 1869. (*Schmidt's Jahrb.*, n° 4, p. 14; 1870.) — BUSCH, *Ein Fall von Brustdrüsen Krebs*, avec une température proagonique très-élevée, 43°,6, sept heures avant la mort; 42°,55 au dernier soupir; 42°,65 deux minutes et demie après la mort. (Berlin, *Klin. Wochenschrift*, t. VI, p. 10, mars; *Schm. Jahrb.*, n° 4, p. 95; 1870.) — CHARCOT, *Gazette hebdomadaire*, p. 744; 19 novembre. — CHERNBACH, *Quelques Réflexions sur l'abaissement de la température dans les maladies.* (Thèse de Strasbourg, 1869.) — CHEVIET, *De la Marche de la température dans les fièvres traumatiques.* (Thèse de Strasbourg.) — CORTIAL, *Essai sur les indications thérapeutiques dans la fièvre typhoïde.* (Thèse de Strasbourg.) — DEMARQUAY, *Action du chloral sur la température.* (*Union médicale*, p. 108; 1869.) — EHRLE KARL, *Ueber ein modifikation ind. Technik der Beobachtung. der Körper Temperatur.* (Berlin, *Klin. Wochenschrift*, t. VI, p. 9; 1869.) — EHRLE (C.), *Ueber Chloralhydrat*, son emploi dans le delirium tremens, et son action dépressive sur la température. (Wurtemberg, *Corr. Blatt*, t. XXXIX, p. 39, 1869; *Schm. Jahrb.*, n° 4, p. 19, 1870.) — FINLAYSON (James), *Mensuration de la température chez les enfants.* 1° *Température normale.* (*Glasgow med. Journal*, t. II, 1869.) 2° *De la Température dans la pleurésie de l'enfance.* (*Glasgow med. Journal*, p. 324, mai 1870; *Schm. Jahr.*, n° 12, p. 304-305; 1870.) — FISCHER (H.), *Ueber den heutigen Stand der Forschungen in der Pyämielehre.*) Erlangen, 1869. — *Verhalten A. Naturf. und Aerzte zu Innsbrück*, p. 207; 1869. (*Schm. Jahrb*, n° 7, p. 158-159; 1870.) — FISCHER (Georg.), *Ueber Compression und Flexions zur Heilung von Aneuvrysmen und zur Stellung von Hæmorrhagien.* Influence de la compression sur la température des membres correspondants. (*Prager Vierteljahrschr.*, CII, CIII, CIV; J. J., n° 6, p. 504; 1870.) — FLEISCHER (Siegmund), *Ueber die Virkung der Blausaüre auf die Eigenwarme der Saugethiere.* (*Arch. fur Phys.*, II, 8, p. 432, 1869; *Schm. Jahrb.*, n° 4, p. 25, 1870.) — FOSTER (Balthazar), *The Temperatur in diabetes.* (*Journal of Anatomy and Physiology*, mai; *Doppel's Reports*, 1870, p. 268.) — FOX (Cornelius), *Remarks on Clinical Thermometers.* (*Med. Times and Gaz.*, vol. II, 1869, p. 459.) — FRANTZEL, de Berlin, *Ueber Krisen und Delirien bei der Recurrens Fieber.* (Virchow's *Arch.*, XLIX, 1, p. 127; *Schm. Jahrb.*, n° 2, p. 232; 1870.) — GAVARRET, *Les phénomènes physiques de la vie.* Paris. — GEISSLER (A.), de Meerane, *Ueber den Typhus, mit besonderer Rücksicht auf dessen hydropathisch Behandlung.* (*Schmidt's Jahrbücher*, Bd 145, n° 1, p. 81.) — GOODHART, *Thermometric Observations in Clinical Medicine.* (*Guy's Hosp. Reports*, vol. XV, 1869.) — GOTTLOB HESSE (R.), *Ueber Febris recurrens, nach Beobachtungen in Jacob's Hospitale.* (*Diss. inaug.*, Leipzig, Otto Wegand; *Schm. Jahrb.*, n° 2, p. 224, 1870.) — HATTVICH. *Eine Beiträge z. den Untersuch. über die Ursachen der Temperatur Steigerung.* Berlin. — HEUBNER (O.), *Verlauf des Fiebers bei pyämischen Krankheiten mit Hülfe der Thermometrie.* (*Arch. d. Heilkunds*, IX, 3, p. 289; X, 6, p. 537; *Schm. Jahrb.*, n° 7, p. 5, 161, 159; 1870.) — HIRTZ, Article *Digitale.* (*Nouveau Dictionnaire de médecine et de chirurgie pratiques*, t. XI.) — HOPPENER, *Beiträge zur Lehre vom Wundfieber.* Dorpat. — HUPPERT et REISSELL, *Ueber den Stricks Hoffeimsatz beim Fieber.* (*Archiv der Heilkunde*, p. 329.) — LABBÉE (E.), *Recherches cliniques sur les modifications de la température et du pouls dans la fièvre typhoïde et la variole régulière.* (Thèse de Paris.) — LEFORT, *Études cliniques sur la température et le pouls chez les nouvelles accouchées.* (Thèse de Strasbourg.) — LEYDEN, *Untersuchungen über das Fieber.* (*Deutsch. Archiv.*, V.) — *Ueber die Respiration im Fieber.* (*Deutsch. Arch.*, VII.) — LOMBARD, *Influence de la respiration sur la température.* (*Archives de physiologie*, 1869.) — MARCET (W.), *Observations sur la température du corps humain à différentes altitudes à l'état de repos et pendant l'acte de l'ascension.* Communiqué à la Société de physiologie et d'histoire naturelle de Genève, 2 septembre 1869. (*Journal de l'anatomie et de la physiologie de Robin*, n° 4, p. 442; 1870.) — MOORE, *Mean Temperature in relation to disease.* (Dublin, *Quarterly Journal*, novembre 1869.) — NEUMANN, *Einfluss des Alkohol auf die Temperatur den Kaninchen.* Diss. inaug. Kœnigsberg.) — NIEMEYER, *Ueber das Verhalten der Eigenwärme bei gesunden und kranken Menschen.* Berlin. — OBERMEIER, *Ueber das Wiederkehren des Fiebers.* (Virchow's *Archiv*, Bd 47, 1869.) — OEHL, *Die Beziehungen des Vagus zur Temperatur des Bauchhöhle.* (*Schmidt's Jahrbücher*, Bd 143; 1869.) — OGLE (W.), *Ein Fall zür Erlauterung der Physiologie und Pathologie der cervical Portion des Sympathicus.* (*Med. Chir. Transact.*, LII, p. 151; *Schm. Jahrb.*, n° 2, p. 149; 1870.) — OBERNIER (F.), de Bonn, *Zür Kenntniss der Virkung des Weingeister.* (*Arch. f. Physiol.*, II, 9 et 10, p. 494, 1869; *Schm. Jahrb.*, n° 4, 1870, p. 13.) — PASTAU (Von), *Ueber die Breslauer Epidemie von Febris recurrens.* (*Virchow's Arch.*, XLVII, 2, 3 et 4, p. 282 et 487, 1869; *Sch. Jahrb.*, n° 2 p. 218, 1870.) — PEGAITAZ, de Bulle, *Das Veratrine bei seiner subcutanen Anwendung.* Abaissement de 3°,1 après une injection hypodermique de 1/25 de grain de vératrine pure. Abaissement de 3°,4 après une injection de 1/8 de grain, et après injection de 1/100 de grain, abaissement de quelques dixièmes. (*Deutsch. Arch. f. klin. Medic.*, VI, 2 et 3, p. 156, 1869; *Jahrb. Schm.*, n° 3, p. 275, 1870.) — QUINCKE (H.), de Berlin, *Einige Falle von excessive höhen Temperaturen.* (Berlin, *Klin. Wochenschrift*, VI, 29, 1869; *Schmidt's Jahrbüch.*, n° 5, p. 205, 1870.) — RICHARDSON, *Effects of high Temperature on Animal Substances.* (*Med. Times and Gaz.*, 1869, vol. I, p. 29-84.) — RUSSEL et COATS, *Temp. in Typhoïd Fever.* (*Glasgow med. Journal*, I, 4, p. 489, aug. 1869; *Schmidt's Jahrb.*, n° 1, p. 97, 1870.) — MORITZ SCHIFF, *Recherches sur l'échauffement des nerfs et des centres nerveux, à la suite des irritations sensorielles et sensitives.* (*Archives de physiologie normale et pathologique*, mars et mai 1869; janvier, mars, mai 1870.) — SÉE (G.), *Diagnostic des fièvres par la température* (*Bulletin de thérapeutique*, p. 145; *Gazette des hôpitaux*, p. 129, 133, 149, 177.) — SENATOR, *Beiträge zur Lehre von den Eigenwärme über die Fieber.* (Virchow's *Archiv*, 1869; Bd. 45, Heft III, p. 351.) — SMYTH, *On Effects of Alcohol on Temperature.* (*Med. Times and Gaz.*, 1869, vol. II, p. 744.) — SQUIRE, *On Temperature Variations from Vaccination.* (*Lancet*, 1869 et 1870.) — TRÉLAT (H.) et MONOD, *Sur l'hypertrophie unilatérale partielle ou totale du corps.* Augmentation de la température du côté hypertrophié, 1°. (*Arch. gén. de méd.*, 6e série, XIII, p. 536-558, mai; p. 676-705, juin.) — TRIPIER, *Température dans le tétanos et la septicémie.* (*Lyon médical*, n° 18.) — VALENTIN (A.), *Die postmortale Temperatur Steigerung.* (*Dissert. inaug.*, Berne, 1869; *Schm. Jahrb.*, n° 5, p. 205, 1870.) — WUSTER (Georg.), de Zurich), *Beobacht. über die Eigenwärme der Neugeboren.* (*Berl. Klin. Wochenschrift*, VI, 37, 1869; *Schmidt's Jahrbüch.*, n° 5, p. 204-205, 1870.) — ZIMMERBERG (H.), *Untersuchungen über den Einfluss des Alkohol auf die Thätigkeit des Herzens und auf die Korpertemperatur.* Dissert. inaug. Dorpat. (*Schmidt's Jahrb.*, n° 4, p. 14, 1870.)

1870. ALBUTT, Deux articles : *On Medical Thermometry.* (*Brit. and For. Med. Chir. Rev.*, avril 1870, p. 429; juillet, p. 144.) — ANDRAL, *Température des nouveau-nés.* (*Gaz. hebd.*, 2e série, VII, 17, 1870.) — ARLOING et TRIPIER, *Recherches expérimentales et cliniques sur la pathogénie et le traitement du tétanos.* (*Archives de physiologie normale et pathologique*, t. III, p. 235-246, 1870.) — BARCLAY, *On high Temperatures in acute Rheumatism.* (*Lancet*, II, 5; juillet, 1870; *Schmidt's Jahrb.*, n° 11, p. 198, 1871.) — BARTELS (C.), *Rathschläge für die Behandlung des Typhus im Felde.* Kiel, 1870. (*Schm. Jahrb.*, n° 11, p. 176, 1870.) — BAUMLER, *On Treatment of high Temperatures by external Application of Cold.* (*Lancet*, août 1870.) — BEDDO (John), *A peculiar Case of Fever,*

Température très-élevée, 103°,8 F., avec lenteur extrême du pouls, 60. (*Edinburgh med. Journal*, 1870.) — BINZ, *On Quinine and Alcohol in Paralytic. Fever.* (*Practitioner*, vol. IV, juillet 1870.) — BLAKE, *On Inequality of Temperature an two sides.* (*Med. Times and Gaz.*, 1870, vol. I, p. 676.) — BOCK (Hermann von), *Die Hydrotherapie des Typhus.* (*Bayer. ärtzt. Intellig. Blatt.* 1 et 2. *Schm. Jahrb.*, n° 11, p. 257, 1870.) — BOETTCHER (A.), *Ueber den Einfluss warmer Schwefelbäder auf die Temperatur der Achselhöhle.* (*Dorpater med. Zeitschr.*, I, 21, 38. *Centrabl.*, p. 623, 1871.) — BOURNEVILLE, *Études de thermométrie clinique dans l'hémorrhagie cérébrale et dans quelques autres maladies de l'encéphale.* (Thèse de Paris.) — BROADBENT, *On relapsing Fever.* (*The Lancet*, 11 décembre.) — BRUER, Divers Mémoires. *British and Foreign Med. Chir. Rev.*, années 1866 et 1870. — BRAUNE, *Intermittent Fieber.* (*Archiv der Heilkunde*, 1870, Heft I, p. 68.) — CAVAFY et BARCLAY, Deux cas de rhumatisme aigu mortels avec élévation thermique considérable, 43°,3 — 43°,8. (*Lancet*, II, july, p. 154.) — CLIFFORT et ALBUTT (T.), *On medical-Thermometry.* (*British and Foreign medic. chirurg. Review*, avril, p. 429; juillet, p. 144.) — COURTAUX, *Fièvre syphilitique.* (Thèse de Paris.) — DARRICARIÈRE, *Quelques considérations générales sur la chaleur fébrile.* (Thèse de Strasbourg.) — DECOUX, *Quelques considérations sur l'agonie.* (Thèse de Paris.) — DAVIES, *On Temperature in acute Rheumatism and Effect of Blisters.* (*Med. Times and Gaz.*, 1870, vol. I, p. 47.) — EHRLE (Carl), d'Isney, *Ueber ein Quecksilbermaximum thermometer für die Körperwarme Beobachtung am Krankenbette.* (*Arch. für klin. Med.*, VII, 3 et 4, p. 345.) — EHRLE, Thermomètres enregistreurs. (*Deutsches Archiv*, Bd VII, juin 1870, p. 345.) — EUDES (F.), *Action thérapeutique de l'extrait alcoolique de semences de colchique dans le rhumatisme.* (*Gazette médicale de Strasbourg*, 10 août.) — FALK (F.), *Ueber die Ursache des Todes nach Verbrennungen.* (*Arch. f. Anat. Physiol. und wiss. Medic.*, 3, p. 374-394, 1870; *Jahrb. Sch.*, n° 7, p. 71 et suiv., 1871.) — Diminution de la température du corps après les brûlures. — FALCK, *Experiment. Studien*, etc., *der Temperaturcurven der acuten Intoxicationen.* (Virchow's *Archiv*, 1870, Bd 49, Heft IV, p. 458.) — FERGUS, *On Inequality of Thermometer.* (*Med. Times and Gaz.*, 1870, vol. I, p. 696.) — FIEDLER et HARTENSTEIN, *Ueber eine eigenthümliche Temperaturdifferenz der Achselhöhle und des Mastdarms bei der hydropathischen Behandlung.* (*Arch. d. Heilkunde*, XI, 2, p. 97, 1870; *Schm. Jahrb.*, n° 11, p. 258 et suiv.) — FOURNIER, *Fièvre syphilitique.* (*Leçons cliniques faites à l'hôpital de Lourcine.* Paris, 1870.) — WILSON FOX, Rhumatisme articulaire aigu avec température très-élevée. (*Lancet*, II, 1; juillet. *Schmidt's Jahrbücher*, n° 5, p. 149.) — GILDEMEISTER (J.), *Ueber die Kohlensaürcproduction bei der Anwendung von kalten Bädern und anderen Wärmeentziehungen.* (*Dissert. inaug.* Bâle.) — HAWKSLEY, Thermomètres. (*Lancet*, 1870, vol. II.) — EDWARD HEADLAM GREENHOW, Cas d'atrophie du cerveau. Abaissement considérable de la température quelques jours avant la mort. (*Transact. of the clin. Society*, vol. III, p. 164, 1870.) — Homme de 52 ans six jours avant la mort. Température axillaire 36°,4. La température tombe les jours suivants à 36°,1 — 35°3 — 34°,1 — 33°,6 — 32°4, et le jour de la mort elle n'était plus que de 30° centigrade. Elle s'éleva d'un 1/2° quelques instants avant le moment fatal. La température dans l'aisselle droite était un peu plus élevée que du côté gauche. Celle du rectum était d'environ 1/2° en sus. *Autopsie.* Hydropisie arachnoïdienne et ventriculaire. — HAMMARSTEN (Olof), *Physiologisht chemiska undersökningar öfvar chloralhydrat.* (*Upsala Läkare förenings Förhandlingar*, Bd V, Heft 8, p. 64, 1870.) — [*Action du chloral sur la température* : Voyez *Schmidt's Jahrb.*, p. 87, n° 7; 1871. Abaissement de la température dans le sommeil produit par le chloral : DA COSTA, *Am. Journ. of med. sc.*, CXVIII, p. 359, avril 1870; KEYSER, *Philad. med. and surg. Report*, XXIII, 6, p. 107, août; BJORNSTROM, *Upsala Läkare fören Förhandl.*, V, 5, p. 480; MADDEN, *Dubl. Journal*, XLIX, p. 331, mai; CLOUSTON, *British med. Journ.*, n° 488, p. 457, mai 1870.] — GUNTER, (A.), et BRUCK (L.) *Einfluss der Verletzung gewisser Hirntheile auf die Temperatur des Thierkörpers.* — HEIDENHAIN (R.), *Ueber bisher unbeachtete Einwirkungen des Nervensystems auf die Körpertem-*

peratur und den Kreislauf. (Pflüger's *Archiv*, III, 504-565; *Centralblatt für med. Wissensch.*, p. 69, 1871.) — Heinrich Jacobson, de Kœnigsberg, *Ueber normale und pathologische Localtemperaturen.* (Virchow's *Arch.*, LI, 2, p. 275, 1870; *Jahrb. Schm.*, n° 11, p. 76-77, 1871. — Hirsch, *Die Entwickelung der Fieberlehre und der Fieberhandlung.* Berlin — Hirtz (Hip.), *Essai sur la fièvre, en général.* (Thèse de Strasbourg.) — Jaccoud, *Traité de pathologie interne.* Paris, 1870-71. — Kuchenmeister, *Flächenthermometer.* (*Œster. Zeitschr. f. prakt. Heilk.*, XVI, 38, 1870. Voyez Miscellen, p. 259, n° 8, 1871. *Jahrbüch. Schmidt.*) — Labbée, *Effets du veratrum viride.* (*Gazette de Paris*, 1870; 44, 45.) — Laveran (A.), *Sur le typhus abortif.* (*Arch. gén de méd.* 6e série, 15 avril.) — Lépine (R.), *De la température des nouveau-nés.* (*Gaz. méd. de Paris*, 28.) — Leriche, *Effets variés des traumatismes du rachis.* (*Lyon médical*, t. V, 1870, p. 598.) — Lorain (P.), *Des effets physiologiques des hémorrhagies spontanées ou artificielles.* (*Journ. de l'anat. et de la phys. normales et pathologiques* de Ch. Robin, n° 4, juillet et août, p. 538, 1870.) — Maurer (Aug.), Température dans la Trichinose. (*Deutsches Archiv für kl. Med.*, VIII, 3 et 4, p. 368; *Schmidt's Jahrbücher*, n° 10, p. 92, 1871.) — Meding, Cas de température excessive avec guérison (*Archiv der Heilkunde*, Heft V, p. 467, 1870.) — Meissner (H.), *Beiträge zur Lehre von der Pyämie und Septikämie nach neuern Beobachtungen und Untersuchungen zusammengestellt.* (*Schmidt's Jahrb.*, n° 0, Bd. 147, p. 151.) — *Ueber Febris recurrens.* (*Schm. Jahrb.*, Bd 145, n° 2, p. 20 et suiv.) — Molé, *Signes précis du début de la convalescence dans les maladies aiguës*, in-8°, 112 pages avec 23 figures. (Thèse de Paris, 1870.) — Mendel, *Temperatur der Schädelhöhle in normalen und pathol. Zustände.* (Virchow's *Archiv*, Bd 50, Heft I, p. 12, 1870.) — Moritz Meyer, *Galvanisation der Sympathicus.* (*Berl. klin. Wochenschrift*, VII, 22.) — Muirhead, *On relapsing fever in Edinburgh in* 1870. (*Edinburgh med. Journal*, juillet 1870.) — Murchison (Ch.), Rhumatisme cérébral avec température très-élevée, 43°. Mort. (*Lancet*, I, 21.) — Naunyn (B.), de Dorpat, *Beiträge zur Fieberlehre.* (*Arch. f. Anat. Phys. und wissenschaftl. Med.*, p. 159.) — Paul (Constantin), *Emploi du thermomètre dans la fièvre typhoïde.* (*Gaz. hebdomad. de méd. et de chir.*, n° 5.) — Parkes (E. -A.) et Wollowicz (Cyprian), *Untersuchungen über die Wirkung des Alkohol und rothen Bordeaux Weine auf den menschlichen Körper.* (*Proceed. of the royal Soc. of London*, XVIII, p. 362, n° 120; *Sch. J.*, 5, p. 134-136, 1871.) — Peters, *Ueber der Nutzen von Temperaturmessungen bei kranken Thieren.* (*Wochenschrift für Thierheilkunde*, etc., n° 21-24, 1870; *Jahrb. Schmidt's*, n° 12, p. 322.) — Pochoy (J.), *Recherches expérimentales sur les centres de température.* (Thèse de Paris, n° 120, 56 pages.) — Rockwell (A.-D.) et Beard (G.), *Observations on the Physiological and Therapeutical effects of Galvanisation of the Sympathical.* (*Printed by the New-York Printing Company.*) — Rabuteau, *Influence de la menstruation sur la nutrition, le pouls et la température.* (*Gazette de Paris*, 51, p. 646, 1870; *ibid.*, 3, p. 22, 1871.) — Ruge, *Wirkung der Alkohols auf dem thierische Organismus.* (Virchow's *Archiv*, 1870, Bd 49, Heft II, p. 252.) — Thompson (Henry), Élévation de la température après la mort dans un cas mortel d'insolation. [Obs. Boucher, 59 ans : Température, 40°,5, 40°,8.] 41°,8. (*Brit. med. Journal*, 9 july, 1870; *Jahrbüch. Schmidt's*, p. 287, n° 9.) — Torres-Homem (M.-I.-V.), *Elementos di clinica medica.* Rio-de-Janeiro. — Verigo, *Ueber die physiologische Wirkung des Coniin.* (*Deutsche Zeitschrift f. S°-A.-K.; N. F.*, XXVIII, 2, p. 215; 1870.)

1871. Ackermann, de Rostock, *Ueber Wärmeregulirung.* (*Sitz. d. deutscher Naturforscher und Aerzte, gehalten in Rostock*, 18 et 24 septembre 1871; *Jahrbücher Schmidt's.* Miscellen., p. 134, n° 10, 1871.) — Alvarenga (Da Costa), *Précis de thermométrie clinique générale*, traduit du portugais par L. Papillaud. — *De la Thermopathologie générale.* — *De l'Histoire de la thermométrie clinique et de la thermopathogénie.* — Binz (C.), *Die Wirkung des Alkohol auf die Temperatur des gesunden Menschen.* (Virchow's *Arch.*, LIII, 4 Heft, p. 529.) — Cuny-Bouvier, de Bonn, *Alkoholstudien*, Mémoire original dans *Centrablatt für die medic. Wis-*

sensch., n° 51, p. 801. — Battmann, de Dresde, *Température dans l'empoisonnement par le phosphore.* (*Arch. d. Heilkunde*, XII, 3, p. 257; 1871.) — Berns, *On Temperature* (*Brit. and For. Med. Chir. Rev.*, janvier 1871, p. 235.) — Bruck (L.) et Gunther (A.), *Versuche über den Einfluss des Verletzung gewisser Hirntheile auf die Temperatur des Thierkörpers.* (Pflüger's *Arch.*, III, 578-584; *Centralblatt*, p. 63, 1871.) — Decaisne (E.), *De la Température des enfants malades.* (*Gazette de Paris*, 197; 1871.) — Demarquay, *Sur les modifications imprimées à la température animale par les grands traumatismes.* (*Gazette médicale de Paris*, 395.) — Fock (C.-H.-M.), *De Koorts in het begin van het Kraambed.* (*Dissert. inaug.* Utrecht, 1871, p. 4, 558; *Centralblatt*, n° 50, 2 décembre, p. 796-797.) — Fischer, de Breslau, *Ueber trophische Störungennach Nervenverletzungen an den Extremitäten.* (*Berl. klin. Wochenschrift*, VIII, 13.) Anomalies thermiques : au début, la température est habituellement plus grande dans les parties paralysées. Plus tard, refroidissement et sueurs profuses. — Fox (Wilson), Traitement de l'hyperpyrexie par l'application du froid à l'extérieur dans le rhumatisme articulaire aigu. (*British med. Journal*, août 1871; *Lyon médical*, n° 4, février, p. 265; 1872.) — Gatzuck, *Ueber den Einfluss der Blutentleerung auf die Circulation und die Temperatur des Körpers.* (*Centralblatt für die med. Wissensch.*, n° 53, 23 décembre, p. 833.) — Gée, *Rapport entre l'élévation de température du corps et l'exhalation d'acide carbonique.* (*The Lancet; Gulstonian Lectures; Gaz. hebd. de méd. et de chir.*, n° 27, p. 434.) — Goldstein (L.), *Wärme dyspnöe.* (*Verh. d. phys. med. Ges. zu Würzburg; N. F.*, III, 3, p. 156; *Jahrb. Schmidt's*, n° 11, p. 199.) — Hamilton, *On Effects of Quinine.* (*Lancet*, janvier 1871.) — Horvarth (A.), de Kieff, *Zur Abkühlung des warmblütigen Thiere.* (*Centrablatt f. med. Wiss.*, n° 34, 26 août p. 531 et 532.) — Heidenhain (E.), *Ueber den Temperaturunterschied des rechten und linken Ventrickels.* (Pflüger's *Arch.*, IV, 558-569; *Centralblatt f. d. med. Wiss.*, p. 55; 1872.) — Hirtz, Art. *Fièvre.* (*Nouveau Dictionnaire de médecine et de chirurgie pratiques*, t. XIV.) — Jaccoud (S.), *Traité de pathologie interne*, t. II. — Korner (H.), *Beiträge zur Temperaturtopographie des Säugethierkörpers.* (*Dissert. inaug.* Breslau, 1871.) — Laborde, *Études de thermométrie dans la syncope provoquée et dans les hémorrhagies artificielles; température comparée des cavités centrales et des tissus profonds périphériques.* (*Gazette de Paris*, page 46.) — *Thermomètre destiné à prendre la température des muscles.* (*Gaz. médic. de Paris*, p. 15.) — *Recherches expérimentales sur quelques phénomènes physiques de la vie et sur leur application à la détermination de la mort apparente et de la mort réelle.* (*Gaz. hebd. de méd. et de chirurg.*, n° 38, p. 606; n° 39, p. 623.) — *L'abaissement de la température comme signe de mort.* (*Gaz. hebd.*, n° 43, p. 710.) — Landrieux (E.), *Considérations sur la température comparative des deux régions axillaires dans la pneumonie double.* (*Gaz. méd. de Paris*, p. 440.) — Lebert, *Ueber die Veränderungen der Körperwärme in der primitiven acuten Pneumonie.* (*Deutsch. Archiv für klin. Med.*, IX, 1-65; *Centralblatt*, p. 809; 1871.) — Liebermeister, *Untersuchungen über die quant. Veranderungen der Kohlensäureproduction beim Menschen.* (*Deutsch. Arch. f. kl. Medic.*, vol. VII, p. 153.) — *Zur Lehre von der Wärmeregulirung.* (Virchow's *Arch.*, p. 434, Bd LIII, 4 Heft; *ibid.*, Bd LII, 1 Heft, p. 123-133.) — Liebermeister et Senator (H.), *Kritisches über die Lehr von der Wärme regulirung.* (Virchow's *Arch.*, LIII, Heft 1, p. 111, 128.) — Lissauer, *Zur antipyretischen Behandl. des Typhus abdominalis.* (Virchow's *Arch.*, Bd LIII, 2 et 3 Heft, p. 266-274.) — Manassein (W.), *Zur Lehre von den Temperaturherabsetzenden Mitteln.* (Pflüger's *Archiv*, IV, 283-301; *Centralblatt f. med. Wiss.*, p. 747.) — Meding, *Hohe Körpertemperatur.* (*Arch. d. Heilkunde*, XI, 5, p. 467; *Schm. Jahrb.*, n° 11, p. 198.) — Mosengeil (K.-V.), *Beobachtungen über örtliche Wärme Entwickelung bei Entzündungen.* (*Arch. für klin. Chirurgie.*, XII, 70-100; *Centralblatt*, p. 798; 1871.) — Parrot, *Note sur la fièvre herpétique*, n°s 24 et 26. (*Gazette hebdomadaire de méd. et de chirurg.*) — Pilz, *Die normale Temperatur im Kinderalter.* (*Jahrbüch. für Kinderheilkunde, N. F.*, 4, p. 414; *Schmidt's Jahrb.*, n° 11, p. 177.) — Rabow (S.), *Beobachtungen über die Wirkung des*

Alkohol auf die Körpertemperatur. (*Berl. Klin. Wochenschr.*, 257-260; *Centralblatt*, p. 512; 1871.) — REDARD, *Étude de la température dans la fièvre scarlatine.* (*Gaz. médic.-chirurg. de Toulouse*, 1er mai.) — RIEDEL, *Einfluss des Curare auf die Körpertemperatur.* (*Med. Centralblatt*, IX, 26; *Schm. Jahrb.*, n° 11, p. 198.) — RIEGEL (Franz), *Ueber den Einfluss des Nervensystem auf den Kreislauf und die Körpertemperatur.* (*Arch. f. Physiologie*, IV, p. 350-434, 1871; *Schmidt's Jahrb.*, n° 11, p. 197.) — ROEHRIG (A.) et ZUNTZ (N.), *Zur Theorie der Wärmeregulation und der Balneotherapie.* (Pflüger's *Archiv*, IV, 57-90.) — ROGER (H.), *Recherches cliniques sur les maladies de l'enfanee*, t. I. — SAMUEL (Félix), *De l'emploi de la médication réfrigérante dans le traitement de la fièvre typhoïde.* (Thèse de doctorat, de Montpellier.) — SCHOLZ (F.), *Bericht über die Resultate der Kaltwasserbehandlung des Unterleibstyphus in der Krankenanstalt zu Bremen.* (*Deutscher Arch. f. klin. Med.*, IX, 176-199; *Centralblatt für die med. Wissench.*, p. 127; 1872.) — SILUJANOFF, *Zur Fieberlehre.* (Virchow's *Archiv*, LII, Bd 3 Heft, p. 327-339.) — SIMONS, *On Cases depressing Temperature.* (*Brit. and For. Med. Chir. Rev.*, janvier 1871, p. 233.) — SQUIRE (William), De la température chez les enfants. (*Obst. Transact.*, XII, p. 171.) — VERGELY, *Céphalée accompagnée d'une élévation de température.* (*Union médicale de la Gironde*, avril et mai.) — VIRCHOW (R.), *Wirkung kalter Bäder und Wärmeregulirung.* (Virchow's *Archiv*, LII, 1 Heft, p. 166-167.) — WINTERNITZ (W.), de Vienne, *Einfluss von Wärmeentziehungen auf die Wärmeproduction.* (*Wiener med. Jahrb.*, 2, p. 180; *Schmidt's Jahrb.*, n° 11, p. 198.) WOODMANN BATHUST, *On the Temperatur in Diseases*, traduction anglaise annotée du traité de Wunderlich.

1872. BEDARD (Paul), *De l'Abaissement de la température dans les grands traumatismes par armes à feu.* (*Arch. gén. de méd.*, janvier 1872, p. 29.) — BERNHEIM, (H.), *La fièvre et l'école de Strasbourg.* (*Gazette hebdomadaire de médecine et de chirurgie*, 5 janvier, n° 1, p. 2-9.) — BOURNEVILLE, *Urémie et éclampsie puerpérales.* (*Mouvement médical*, n° 12, p. 14-15.) — *De la Température dans l'urémie comparée à la température dans l'éclampsie puerpérale.* (*Mouvement médical*, n° 2, p. 15; n° 4, p. 40; n° 6, p. 63.) — *Exemple d'abaissement considérable de la température rectale chez un homme exposé au froid extérieur.* Observation communiquée à la Société de biologie. (*Mouvement médical*, n° 9, p. 103.) — CARVILLE (Camille), *De la Température dans la fièvre typhoïde.* (Thèse de Paris, 106 pages avec tracés thermométriques.) — CHARVOT (E.), *Température, pouls, urines dans la crise et la convalescence de quelques pyrexies; pneumonie, fièvre typhoïde, rhumatisme articulaire.* (Thèse de Paris, avec nombreux tracés thermométriques.) — OTTO GŒTZ, *Beobachtungen und Erfahrungen über die Anwendung des Kalters Wassers beim Typhus.* (*Vierteljahrsschrift für praktische Heilkunde*, p. 115, 1872.) — GOURAUD (X.), *Des Crises.* (Thèse d'agrégation, de Paris.) — LORAIN, *Fièvre typhoïde.* (*Archiv. de médecine*, janvier 1872.) — PETER (M.), *Des Températures excessives dans les maladies.* Leçon faite, à l'hôpital de la Pitié, le 12 août 1869. (*Gaz. hebdomad. de méd. et de chir.*, n° 4, p. 54; n° 6, p. 84.) — PRUNAC (A.), *Études sur la fièvre typhoïde chez les enfants, au point de vue des symptômes, du diagnostic différentiel et de la température.* (Thèse de Paris, avec tracés thermométriques.) — WEBER (E.), *Des conditions de l'élévation de la température dans la fièvre.* (Thèse de Paris.)

TABLE ALPHABÉTIQUE

A

B

C

D

E

F

G

H

I

J

K

L

M

N

O

P

Q

R

S

T

U

V

W

Z

TABLE DES MATIÈRES

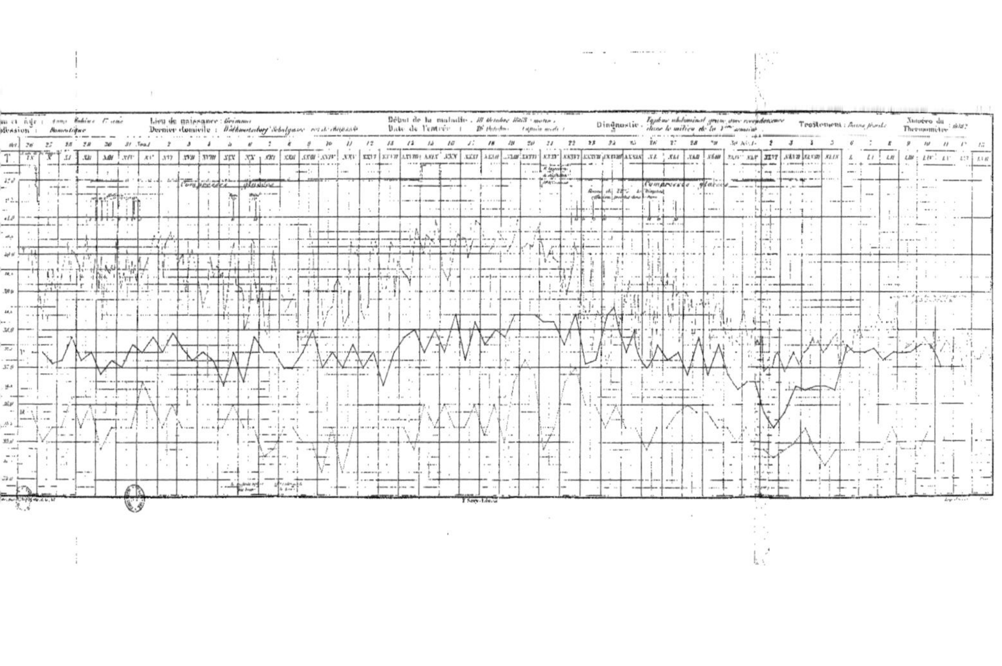

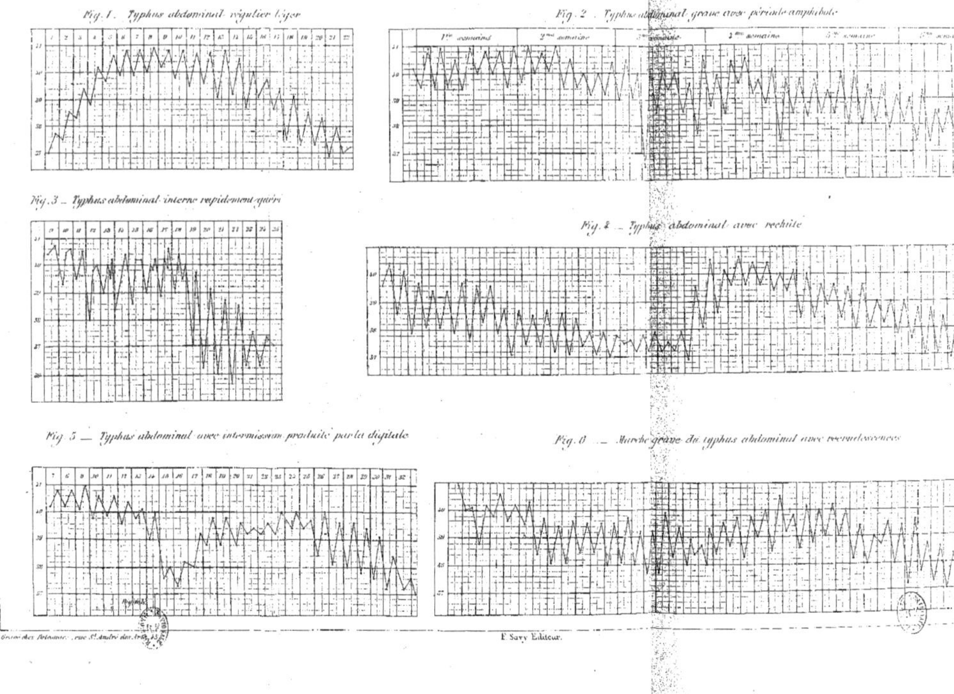

Fig. 1. Typhus abdominal régulier léger

Fig. 2. Typhus abdominal grave avec période amphibole

Fig. 3 — Typhus abdominal interne rapidement guéri

Fig. 4 — Typhus abdominal avec rechute

Fig. 5 — Typhus abdominal avec intermission produite par la digitale

Fig. 6 — Marche grave du typhus abdominal avec recrudescences

Gravé chez Delamare, rue St André des Arts, 45

F. Savy Editeur.

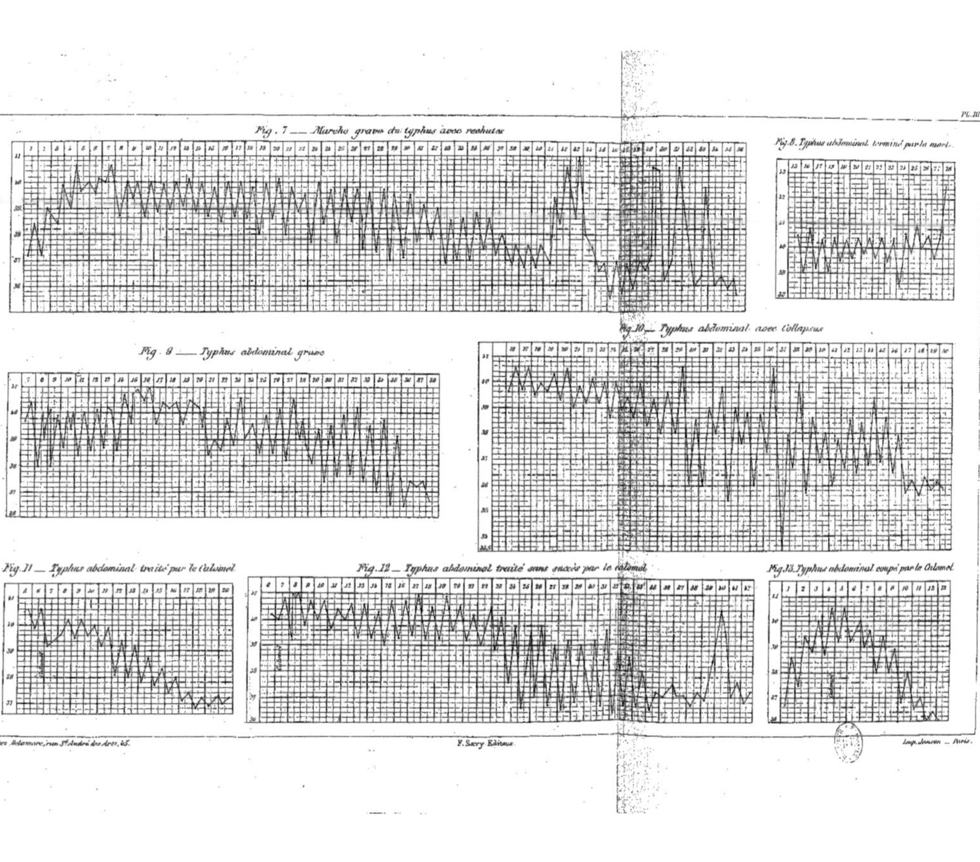

Fig. 7 — Marche grave du typhus avec rechutes

Fig. 8. Typhus abdominal terminé par la mort.

Fig. 9 — Typhus abdominal grave

Fig. 10 — Typhus abdominal avec Collapsus

Fig. 11 — Typhus abdominal traité par le Calomel

Fig. 12 — Typhus abdominal traité sans succès par le calomel

Fig. 13. Typhus abdominal coupé par le Calomel

...des Delamare, rue St André des Arts, 45.
F. Savy Éditeur
Imp. Janson — Paris.

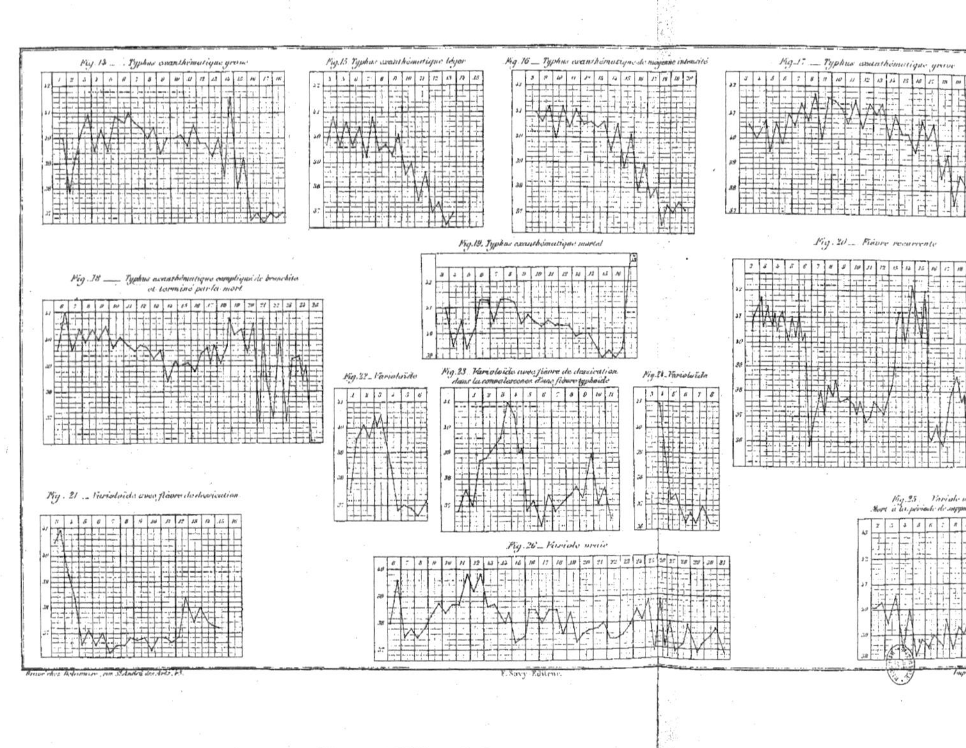
Fig. 14 — Typhus exanthématique grave
Fig. 15 Typhus exanthématique léger
Fig. 16 — Typhus exanthématique de moyenne intensité
Fig. 17 — Typhus exanthématique grave
Fig. 18 — Typhus exanthématique compliqué de bronchite et terminé par la mort
Fig. 19. Typhus exanthématique mortel
Fig. 20 — Fièvre recurrente
Fig. 22 — Varioloïde
Fig. 23 Varioloïde avec fièvre de dessication dans la convalescence d'une fièvre typhoïde
Fig. 24 Varioloïde
Fig. 21 — Varioloïde avec fièvre de dessication
Fig. 26 — Variole vraie
Fig. 25 Variole vra[ie] Mort à la période de suppura[tion]

Gravé chez Dulos, rue St André des Arts, 43. F. Savy Éditeur. Imp. [illegible]

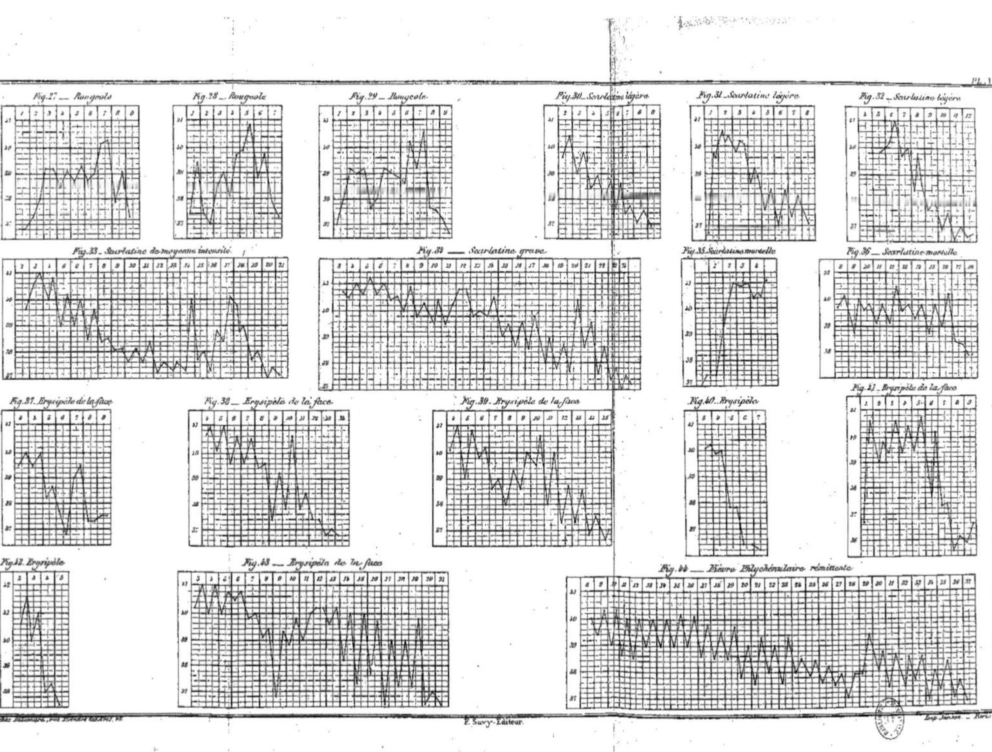

P. Savy - Editeur.

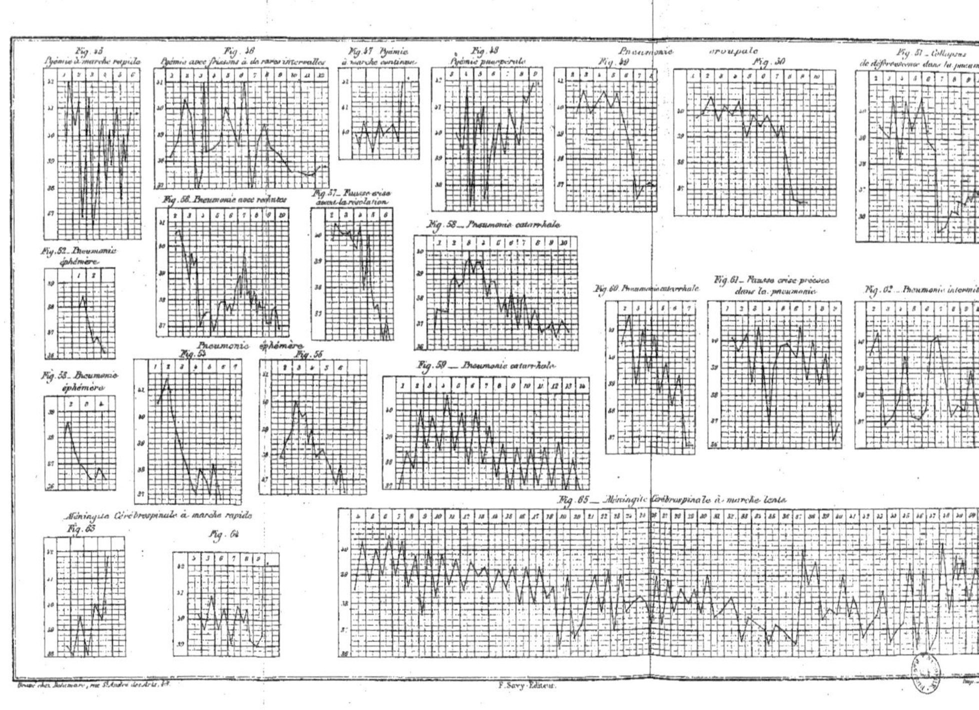

Gravé chez Dulamare, rue St André des Arts, 49.
F. Savy Editeur.
Imp.

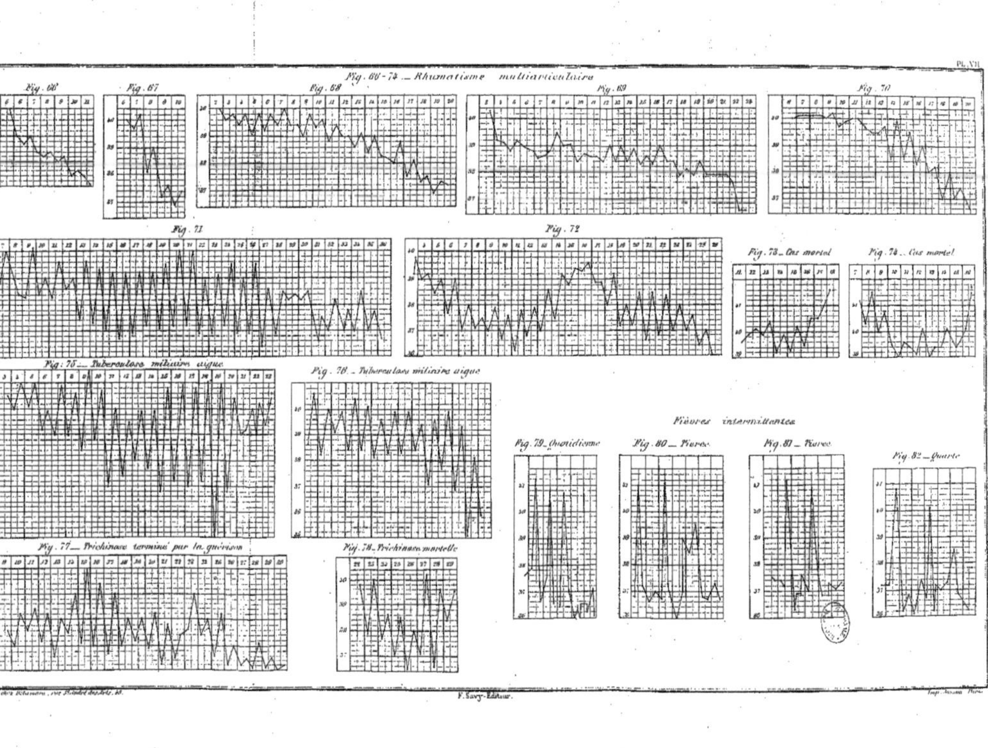

F. Savy-Editeur.

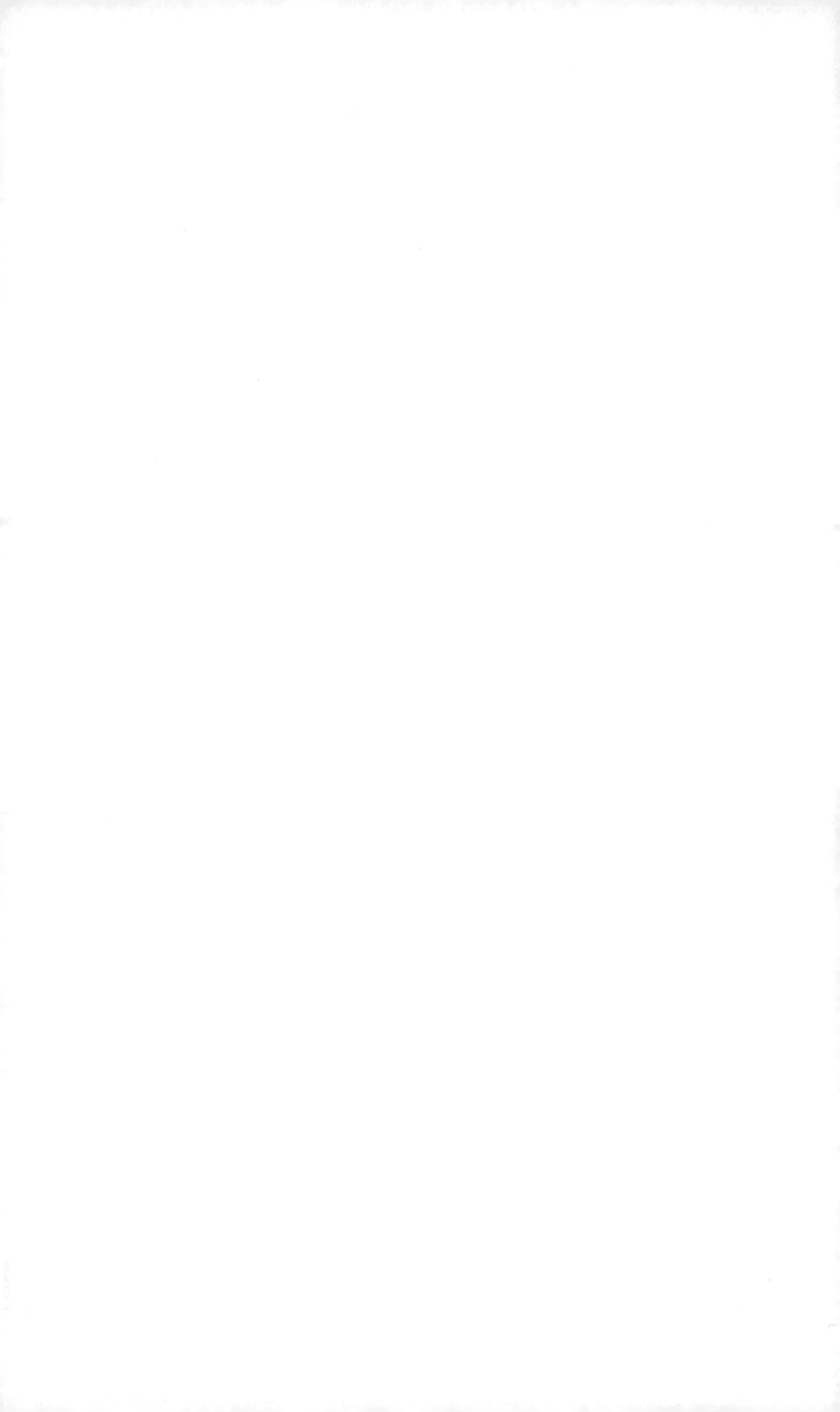

www.ingramcontent.com/pod-product-compliance
Ingram Content Group UK Ltd.
Pitfield, Milton Keynes, MK11 3LW, UK
UKHW020609230726
13926UKWH00005B/2295